U0338407

MINIMALLY INVASIVE SPINE SURGERY

脊柱外科微创手术技术

丛书主编 [美] Paul Tornetta, III
主　　编 [美] Tony Tannoury
[美] D. Greg Anderson
[美] Chadi Tannoury
主　　译 梁 裕 吴文坚

Wolters Kluwer
山东科学技术出版社

图书在版编目（CIP）数据

脊柱外科微创手术技术 /（美）托尼·坦努里
(Tony Tannoury) 等主编；梁裕，吴文坚主译. —济南：
山东科学技术出版社，2021.1
ISBN 978-7-5723-0664-8

Ⅰ. ①脊… Ⅱ. ①托… ②梁… ③吴… Ⅲ. ①脊
柱病 – 显微外科学 – 外科手术 Ⅳ. ① R681.5

中国版本图书馆 CIP 数据核字 (2020) 第 158437 号

脊柱外科微创手术技术

JIZHU WAIKE WEICHUANG SHOUSHU JISHU

责任编辑：李志坚
装帧设计：孙非羽

主管单位：山东出版传媒股份有限公司
出 版 者：山东科学技术出版社
地址：济南市市中区英雄山路 189 号
邮编：250002 电话：（0531）82098088
网址：www.lkj.com.cn
电子邮件：sdkj@sdcbcm.com
发 行 者：山东科学技术出版社
地址：济南市市中区英雄山路 189 号
邮编：250002 电话：（0531）82098071
印 刷 者：山东临沂新华印刷物流集团有限责任公司
地址：山东省临沂市高新技术产业开发区新华路东段
邮编：276017 电话：（0539）2925659

规格：16 开（210mm × 285mm）
印张：21 **字数：**620 千
版次：2021 年 1 月第 1 版 2021 年 1 月第 1 次印刷
定价：280.00 元

丛书主编

Paul Tornetta, III, MD
Professor and Vice Chairman
Department of Orthopaedic Surgery
Boston University Medical Center
Director of Orthopaedic Trauma
Boston University Medical Center
Boston, Massachusetts

主编

Tony Tannoury, MD
Assistant Professor
Chief of Spine Section, Department of Orthopaedic Surgery
Director of Spine Fellowship Program
Boston University Medical Center
Boston, Massachusetts

Chadi Tannoury, MD
Assistant Professor of Orthopaedic Spine Surgery
Medical Director, Orthopaedic Ambulatory Care
Co-Director of Spine Fellowship Program
Boston University Medical Center
Boston, Massachusetts

D. Greg Anderson, MD
Professor
Departments of Orthopaedic and Neurological Surgery
Thomas Jefferson University
Rothman Institute
Philadelphia, Pennsylvania

编者

Todd J. Albert, MD
Korein-Wilson Professor
Surgeon-in-Chief
Hospital for Special Surgery
Professor and Chair
Department of Orthopaedics
Weill Cornell Medical College
New York, New York

Ilyas S. Aleem MD, FRCSC
Department of Orthopaedic Surgery
Mayo Clinic
Rochester, Minnesota

Abdulrazzaq Alobaid, MD, FRCSC
Chief of Spine Surgery
Chairman of Orthopedic ER – Alrazi Hospital
Faculty of Orthopedics and Post Graduate Training Program
Kuwait Institute for Medical Specialization
Chairman of Kuwait Spine Society
Kuwait

Howard An, MD
The Morton International Professor
Director of Spine Surgery
Department of Orthopaedic Surgery
Rush University Medical Center
Chicago, Illinois

D. Greg Anderson, MD
Professor
Departments of Orthopaedic and Neurological Surgery
Thomas Jefferson University
Rothman Institute
Philadelphia, Pennsylvania

Eliza Anderson, MD
Orthopaedic Resident
Boston University Medical Center
Boston, Massachusetts

Mauricio J. Avila, MD
Department of Neurological Surgery
Weill Cornell Brain and Spine Center
New York, New York

Neil Badlani, MD, MBA
Director of Spine Surgery
The Orthopedic Sports Clinic
VP of Medical Affairs
Nobilis Health
Houston, Texas

Kelley E. Banagan, MD
Assistant Professor
Department of Orthopaedics
University of Maryland
Baltimore, Maryland

Rudolf Beisse, MD
Head Physician, Spine Center
Medical Director, Benedictus Krankenhaus, Tutzing
Tutzing, Germany

Connor Berlin, BS
Department of Neurological Surgery
Weill Cornell Brain and Spine Center
New York, New York

Amandeep Bhalla, MD
Department of Orthopaedic Surgery, Spine Division
Brigham and Women's Hospital
Harvard Medical School
Boston, Massachusetts

Jesse E. Bible, MD, MHS
Assistant Professor
Orthopaedic Spine Specialist
Penn State Hershey Bone and Joint Institute
Hershey, Pennsylvania

Jessica L. Block, BS
Drexel University College of Medicine
Philadelphia, Pennsylvania

Andrey Bokov, MD, PhD
Scientific Officer and Neurosurgeon of Department of Neurosurgery
Privolzhski Federal Medical Research Center
Nizhniy Novgorod, Russian Federation

William Bonner, MD
Department of Physical Medicine and Rehabilitation
Perelman School of Medicine
University of Pennsylvania
Philadelphia, Pennsylvania

Christopher M. Bono, MD
Associate Professor
Chief of Orthopaedic Spine Division
Department of Orthopaedic Surgery
Brigham and Women's Hospital
Harvard Medical School
Boston, Massachusetts

Jacob M. Buchowski, MD, MS
Professor, Orthopedic Surgery and Neurological Surgery
Director, Center for Spinal Tumors
BJC Institute of Health
Washington University School of Medicine
St. Louis, Missouri

Marzena Buzanowska, MD
Department of Physical Medicine and Rehabilitation
Perelman School of Medicine
University of Pennsylvania
Philadelphia, Pennsylvania

Daniel Cavanaugh, MD
Department of Orthopaedics
University of Maryland
Baltimore, Maryland

Gun Choi, MD, PhD
Neurosurgeon and Minimally Invasive Spine Surgeon.
President of Pohang Wooridul Spine Hospital
President of World Congress of Minimally Invasive Spine Surgery and Techniques (WCMISST)
Executive of Asian Congress of Minimally
Invasive Spine Surgery (ASIA- MISS)
Seoul, South Korea

Christopher J. DeWald, MD
Director, Section of Spinal Deformity
Assistant Professor
Department of Orthopedics
Rush University Medical Center
Chicago, Illinois

Christian P. DiPaola, MD
Assistant Professor
Department of Orthopaedics and Rehabilitation, Spine Division
UMass Memorial Hospital
Worcester, Massachusetts

Christine El-Yahchouchi, MD
Department of Anesthesiology, Division of Pain Medicine
University Hospitals Case Medical Center
Cleveland, Ohio

Roberto Feliz, MD
Medical Director
Boston Pain Center
Anesthesiologist
Interventional Pain Management
Boston, Massachusetts

Kevin T. Foley, MD
Department of Neurosurgery
University of Tennessee
Semmes Murphey Neurologic and Spine Clinic
Memphis Tennessee

Tristan B. Fried, BS
Thomas Jefferson University
Sidney Kimmel Medical College
Philadelphia, Pennsylvania

Alfonso García, MD
Orthopedic Surgeon/Spine Surgeon
Department of Spine Surgery
MK Spine Health
Tijuana, Baja California
México

George M. Ghobrial, MD
Resident
Department of Neurological Surgery
Thomas Jefferson University Hospital
Philadelphia, Pennsylvania

Vijay Goel, PhD
Professor and Chair
Department of Bioengineering
University of Toledo
Professor and Co-Director
Spine Research Center
Department of Orthopedics
Medical College of Ohio
Toledo, Ohio

Munish C. Gupta, MD
Professor of Neurological Surgery
Chief of Pediatric and Adult Spinal Surgery
Mildred B. Simon Distinguished Professor of Orthopaedic Surgery
Co-director of Pediatric and Adult Spinal Deformity Service
Washington University
St. Louis, Missouri

James S. Harrop, MD, FACS
Professor of Neurosurgery
Co-Director for Adult Reconstructive Spine
Departments of Neurological and Orthopedic Surgery
Director, Division of Spine and Peripheral Nerve Surgery
Neurosurgery Director of Delaware Valley SCI Center
Thomas Jefferson University
Philadelphia, Pennsylvania

Roger Härtl, MD
Department of Neurological Surgery
Weill Cornell Brain and Spine Center
New York, New York

Hamid Hassanzadeh, MD
Department of Orthopaedic Surgery
University of Virginia
Charlottesville, Virginia

Salim M. Hayek, MD, PhD
Professor
Department of Anesthesiology
Case Western Reserve University
Chief, Division of Pain Medicine
University Hospitals of Cleveland
Cleveland, Ohio

Franziska C. Heider, MD
Spine Center, Schön Klinik Muenchen
Munich, Germany
Paracelsus Medical School (PMU)
Salzburg, Austria

Alan S. Hilibrand, MD
Vice Chairman for Academic Affairs and Faculty Development
Department of Orthopaedic Surgery
Joseph and Marie Field Professor of Spinal Surgery
Professor of Neurological and Orthopaedic Spine Surgery
The Rothman Institute and the Sidney Kimmel Medical College of Thomas Jefferson University
Co-Director of Spine Surgery and Director of the Spine Fellowship
Philadelphia, Pennsylvania

Douglas A. Hollern, MD
The Rothman Institute
Thomas Jefferson University
Philadelphia, Pennsylvania

William R. Hotchkiss, MD
Spine Surgeon
W.B. Carrell Memorial Clinic
Dallas, Texas

Wellington K. Hsu, MD
Clifford C. Raisbeck Distinguished Professor of Orthopaedic Surgery
Director of Research
Department of Orthopaedic Surgery
Northwestern University Feinberg School of Medicine
Chicago, Illinois

Ajit Jada, MD
Department of Neurological Surgery
Weill Cornell Brain and Spine Center
New York-Presbyterian Hospital
New York, New York

Christina Kane, MD
Resident
Department of Orthopaedics and Physical Rehabilitation
University of Massachusetts Medical School
Worcester, Massachusetts

Gabrielle Kassin
Research Assistant
Mount Sinai Health System
New York, New York

Kevin Khalsa, MD
Department of Orthopaedics
University of Maryland School of Medicine
Baltimore, Maryland

Nickalus R. Khan, MD
Department of Neurosurgery
University of Tennessee
Memphis, Tennessee

Khalil Kharrat, MD
Chief of Orthopedic Department
Hotel Dieu de France Hospital
Saint Joseph University
Beirut, Lebanon

Bhushan Khedkar, MD
Orthopedic Surgeon
Minimally Invasive Spine Surgeon
Fellowship Trained Endoscopic Spine Surgeon
Wooridul Spine Hospital
Pohang, South Korea

Sertac Kirnaz, MD
Department of Neurological Surgery
Weill Cornell Brain and Spine Center
New York, New York

Melissa Kuhn, BS
Product Development Engineer
DePuy Synthes Spine
Raynham, Massachusetts

Susan Lammers, BS
Radboud University
Nijmegen Medical Centre
Nijmegen, Gelderland, Netherlands

Gloribel Le, MD
Department of Orthopaedics
University of Maryland School of Medicine
Baltimore, Maryland

Joe Y.B. Lee, MD
Orthopaedic Spine Surgeon
Congress Orthopaedic Associates
Arcadia, California

Joon Y. Lee, MD
Associate Professor
Department of Orthopaedic Surgery
University of Pittsburgh
Pittsburgh, Pennsylvania

Worawat Limthongkul, MD
Rothman Institute
Department of Orthopaedic Surgery
Thomas Jefferson University
Philadelphia, Pennsylvania

William W. Long, BA
Research Assistant
Department of Orthopaedic Surgery
Rush University Medical Center
Chicago, Illinois

Baron Lonner, MD
Professor of Orthopaedic Surgery
Mount Sinai Hospital
New York, New York

Gregory Lopez, MD
Department of Orthopaedic Surgery
Rush University Medical Center
Chicago, Illinois

Philip K Louie, MD
Department of Orthopaedic Surgery
Rush University Medical Center
Chicago, Illinois

Steven C. Ludwig, MD
Professor of Orthopaedics
University of Maryland Medical Center
Baltimore, Maryland

Dustin H Massel, BS
Research Coordinator
Department of Orthopaedic Surgery
Rush University Medical Center
Chicago, Illinois

Benjamin C. Mayo, BA
Research Fellow
Department of Orthopaedic Surgery
Rush University Medical Center
Chicago, Illinois

Alexandra Miller, BA
Medical Student
School of Medicine
Johns Hopkins University
School of Medicine
Baltimore, Maryland

Sergey Mlyavykh, MD, PhD
Department of Neurosurgery
Privolzhski Federal Medical Research Center
Nizhniy Novgorod, Russia

Krishna D. Modi, BS
Research Assistant
Department of Orthopaedic Surgery
Rush University Medical Center
Chicago, Illinois

Ahmad Nassr, MD
Associate Professor
Department of Orthopaedic Surgery
Mayo Clinic
Rochester, Minnesota

Courtney Pendleton, MD
Department of Neurosurgery
Thomas Jefferson University
Philadelphia, Pennsylvania

Frank M. Phillips, MD
Professor, Orthopaedic Spine Surgery
Director, Section of Minimally Invasive Spine Surgery
Director, Division of Spine Surgery
Department of Orthopaedic Surgery
Rush University Medical Center
Chicago, Illinois

Christopher T. Plastaras, MD
Director, Penn Spine Center
Director, Spine, Sports, & Musculoskeletal Medicine Fellowship
Assistant Professor
Department of Physical Medicine & Rehabilitation
Perelman School of Medicine, University of PennsylvaniaPhiladelphia, Pennsylvania

Victor Popov, MD
The Rothman Institute
Philadelphia, Pennsylvania

Varun Puvanesarajah, BS
Department of Orthopaedic Surgery
University of Virginia
Charlottesville, Virginia

Kris E. Radcliff, MD
Associate Professor
Department of Orthopaedic Spine Surgery
Thomas Jefferson University and The Rothman Institute
Philadelphia, Pennsylvania

Yuan Ren, MS, PhD
Research Coordinator
Department of Orthopaedic Surgery
Mount Sinai Beth Israel
New York, New York

Daniel Riew, MD
Professor of Orthopedic Surgery
Columbia University Medical Center
Co-Chief, Spine Division
Director, Cervical Spine Surgery
Co-Director, Adult and Pediatric Comprehensive Spine Fellowship
Columbia University Medical Center
New York, New York

Gregory D. Schroeder, MD
Assistant Professor
Department of Orthopaedic Surgery
Thomas Jefferson University Hospital and The Rothman Institute
Philadelphia, Pennsylvania

Amer Sebaaly, MD
Chief Resident
Orthopedic Department
Hotel Dieu de France Hospital
Saint Joseph University
Beirut, Lebanon

Hassan Serhan, PhD
Distinguished Engineering Fellow
DePuy Synthes Spine a J&J Company
Prestige Adjunct Professor
The Bioengineering Department
University of Toledo
Toledo, Ohio
Co-Founder & Treasurer
Society for Progress & Innovation for the Near East
Raynham, Massachusetts

Karim Shafi, BS
Department of Orthopaedic Surgery
Sidney Kimmel Medical College
Thomas Jefferson University
Philadelphia, Pennsylvania

Basheer A. Shakir, MD
Chief of Neurosurgery
Department of Veterans Affairs
Adjunct Professor
University of Oklahoma
Department of Neurosurgery
Oklahoma City, Oklahoma

Daniel Shedid, MD, MSc, FRCSc, FABN
Department of Neurosurgery
Division of Spine surgery
University of Montreal
Montreal, Canada

Grant D. Shifflett, MD
Fellow, Spinal Surgery
Department of Orthopaedic Surgery
Rush University Medical Center
Chicago, Illinois

Kern Singh, MD
Associate Professor
Department of Orthopaedic Surgery
Rush University Medical Center
Co-Director, Minimally Invasive Spine Institute at Rush
Chicago, Illinois

Sushil Sudershan, BS
Bioengineering and Biomedical Engineering
University of Toledo
Toledo, Ohio

Tarek P. Sunna', MD
Department of Neurosurgery
University of Montreal
Montreal, Canada

Chadi Tannoury, MD
Assistant Professor of Orthopaedic Spine Surgery
Medical Director, Orthopaedic Ambulatory Care
Co-Director of Spine Fellowship Program
Boston University Medical Center
Boston, Massachusetts

Tony Tannoury, MD
Assistant Professor
Chief of Spine Division, Department of Orthopaedic Spine Surgery
Director of Spine Fellowship Program
Boston University Medical Center
Boston, Massachusetts

Akhil Tawari, MD
Clinical Spine Fellow
Boston University Medical Center
Boston, Massachusetts

Mustafa Turki, MS
Boston University Medical Center
Boston, Massachusetts

Alexander R. Vaccaro, MD, PhD
Richard H. Rothman Professor and Chairman
Department of Orthopaedic Surgery
Professor of Neurosurgery
Thomas Jefferson University
Philadelphia, Pennsylvania

Nathan R. Wanderman, MD
Resident
Department of Orthopedic Surgery
Mayo Clinic
Rochester, Minnesota

Michael Y. Wang, MD
Professor
Neurological Surgery and Rehabilitation Medicine
University of Miami School of Medicine
Miami, Florida

Joseph A. Weiner, BS
Orthopaedic Surgery Research Fellow
Department of Orthopaedic Surgery
Northwestern University Feinberg School of Medicine
Chicago, Illinois

Tristan B. Weir, BS
Spine Research Fellow
Department of Orthopaedics
University of Maryland School of Medicine
Baltimore, Maryland

Kirkham Wood, MD
Professor of Orthopaedic Surgery
Stanford University Medical Center
Redwood City, California

Alem Yacob, MD
Spine Fellow
Department of Orthopaedic Surgery
Rush University Medical Center
Chicago, Illinois

Fahed Zairi, MD
Department of Neurosurgery
Division of Spine Surgery
University of Montreal
Montreal, Canada

Yejia Zhang, MD, PhD
Assistant Professor
Department of Physical Medicine and Rehabilitation
Perelman School of Medicine
University of Pennsylvania
Philadelphia, Pennsylvania

主译 梁 裕 吴文坚

译者 （以姓氏汉语拼音为序）

曹 鹏 上海交通大学医学院附属瑞金医院
陈 哲 上海交通大学医学院附属瑞金医院
黄 博 陆军军医大学附属新桥医院
蒋 毅 北京市海淀医院
李立钧 同济大学附属东方医院
梁 裕 上海交通大学医学院附属瑞金医院
钱济先 空军军医大学唐都医院
钱 列 上海交通大学医学院附属仁济医院
戎利民 中山大学附属第三医院
吴文坚 上海交通大学医学院附属瑞金医院
夏新雷 复旦大学附属华山医院
谢 宁 同济大学附属同济医院
谢幼专 上海交通大学医学院附属第九人民医院
徐 峰 中国人民解放军中部战区总医院
杨晋才 首都医科大学附属北京朝阳医院
杨 群 大连医科大学附属第一医院
叶晓健 海军军医大学附属长征医院
银和平 内蒙古医科大学第二附属医院
曾至立 同济大学附属同济医院
张海龙 同济大学附属第十人民医院
张文志 中国科学技术大学附属第一医院
张兴凯 上海交通大学医学院附属瑞金医院
郑新峰 上海交通大学医学院附属新华医院
郑燕平 山东大学齐鲁医院
周晓岗 复旦大学附属中山医院

谨以本书献给我的母亲 *Phyllis*，她出类拔萃，待人热情，是她的洞察力、指导和爱让我相信凡事皆有可能。

Paul Tornetta, III, MD

我将本书献给我的英雄们——我的父母 *Youssef* 和 *Regina*，我的兄弟姐妹 *Minerva, Elie, Mona* 和 *George*：你们是照亮我前进路途的烛光，让我能分辨对与错。

我将本书献给我一生的挚爱——我的妻子 *Viviane Sacy*，以及我可爱的孩子 *Jasmine, Tamara* 和 *Mark*：感谢你们无条件的爱和支持。

同时，我将本书献给我的患者们：是你们的爱和信任让我成为一名出色的医生，是你们让本书的出版成为可能。

最后，我将本书献给本书的读者：永远不要停止挑战自我，一切皆有可能。

Tony Tannoury, MD

谨以本书献给我的妻子 *Sandra* 以及我的孩子 *Bradley* 和 *Matthew*，愿你们的生活充满激情，每个人都有勇气追寻自己的梦想。

D. Greg Anderson, MD

我将本书献给我的父母 *Minerva* 和 *Akl*，感谢你们的支持、引导和智慧分享。

我将本书献给我的祖父母 *Regina* 和 *Youssef*，感谢你们给了我快乐的童年，塑造了我的未来。

我将本书献给我的姐妹 *Maria* 和 *Carmen*，你们是我一生的密友。

我将本书献给我的儿子 *Alexander* 和 *Paul*，你们是我生命中最珍贵的礼物，给我带来了真正的幸福和快乐。

最后，我将本书献给我的挚爱——我的妻子 *Meg*，是你给了我安定和幸福的生活。

Chadi Tannoury, MD

丛书序言

Chadi Tannoury、Tony Tannoury 和 D. Greg Anderson 主编的《脊柱外科微创手术技术》是“骨科微创手术技术”丛书的第三本，以关于脊柱微创手术技术的解剖学、生物力学、影像学等领域的最新研究为基础，介绍了目前正在临床工作中逐步得到推广的各种脊柱外科微创手术技术，力求在使患者更快恢复的同时，将各种手术相关风险降至最低。

在过去的 15 年里，各种创新性脊柱外科微创手术技术的出现以及相关手术设备、器械的改进，使得之前需要开放手术来处理的各种疾病，现在可以通过可更好保留软组织的微创手术来治疗。本书汇集了脊柱外科微创手术领域的国际著名专家，着重介绍了目前临床应用的各种微创脊柱外科手术，包括适应证、禁忌证、手术室设置和设备、手术技术难点与要点等；同时，邀请脊柱开放手术专家对相关脊柱外科微创手术技术进行了点评，方便读者加深对脊柱外科微创手术技术的理解。

最后，我向读者推荐《脊柱外科微创手术技术》一书，衷心希望能对您的临床工作有所裨益。

Paul Tornetta, III

序

本书名为《脊柱外科微创手术技术》，却不是简单地重复介绍众所周知的脊柱外科微创手术（MIS）技术。目前，年轻一代的脊柱外科医生信奉“ MIS”文化，而他们的导师仍然致力于脊柱疾病的“标准开放”手术治疗。结果，当代脊柱外科医生面临十分尴尬的困境：一方面接受的是旧式 “标准开放”手术的专业教育，另一方面在临床实际工作中却真实感受到熟练掌握“微创”手术技术的迫切需求。“传统的脊柱外科专家对新的脊柱外科微创手术技术及其应用有何看法？”这一疑问正是编写本书的灵感。

本书以独特的反驳形式，旨在介绍现有的各种脊柱微创手术技术，然后由熟练掌握“标准开放”脊柱外科手术技术且经验丰富的脊柱外科专家，根据与“标准开放”脊柱外科手术的对比，做出直率的点评。本书的一个突出特点是引入不同观点并进行辩论，有助于深入剖析每种脊柱外科微创手术技术，从而使读者对其利弊有更深刻的理解。

本书有助于指导临床脊柱外科医生在“标准开放”手术和“微创”手术之间做出合理选择，从而实现“标准开放”手术和“微创”手术的完美结合，为脊柱病患和创伤患者提供个体化的最佳治疗方案。

Chadi Tannoury

中译序

《脊柱外科微创手术技术》终于付梓了，这是一件值得纪念的事情。

本书的作者都是目前活跃于国际微创脊柱外科前沿的知名专家，既有丰富的临床经验，又具备厚重的微创脊柱外科理论学养。主编 Tony Tannoury 和 Greg Anderson 医生更是多次来到中国，与国内同行密切交流，也与我个人有良好的私交。我们通过国际学术交流结缘，同时对于微创脊柱外科的理论和实践有着许多一致见解。因此，本书出版后，我毫不犹豫地接受了翻译出版任务。

我承接本书翻译的另一个原因，还在于本书的学术性。全书在结构上兼顾微创脊柱外科的基本原则和实战攻略，每一章均由在该领域中具有重要影响的国际著名专家撰写，充分反映了相关的最新技术和学术进展。尤其突出的是，在各论中的专项微创脊柱外科技术的阐述中，作者不满足于一般学术专著中的平铺直叙、耳提面命，而是在具体章节中引入不同甚至是完全对立的观点，展开学术争鸣。同时，作者并不急于给出结论，而是通过展示循证医学证据，根据各自的临床经验和专业理解进行推介，让读者在阅读中独立思考，做出判断。这样独特的编写格式，在近年来本领域中的高水准学术专著中是不多见的。

需要特别指出的是，本书的翻译团队汇集了国内相关领域的知名专家，每一章节都邀请了该专业方向对应的国内佼佼者进行翻译。翻译团队成员在繁重的医教研工作之余，殚精竭虑，字斟句酌，保质保量地完成了本书的翻译工作。医学专业翻译原本就是一件费时费力、为他人做嫁衣的艰苦工作。在本书的翻译工作中，翻译团队不但忠实地反映了原作者的学术观点，也指正了多处原书的错漏和疏忽之处，这一点尤其难能可贵，充分反映了国内微创脊柱外科专家较高的学术水平，也是中国脊柱外科专家严谨、细致的学术态度的真实写照。

书成之时，正值举国上下团结一心抗击新冠肺炎的历史性时刻。疫情终将过去，我们的生活和工作必将回归正常。借此机会，我代表本书翻译团队，向不计得失、出生入死、战斗在抗疫一线的医护同行致以崇高的敬意；同时，我也向为本书的出版做出巨大贡献的翻译团队表示衷心感谢。

梁　裕

目 录

第 1 部分 基础

第 2 部分 颈椎

A 部分 颈椎前路

B 部分 颈椎后路

第 3 部分 胸椎

A 部分 胸椎前路

B 部分　胸椎后路

第 4 部分　腰椎

A 部分　手术失败

第 5 部分　腰骶交界区

第 6 部分　骶髂关节

第 7 部分　并发症

第 1 部分 基础

第 1 章 脊柱微创外科的原则

作者 Chadi Tannoury, Tony Tannoury, D. Greg Anderson
译者 钱济先

脊柱外科随影像、手术技术和器械的发展而发展迅速。传统的脊柱开放手术入路常因伴随的软组织损伤而导致术后患者不满意或出现相关并发症。因此，脊柱微创手术的目的在于减少脊柱周围组织的损伤、控制出血、减轻术后疼痛并加速患者康复[1,2]。另外，较小手术切口外观更好看，也可以减轻患者的心理负担（图 1.1）。

历史上，脊柱微创手术作为一种入路首先被应用于腰椎间盘突出的治疗[3,4]。20 世纪 90 年代以后，随着科技和手术器械的发展，很多的脊柱疾患都可以通过微创手术进行治疗[5]，包括脊柱退变性疾病、椎间盘疾病、脊柱畸形、脊柱脆性和病理性骨折、脊柱外伤、脊柱原发肿瘤和转移瘤、骶髂关节病以及脊柱感染等[6]。

一般原则

患者的筛选

与传统的开放手术一样，选择合适的患者是保证脊柱微创手术疗效的关键。对于那些经过长期、完善的保守治疗（包括物理治疗、口服镇痛药物、活动调整、疼痛介入以及神经阻滞等治疗）无效的患者，只要手术收益大于风险，就可以考虑手术治疗。而外科医生应该告知患者若干因素可能会影响手术疗效，包括但不限于肥胖（BMI>30）、免疫功能不全、合并多种疾病、高龄、吸烟、存在工伤赔偿诉求、就业状态、抑郁、麻醉品依赖情况以及二次获益情况等[7~9]。

学习曲线

现代微创脊柱手术的飞速发展，受益于技术创新，同时也存在特定的学习曲线和技术挑战，与潜在并发症密切相关。系统回顾研究发现，硬膜破裂是腰椎微创减压手术最常见的并发症。另外，内置物位置不佳、神经损伤、不融合也是腰椎微创融合手术的早期并发症。作者认为，对于大部分腰椎微创减压和融合手术，术者需要经历 20~30 个连续病例后才能克服学习曲线带来的手术时间和相关并发症的问题[10]。新近的研究认为，连续的腰椎微创减压手术经验能进一步改善

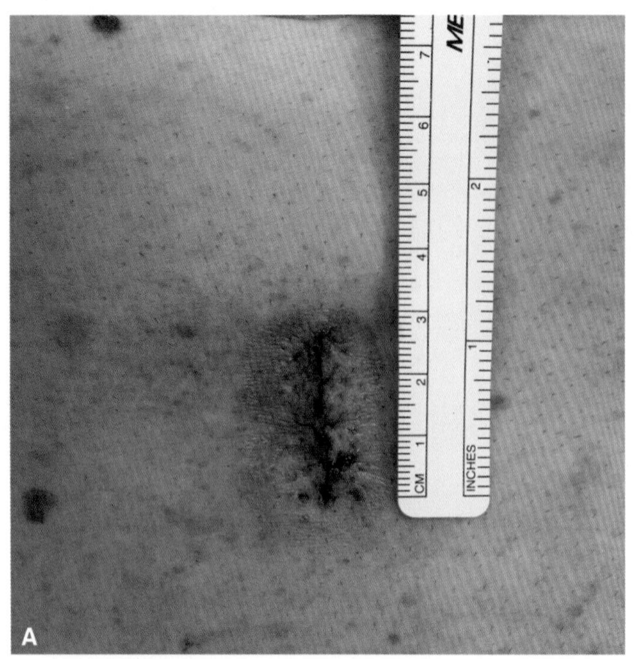

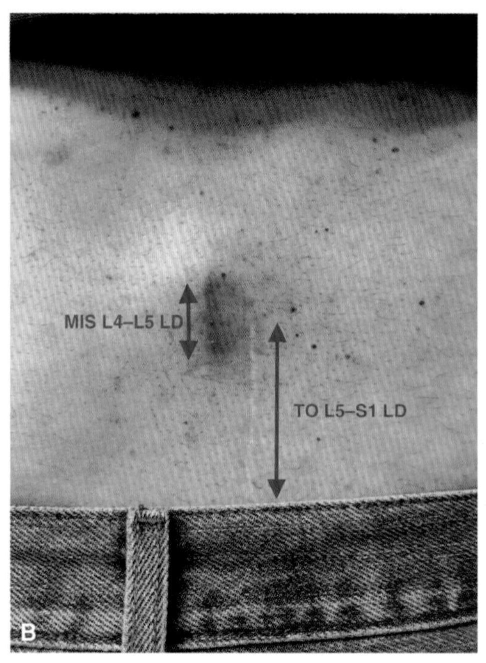

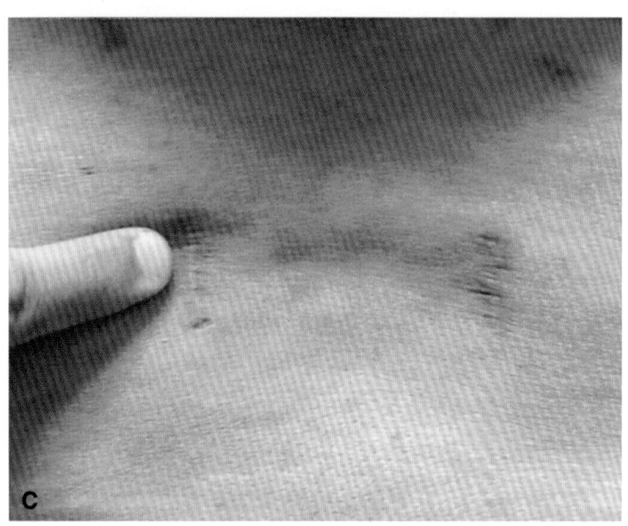

图1.1　A. 双节段微创腰椎减压手术的切口。B. 单节段微创椎板和椎间盘切除术（MIS L4–L5 LD）与传统的开放式单节段 L5–S1 减压（TO L5–S1 LD）的比较。C. 单节段脊柱融合术后患者（L4/5 TLIF）

围术期的相关指标（如手术时间、住院天数），但总体临床治疗效果的改善与手术经验无关[11]。最后，作者建议外科医生可以先从简单的微创手术操作开始，在尝试进行微创手术前应确保已经具有足够的开放手术经验[12]。

软组织处理

认真细致地处理椎旁软组织和神经血管结构，减少手术入路相关损伤，是微创脊柱外科的指导原则之一。尽管微创脊柱手术皮肤切口越来越小，但在治疗具体疾病时不能因为显露的局限而影响手术操作。为了有效开展微创手术，局部切口的精确定位对于直接进入脊柱术区至关重要。在开始手术前应仔细阅片，并在术中使用C臂透视定位。此外，应特别注意在建立手术入路过程中应提供良好的手术视野，辨别周围需要保护的各种结构。切开皮肤后，轻柔扩张和撑开而不是切割或剥离周围软组织来形成解剖神经血管和肌肉界面。尽管手术入路空间有限，但可以通过使用手术显微镜或手术放大镜来实现良好的术野照明和放大功能。

专业化的手术技术

近年来，随着手术器械、可视技术和脊柱内置物的发展，微创脊柱外科技术发展迅速。

- *管状牵开器：*多数微创手术技术使用序贯扩张器撑开而非切割肌筋膜的方式建立经肌肉手术入路(图 1.2)。序贯扩张后，置入最后的通道，并通过固定臂连接到手术台上进行固定（图 1.3）。所使用通道的大小视手术的具体需求而定，一般直径为 14~28 mm（图 1.4）。为了显露相邻节段，调整视野或进入椎管的对侧，可通过松开固定臂后进行“摆动”来调整通道至新的位置（图 1.5）。有些通道直径固定，也有些通道设计为可扩张，从而允许更广泛的暴露和多节段的手术操作。

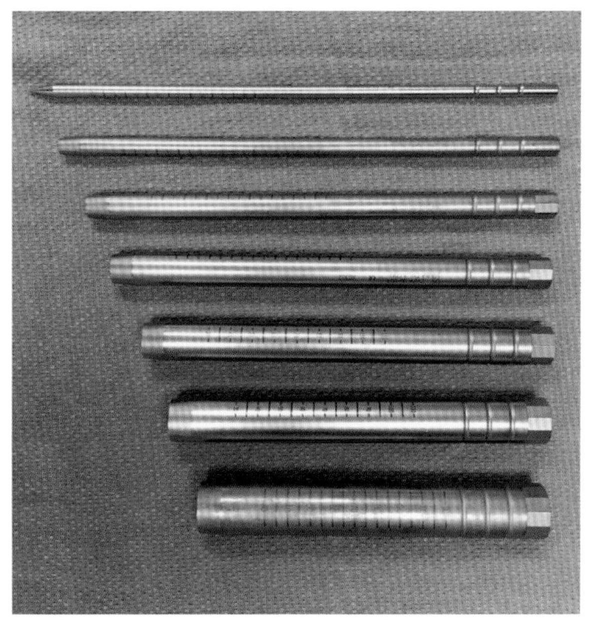

图 1.2 序贯管状扩张器用于通过撑开和扩张而不是切割肌肉筋膜来形成经肌肉手术通道

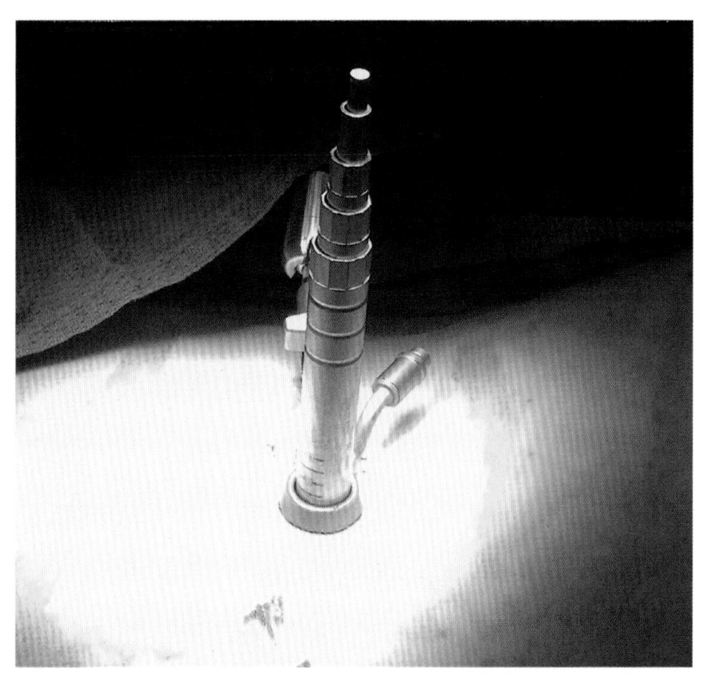

图 1.3 序贯扩张器和最终通道就位。最终通道用固定臂固定在手术台上

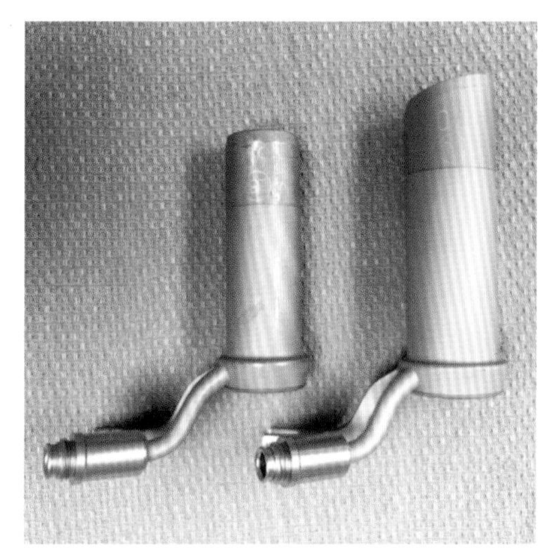

图 1.4 根据患者体型和手术需要可以选择不同规格（直径和深度）的通道

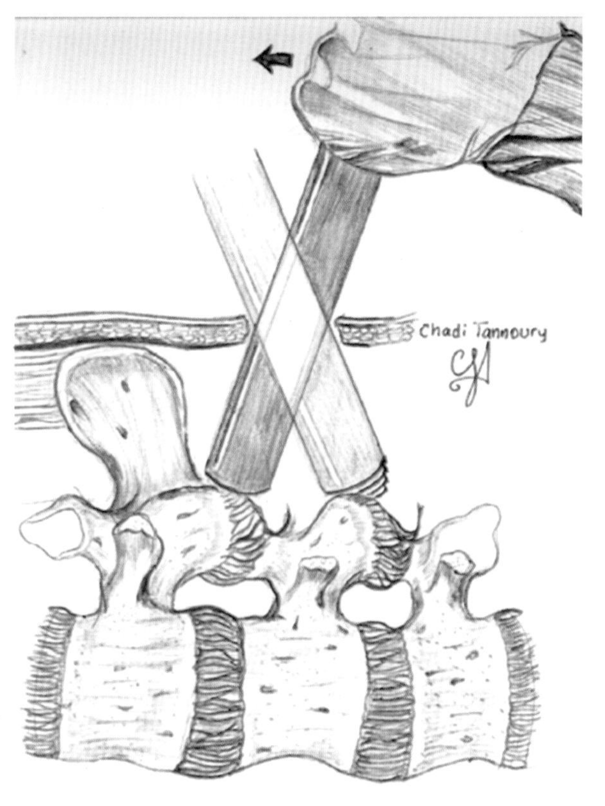

图 1.5　为了进入相邻节段、调整视野或进入椎管对侧而进行的“摆动”操作

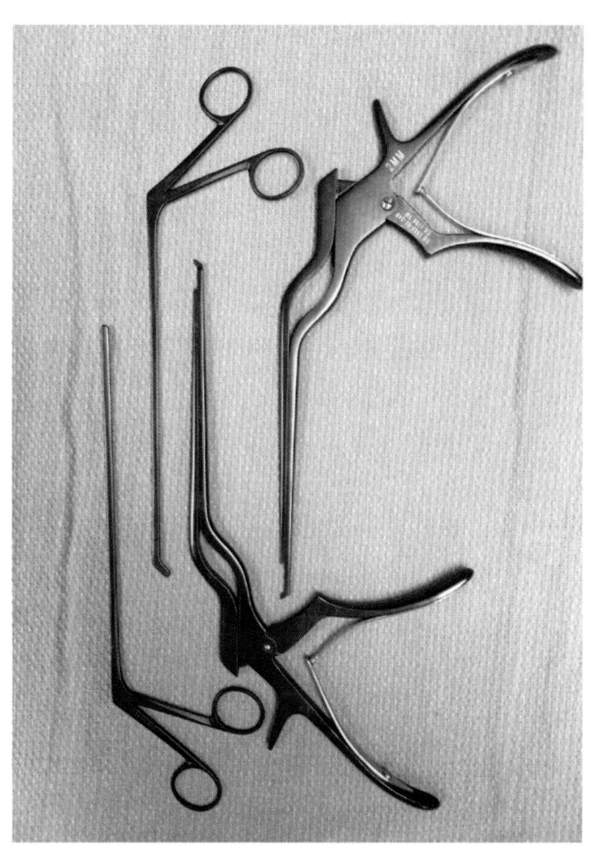

图 1.6　在脊柱微创手术中，手术通道狭小，使用纤薄和曲柄的器械有助于改善视野

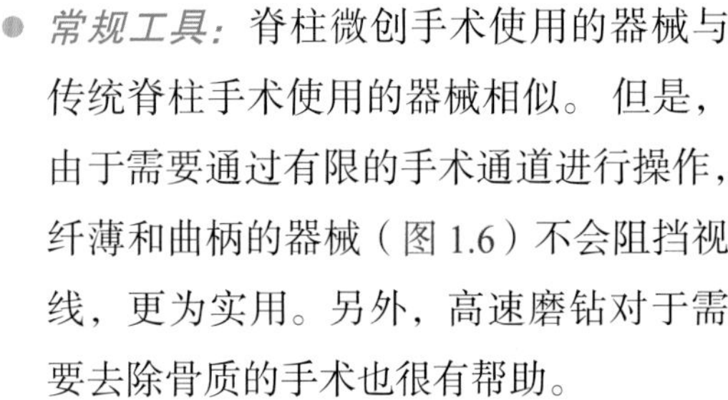

- *常规工具*：脊柱微创手术使用的器械与传统脊柱手术使用的器械相似。但是，由于需要通过有限的手术通道进行操作，纤薄和曲柄的器械（图 1.6）不会阻挡视线，更为实用。另外，高速磨钻对于需要去除骨质的手术也很有帮助。

可视技术

微创手术入路空间有限，但随着高功率光源和各种可视技术（如显微镜、内镜、视频系统、光纤、放大镜和头灯等）在脊柱微创手术中的广泛应用，良好的手术视野是可以保证的。

- *放大镜和头灯*：这是部分外科医生的偏爱，但手术助手通常难以看清手术区域。此外，由于放大镜的焦距固定，可能会限制手术通道的直径和深度范围。
- *内镜*：尽管其在若干早期微创手术系统中起着重要作用，内镜提供了次优的三维可视化，但是镜片的污迹或起雾会影响使用效果。
- *手术显微镜*：这为手术部位提供了完美的照明，可实现放大和良好的三维视野。尽管一些外科医生喜欢采用，但也有部分医生认为使用手术显微镜会延长手术时间并存在细菌污染的潜在可能，增加手术部位感染的风险[13]。

影像导航 / 计算机辅助手术

影像导航系统使手术医生在预先获得的透视或CT影像上“直观”地监测手术器械的位置[14,15]。虽然这些系统可在手术过程中对手术器械进行实时定位，但早期影像导航设备使用复杂、准确性不足以及因使用这些设备需要额外时间和资源而未被广泛采用。

另一方面，新的影像导航系统有可能提高椎弓根螺钉置入的安全性和准确性，并减少患者和手术团队的辐射暴露。

脊柱微创手术内置物

不断发展的微创手术技术已被越来越多地用于治疗各种脊柱疾病，包括脊柱不稳定、畸形、骨折和肿瘤等。固定和融合技术依赖于特殊的微创手术内置物，如空心椎弓根螺钉、椎间融合器（固定和可膨胀）和经皮置入的固定棒。使用这些内置物可以通过多种微创手术进行融合，包括经皮螺钉置入横突间融合术[16]、后路腰椎椎体间融合术（PLIF）、经椎间孔腰椎椎体间融合术（TLIF）、经腰大肌侧方融合术（DLIF）、经腹膜后腰大肌前方椎间融合术和前路腰椎椎体间融合术（ALIF）等。

- *经皮椎弓根螺钉固定术（PPSF）：* 使用经皮椎弓根螺钉固定器可减少术中出血和术后镇痛药物的使用，减轻术后疼痛，缩短住院时间并降低总体费用[17]。PPSF 一般先在透视引导下用 Jamshidi 针进行椎弓根穿刺，随后置入导丝并攻丝，最终置入空心椎弓根螺钉（图 1.7A）。
- *固定棒放置：* 空心椎弓根螺钉系统常带有不同设计的延伸器，利用这一设计，可以通过椎旁小切口实现单节段或多节段的穿棒。通常情况下，插入的连接棒越长，对于手术技术的要求越高（图 1.7B）。
- *椎间融合器：* 目前，多种微创椎体间融合技术已应用于临床。融合器有不同的规格和形状，用于不同的置入方法和手术要求。这些内置物用于重建椎间高度，支持前柱的压缩载荷，并能够承载帮助生物融合的骨移植材料（图 1.8）。

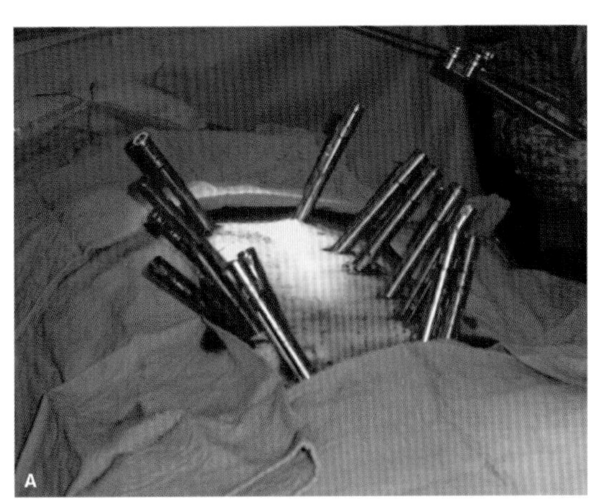

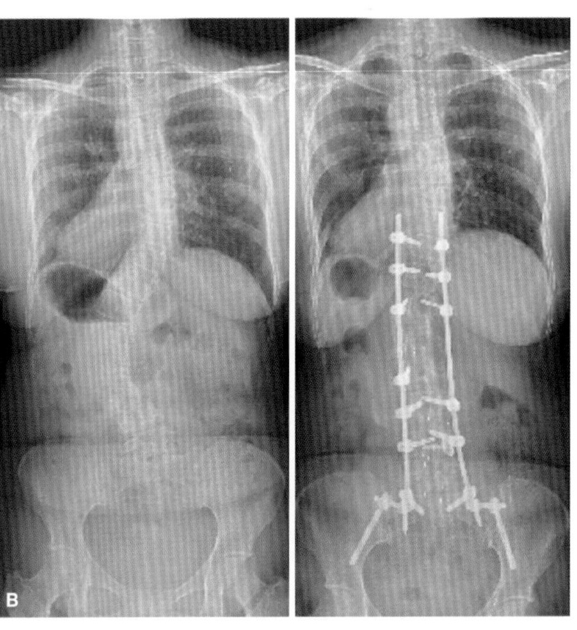

图 1.7　A. 多节段脊柱微创固定，椎弓根螺钉延伸器有助于导引穿棒。B. 成人脊柱畸形多节段胸腰椎微创融合术前后对比

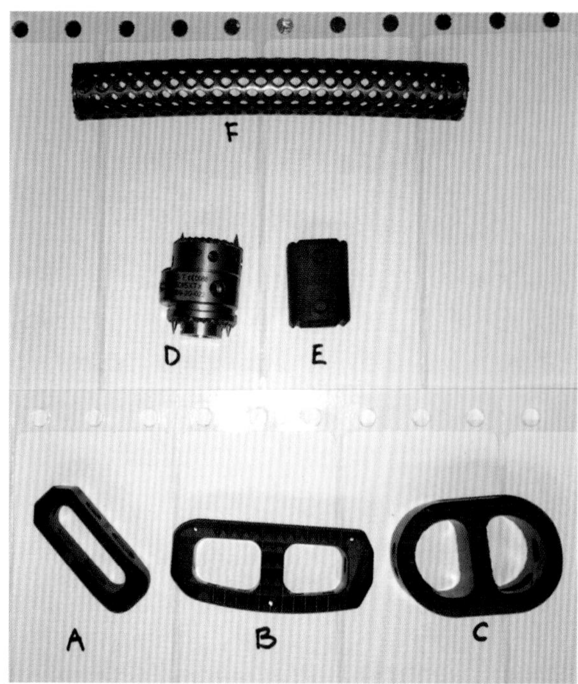

图 1.8　不同规格和形状的椎间融合器，其选择基于置入方法和手术要求。TLIF / PLIF 融合器（A），前方 / 侧方融合器（B 和 C）和可膨胀融合器（D），颈椎融合器（E）和钛网融合器（F）

微创脊柱外科的未来

尽管微创脊柱手术的发展势头迅猛，但仍然缺乏比较脊柱微创手术和传统手术方法的高质量和前瞻性的随机对照研究。由于脊柱微创手术的学习曲线陡峭、手术视野局限，外科医生应该逐步积累经验，从尸体操作和相对简单的手术开始。在任何情况下，患者和外科医生都应该明白，必要时可能需要转换术式，通过暴露更大的传统手术达到手术治疗的目的。尽管脊柱微创手术的短期疗效比较确定，但必须进行长期研究来明确现代脊柱微创手术的未来。

参考文献

1. Seldomridge JA, Phillips FM. Minimally invasive spine surgery. Am J Orthop (Belle Mead NJ). 2005;34(5):224–232; discussion 232.
2. Jaikumar S, Kim DH, Kam AC. History of minimally invasive spine surgery. Neurosurgery. 2002;51(5,suppl):S1–S14.
3. Faubert C, Caspar W. Lumbar percutaneous discectomy: initial experience in 28 cases. Neuroradiology. 1991;33(5):407–410.
4. Foley KT, Smith MM, Rampersaud YR. Microendoscopic approach to far-lateral lumbar disc herniation. Neurosurg Focus, 1999;7(5):e5.
5. Lehman RA Jr, Vaccaro AR, Bertagnoli R, et al. Standard and minimally invasive approaches to the spine. Orthop Clin North Am. 2005;36(3):281–292.
6. American Academy of Neurological Surgeons. Patient information—Minimally Invasive Spine Surgery (MIS). http://www.aans.org/PatientInformation/ConditionsandTreatments/MinimallyInvasiveSpineSurgeryMIS.aspx. Accessed January 5, 2017.
7. De la Garza-Ramos R, Bydon M, Abt NB, et al. The impact of obesity on short- and long-term outcomes after lumbar fusion. Spine (Phila Pa 1976). 2015;40(1):56–61.
8. Yoshihara H, Yoneoka D. National trends and in-hospital outcomes in HIV-positive patients undergoing spinal fusion. Spine (Phila Pa 1976). 2014;39(20):1694–1698.
9. Chapin L, Ward K, Ryken T. Preoperative depression, smoking, and employment status are significant factors in patient satisfaction after lumbar spine surgery［published online ahead of print July 14, 2016］. Clin Spine Surg. 2016 July 14. PMID26523908.
10. Sclafani JA, Kim CW. Complications associated with the initial learning curve of minimally invasive spine surgery: a systematic review. Clin Orthop Relat Res. 2014;472(6):1711–1717.
11. Ahn J, Iqbal A, Manning BT, et al. Minimally invasive lumbar decompression—the surgical learning curve. Spine J. 2016;16(8):909–916.
12. Mobbs RJ, Sivabalan P, Li J. Technique, challenges and indications for percutaneous pedicle screw fixation. J Clin Neurosci. 2011;18(6):741–749.
13. Bible JE, O'Neill KR, Crosby CG, et al. Microscope sterility during spine surgery. Spine (Phila Pa 1976). 2012;37(7):623–627.
14. Nolte LP, Zamorano LJ, Jiang Z, et al. Image-guided insertion of transpedicular screws: a laboratory set-up. Spine (Phila Pa 1976). 1995;20(4):497–500.
15. Choi WW, Green BA, Levi AD. Computer-assisted fluoroscopic targeting system for pedicle screw insertion. Neurosurgery. 2000;47(4):872–878.
16. Lehmann W, Ushmaev A, Ruecker A, et al. Comparison of open versus percutaneous pedicle screw insertion in a sheep model. Eur Spine J. 2008;17(6):857–863.
17. Harris EB, Massey P, Lawrence J, et al. Percutaneous techniques for minimally invasive posterior lumbar fusion. Neurosurg Focus. 2008;25(2):E12.

微创脊柱外科的历史 第2章

作者 Gregory D. Schroeder, D. Greg Anderson
译者 李立钧

Aegina 的 Paulus 报道通过手术治疗脊柱疾患，据信是迄今最早的关于脊柱外科的文字描述，可追溯至公元前 690~ 前 625 年[1]。但是，直到 1829 年，椎板切除神经减压等现代脊柱外科手术才初次见于报道。1891 年，Hadra 首次提出脊柱手术中应用固定器械[2]。1911 年，Albee 首次报道了采用脊柱融合术成功治疗脊柱结核[3]；Hibbs[4] 报道一组 3 例患者应用脊柱融合术成功控制了脊柱畸形的进展。

在过去的 100 多年里，随着对正常和病理神经解剖学以及脊柱解剖学的深入了解，脊柱外科取得了巨大的进步。1934 年，Mixter 和 Bar[5] 报道了经硬膜入路治疗腰椎间盘突出，这一创伤较大的术式成为治疗椎间盘突出最常使用手术方式，直到 1953 年。这一年，Cloward[6] 报道了采用后路经硬膜外入路进行椎间盘切除椎间融合术的可行性。

20 世纪 50~70 年代，随着现代脊柱手术器械的应用，脊柱外科医生处理复杂脊柱外科疾患的能力显著提高。在这一时期，Harrington[7~9] 发表了大量应用后方钩—棒系统治疗脊柱畸形的报道。Dwyer 等[10,11] 报道了经前路应用器械对脊柱进行固定的可行性。尽管现代脊柱固定器械的出现使得医生能够处理各种脊柱疾患，但这些手术操作也给患者带来了额外的创伤。60 年代时，Yasargil 等和 Masil 认识到了这种大范围手术所带来的问题，率先提出将显微外科技术用于脊柱外科手术，包括在脊柱手术中使用显微镜[12,13]。视觉的改善使脊柱手术切口变得更小，手术视野变得更加清晰，这些都为现代显微椎间盘切除技术的开展提供了保证[14~17]。显微椎间盘切除术现在已成为处理腰椎间盘突出的标准手术，可以通过各种方式来完成，包括使用内镜、通道或者开放的手术入路。每种技术的软组织损伤和术中失血的程度不同。这些技术仍在不断改进之中，至于哪种技术更具优势，现在仍缺乏科学理论数据支持，手术技术的选择更多基于医生和患者的喜好。

腰椎间盘突出的微创治疗

从 1963 年化学髓核溶解术最早被报道用于治疗突出的椎间盘[18]，到 1984 年经皮椎间盘髓核切除术[19]，再到 20 世纪 90 年代初关节镜下的微椎间盘切除术[20]，一系列微创技术被应用于治疗腰椎间盘突出，但没有一项技术能够像开放显微椎间盘切除术一样安全有效。1997 年，Foley 和 Smith[21] 介绍了使用序贯扩张套管和通道牵开系统完成显微椎间盘切除术的技术。该手术基本采用和传统显微椎间盘切除术一样的技术和工具，同时又减少了软组织损伤，因此成为目前微创脊柱外科最常用的术式之一。通道下显微椎间盘切除术是其他一系列复杂微创脊柱外科手术（包括微创融合技术）的基础。

微创腰椎融合术

目前，微创腰椎融合术尚无广为接受的通用定义，此手术是通过有限的手术暴露，在减少手术创伤、降低发生并发症的风险的同时，达到稳定腰椎（通常还有神经组织减压）的目的。最早的一篇关于微创腰椎融合术的报道是 Zucherman[22] 于 1995 年利用腹腔镜完成经腹膜腰椎前路 L5–S1 椎间融合术（ALIF）。然而，考虑到男性患者逆行射精和大血管损伤（特别是 L4/5）的潜在风险，腹腔镜辅助 ALIF 手术逐渐为后路融合术和腹膜后入路的小切口 ALIF 术所取代，后者由 Mayer[23] 于 1997 年报道。Mayer 技术通过分离肌肉进行暴露，利用自动拉钩和特制的工具完成椎间盘切除和椎间融合。

微创腰椎融合的第二个重大进展是微创经椎间孔腰椎椎间融合术（MIS TLIF）。1982 年，Harms 和 Rolinger 最早报道 TLIF 手术[24]，经后方入路完成椎间融合而无须过度牵拉硬膜囊。但 TLIF 技术常造成医源性的腰部肌肉的损伤，为了减少这种并发症的发生，Foley[25,26] 于 2002 年提出了 MIS-TLIF 手术：在中线外侧 2~3 cm 做长约 1 英寸（约 2.54 cm）的切口，借助扩张器和管状通道完成对神经结构的彻底减压，切除大部分关节突，显露并处理椎间隙，进行椎间融合[25,26]。椎间融合器的置入和椎弓根钉的固定都通过同一入路完成，过程类似开放融合术，却极大地减少了软组织损伤。

2001 年，Pimenta[27] 介绍了内镜辅助的腹膜后经腰大肌腰椎融合术。该技术能够彻底切除椎间盘，类似 ALIF 术，同时避免了腰椎前方入路的相关并发症。但经腰大肌入路也有相关的并发症，包括暂时性的腰大肌无力，少数病例甚至会出现腰丛神经损伤。由于髂嵴的遮挡、局部神经血管结构的存在，使这一入路在该节段的操作风险较高，因而不适用于 L5–S1 节段。

轴向椎间融合术（AxiaLIF，Baxano Surgical）是 2004 年首次报道的用于 L5–S1 融合的脊柱微创手术技术。于尾骨旁做 2 cm 的切口，用空心钻经骶骨岬贯穿 L5–S1 椎间隙钻孔，并借助特制工具切除椎间盘，然后跨椎间隙置入充填植骨材料的带螺纹圆柱形内置物[28]。

以上所提及的微创腰椎融合技术通常都辅以经皮置入椎弓根螺钉来固定。1982 年，Magerl[29] 最早将这项技术用于腰椎创伤患者的外固定。30 多年来，这项技术获得了很大的改进。1995 年，Mathews 和 Long[30] 改良了这一技术，把连接器置于皮下浅层，降低了发生感染的风险；2002 年，Foley 和 Gupta[31] 开发了 Sextant 系统，实现了筋膜下置入椎弓根钉和固定棒。目前，各种经皮椎弓根螺钉系统设计应用于临床，所有系统都能够实现筋膜下螺钉和固定棒的置入。

以上所提及的微创腰椎融合术都采用分离肌肉的入路和使用特殊的自动拉钩。2009 年，Santoni[32] 建议使用皮质骨螺钉技术后路固定椎间融合作为微创融合的备选方法。皮质骨螺钉沿向外、向头端轨迹置入，贯穿椎弓根的皮质骨，因其入钉点更靠内侧，因此无须向外过多剥离肌肉，可以通过传统的中线入路完成操作；与传统中线入路相比，软组织创伤小、失血少，发生并发症的概率低。

小结

随着脊柱外科医生对解除患者症状治疗策略的深入理解，手术技术得以不断更新。微创技术使得医生在实现神经减压、重建稳定、矫正畸形等手术目的的同时，减少了软组织创伤、手术失血以及围术期并发症的发生。

参考文献

1. Knoeller SM, Seifried C. Historical perspective: history of spinal surgery. Spine (Phila Pa 1976). 2000;25:2838–2843.
2. Hadra BE. The classic wiring of the vertebrae as a means of immobilization in fracture and Potts' disease. Clin Orthop Relat Res. 1975;22:4–8.
3. Albee FH. Transplantation of a portion of the tibia into the spine for Pott's disease: a preliminary report 1911. Clin Orthop Relat Res. 2007;460:14–16.
4. Hibbs RA. An operation for progressive spinal deformities: a preliminary report of three cases from the service of the orthopaedic hospital. Clin Orthop Relat Res. 2007;460:17–20.
5. Mixter WJ, Barr JS. Rupture of the intervertebral disc with involvement of the spinal canal. N Engl J Med. 1934;211:210–215.
6. Cloward RB. The treatment of ruptured lumbar intervertebral discs by vertebral body fusion: Part I: indications, operative technique, after care. J Neurosurg. 1953;10:154–168.
7. Harrington PR, Dickson JH. Spinal instrumentation in the treatment of severe progressive spondylolisthesis. Clin Orthop Relat Res. 1976:157–163.
8. Harrington PR. Treatment of scoliosis: correction and internal fixation by spine instrumentation. J Bone Joint Surg Am. 1962;44A:591–610.
9. Harrington PR. Technical details in relation to the successful use of instrumentation in scoliosis. Orthop Clin North Am. 1972;3:49–67.
10. Dwyer AF. Experience of anterior correction of scoliosis. Clin Orthop Relat Res. 1973:191–206.
11. Dwyer AF, Newton NC, Sherwood AA. An anterior approach to scoliosis: a preliminary report. Clin Orthop Relat Res. 1969;62:192–202.
12. Yasargil MG, Krayenbuhl H. The use of the binocular microscope in neurosurgery. Bibl Ophthalmol. 1970;81:62–65.
13. Malis LI. Instrumentation and techniques in microsurgery. Clin Neurosurg. 1979;26:626–636.
14. Sachdev VP. Microsurgical lumbar discectomy: a personal series of 300 patients with at least 1 year of follow-up. Microsurgery. 1986;7:55–62.
15. Williams RW. Microlumbar discectomy: a conservative surgical approach to the virgin herniated lumbar disc. Spine (Phila Pa 1976). 1978;3:175–182.
16. Caspar W. A new surgical procedure for lumbar disc herniation causing less tissue damage through a microsurgical approach. Adv Neurol. 1977;4:74–80.
17. Yasargil MG. Microsurgical operations for a herniated lumbar disc. Adv Neurosurg. 1977;4:81–82.
18. Smith L, Garvin PJ, Gesler RM, et al. Enzyme dissolution of the nucleus pulposus. Nature. 1963;198:1311–1312.
19. Ascher PW, Heppner F. CO2-Laser in neurosurgery. Neurosurg Rev. 1984;7:123–133.
20. Kambin P. Arthroscopic microdiscectomy. Arthroscopy. 1992;8:287–295.
21. Foley KT, Smith MM. Microendoscopic discectomy. Tech Neurosurg. 1997;3:301–307.
22. Zucherman JF, Zdeblick TA, Bailey SA, et al. Instrumented laparoscopic spinal fusion: preliminary results. Spine (Phila Pa 1976). 1995;20:2029–2034; discussion 2034–2035.
23. Mayer HM. A new microsurgical technique for minimally invasive anterior lumbar interbody fusion. Spine (Phila Pa 1976). 1997;22:691–699; discussion 700.
24. Harms J, Rolinger H. A one-stager procedure in operative treatment of spondylolistheses: dorsal tractionreposition and anterior fusion ［Author's translation］. Z Orthop Ihre Grenzgeb. 1982;120:343–347.
25. Foley KT, Lefkowitz MA. Advances in minimally invasive spine surgery. Clin Neurosurg. 2002;49:499–517.
26. Foley KT, Holly LT, Schwender JD. Minimally invasive lumbar fusion. Spine (Phila Pa 1976). 2003;28:S26–S35.
27. Pimenta L. Lateral endoscopic transpsoas retroperitoneal approach for lumbar spine surgery. Paper presented at: VIII Brazilian Spine Society Meeting, Belo Horizonte; 2001; Minas Gerais, Brazil.
28. Cragg A, Carl A, Casteneda F, et al. New percutaneous access method for minimally invasive anterior lumbosacral surgery. J Spinal Disord Tech. 2004;17:21–28.
29. Magerl F. External Skeletal Fixation of the Lower Thoracic and the Lumbar Spine. New York, NY: Springer-Verlag; 1982.
30. Mathews HH, Long BH. Endoscopy assisted percutaneous anterior interbody fusion with subcutaneous suprafascial internal fixation: evolution of technique and surgical considerations. Orthopaedics. 1995;3:486–500.
31. Foley KT, Gupta SK. Percutaneous pedicle screw fixation of the lumbar spine: preliminary clinical results. J Neurosurg. 2002;97:7–12.
32. Santoni BG, Hynes RA, McGilvray KC, et al. Cortical bone trajectory for lumbar pedicle screws. Spine J. 2009;9:366–373.

第3章 脊柱微创手术中的辐射暴露

作者 Christina Kane, Christian P. DiPaola
译者 杨 群

脊柱微创手术（MISS）手术通常需要频繁进行术中成像，包括C臂或计算机断层扫描（CT）扫描。脊柱微创手术切口和暴露较小，医生难以有像开放手术那样的视觉和触觉反馈，因此需要频繁进行术中成像。解剖定位、器械放置和畸形矫正都有赖于术中成像，但术中成像的使用也增加手术室人员和患者的辐射暴露可能。脊柱外科医生应该充分了解如何最大限度地减少自身、手术室工作人员和患者的辐射剂量，降低与辐射暴露相关的短期和长期并发症的风险。减少射线暴露，无论如何强调都不为过。

辐射物理学

辐射是以波或粒子的形式通过空间或材料介质发射或传输能量，可以进一步分为电离辐射和非电离辐射。如果这些粒子或波携带的能量足够使原子释放电子，就会发生电离辐射。γ 射线、X 线和电磁波谱中较高的紫外线部分属于电离辐射，而电磁波谱的紫外线部分、可见光（包括几乎所有类型的激光）、红外线、微波和无线电波为非电离辐射。电离辐射可用于多种成像模式，包括 X 线、CT、正电子发射断层扫描（PET）、血管造影和放射性核素成像等。在医学影像中，每单位质量组织沉积或吸收的电离辐射量大小以戈瑞（Gy）来计量。1 戈瑞（1 Gy）表示每千克靶组织吸收了 1 焦耳的辐射能量[1]。等效剂量，或引起靶组织生物效应的实际吸收剂量，取决于辐射类型和吸收剂量。等效剂量诱导癌症的风险高度依赖于接收器官，不同的组织和器官具有独特的辐射敏感性。暴露的辐照组织 / 器官的所有等效剂量的加权总和称为有效剂量，以西弗（Sv）测量。1 西弗定义为每千克生物组织吸收 1 焦耳。作为参考，正位（后前位，PA）胸片检查对肺、乳腺、食管和胃的有效辐射剂量为 0.03 mSv，而胸部 CT 扫描的辐射剂量是该剂量的 200 倍（7 mSv）[2,3]。

辐射对于生物组织的影响

无论是小剂量还是大剂量的辐射暴露对人体组织都是有害的，其影响分为确定性效应和随机效应。确定性效应（非随机性）指辐射剂量和损伤之间存在因果关系，其严重程度随着暴露剂量增加而增加。辐射剂量通常存在阈值，辐射剂量超过阈值可能引发细胞损伤和死亡。已有研究表明，2 Gy 和 12 Gy 辐射剂量可分别引起表现为皮肤红斑和皮肤坏死的确定性损伤。如果眼在 3 个月内接受 4 Gy 辐射，可能会引起白内障[4]。

随机效应为低剂量辐射以线性方式在分子水平上导致细胞损伤或变异。随机效应不存在阈值，但随着辐射剂量的增加，有害影响的风险也会增加。例如，一次脊柱 CT 扫描的有效剂量辐射为 6 mSv，引发癌症的风险约为 1∶3 300[5]。

成像模式

随着脊柱手术技术的发展，微创手术变得越来越常见。微创手术的直接视野有限，常需要使用各种术中影像进行切口定位、器械放置和畸形矫正。对于多数微创手术来说，大型 C 臂透视是最常用的成像模式。然而，有若干替代选择可能有助于减少手术人员和患者的累积辐射暴露。

小型和大型 C 臂透视

使用小型 C 臂透视有可能减少患者和手术医生的辐射剂量。Giordano 等报道，在尸体颈椎标本上进行操作时，使用小型 C 臂对手术医生的辐射照射小于大型 C 臂[6]。但是，与大型 C 臂透视相似，如果标本更靠近辐射源并远离图像增强器，则标本的射线暴露也增加[5]。小型 C 臂及其在颈椎手术中的应用存在明显的局限性。

计算机断层扫描（CT）

部分微创手术利用三维图像引导技术来提高内固定置入的准确性，术中锥形束 CT 扫描是其中一种。研究表明，与多排 CT 扫描相比，手腕的锥形束 CT 扫描有可能使 CT 剂量指数（辐射剂量）降低约 87%。Lange 等使用胸腰椎模型评估锥形束 CT（Medtronic O 臂）扫描的有效辐射剂量，发现使用 O 臂标准模式或“小患者”设置的全长程序（扫描 1~3 次）的总剂量，在腹部 CT 扫描有效剂量范围内（1~31 mSv）。辐射剂量随着患者体型增大而增加，体型较大患者的 3 次以上锥形束扫描（24.27 mSv ± 0.69 mSv）可能超过单次标准腹部 CT 扫描的辐射剂量。单节段脊柱后路固定融合可能需要在导航和置入内固定时扫描 2 次，“小患者”设置中最大辐射有效剂量的差异为 8.24 mSv，而“大患者”设置为 20.54 mSv。因此，Lange 等得出结论，对于体型小的患者，多数后路脊柱全长内固定手术中使用 O 臂不会超过《国际放射防护委员会指南》建议的每人每年 20 mSv 的最大有效辐射剂量。不幸的是，同样的情况并不适用于体型大的患者。[7,8,9]

虽然 O 臂有可能减少手术室团队的辐射暴露，但可能会造成患者的暴露高于 C 臂成像和普通 X 线检查[10]。因此，应谨慎使用 O 臂成像，特别对于年度和终生辐射暴露风险较高的患者。短时间内接受多次 CT 扫描的创伤患者，其辐射暴露很容易超过每人每年 20 mSv 的标准[8]。Salerno 等在 4 年内选取了 249 例创伤患者，后者在 4 天内接受了多次 CT 扫描，估计平均年龄为 29 岁，有效剂量为 27 mSv[11]。同样，由于脊柱侧凸患者需要接受多次 X 线检查，其终身辐射暴露更高。对于此类患者，应特别注意尽量减少术中扫描的使用。

手术技术

传统腰椎间盘切除术使用手术放大镜或手术显微镜，通过正中入路以切开的方式进行，术中常采用透视或摄 X 线片来确定手术节段。资深手术医生通常使用 2 张 X 线片，其中一张用于确定切口，另一张用于在完成暴露后确认手术节段。在这个过程中，手术团队可以站在铅屏后面或另外的房间内，以最大限度地减少辐射暴露。而在使用通道的微创手术中，透视时通常需要手术医生把持扩张器或通道。Mariscalco 等比较了开放手术与微创椎间盘切除术两种术式中医生的辐射暴露，发现微创组医生的甲状腺、胸部和手部的平均暴露量高 10~20 倍。例如，行单节段开放显微椎间盘切除手术医生甲状腺的平均辐射暴露为 0.16 mR ± 0.22 mR，胸部的平均辐射暴露为 0.21 mR ± 0.23 mR，而微创手术医生甲状腺和胸部的平均暴露量分别为 1.72 mR ± 1.52 mR 和 3.08 mR ± 2.93 mR。值得注意的是，在开放手术中，站在另外房间内的手术医生也暴露于辐射之下，平均为 0.2 mR[12]。鉴于辐射暴露的累积效应对应引发癌症的整体风险，外科医生应该知道透视定位也不是无关紧要的。

与眼、头部、颈部或身体相比，手术医生的手通常是最接近射线且保护最少的人体部分。创伤骨科文献研究显示，在置入股骨髓内钉时，手部每分钟放射剂量为 5~8 mrem（rem，雷姆）[13]。Rampersaud 等进行了一项体外研究，在 6 具尸体标本中，在侧位透视下置入双侧椎弓根螺钉（T11–S1），每枚螺钉的平均暴露时间为 9.3 秒，颈部的平均剂量率为每分钟 8.3 mrem，手术医生站在 X 线球管同侧时躯干的辐射剂量（每分钟 53.3 mrem）明显高于站在球管对侧时（每分钟 2.2 mrem），平均手部剂量率为每分钟 58.2 mrem，辐射源在同侧时更高[7]。

微创经椎间孔腰椎体间融合术（MIS–TLIF）可以减少软组织剥离、失血和麻醉剂的使用，缩短整体住院时间，越来越受欢迎。Funao 等进行了一项前瞻性研究，测量 31 例连续患者进行 1~3 个节段 MIS–TLIF 手术的有效辐射剂量。研究发现，手术医生的平均有效剂量较低（1、2 和 3 个节段分别为 0.06、0.06 和 0.07 mSv），但超重患者的辐射剂量明显较高，MIS–TLIF 病例的辐射暴露在《国际放射防护委员会指南》建议的安全范围内[14]。在侧方腰椎椎间融合术中评估手术医生接触电离辐射的研究得出了类似结论，即医生进行 2 700 例 LLIF 手术才会超过职业辐射剂量的上限[15]。

保护措施：时间、距离、体位和防护

暴露时间

手术医生应尽可能限制透视持续时间来缩短暴露时间，以尽量减少周围人员的辐射剂量。应尽量避免使用连续透视，建议使用脉冲透视。为了保护患者，只有在手术医生看着透视监视器时才能进行连续透视。所有透视机都配有定时器和报警器，每 5 分钟会报警并需要重置[5]。

脉冲透视

连续透视可以进行实时成像，但增加了患者和手术室人员的辐射暴露。脉冲透视可以设定的时间间隔提供短脉冲射线照射来缩短透视时间。连续透视检查每秒至少产生 30 帧图像，使用脉冲透视可以减少到每秒 1~6 帧[16]。如果允许，强烈建议使用脉冲透视以减少手术团队的有效辐射剂量。手术操作的协调对于减少透视时间是必要的，应精心规划和执行操作步骤以尽量减少透视。手术医生应对于固定定位有信心，尽可能利用手感和视觉反馈，减少透视的使用。

与放射源的距离

手术医生、手术室人员和患者的真正保护距离，在很大程度上取决于 X 线放射源的位置。辐射遵循牛顿的平方反比定律，辐射强度与其与辐射源的距离的平方成反比（强度 $\propto$ 1/ 距离 ^{2}）。因此，使用 C 臂透视时，随着与放射源距离的增大，在 X 线散射的情况下使用图像增强器，术者的辐射剂量呈指数级下降[17]。在一项前瞻性研究中，Mulconrey 等评估了多种脊柱手术中透视剂量对脊柱外科医生的影响，发现距离辐射源 2~3 英尺使总辐射暴露显著降低了约 87.5%（1 225~150 mrem）[18]。根据平方反比定律，手术团队应该尽量增加与放射源之间的距离，减少射线暴露。

放射源的位置

我们还必须注意手术医生和患者相对于放射源的方向。如果放射源在前后位（AP）下位于手术台下方时，患者可以有效阻止射线，散射剂量大大降低[19]。如果放射源在手术医生的同侧，医生的躯干和手的辐射暴露增加，因此建议手术医生站在放射源的对侧[7]。此外，如果手术医生的头部和身体旋转 90° 远离患者，则可以降低手术医生的眼和甲状腺的散射辐射剂量[20]。

虽然手术医生的手在术中所受放射剂量最高，但其对放射性损伤的敏感度低于眼或甲状腺。建议手术医生将手放在透视区域之外，以避免额外的手部辐射暴露[21]。

调整被透视部位与图像增强器的相对位置，也可以改变手术医生的射线暴露剂量。图像增强器应放置在靠近患者表面的位置，从而缩小两者之间的空隙并减少散射。当被透视的肢体最接近图像增强器时，无论是大型还是小型 C 臂，对患者的直接辐射暴露会显著降至原来的 1/10。当透视的肢体远离大型 C 臂，X 线源更接近图像增强器时，对于手术医生散射辐射减少了 67%（图 3.1）[22]。相同的原则也适用于脊柱。

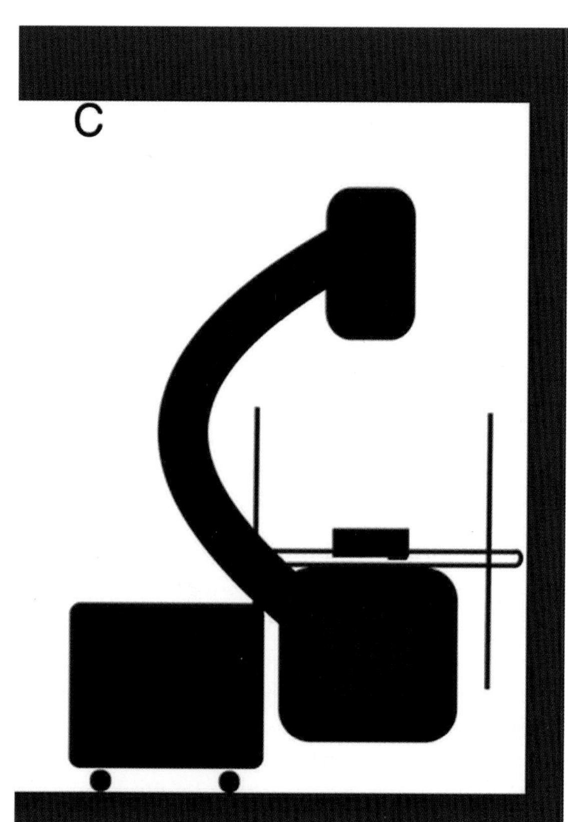

图 3–1 使用小型和标准 C 臂透视时，患者的理想位置是靠近图像增强器，以减少散射

瞄准

操作人员可以把射线瞄准或缩小到具体手术区域，透视时的 X 线束瞄准是可以降低手术医生和患者的辐射剂量的重要因素。为了做到这一点，图像增强器应尽可能靠近患者，从而减少辐射散射，同时通过缩短 X 线源到图像增强器的距离来提高成像质量[1]。

防护屏障

虽然手术医生采用合适的站位和术中透视技术可以最大限度地减少辐射暴露量，但术中的防护也必须反复强调。如果坚持使用，铅衣可以显著降低辐射散射达数个量级。Muller 等发现，如果在置入髓内钉的过程中不佩戴甲状腺防护，甲状腺暴露的剂量增加了 70 倍[13]。Ahn 等发现，在经皮内镜腰椎间盘切除术中使用铅衣，胸部和甲状腺辐射暴露分别下降了 94.2% 和 96.9%[23]。铅衣提供的保护在很大程度上取决于其厚度，而其厚度通常为 0.25~0.5 mm。Mori 等评估了不同厚度铅裙的辐射传输，发现厚 0.35 mm 的铅裙的透射比厚 0.25 mm 的铅裙少 8%；此外，虽然 0.5 mm 的铅裙辐射透射率最低，但因太重而不实用[24]。因此，建议至少使用厚 0.25 mm 的铅屏蔽来屏蔽人员免受辐射散射。非铅基服装已被开发作为防辐射暴露的轻质屏蔽替代品，但效能不确定，不同品牌差异很大[1]。Rampersaud 等发现，如果在置入椎弓根螺钉时使用铅手套，辐射剂量下降了 33%。但是由于辐射暴露与手部继发肿瘤的关系未明确，因此铅手套的成本效益仍然未知。

铅裙正确存放对于保持服装的完整性至关重要。联合委员会建议每年检查铅裙，包括应用视觉和触觉检查评估铅裙的可见损伤、松弛、变形，使用透视检查寻找是否存在微孔和裂缝。如果铅裙屏蔽关键器官处有 > 15 mm^2 的缺陷，或在重叠区域、铅裙背面沿接缝有 > 670 mm^2 的缺陷，或铅围领处有 > 11 mm^2 的缺陷，应该报废丢弃[1]。

关于防护眼镜的功效，已经在介入放射学领域进行了研究。铅玻璃眼镜的有效性因型号和照射方案而有所不同。铅玻璃眼镜可以使对眼的正面辐照减少约 90%。然而，当头部相对于射线旋转 45° 时，其对最接近球管的眼睛的屏蔽作用仅为原来的约 28.6%[17]。

表 3.1 减少手术医生、患者和手术室工作人员的辐射的建议

手术医生	患者	手术室工作人员
● 尽量远离辐射源（距离 X 线源 2~3 英尺） ● 站在辐射源的对面 ● 将头转离患者 90° ● 避免将手放入 X 线束中 ● 佩戴剂量计，检查每月曝光量	● 尽量减少图像检查 ● 患者尽量远离 X 线源 ● 尽可能瞄准照射	● 尽可能减少重复成像和实时透视 ● 尽可能使用脉冲透视 ● 尽可能使用小型 C 臂透视 ● 使用铅屏，尽可能远离 X 线源 ● 将图像增强器靠近患者，以减少散射 ● 穿戴适当的防护服，保护眼、甲状腺、性腺和股骨 ● 不要折叠防护服，每年检查是否有磨损和破裂

要点

- 保护你自己和你的患者；在透视时，始终使用防护屏和铅裙。
- 安排好自己、患者和放射源的位置，正确的位置可以大大减少辐射。
- 限制射线暴露时间；如果可能，尽量减少使用连续透视而进行脉冲透视。
- 尽量减少对患者扫描和检查的次数，特别注意年度 / 终身暴露风险较高的患者，如年轻、创伤和畸形患者。
- 根据原则制订相应的计划并明确自己的选择。在不影响手术的前提下，尽可能选择对患者和手术室人员辐射较小的成像模式。

参考文献

1. Srinivasan D, Than KD, Wang AC, et al. Radiation safety and spine surgery: systematic review of exposure limits and methods to minimize radiation exposure. World Neurosurg. 2014;82(6):1337–1343. doi:10.1016/j.wneu.2014.07.041.
2. Giordano BD, Ryder S, Baumhauer JF, et al. Exposure to direct and scatter radiation with use of mini C-arm fluoroscopy. J Bone Joint Surg Am. 2007;89(5):948–952.
3. McCollough CH, Schueler BA. Calculation of effective dose. Med Phys. 2000;27(5):828–837.
4. El Tecle NE, El Ahmadieh TY, Patel BM, et al. Minimizing radiation exposure in minimally invasive spine surgery: lessons learned from neuroendovascular surgery. Neurosurg Clin N Am. 2014;25(2):247–260. doi:10.1016/j.nec.2013.12.004.
5. Giordano BD, Grauer JN, Miller CP, et al. Radiation exposure issues in orthopaedics. J Bone Joint Surg Am. 2011;93(12):e69. doi:10.2106/JBJS.J.01328.
6. Giordano BD, Baumhauer JF, Morgan TL, et al. Cervical spine imaging using mini-C-arm fluoroscopy: patient and surgeon exposure to direct and scatter radiation. J Spinal Disord Tech. 2009;22(6):399–403. doi:10.1097/BSD.0b013e3181847559.
7. Rampersaud YR, Foley KT, Shen AC, et al. Radiation exposure to the spine surgeon during fluoroscopically assisted pedicle screw insertion. Spine (Phila Pa 1976). 2000;25(20):2637–2645.
8. Wrixon AD. New ICRP recommendations. J Radiol Prot. 2008;28(2):161–168. doi:10.1088/0952-4746/28/2/R02.
9. Lange J, Karellas A, Street J, et al. Estimating the effective radiation dose imparted to patients by intraoperative cone-beam computed tomography in thoracolumbar spinal surgery. Spine (Phila Pa 1976). 2013;38(5):E306–E312. doi:10.1097/BRS.0b013e318281d70b.
10. Nelson EM, Monazzam SM, Kim KD, et al. Intraoperative fluoroscopy, portable x-ray, and CT: patient and

operating room personnel radiation exposure in spinal surgery. Spine J. 2014;14(12):2985–2991.doi:10.1016/j.spinee.2014.06.003.

11. Salerno S, Marrale M, Geraci C, et al. Cumulative doses analysis in young trauma patients: a singlecentre experience. Radiol Med. 2016;121(2):144–152. doi:10.1007/s11547-015-0584-3.
12. Mariscalco MW, Yamashita T, Steinmetz MP, et al. Radiation exposure to the surgeon during open lumbar microdiscectomy and minimally invasive microdiscectomy: a prospective, controlled trial. Spine (Phila Pa 1976). 2011;36(3):255–260. doi:10.1097/BRS.0b013e3181ceb976.
13. Muller LP, Suffner J, Wenda K, et al. Radiation exposure to the hands and the thyroid of the surgeon during intramedullary nailing. Injury. 1998;29(6):461–468. doi:10.1016/S0020-1383(98)00088-6.
14. Funao H, Ishii K, Momoshima S, et al. Surgeons' exposure to radiation in single- and multi-level minimally invasive transforaminal lumbar interbody fusion; a prospective study. PLoS One. 2014;9(4):e95233. doi:10.1371/journal.pone.0095233.
15. Taher F, Hughes AP, Sama AA, et al. 2013 Young Investigator Award winner: how safe is lateral lumbar interbody fusion for the surgeon? A prospective in vivo radiation exposure study. Spine (Phila Pa 1976). 2013;38(16):1386–1392. doi:10.1097/BRS.0b013e31828705ad.
16. Hernanz-Schulman M, Goske MJ, Bercha IH, et al. Pause and pulse: ten steps that help manage radiation dose during pediatric fluoroscopy. Am J Roentgenol. 2011;197(2):475–481. doi:10.2214/AJR.10.6122.
17. Strocchi S, Chiaravalli A, Veronese I, et al. On-field evaluation of operator lens protective devices in interventional radiology. Radiat Prot Dosimetry. 2016;171(3):382–388. doi:10.1093/rpd/ncv412.
18. Mulconrey DS. Fluoroscopic radiation exposure in spinal surgery: in vivo evaluation for operating room personnel. J Spinal Disord Tech. 2016;29(7):E331–E335. doi:10.1097/BSD.0b013e31828673c1.
19. Jones DP, Robertson PA, Lunt B, et al. Radiation exposure during fluoroscopically assisted pedicle screw insertion in the lumbar spine. Spine (Phila Pa 1976). 2000;25(12):1538–1541.
20. Lee K, Lee KM, Park MS, et al. Measurements of surgeons' exposure to ionizing radiation dose during intraoperative use of C-arm fluoroscopy. Spine (Phila Pa 1976). 2012;37(14):1240–1244. doi:10.1097/BRS.0b013e31824589d5.
21. Harstall R, Heini PF, Mini RL, et al. Radiation exposure to the surgeon during fluoroscopically assisted percutaneous vertebroplasty: a prospective study. Spine (Phila Pa 1976). 2005;30(16):1893–1898. doi:00007632-200508150-00017.
22. Giordano BD, Baumhauer JF, Morgan TL, et al. Patient and surgeon radiation exposure: comparison of standard and mini-C-arm fluoroscopy. J Bone Joint Surg Am. 2009;91(2):297–304. doi:10.2106/JBJS.H.00407.
23. Ahn Y, Kim CH, Lee JH, et al. Radiation exposure to the surgeon during percutaneous endoscopic lumbar discectomy: a prospective study. Spine (Phila Pa 1976). 2013;38(7):617–625. doi:10.1097/BRS.0b013e318275ca58.
24. Mori H, Koshida K, Ishigamori O, et al. Evaluation of the effectiveness of x-ray protective aprons in experimental and practical fields. Radiol Phys Technol. 2014;7(1):158–166. doi:10.1007/s12194-013-0246-x.

第4章 脊柱手术导航技术（计算机辅助导航）

作者 Abdulrazzaq Alobaid

译者 夏新雷

目前，关于脊柱手术的最佳手术方式还没有达成共识，也没有确定的金标准，传统的开放手术技术仍然是应用最广泛的手术方式。椎弓根螺钉内固定的相关风险之一是螺钉置入的位置不佳，据报道其发生率高达42%[1]。目前，脊柱外科的发展更关注脊柱解剖学、生物力学和内置物等方面的问题，向损伤更小、保护软组织的手术方向发展，即所谓的“匙孔”或微创手术（MIS）。MIS技术的一个缺点是严重依赖术中透视，这增加了患者和手术团队的辐射暴露风险。计算机辅助导航技术的引入，希望能减少辐射暴露，提高准确度。计算机辅助导航原先用于颅脑外科，于20世纪90年代早期开始应用于脊柱外科[2]。它基于立体定向技术，通过支架导航将手术器械引导到疾病靶标。随着技术进步，无支架导航系统也已应用于脊柱MIS，文献报道可以降低辐射暴露和提高准确性[3~4]。

概述和最新适应证

计算机辅助导航提供实时三维（3D）可视化的脊柱解剖和相应的精确示踪。注册是导航的一个重要步骤，在常规技术条件下，这是一个严格和费时的步骤，需要细致地剥离软组织和显露骨性标志物，用于必要的点、面匹配，以确保准确性。但如果有解剖异常，如行翻修手术，注册可能非常困难，尤其是在解剖表面结构被覆盖的情况下。随着新的技术发展，目前可以做到在无须点、面匹配的情况下进行术中自动注册，使得计算机辅助导航用于MIS变得更便利。与其他任何新技术一样，脊柱外科导航都需要特别训练，有固有的学习曲线。在不能清晰而安全地辨识解剖结构的情况下，可以考虑使用导航技术[5~8]：

- 病理性肥胖患者；
- 正常解剖结构缺失的翻修和复杂病例；
- 肿瘤病例；
- 后凸成形术；
- 颈椎椎弓根螺钉置入术；
- 脊柱畸形；
- 复杂胸椎内置物置入手术；
- 复杂腰椎内置物置入手术；
- 经椎间孔腰椎椎间融合术（TLIF）；
- 腰椎骨盆固定手术。

技术

术中手术节段的影像学定位和手术器械的放置必须准确。MIS技术在很大程度上依赖术中导航，而传统技术通常使用术中透视。术中透视使患者、外科医生和其他工作人员处于射线暴露之下。然而，当前脊柱器械的追踪可以通过CT或O臂之类的设备直接显示，实现脊柱解剖的实时导航。导航系统可显示患者脊柱的三维影像，因此患者脊柱解剖的注册是影像引导的脊柱导航手术的主要元素。在开放脊柱手术中，导航注册的原始技术包括点、面匹配，涉及脊椎解剖部位的精细剥离。显露骨性解剖结构后，外科医生必须将解剖结构上的点与术前三维 CT 重建影像或术中透视导航影像的点相匹配。在 MIS 手术时，这一步被获取影像（CT 或 3D 影像分割）所取代，获取的影像在机器中进行重建和半自动注册。因为图像直接加载到系统中，无须再行校准。这是一个重大的进步，可使此操作所需的时间减至最低。

操作步骤

手术室的设置

手术室（OR）应有足够的空间容纳导航所需设备。Jackson 手术床是首选，因其允许成像设备在患者周围自由摆放。理想情况下，红外感应器应置于手术床尾端，以确保其与参考支架（通常连接到髂嵴后部）之间没有阻隔（图 4.1）。在手术中，导航工作站和监视器也置于外科医生的视野内。

硬件设置和图像校准

硬件设置的优化是导航系统和成像装置（CT 和 O 臂）之间合理耦合的关键。此外，一旦成像设备获取关键影像，影像校准有助于影像传输以及与导航系统同步。根据所使用的成像装置，可以进行不同类型的影像校准。

在基于 CT 的导航中，使用 DVD 或 DICOM 系统直接将影像加载于导航系统，无须校准。首选 1~2 mm 的 CT 扫描厚度，可以提供优质影像。此外，扫描范围应覆盖手术节段以上和以下的半个椎体。CT 扫描影像加载于导航系统后开始注册。

另一方面，也可使用 O 臂扫描获得影像，只需要在扫描时安装一个参考支架以用于影像校正。

根据不同的手术类型进行手术器械的验证。器械如导航扩张器、尖锥、螺丝刀、椎间撑开器等，需要验证和跟踪。参考支架可以固定于棘突夹（通过小切口固定于棘突）或经皮置入的参考钉。作者的首选方法是将参考钉固定于髂后上棘（PSIS），就像打入髂骨钉一样，使得参考支架远离手术区域，同时避免了红外感应器和定位器之间的阻隔（图 4.2）。

影像采集后进行三维混成与重建。因为 CT 或 3D 影像直接加载于机器，注册过程是自动完成的，无须校准，与开放导航程序中常使用的模式不同。根据标准设置，多数导航系统屏幕显示

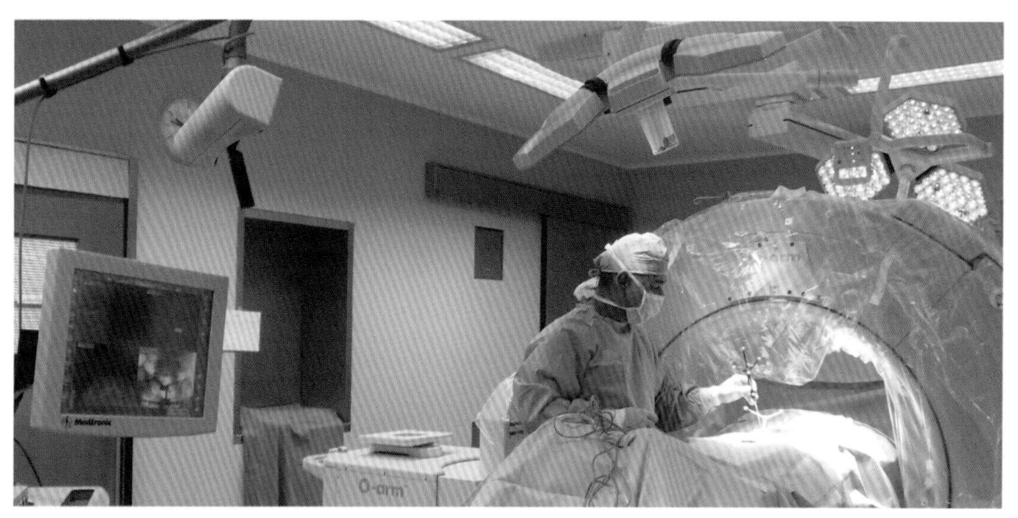

图 4.1　使用 O 臂导航置入椎弓根螺钉

的默认布局是四合一影像：同时显示冠状面、横断面、矢状面和三维影像画面，不同制造商提供的影像布局可能有所不同（图 4.3）。

在监视器上确认轨迹并根据所使用的导航器械做小的皮肤切口后，确定椎弓根螺钉的轨迹，开始手术。导航器械——尖锥，丝攻，螺钉——在实时导航下置入。手术医生也可以使用导航扩张通道、融合器置入器和椎弓根螺钉进行微创经椎间孔腰椎椎间融合术（MIS-TLIF）。最后，建议在手术结束时进行影像确认，以确保内置物的位置正确。

循证医学

计算机辅助导航是脊柱影像的一个新兴领域，已经成为复杂脊柱外科手术的常用辅助手段。通过小切口置入内置物，准确性高，射线暴露少，使得脊柱导航成为一种具有吸引力的技术，确保了 MIS 和复杂脊柱手术的安全性。

一项系统性文献综述和荟萃分析[9]发现，在所有脊柱区域，与无导航手术相比，采用计算机辅助导航可显著减少椎弓根螺钉穿破骨皮质的发生。而且，较新的无支架导航系统不再需要耗

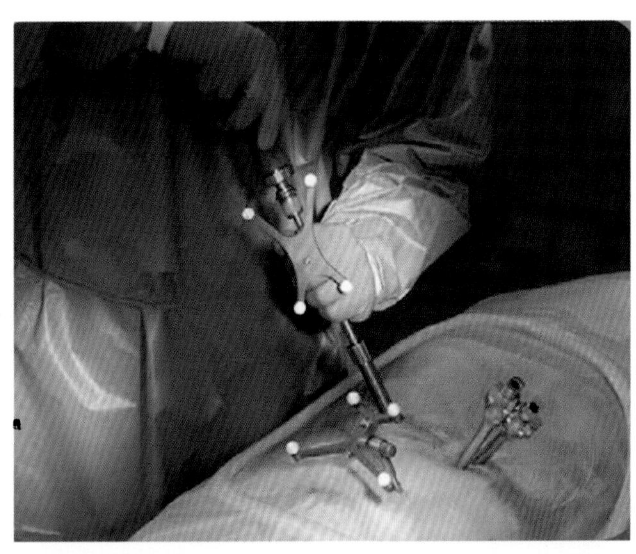

图 4.2 参考支架固定于髂后上棘（PSIS）

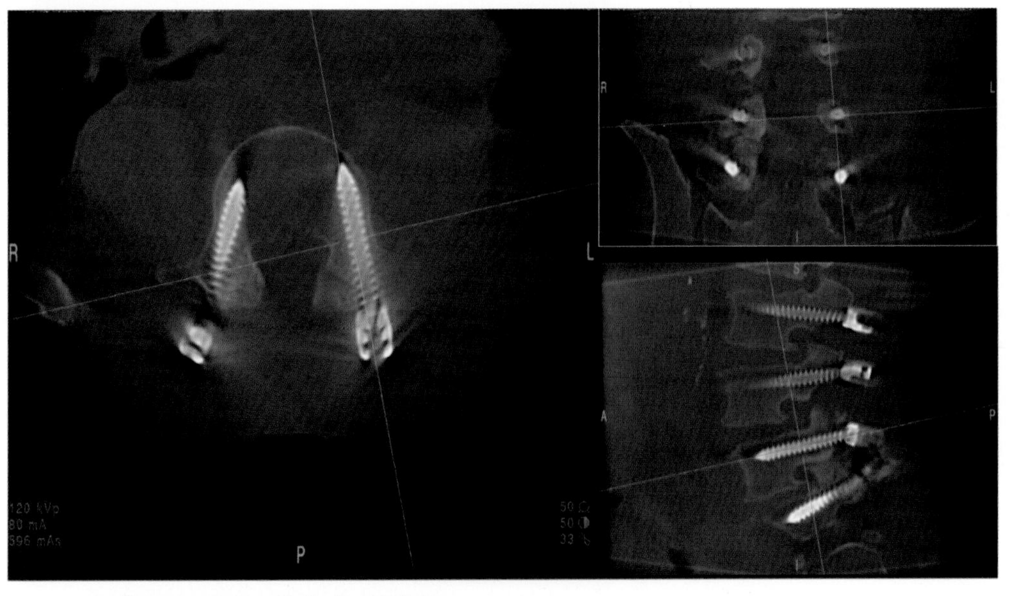

图 4.3 屏幕显示不同平面的实时导航轨迹

时的点、面匹配。

使用术中 CT 扫描或类似技术（如 O 臂），允许在无须校准的情况下自动注册。与 MIS 结合使用时，与传统术中透视检查相比，计算机辅助导航的应用显著提高了精确性[10]。

对于计算机辅助导航的学习曲线和时间消耗的关切是有理由的。和任何新的手术技术一样，导航技术也有相关的学习曲线。然而，准确性的提高和辐射照射的减少可以抵消这些担心。最近的一项荟萃分析表明，导航下置入椎弓根螺钉穿破骨皮质的总体发生概率约为 6%，而非导航手术约为 15%[9]。采用导航时，每插入 11.1 枚椎弓根螺钉就能防止一起穿破骨皮质事件的发生。作者发现，是否使用导航在总手术时间和失血量方面无显著差异[9]。

一项调查研究旨在评估脊柱外科医生对使用计算机辅助导航的态度[11]。该研究表明，只有约 11% 的人会常规使用。这些外科医生是繁忙医疗中心的大手术量医生。外科医生不使用导航的最常见原因是培训不足、设备缺乏和成本昂贵。任何新技术或手术技术的应用都会遇到相似的情况。

利用 O 臂等新一代导航系统，外科医生可以更安全地对复杂的解剖结构进行辨识和导航，更精确地放置内置物，同时避免患者和医务人员过多的辐射暴露[12,13]。此外，在置入椎弓根螺钉的过程中，计算机辅助导航结合连续肌电图（EMG）监测，可以降低椎弓根螺钉位置不良的发生率，从而防止神经损伤[13]。

最后，任何新的手术技术的优点表现为手术疗效的改善，并发症的减少和安全性的提高。脊柱导航的安全性和准确性已被证实[3,4,9,12]。然而，导航总体使用费用高，与较便宜的其他成像定位方法（如透视等）相比，缺乏显著优良的临床结果仍然是主要的关切。

作者观点

导航辅助 MIS 手术可提高准确性、安全性，并减少辐射暴露。应用该技术可以缩短住院时间，提高准确性，减少内置物位置不佳等相关并发症的发生，提高整体治疗效果，而这可以部分冲抵费用成本和学习曲线等问题。传统的导航由于术前扫描结果和术中解剖结构之间的差异，可导致影像和手术解剖结构之间无法准确对应，这个最大的缺点在新一代导航系统中已经不再是问题。

新一代导航系统相对较为简单，花费在校准和注册上的时间更少。例如，使用具有半自动化系统的术中 CT（或类似设备）成像技术，通过调整和更新当前内置物位置的影像，即使矫形操作导致的脊柱解剖结构发生变化仍然可以注册。在有疑问时，可以进行新的影像拼接来更新图像，完成操作以确认将内置物最终位置合适。

除了对成本和学习曲线的担忧外，导航的使用还存在包括原先金属内置物导致影像干扰或严重骨质疏松患者的影像质量差等局限性。最后，部分导航系统一次只能捕获有限节段的影像，因此长节段手术时需要进行额外扫描，增加了部分手术时间和辐射暴露。

小结和要点

将计算机辅助导航与 MIS 相结合可以减少辐射暴露并提高准确性，进而改善手术效果。尽管报道的结果令人满意，但脊柱外科医生要认识到相关的成本、学习曲线，并且不要单纯依靠先进技术。尽管外科手术技术的发展可以改善疗效，但它们不应取代具有良好效果的传统/常规技术。计算机辅助导航无疑是一个越来越有吸引力的选择，但是需要高质量的对照研究以便进一步确认其对患者效果和健康成本的影响。

参考文献

1. Park P, Foley KT, Cowan JA, et al. Minimally invasive pedicle screw fixation utilizing O-arm fluoroscopy with computer-assisted navigation: feasibility, technique, and preliminary results. Surg Neurol Int. 2010;1:44.
2. Schlenzka D, Laine T, Lund T. Computer-assisted spine surgery. Eur Spine. 2000;9(suppl 1):S57–S64.
3. Foley KT, Simon DA, Rampersaud YR, et al. Virtual fluoroscopy: computer assisted fluoroscopic navigation. Spine. 2001;26(4):347–351.
4. Kim TT, Drazin D, Shweikhe F, et al. Clinical and radiographic outcomes of minimally invasive percutaneous pedicle screw placement with intraoperative CT (O-arm) image guidance navigation. Neurosurg Focus. 2014;36(3):El.
5. Costa F, Tomei M, Sassi M, et al. Evaluation of the rate of decompression in anterior cervical corpectomy using an intra-operative computerized tomography scan (O-arm). Eur Spine J. 2012;21:359–363.
6. Kim J-S, Eun SS, Prada N, et al. Modified transcorporeal anterior cervical microforaminotomy assisted by O-arm-based navigation: a technical case report. Eur Spine J. 2011;20(suppl 2):S147–S152.
7. Garrido BJ, Wood KE. Navigated placement of iliac bolts: description of a new technique. Spine J. 2011;11(4):331–335.
8. Yoshida G, Kanemura T, Ishikawa Y, et al. The effects of surgery on locomotion in elderly patients with cervical spondylotic myelopathy. Eur Spine J. 2013;22:2545–2551.
9. Shin BJ, James AR, Njoku, IO, et al. Pedicle screw navigation: a systematic review and metaanalysis of perforation risk for computer navigated versus freehand insertion. J Neurosurg Spine. 2012;17:113–122.
10. Gebhard FJH, Parikh IDK, Hartl R. Iso-C/3-dimensional neuro navigation versus conventional fluoroscopy for minimal invasive pedicle screw placement in lumbar fusion. Minim Invasive Neurosurg. 2010;53:184–190.
11. Hartl R, Lham K, Wang J, et al: the AOSpine ANEG (Access and Navigation Expert Group) survey on the use of navigation in spine surgery. Paper presented at: the Global Spine Congress; March 23–26, 2011, Barcelona, Spain.
12. Jin-Sung K, Sang-Ho L, Jun-Seok B, et al. Pedicle screw fixation under navigation guidance based on O-arm. Internet J Minim Invasive Spinal Technol. 2010;(suppl III):p53.
13. Wood MJ, Mannion RJ. Improving accuracy and reducing radiation exposure in minimally invasive lumbar interbody fusion. J Neurosurg Spine. 2010;12(5):533–539.

神经监护与脊髓 第5章

作者 Douglas A. Hollern, Gregory D. Schroeder, Alan S. Hilibrand

译者 夏新雷

脊髓损伤（Spinal Cord Injury, SCI）和神经根损伤是脊柱手术的严重并发症，长期以来，脊柱外科医生都在努力降低发生手术操作造成神经损伤的风险。其中，术中神经监护（IONM）是一种实时监测神经功能的方法，目的在于减少并发症、改善手术疗效。随着脊柱微创手术（MIS）越来越常见，由于微创操作的可视范围相对较小，脊柱外科医生也越来越依赖术中成像和术中神经监护。

开放手术和微创手术的术中监测的基本原理是相同的。脊柱手术中最常用的监测项目有4种，分别为：体感诱发电位（SSEP），经颅运动诱发电位（tcMEPs），自发肌电图（sEMG）和诱发肌电图（tEMG）[1]。进行术中神经监护时，建立基线非常必要，它可以作为患者的自身对照来观察术中肌电信号的变化。与术前基线对比，如果肌电波形出现了明显变化，则意味着可能发生了神经损伤。本章将对上述监测技术作一简要概述。

体感诱发电位（SSEP）监测脊髓后柱的感觉信号传导功能。SSEP记录多节段进入脊髓的所有（累加）信号，然后求平均值和放大。将术中监测到的信号波幅和潜伏期与基线进行对比，波幅降低50%以上和/或潜伏期延长10%以上即可认为出现明显信号变化，提示存在潜在的神经损伤可能[2~8]。有报道称SSEP监测对脊髓损伤的敏感度为92%[9]，但是对于单神经根的监测并不是十分可靠，因为SSEP信号的累加和放大会在一定程度上掩盖单神经根损伤造成的信号变化。此外，SSEP监测需要3~5分钟或更长时间才能监测到神经改变[10~13]。

经颅运动诱发电位（tcMEP）监测皮质脊髓束的传导功能，通过置于颅外的电极对大脑皮层运动区域进行刺激。通过连续经颅刺激来诱发和记录远端复合肌肉运动电位（CMAP）是不可行的，因此tcMEP仅能提供间断的、瞬时的脊髓运动功能数据[9,13,14]，这与SSEP可以连续记录和监测有所不同。TcMEP的优势在于不需要计算平均值，可以提供实时的信息直接反馈。TcMEP通过置于关键肌肉表面的电极记录肌源性运动反应信号——复合肌肉运动电位（CMAP）。CMAP波幅较基线下降75%以上，则认为有潜在运动传导通路的损伤。研究表明，这种监测方法在复杂胸腰椎手术当中的敏感度可达99%[6,15,16]。

自发肌电图（sEMG）可以在脊柱手术中对神经根进行连续监测。如果肌纤维因突然受到刺激而兴奋，则sEMG可记录到一串频率和波幅均增加的波[11]，这有可能是较小的神经激惹，也有可能代表严重的神经损伤。因此，sEMG应与其他术中神经监测方法配合应用。sEMG对温度变化较为敏感，冲洗、使用高速磨钻或在神经根附近使用电刀等都可能引发假阳性波[6]。

诱发肌电图（tEMG）的电生理原理与sEMG类似，可以在置入下胸椎和腰椎椎弓根螺钉时用来判断螺钉与邻近神经根的距离[4]。它用单极电极在椎弓根螺钉顶部直接施加刺激，并且刺激强度逐渐增加。如果螺钉置入位置准确，周围骨质对电流起到一定的绝缘作用，只有当电刺激较大时才能对邻近的神经根有所刺激；但是如果螺钉穿破椎弓根，尤其在向内或向下穿破时，较小的电流就可以刺激神经根。因为神经根位于椎弓根的内侧和下方，所以 tEMG 可能难以确认螺钉置入偏外。另外，螺钉头部附近的血块或软组也会起到一定绝缘作用，使得刺激阈值增高；长期慢性受压的神经根的刺激阈值也会增高，这些情况都有可能导致假阴性的发生。一项最新的荟萃分析发现，以低于 8 mA 作为 tEMG 的报警阈值，对螺钉置入偏内的敏感性为 82%，特异性为 97%[17]。除了判断椎弓根螺钉的置入情况，tEMG 还可以用于脊柱微创手术，确保通道或其他器械置入过程中不触碰神经。在这些手术中，单极电极直接刺激组织，如果探针靠近运动神经，则 2 mA 或更小的电流刺激就可以刺激远端运动肌的电活动[3]。

部分术中神经监护（IONM）系统已经用于微创侧路椎体融合术（MI-LIF）。自极外侧椎间融合术（XLIF, NuVasive, San Diego, CA）出现以后，有公司开发了其他侧方入路系统，包括直接外侧椎间融合术（DLIF, Medtronic Sofamor Danek, Memphis, TN）系统、侧路腰椎椎间融合术（LLIF, Globus Medical, Inc., Audubon, PA）系统、VEO 系统（Baxano Surgical, Inc. Raleigh, NC）、MIS 侧路系统（DepuySynthes, Inc. Raynham, MA）、非牵开经腰大肌入路（shallow docking）系统等[12,14,18]。虽然这些 MI-LIF 手术方法相似，但不同平台之间存在很大的不同，推荐的神经监护方式也有所差异[19~21]。不同入路或不同公司均有自己的神经监护方法（通常都有专利技术支持），从结合自由 sEMG 和 tEMG（图 5.1）监测到传统的由技术人员在术中对 sEMG、tEMG 和 SSEP 进行监测。因为侧路手术经过腰大肌，有损伤腰丛的潜在风险，即使生产商已经针对这一操作设计了特殊神经监护方法，笔者也不建议操作者完全依赖神经监护。建立手术入路时的可视化操作，对于规避医源性神经损伤仍然是必不可少的。

对于常规腰椎退变手术是否需要神经监护目前仍有争议，但对于部分微创手术，由于手术视野相对较小，使用神经监护有好处。目前，应用于脊柱微创手术的监护手段主要取决于手术医生的偏好和技术条件。术中神经监护存在假阳性和假阴性，手术医生应当了解 IONM 不同技术的限制，并且应该明白 IONM 仅作为一种工具和补充，并不能取代手术操作的相关指南。

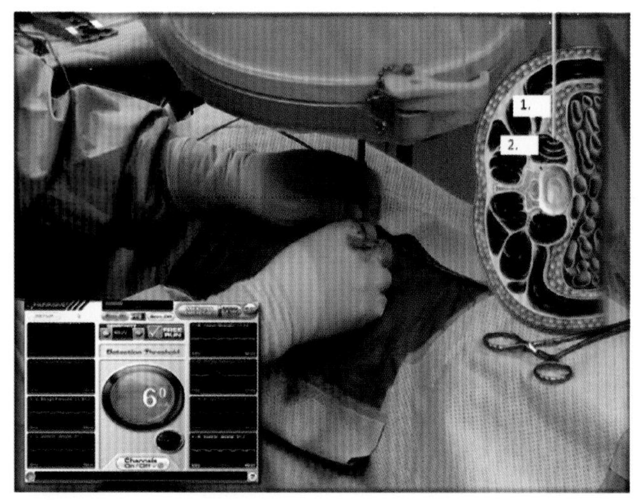

图 5.1　XLIF 手术中的 NeuroVision 神经监护系统。该系统是半自动系统，应用 tEMG 对腰丛神经进行定位。（1）腹膜后脂肪；（2）腰大肌（经 NuVasive 许可转载）

参考文献

1. Pankowski R, Dziegiel K, Roclawski M, et al. Intraoperative Neurophysiologic Monitoring (INM) in scoliosis surgery. Stud Health Technol Inform. 2012;176:319–321.
2. Feng B, Qiu G, Shen J, et al. Impact of multimodal intraoperative monitoring during surgery for spine deformity and potential risk factors for neurological monitoring changes. J Spinal Disord Tech. 2012;25(4):E108–E114.
3. Isley MR, Zhang XF, Balzer JR, et al. Current trends in pedicle screw stimulation techniques: lumbosacral, thoracic, and cervical levels. Neurodiagn J. 2012;52(2):100–175.
4. Crostelli M, Mazza O, Mariani M. Free-hand pedicle screws insertion technique in the treatment of 120 consecutive scoliosis cases operated without use of intraoperative neurophysiological monitoring. Eur Spine J. 2012;21(suppl 1):S43–S49.
5. Fehlings MG, Brodke DS, Norvell DC, et al. The evidence for intraoperative neurophysiological monitoring in spine surgery: does it make a difference? Spine (Phila Pa 1976). 2010;35(9, suppl):S37–S46.
6. Santiago-Perez S, Nevado-Estevez R, Aguirre-Arribas J, et al. Neurophysiological monitoring of lumbosacral spinal roots during spinal surgery: continuous intraoperative electromyography (EMG). Electromyogr Clin Neurophysiol. 2007;47(7/8):361–367.
7. Holland NR. Neurophysiological assessment of thoracic and cervical pedicle screw integrity. J Clin Neurophysiol. 2012; 29(6):489–492.
8. Lall RR, Lall RR, Hauptman JS, et al. Intraoperative neurophysiological monitoring in spine surgery: indications, efficacy, and role of the preoperative checklist. Neurosurg Focus. 2012;33(5):E10.
9. Holland NR, Kostuik JP. Continuous electromyographic monitoring to detect nerve root injury during thoracolumbar scoliosis surgery. Spine (Phila Pa 1976). 1997;22:2547–2550.
10. Deletis V, Sala F. Intraoperative neurophysiological monitoring of the spinal cord during spinal cord and spine surgery: a review focus on the corticospinal tracts. Clin Neurophysiol. 2008;119(2):248–264.
11. Lehmen J, Gerber EJ. MIS lateral spine surgery: a systematic literature review of complications, outcomes, and economics. Eur Spine J. 2015;24(suppl 3):S287–S313.
12. Biscevic M, Sejla B, Biscevic F, et al. Motor evoked potentials in 43 high risk spine deformities. Med Arch. 2014;68(5):345–349.
13. Holland NR. Intraoperative electromyography. J Clin Neurophysiol. 2002;19:444–453.
14. Herdmann J, Deletis V, Edmonds HL, et al. Spinal cord and nerve root monitoring in spine surgery and related procedures. Spine (Phila Pa 1976). 1996;21:879–85.
15. Lee CH, Kim HW, Kim HR, et al. Can triggered electromyography thresholds assure accurate pedicle screw placements? A systematic review and meta-analysis of diagnostic test accuracy. Clin Neurophysiol. 2015;126(10):2019–2025.
16. Ahmadian A, Deukmedjian AR, Abel N, et al. Analysis of lumbar plexopathies and nerve injury after lateral retroperitoneal transpsoas approach: diagnostic standardization: a review. J Neurosurg Spine. 2013;18:289–297.
17. Raynor BL, Bright JD, Lenke LG, et al. Significant change or loss of intraoperative monitoring data: a 25-year experience in 12,375 spinal surgeries. Spine (Phila Pa 1976). 2013;38(2):E101–E108.
18. Hilibrand AS, Schwartz DM, Sethuraman V, et al. Comparison of transcranial electric motor and somatosensory evoked potential monitoring during cervical spine surgery. J Bone Joint Surg Am. 2004;86-A(6):1248–1253.
19. Garces J, Berry JF, Valle-Giler EP, et al. Intraoperative neurophysiological monitoring for minimally invasive 1- and 2-level transforaminal lumbar interbody fusion: does it improve patient outcome? Ochsner J. 2014;14(1):57–61.
20. Rodgers WB, Gerber EJ, Patterson J. Intraoperative and early postoperative complications in extreme lateral interbody fusion: an analysis of 600 cases. Spine (Phila Pa 1976). 2011;36:26–32.
21. Bendersky H, Sola C, Bassani, et al. Monitoring lumbar plexus integrity in extreme lateral transpsoas approaches to the lumbar spine: a new protocol with anatomical bases. Eur Spine J. 2015;24:1051–1057.

第6章 硬膜外皮质激素注射

作者 Christine El-Yahchouchi, Salim M. Hayek

译者 夏新雷

1885年，Corning首次描述了使用局麻药物可卡因进行硬膜外注射[1]。1953年，Lievre等首先描述了硬膜外皮质激素注射[2]。硬膜外皮质激素注射因其创伤小、易用和可重复性而受到欢迎，常用于治疗根性痛患者。这是基于以下的假说：根性痛不仅是由突出髓核的机械性压迫神经根造成的[3]，还与髓核[4]释放的化学因子和炎症介质（如前列腺素，细胞因子，P物质等）有关，这已得到组织学和动物研究证实。事实上，在猪模型中，在神经未受压的情况下将髓核置入硬膜外间隙会导致神经功能障碍[5]。神经根缺血引起的疼痛也可能是引起根性痛的潜在原因[6]。

硬膜外注射皮质激素有几种作用机制，最为广泛接受的是糖皮质激素的抗炎作用：糖皮质激素抑制酶磷脂酶A2，从而抑制花生四烯酸（环氧合酶和脂氧合酶途径的主要底物）的形成，以及最终形成前列腺素和其他类花生酸类物质（如白三烯、血栓素和前列环素）。此外，糖皮质激素还可阻断C类纤维传导[7]，抑制神经递质由背根神经节释放[8,9]。硬膜外注射皮质激素的另一个作用机制是冲洗机制，注射液冲洗并稀释了炎性介质。Rabinovitch等在一篇系统综述中认为，疼痛缓解只与硬膜外注射皮质激素的溶剂量有关，而与皮质激素的剂量无关[10]。这也产生了局麻药或生理盐水是否可以与皮质激素具有相同效果的问题。Cohen等完成一项随机对照试验，纳入84例腰骶神经根病患者，硬膜外注射皮质激素的患者腿部疼痛缓解的效果优于硬膜外注射生理盐水或依那西普患者[11]。

需要注意的是，目前对硬膜外注射皮质激素的作用机制有争议，安慰剂效应可能也部分影响了皮质激素的疗效。

入路

可以通过以下三种不同的入路进入硬膜外间隙：

1. 椎板间硬膜外注射是在黄韧带和硬脊膜之间的背侧硬膜外间隙进行的。可以通过透视（偶尔还有其他成像技术）定位或者在没有影像定位的情况下进行注射。确认进入背侧硬膜外腔的最常用技术是失去阻力的“落空感”。有证据表明，仅依靠“落空感”而没有影像定位，不足以将药物注射在硬膜外腔内。通过透视和造影剂注射证实，25.7%无定位的“落空感”注射未能注射进硬膜外腔[12]。在进行无定位或透视定位的椎板间硬膜外注射时，另一个需要考虑的重要因素是药物从硬膜外间隙背侧向产生疼痛的腹侧和外侧间隙弥散时的不可预知性。药物的弥散取决于穿刺针的位置和其他因素，如硬膜外间隙的体积和结缔组织分隔情况，这些超出了操作者的控制范围。

2. 经椎间孔硬膜外注射技术，通过斜向入路将针穿入椎间孔。这种注射方式将药物直接注射于出口神经根的背根神经节处和硬膜外腔腹侧，可以使用神经上、神经下和神经后等三种不同入路进行注射。根据患者的解剖结构和病理情况，在术前研究患者的影像资料以确定最合适的入路至关重要。

神经上入路是临床最常用的。穿刺针位于椎间孔的上部，在传统的“安全三角”内神经根的上方。通过神经上入路注射的药物通常会沿神经根袖向头端流动到侧隐窝和邻近的上位椎间盘。然而，Murthy 等最近回顾性分析了 115 例患者的脊柱血管造影，发现在 97% 的患者中，称为 Adamkiewicz 动脉的髓样动脉位于椎间孔上半部，一般在 T12 与 L3 之间，左侧更多见[13]。因此，采取神经上入路时，穿刺针可能损伤该动脉。

采用神经下入路时，将穿刺针置于出口神经根的内侧和下方，注射的药物通常覆盖出口神经根，但药物向尾端弥散更多，也可能扩散至行走神经根。在 L5 节段，神经下入路可能具有显著的向硬膜外尾端扩散倾向。然而，该入路的穿刺针更容易意外插入椎间盘。

关于典型的神经后入路药物扩散模式的报道较少。

3. 骶管硬膜外注射是通过骶管裂孔进入硬膜外腔。这种注射的风险最低，有些术者建议可在腰部手术后使用。这些术后患者可能存在解剖结构改变和粘连，会使椎板间或者椎间孔注射更具挑战性。Cohen 等回顾了从 20 世纪 70 年代开始比较经椎间孔和椎板间硬膜外注射的随机试验发现，经椎间孔注射的有效率约为 73%，骶管注射的有效率约为 62%，而椎板间注射的患者有效率约为 50%[14]。

适应证

硬膜外注射皮质激素适用于经保守治疗无效或不适合保守治疗的腰椎间盘突出所致神经根性痛患者。选择合适的患者是影响硬膜外注射预后的最重要因素。如果患者具有特定分布区域的神经根性痛，伴或不伴有神经损伤，影像学检查发现与症状符合，可以进行硬膜外注射。

疗效与有效性

决定疗效的最重要因素是选择合适的患者。硬膜外皮质激素注射疗效不佳的因素有吸烟史、既往腰背部手术史，合并心理障碍和慢性疼痛（疼痛 > 6 个月）等[14]。注射前与患者进行讨论时，术者应强调硬膜外注射皮质激素技术不是对基本病变的治疗，而是短期内暂时缓解疼痛，以渡过疾病的自然病程，并防止中枢敏感和慢性疼痛。超过 70% 坐骨神经支配区域根性痛患者在 4 个月内无须干预即可缓解症状[15]。此外，硬膜外注射皮质激素与细胞膜稳定剂和物理疗法的联合应用，可能优于单纯硬膜外注射皮质激素或其他药物、物理治疗[16]。

由于现有研究没有对于手术适应证进行标准化，因此对硬膜外注射皮质激素能否令患者避免脊柱手术仍存在争议。

一项随机对照研究表明，对于需要手术的患者，是否应用硬膜外注射皮质激素无显著差异[17]。然而，在另一项前瞻性双盲随机研究中，对于神经根受压导致根性痛的手术患者，选择性神经根注射皮质激素使减压手术推迟了 13~28 个月[18]。

在一项包括 26 项研究的大型荟萃分析中，有中等证据表明接受硬膜外皮质激素注射的患者可避免手术；即使手术不可完全避免，硬膜外皮质激素注射有利于在短期内（<1 年）推迟手术[19]。历史上，曾经主张将 3 次注射作为 1 个疗程，但没有科学证据支持。是否需要重复注射，应根据注射的效果来决定。根据文献报道，如果患者初次注射效果良好，可以考虑再次注射但是效果会逐次减弱；如果患者初次注射效果良好但还有症状残留，可以早期重复注射[20]。当需要多次注

射时，注射间隔至少为 2~3 周，以减少皮质激素对下丘脑—垂体—肾上腺轴的抑制。

不应该把硬膜外注射皮质激素视为单一的、独立的治疗方法，面对根性痛时应考虑多模式治疗。对于颈椎根性痛，联合应用保守治疗和硬膜外注射皮质激素的效果优于单独注射[16]。对于腰椎根性痛，1 年的随访表明，硬膜外注射皮质激素可促进患者积极参与康复治疗，明显减少了手术的需要，功能恢复明显[21]。

椎板间硬膜外注射

与椎板间硬膜外注射相比，文献数据更支持经椎间孔硬膜外注射。但是，当经椎间孔入路在解剖上存在挑战时，如置入内置物或植骨术后发生变化，或者当患者有多节段和双侧根性症状时，可以考虑椎板间注射。

因为可将药物直接注射到腹侧硬膜外腔的病变部位，经椎间孔注射被认为效果更好，正中椎板间注射的疗效受到质疑。与正中椎板间注射相比，侧旁椎板间注射可以在腹侧硬膜外腔和靶向神经根处实现更持久的药物释放，并取得更好的临床疗效[22]。在一项随机试验中，侧旁椎板间注射与经椎间孔注射的临床疗效相似，两种技术都将药物注射于腹侧硬膜外腔[23]。

最近的一项随机对照研究报道，对于腰椎神经根性痛患者，经椎间孔入路与椎板间入路的疗效相当[24,25]；但在腰椎间盘突出患者短期随访的回顾性研究中，经椎间孔入路疗效优于椎板间入路[26]。

经椎间孔硬膜外注射

无论患者有无神经根病损[27]，经椎间孔硬膜外注射类固醇（TFESI）治疗根性痛的作用已被证实。临床试验表明其效果优于安慰剂，成功率高达 70%[28]。

腰椎硬膜外注射是研究最多和最常用的方法。一项研究回顾了 2 024 例腰椎间盘突出患者，在单次腰椎椎间孔注射后，46% 患者的疼痛评分至少改善 50%，功能恢复显著[29]。在两种类固醇制剂的有效性比较研究中（制剂之间证明无差异），对腰椎间盘突出引起的根性痛患者随访 6 个月，70% 的患者疼痛减少至少 50%，65% 有显著的功能恢复[30]。

TESI 的效果在部分患者中是持久的，重复注射可能会延长疗效[27]。注射后 2 周时评估患者是非常重要的。术后即刻疼痛缓解并不意味着长期疗效好；相反，2 个月后的结局与 2 周时的结果密切相关[31]。因此，注射后 2 周是评估疗效的合理时间点，如果需要的话也可考虑其他治疗，包括重复注射。

有报道 TFESI 后会发生严重并发症。尽管没有证据显示疗效，但有人提倡将椎板间硬膜外类固醇注射（ILESI）作为上腰椎及以上节段的初次治疗[14]。然而，在一项纳入超过 16 500 例连续注射病例的大型多中心研究中，TFESI 和 ILESI 在主要不良事件方面没有差异，两者都是安全的[32]。在等效安全的情况下，TFESI 和 ILESI 之间的选择应基于疗效 / 有效性文献而不是安全关切。所有报告的严重并发症均发生在注射颗粒类固醇时，涉及的机制是髓动脉栓塞。地塞米松不含颗粒，不会造成动脉栓塞。在一项大型（n>3 500）回顾性研究中，地塞米松的疗效不低于颗粒类固醇[33]，并且在随机比较有效性试验中表现了相等的有效性[30]，目前推荐其作为 TESI 的首选药物[34]。使用地塞米松，在手术过程中透视观察造影剂，必要时小剂量（清醒）镇静，严格遵守操作指南，可以最大限度降低硬膜外注射类固醇后发生神经并发症的风险。

小结

在临床试验中，硬膜外类固醇注射的短期疗效和有效性已获证实。其中，经椎间孔入路较其他入路可能更有效。如果操作得当，可以确保安全。

为获得较好的疗效，需要选择合适的患者，术前认真研究影像资料，术中认真使用透视定位，以及遵守相关的操作指南。

参考文献

1. Marx GF. The first spinal anesthesia: who deserves the laurels? Reg Anesth. 1994;19:429–430.
2. Lievre J, Bloch-Michel H, Pean G, et al. L'hydrocortisone en injection locale. Rev Rhum Mal Osteoartic. 1953;20:310, 311.
3. Mixter WJ, Barr JS. Rupture of the intervertebral disc with involvement of the spinal canal. N Engl J Med. 1934;211:210–215.
4. Saal JS. The role of inflammation in lumbar pain. Spine. 1995;20:1821–1827.
5. Mulleman D, Mammou S, Griffoul I, et al. Pathophysiology of disk-related sciatica: evidence supporting a chemical component. Joint Bone Spine. 2006;73(2):151–158.
6. Kobayashi S, Takeno K, Yayama T, et al. Pathomechanisms of sciatica in lumbar disc herniation:effect of periradicular adhesive tissue on electrophysiological values by an intraoperative straight leg raising test. Spine. 2010;35:2004–2014.
7. Siddall PJ, Cousins MJ. Spinal pain mechanisms. Spine. 1997;22:98–104.
8. Kaki AM, El-Yaski AZ, Youseif E. Identifying neuropathic pain among patients with chronic low back pain: use of the Leeds Assessment of Neuropathic Symptoms and Signs pain scale. Reg Anesth Pain Med. 2005;30:422–428.
9. Manchikanti L, Pampati V, Falco FJ, et al. Growth of spinal interventional pain management techniques: analysis of utilization trends and medicare expenditures 2000–2008. Spine. 2013;38(2):157–168.
10. Rabinovitch DL, Peliowski A, Furlan AD. Influence of lumbar epidural injection volume on pain relief for radicular leg pain and/or low back pain. Spine J. 2009;9(6):509–517.
11. Cohen SP, White RL, Kurihara C, et al. Epidural steroids, etanercept, or saline in subacute sciatica:a multicenter, randomized trial. Ann Intern Med. 2012;156(8):551–559.
12. Bartynski WS, Grahovac SZ, Rothfus WE. Incorrect needle position during lumbar epidural steroid administration: inaccuracy of loss of air pressure resistance and requirement of fluoroscopy and epidurography during needle insertion. A J Neuroradiol. 2005;26(3):502–505.
13. Murthy NS, Maus TP, Behrns CL, et al. Intraforaminal location of the great anterior radiculomedullary artery (artery of Adamkiewicz): a retrospective review. Pain Med. 2010;11(12):1756–1764.
14. Cohen SP, Bicket MC, Jamison D, et al. Epidural steroids: a comprehensive, evidence-based review. Reg Anesth Pain Med. 2013;38(3):175–200.
15. Stafford MA, Peng P, Hill DA. Sciatica: a review of history, epidemiology, pathogenesis, and the role of epidural steroid injection in management. Br J Anaesth. 2007;99(4):461–473.
16. Cohen SP, Hayek S, Semenov Y, et al. Epidural steroid injections, conservative treatment, or combination treatment for cervical radicular pain: a multicenter, randomized, comparative-effectiveness study. Anesthesiology. 2014;121(5):1045–1055.
17. Wilson-MacDonald J, Burt G, Griffin D, et al. Epidural steroid injection for nerve root compression: a randomised, controlled trial. J Bone Joint Surg Br. 2005;87(3):352–355.
18. Riew KD, Yin Y, Gilula L, et al. 2000: the effect of nerve-root injections on the need for operative treatment of lumbar radicular pain: a prospective, randomized, controlled, double-blind study. J Bone Joint Surg Am. 2000;82-A(11):1589–1593.
19. Bicket MC, Horowitz JM, Benzon HT et al. Epidural injections in prevention of surgery for spinal pain: systematic review and meta-analysis of randomized controlled trials. Spine J. 2015;15(2):348–362.
20. Murthy NS, Geske JR, Shelerud RA, et al. The effectiveness of repeat lumbar transforaminal epidural steroid injections. Pain Med. 2014;15(10):1686–1694.
21. Van Helvoirt H, Apeldoorn AT, Ostelo RW, et al. Transforaminal epidural steroid injections followed by mechanical diagnosis and therapy to prevent surgery for lumbar disc herniation. Pain Med. 2014;15(7):1100–1108.
22. Ghai B, Vadaje KS, Wig J, et al. Lateral parasagittal versus midline interlaminar lumbar epidural steroid injection for management of low back pain with lumbosacral radicular pain: a double-blind, randomized study. Anesth Analg. 2013;117(1):219–227.
23. Ghai B, Bansal D, Kay JP, et al. Transforaminal versus parasagittal interlaminar epidural steroid injection in low back pain with radicular pain: a randomized, double-blind, active-control trial. Pain Physician. 2014;17(4):277–290.
24. Rados I, Sakic K, Fingler M, et al. Efficacy of

interlaminar versus transforaminal epidural steroid injection for the treatment of chronic unilateral radicular pain: prospective, randomized study. Pain Med. 2011;12(9):1316–1321.
25. Gharibo CG, Varlotta GP, Rhame EE, et al. Interlaminar versus transforaminal epidural steroids for the treatment of subacute lumbar radicular pain: a randomized, blinded, prospective outcome study. Pain Phys. 2011;14(6):499–511.
26. Smith CC, Booker T, Schaufele MK, et al. Interlaminar versus transforaminal epidural steroid injections for the treatment of symptomatic lumbar spinal stenosis. Pain Med. 2010;11:1511–1515.
27. Ghahreman A, Ferch R, Bogduk N. The efficacy of transforaminal injection of steroids for the treatment of lumbar radicular pain. Pain Med. 2010;11(8):1149–1168.
28. MacVicar J, King W, Landers MH, et al. The effectiveness of lumbar transforaminal injection of steroids: a comprehensive review with systematic analysis of the published data. Pain Med. 2013;14(1):14–28.
29. Kaufmann TJ, Geske JR, Maus TP, et al. Clinical effectiveness of single lumbar transforaminal epidural steroid injections. Pain Med. 2013;14(8):1126–1133.
30. Kennedy DJ, Plastaras C, Casey E, et al. Comparative effectiveness of lumbar transforaminal epidural steroid injections with particulate versus nonparticulate corticosteroids for lumbar radicular pain due to intervertebral disc herniation: a prospective, randomized, double-blind trial. Pain Med. 2014;15(4):548–555.
31. El-Yahchouchi C, Wald J, Brault J, et al. Lumbar transforaminal epidural steroid injections: does immediate post-procedure pain response predict longer term effectiveness? Pain Med. 2014;15(6):921–928.
32. El-Yahchouchi C, Plastaras C, Maus T, et al. Adverse vent rates associated with transforaminal and interlaminar epidural steroid injections: a multi-institutional study. Pain Med. 2016;17(2):239–249.
33. El-Yahchouchi CA, Geske JR, Carter RE, et al. The noninferiority of the nonparticulate steroid dexamethasone versus the particulate steroids betamethasone and triamcinolone in lumbar transforaminal epidural steroid injections. Pain Med. 2013;14(11):1650–1657.
34. Rathmell J, Benzon H, Dreyfuss P, et al. Safeguards to prevent neurologic complications after epidural steroid injections: consensus opinions from a multidisciplinary working group and national organizations. Anesthesiology. 2015;122(5):974–984.

小关节阻滞和射频消融术　第 7 章

作者　Marzena Buzanowska, William Bonner, Yejia Zhang, Christopher T. Plastaras

译者　郑燕平

脊椎小关节（又称 Z 关节或关节突关节）是脊柱的滑膜关节，也是脊柱三关节运动复合体的一部分。脊柱三关节运动复合体由成对的小关节与椎间盘组成。虽然椎间盘是主要的承载结构，但生物力学研究表明，在正常的三关节运动复合体中，小关节可以承受约 33% 的负重，而且当脊柱处于过伸位时负荷会进一步加大[1]。小关节骨关节炎与椎间盘退变性疾病相关，随着椎间盘高度的丢失，小关节在轴位的负荷可能会达到 70%[2]。在 45~64 岁的人群中，颈椎小关节骨关节炎发病率可达 19%；这一比例在 65 岁以上的人群中更是高达 57%[3]。在 45 岁以下人群中，出现腰椎中重度小关节骨关节炎的比例约为 36%；在 45~64 岁人群中这一比例为 67%；在 65 岁及以上人群中这一比例达到了 89%[4]。小关节骨关节炎最早的病理生理学改变可出现在关节软骨、滑膜以及关节囊，包括软骨点状缺损，随后出现裂隙、纤维化和软骨下骨侵蚀。进行性关节软骨变薄将导致关节间隙变窄。后期软骨下骨受累，可以进一步发展为骨硬化、软骨下囊肿及关节边缘骨赘形成[5,6]。每一个小关节及其关节囊由脊神经背侧主支的两条内侧分支所支配，传递骨关节炎的疼痛信号[7]。由于小关节骨关节炎的影像学表现与疼痛之间的关系不明确[8]，详尽的临床评估有助于达成正确的临床诊断。小关节骨关节炎的保守措施包括物理治疗、局部或者口服药物治疗。如果这些方法不能缓解疼痛，介入性治疗包括关节内注射类固醇药物以减轻炎症，以及神经的射频消融（RFA）。在进行 RFA 之前，为了确认疼痛的关节，应该进行完善的病史采集和体格检查，还要在患者处于清醒状态时注射止痛剂确认。RFA 治疗小关节骨关节炎主要采用特制的高频电流加热针尖，选择性地破坏支配特定小关节的内侧分支神经[9]。如果两条独立的内侧分支神经的诊断性封闭可以获得 85% 的疼痛缓解率，那神经射频消融的疗效将会比较明确[10]。

操作技术

颈椎小关节射频消融术

相关解剖

- 颈椎小关节是成对的、平面的滑膜关节，由上位颈椎的下关节突与下位颈椎的上关节突构成。
- C2–C7 椎体之间形成小关节且位于椎间孔后方。枕骨与 C1、C1 与 C2 之间的滑膜关节不是小关节，因为它们位于脊神经的前方，不在本章讨论范围。
- 颈椎小关节角度向后下方，与矢状面约成 45° 角[10,11]。
- 颈椎小关节主要由背侧主支的内侧分支支配。每一个小关节接受两条内侧分支神经的支配，这两条分支与构成关节的节段对应（如 C5、C6 小关节接受 C5 与 C6 内侧分支的支配）。

典型的内侧分支神经围绕关节柱。C3 的内侧分支神经位于侧块上缘；C4 和 C6 的内侧分支神经于相应侧块的上三分之一走行；C5 的内侧分支神经于侧块中央区域走行；C7 的内侧分支神经位于上关节突的顶端。C1 背支没有皮肤或关节的分支；C2 背支有一条大的内侧分支，称为枕大神经，支配头后方皮肤；C3 内侧分支分出一条小的内侧分支支配部分 C3-C4 小关节，而另一条较大的分支（第三枕骨神经）与 C2 背支融合，并单独支配 C2-C3 小关节（图 7.1）。

详细操作技术

- *内侧分支阻滞：*需要分别进行两次诊断性操作以降低单次阻滞的假阳性率，从而改善神经射频消融的疗效。皮肤清洁消毒、铺单，患者取侧卧或俯卧位。进行透视，获得清晰的标准颈椎侧位影像，并保证目标节段在屏幕中央，左右侧块和小关节必须对齐。寻找每个侧块的“中心点”，确认目标靶点。侧块中心点是连接侧块四边形对角线的交点（在侧位 X 线影像上可以看到侧块的四边形结构）。在 X 线引导下，将穿刺针置于目标位置。拍摄前后位片，确认穿刺针不在关节柱外侧边界的内侧。注射造影剂明确针的位置，然后注射局部麻醉剂[10]。
- *射频消融：*通常将患者置于俯卧位，在腿部皮肤贴接地贴。将射频针沿神经走行放置到位，以确保神经被消融，同时还要考虑到存在神经解剖变异的可能。皮肤消毒、铺巾后，透视获得标准颈椎前后位影像。将 X 线球管向尾端倾斜，以观察关节柱的中段；然后将 X 线球管向患侧倾斜，以便获得关节柱侧块的投射位影像。然后置入脊柱射频消融套管，进行侧位透视，确定针尖不会太靠前或超出侧块前缘。拍摄对侧斜位影像确保针尖未进入神经孔。

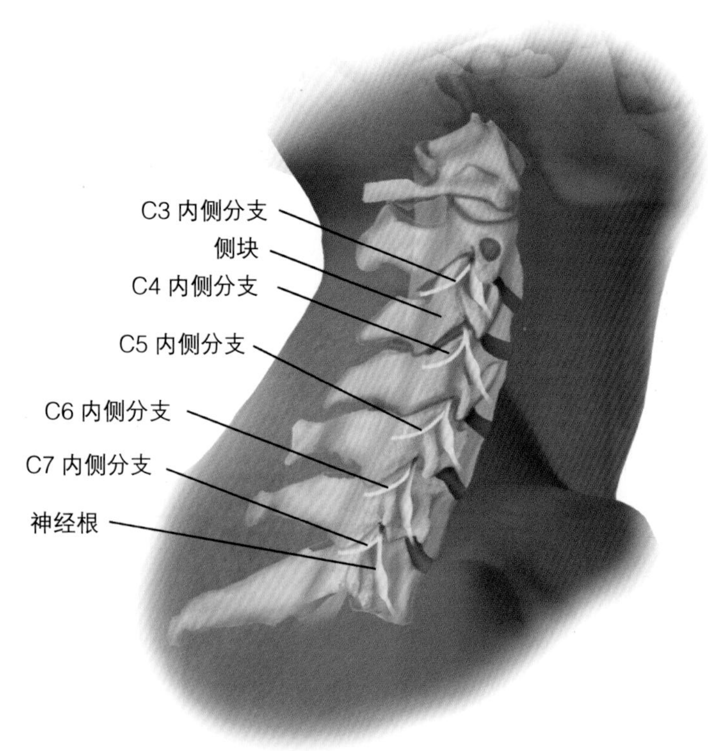

图 7.1　颈椎内侧神经分支解剖示意图：C4、C5、C6

套管向前推进至骨面，置于内侧分支神经解剖区域（图 7.2）。作为一种操作选择，可进行运动和感觉刺激（刺激频率分别为 50 Hz 和 2 Hz），确保针尖与神经根的运动分支保持一定距离。注射小剂量麻醉剂，然后用射频头替换套芯。打开射频机器，将针尖加热到所需的温度。设定针尖温度在 80℃并保持 90 秒，进行消融。如果使用低温射频消融系统，那么需要将针尖温度调节到 60℃并保持 150 秒。射频消融结束后，取出射频针，将患者送至复苏区观察。

- *并发症：*如果按照既定的技术进行操作，此技术是相对安全的。最严重的并发症源于针头放置位置不当，如针尖进入血管内、椎间孔或者鞘内。接地贴必须正确地贴在患者皮肤上，以避免灼伤。神经射频消融的绝对禁忌证包括：局部或全身活动性感染，出血性体质，行其他关节神经阻滞后疗效不明确或者无效，或者妊娠患者。相对禁忌证包括：患者存在的解剖变异可能会影响操作的安全性，合并严重的合并症并造成重度呼吸或心血管损害，患者有免疫缺陷，以及期望值过高的患者。
- *临床疗效：*患者在注射完成后 24 小时内局部可能会有酸痛感，但随后疼痛一般都会缓解，可持续几个月至 2 年。

胸椎小关节射频消融术

相关解剖

每个胸椎小关节由两条内侧分支支配，但因为 C8 颈神经根走行于 T1 椎体上方，因此从胸椎开始，每个小关节由上位及以上椎体的内侧分支支配（如 T6~T7 小关节由 T5 和 T6 内侧分支支配）。背侧支的内侧分支在不同胸椎水平的基本解剖结构相同，但是根据 Chua 的研究，不同节段稍有变化。它们起源于背支，向背侧、远端及外侧走行，位于横突的上外侧缘，继而向后方和尾端走行[12]。

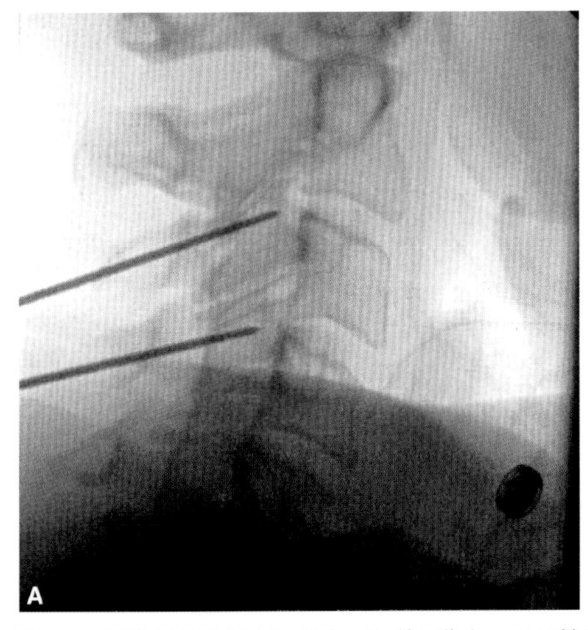

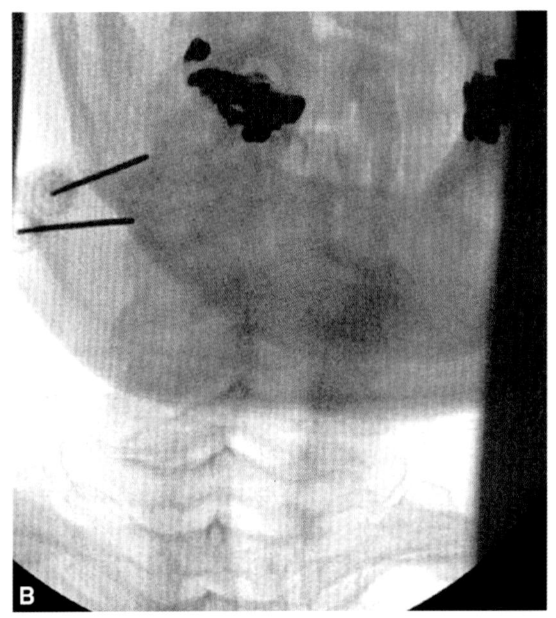

图 7.2　颈椎 X 线影像（A. 侧位；B. 前后位），图示针尖位于 C3、C4 侧块的上半部分，该处有内侧分支走行

详细操作技术

- *内侧分支阻滞：*与颈椎不同，该操作最好经后方入路进行。患者俯卧于可透视的手术台上，皮肤消毒，铺无菌单。透视获得胸椎的前后位影像。平行于横突上外侧边缘进针，直到针尖接触骨膜。在透视侧位影像上确保针尖不过于靠前，以避免穿刺肺。当针尖到达目标位置时，注射少量造影剂确认没有进入血管，然后注射麻醉剂。
- *射频消融*：射频消融技术类似于内侧分支神经阻滞技术。通过前后位透视确认穿刺节段，然后将 X 线球管置于对侧并向尾侧倾斜，射频探针置于横突上内侧分支神经的走行径路上。行侧位透视确认进针深度。当针尖到达目标位置时，注射局部麻醉剂并置入射频探针。开启机器，将针尖加热至最终温度，并在该温度下维持合适时间，直到消融完成为止。注射少量麻醉剂以减少消融后的局部不适，然后撤去所有套管 / 射频探针。
- *并发症：*与颈椎射频消融一样，如果遵循确定的操作指南，该技术相对安全。任何设备出现故障，都可能会引发并发症，如皮肤灼伤。如果针头太靠前可导致气胸，针尖太靠内侧可能会刺入硬膜囊或脊髓。
- *临床疗效：*术后最初的 24 小时内可能感觉不适，但随后会获得疼痛缓解，可持续数月至 2 年[10]。

腰椎小关节射频消融

相关解剖

腰椎小关节以形成关节的相应椎骨命名，如由 L4 和 L5 椎骨形成的关节称为 L4–L5 小关节。这些关节都由该关节水平及其上一水平的背根神经的内侧分支支配，如 L3 和 L4 内侧分支支配 L4–L5 小关节。因此，每条内侧分支支配两个小关节。对于 L1~L4 水平，背侧支的内侧分支都恒定地向远端穿出横突间韧带，并于上关节突颈部外侧绕行，恰好位于其与椎骨横突交界的上缘。例如，L3 内侧分支走行于 L4 上关节突和 L4 椎体横突的交界处。继而，内侧分支在乳突副突韧带下通过，并沿小关节的尾端向内绕行。内侧分支进入多裂肌，分为上、下关节支。在 L5 水平，由于经皮操作不容易定位内侧分支，因此应选择背根神经为阻滞靶点，该神经支位于骶骨翼与 S1 上关节突之间的浅沟中[13]，请参阅图 7.3。

详细操作技术

- *内侧分支阻滞：*需要分别进行 2 次诊断性阻滞，以降低单次阻滞的假阳性率。患者俯卧于手术台上，皮肤消毒，铺巾。定位透视获得目标区域的前后位影像。根据目标椎体的前凸程度，决定 X 线球管向头端或尾端倾斜的程度，从而获得目标椎体的上终板切线投照位影像。然后将 X 线球管移至斜位，清楚显示上关节突

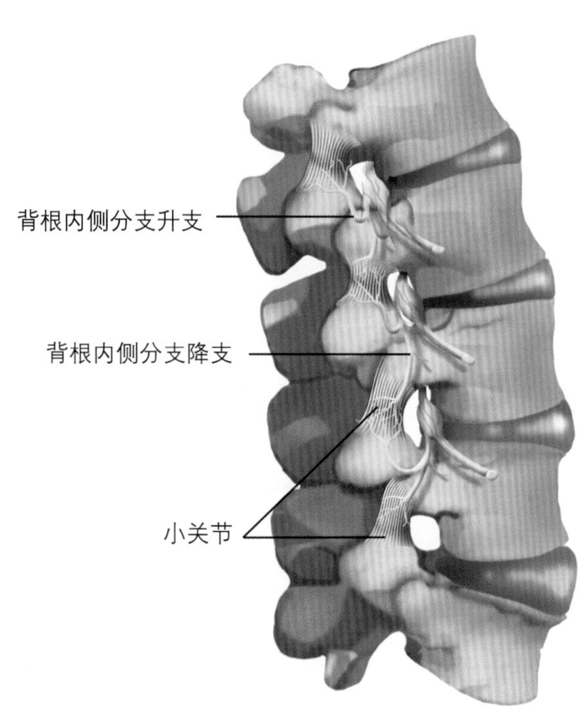

图 7.3　腰椎小关节由位于该关节水平和上一水平的背根神经的内侧分支支配

和横突之间的拐点。要确保上关节突不阻挡靶点位置，这一点很重要。对于 L1~L4，内侧分支的阻滞靶点应位于拐点下方和乳突近端。对于 L5 神经背根，阻滞靶点位于 S1 上关节突与骶骨翼之间的拐点处背根神经走行的位置。以靶点在皮肤上的投影位置作为皮肤穿刺点，局部麻醉，插入穿刺针，边进针边透视，直至针尖接触骨面。前后位透视确认位置正确，针尖应刚好位于上关节突外侧缘的内侧。向尾端倾斜 40° 的斜位透视可确认针尖位于上关节突和横突之间的切迹处。注射少量造影剂以确认针尖没有进入血管以及注入的溶液在靶区弥散良好，否则需要调整针尖位置。确认位置无误后，在每一靶点注射约 0.5 mL 的局部麻醉剂。拔出针头（针的数量取决于需要阻滞的内侧分支的数量），然后将患者送往复苏区进行观察和疼痛评估，随后出院。

- 如果严格按照既定的技术流程，该操行通常是安全的。术后常规进行疼痛评估。如果患者为阳性反应（即疼痛减轻），则进行第二次诊断性阻滞以进一步证实[10]。
- *射频消融*：患者俯卧于手术床上。在患者腿部的皮肤贴接地贴。腰部皮肤消毒、铺巾。透视获得目标区域的标准前后位影像。根据目标椎体的前凸程度，决定 X 线球管向头端或尾端倾斜的程度，从而获得目标椎体的上终板切线投照射位影像。然后将 X 线球管斜倾 5° ~25°，该角度比行内侧分支阻滞时的倾斜角度略小；同时将 X 线球管向尾端倾斜 40°，以辨认上关节突与横突间沟的位置。对于 L5 背根神经的消融靶点，透视时应使所获得的影像略微倾斜或不需要倾斜。该位置的透射影像有助于在平行于靶神经的方向上置入穿刺针。射频消融的靶位置与腰椎内侧分支或背根神经阻滞的靶点相同。皮肤穿刺点选在靶点侧方偏上，这样可以使穿刺针与目标神经平行。将脊柱射频套管沿着上关节突颈部插入目标沟槽内（图 7.4）。侧位透视确认插入的深度和方向，以免针头在椎间孔位置太靠前。在实际操作中，要进行感觉和运动刺激以确保针尖与脊神经

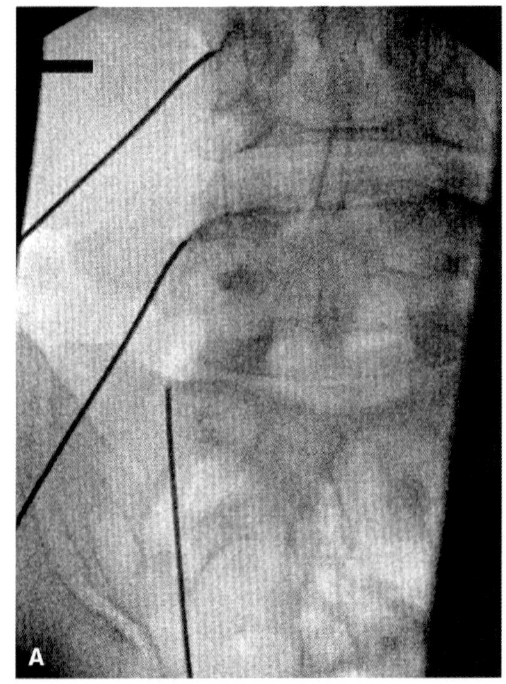

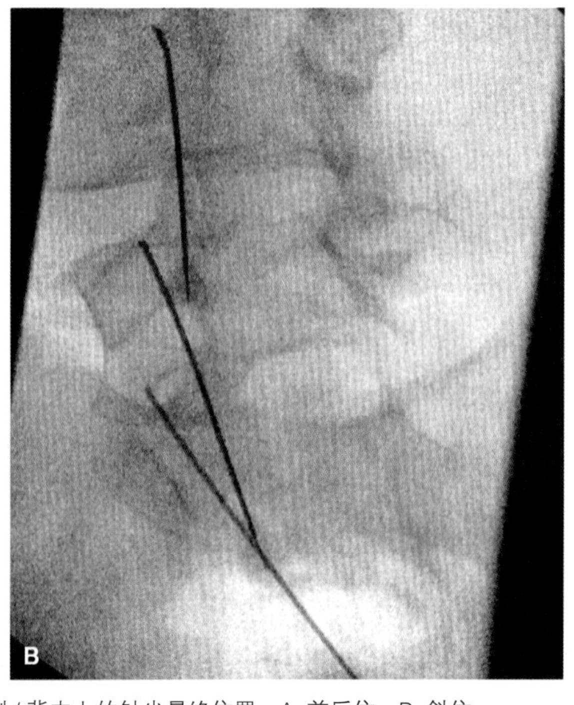

图 7.4 腰椎 X 线影像，显示在 L3、L4 和 L5 内侧 / 背支上的针尖最终位置。A. 前后位；B. 斜位

前根运动支保持距离。确定位置无误后，先注射少量局部麻醉剂，然后将套管针换为射频探针。打开射频机器，将探头尖端加热到目标温度，维持探针尖在 80℃的目标温度下持续 90 秒，完成消融。如果采用低温射频消融系统，温度应设定为 60℃，持续时间 150 秒。术中应该注意患者是否出现放射至下肢的疼痛和异常感觉情况。如果患者主诉这些症状，必须重新确认电极的位置，以确保脊神经根没有被刺激或凝固。完成消融后，拔除射频探针（针的数量取决于需要治疗的内侧分支的数量），随后将患者送往复苏区进行短期观察后即可出院。

- *并发症：*如严格按照技术指南进行操作，此过程一般是安全的。最常见不良反应包括穿刺区域的疼痛和出血。如果针尖位置不良，则可能导致脊神经或前根电凝损伤等严重并发症。
- *临床疗效：*如果 2 次诊断性阻滞可以使疼痛接近完全缓解，那么其中约有 50% 的患者在接受射频消融治疗后疼痛症状缓解会至少达 5 个月。如果入组诊断标准不十分严格，那么射频消融的成功率也会下降（由于诊断特异性降低所致）[10]。

骶椎小关节射频消融术

相关解剖

骶髂关节的感觉神经支配主要来自 L5~S3 背根神经的侧支，偶有 S4 神经根支配。支配小关节的侧支数目因人而异。L5 背根神经的定位可以参照腰椎小关节部分的定位方法。S1~S3 侧支定位于相应骶后孔外侧缘的下半部。它们在该区域内的位置是可变的，并且可能有多条侧支。由于侧支从骶后孔到骶髂关节的走行也是不一致的，因此该神经定位靶点必须位于骶后孔边缘[14]。

详细操作技术

- *骶神经侧支阻滞：*需要分别进行 2 次诊断性阻滞以降低单次阻滞的假阳性率。患者取俯卧位，皮肤消毒并覆盖洞巾。通过前后位透视定位靶点区域。L5 背根神经的定位同腰椎节段的定位方法。在 S1~S3 水平，透视时需将球管轻度向尾端倾倾，以观察每一个骶神经孔。以靶点在皮肤上的投影位置作为为皮肤穿刺点。局部麻醉后，透视下置入脊柱穿刺针至骶骨。为了确认在骶孔外缘的正确位置，针尖可向内调整直到刚好进入骶后孔。注射少量造影剂以确认针尖未进入静脉以及注射的溶液在靶区弥散良好。如果造影剂进入静脉或靶区弥散不良，则需要适当调整针尖位置。然后，注射 0.5~1.0 ml 的局部麻醉剂。所有 4 条神经分支必须一次进行阻滞。撤除穿刺针，患者被送往复苏室进行短暂的观察和疼痛评估，随后就可以出院[14]。术后常规进行疼痛评估。如果患者为阳性反应（即疼痛减轻），则需另行第二次诊断性阻滞。
- *射频消融：*除了穿刺针由射频探针和套管取代之外，射频消融手术与侧支神经阻滞的操作完全相同。通过侧位透视影像确认射频探针不在骶孔内。开启射频消融机器，将探头尖端加热到所需温度，使针尖保持在最终温度（60℃）持续 150 秒，完成消融。在消融过程中，必须监测患者是否出现放射至下肢的疼痛或感觉异常。如果患者主诉这些症状，必须评估探针的位置，以确保脊神经没有被刺激或电凝。由于射频消融针位于骶骨背侧，距离腹侧的骶神经根距离较远，因此与腰椎、胸椎或颈椎射频消融操作相比，出现这一问题的可能性要小很多。操作完成后，拔除射频探针，然后将患者送往复苏区短暂观察后出院[14]。
- *并发症：*如严格按照技术指南进行，这一操作总体是安全的。

- *临床疗效：*暂无全面的研究结果，但如上文所述，对于两次诊断性阻滞结果为阳性的患者，射频消融术的效果是满意的。

循证医学

1974 年，Shealy 首次报道应用射频消融术治疗与小关节相关的腰背痛[15]，将射频针尖平行于内侧分支神经的走行置入，可导致对神经不可逆的热损伤，从而阻断疼痛信号传递。多项研究表明，在适宜患者群体中，射频消融术是一种有效的治疗方式[16]。一般认为，如果分别进行两次诊断性阻滞，每次均至少有 80% 的疼痛缓解，可提高诊断的准确性。Manchikanti 等在一项 2 年随访的研究中发现，对根据该诊断标准诊断为腰椎关节痛患者进行射频消融的有效率约为 89.5%；而如果诊断性阻滞后症状缓解 50%，则有效率仅为 51%[17]。Lord 等通过一项随机、双盲、安慰剂对照试验评估了经皮射频神经切断术治疗慢性颈椎小关节疼痛的效果。虽然样本较小（$n = 24$，治疗组 12 人，对照组 12 人），但仍得出结论认为，对于慢性小关节疼痛患者，射频消融神经切断术可以达到长期疼痛缓解的效果。患者分别在术后第 3 个月、6 个月以及 12 个月接受随访。治疗组再次出现疼痛的平均时间为 263 天，对照组为 8 天[18]。Manchikanti 等发表了针对胸椎内侧分支（结合类固醇激素）的研究[19]。通过诊断性阻滞达到缓解标准的 55 例胸椎小关节疼痛的患者接受了治疗性注射。在术后第 12 个月，76% 的患者疼痛缓解；而在术后第 36 个月时，有 69% 的患者疼痛缓解程度仍大于 50%。Staender 等前瞻性地评估了 76 例患有慢性腰痛并诊断为腰椎小关节综合征的患者，患者的诊断均建立在三次 CT 引导下内侧分支神经阻滞试验结果均为阳性的基础上。疗效评估包括疼痛视觉模拟评分（VAS）、药物使用情况、工作能力和身体状况，随访时间点分别为术后第 3 天、第 3 个月和之后的每 3 个月，平均随访时间为 22.5 个月。作者报告在术后 3 个月和第 6 个月随访时，患者 VAS 显著降低；40% 的患者疼痛缓解持续了 12 个月或更长时间[20]。有其他前瞻性研究和多项回顾性研究亦证实了该结果。射频消融技术对于骶髂关节疼痛的疗效不太可靠，可能的原因之一是侧支的位置变化较大。然而，Cohe 等发表了一项随机安慰剂对照研究，评估了 28 例经过诊断性阻滞诊断骶髂关节痛患者行外侧支射频消融术的疗效。作者指出，在术后 1 个月时，79% 的患者疼痛缓解程度在 50% 以上，术后 3 个月时有 64% 患者疼痛缓解在 50% 以上，术后 6 个月时仍有 57% 的患者疼痛缓解率在 50% 以上。

小结与要点

小关节是背部和颈部疼痛的常见来源，尤其是老年人。如果小关节来源的疼痛难以通过保守治疗缓解，介入治疗可以缓解症状。可向小关节直接注射局部麻醉剂或者加用类固醇激素，或者通过对支配小关节的内侧分支神经进行阻滞并继而行射频消融。为了使射频消融达到最好的疗效，消融前行 2 次独立的内侧神经支阻滞试验是必要的。在这种情况下，射频消融技术对于疼痛缓解的疗效已经有较好的证据支持。射频消融也逐渐被用于治疗椎间盘和骶髂关节源性疼痛，并且在未来也可能使其他来源疼痛的患者受益。

参考文献

1. Dunlop RB, Adams MA, Hutton WC. Disc space narrowing and the lumbar facet joints. J Bone Joint Surg Br. 1984;66:706–710.
2. Adams MA, Hutton WC. The mechanical function of the lumbar apophyseal joints. Spine (Phila Pa 1976). 1983;8:327–330.
3. Mikkelsen W, Duff I. Age-sex specific prevalence of radiographic abnormalities of the joints of the hands,

wrists and cervical spine of adult residents of the Tecumseh, Michigan, Community Health Study area, 1962–1965. J Chronic Dis. 1970;23:151–159.
4. Suri P, Miyakoshi A, Hunter DJ, et al. Does lumbar spinal degeneration begin with the anterior structures? A study of the observed epidemiology in a community-based population. BMC Musculoskelet Disord. 2011;12:202.
5. Boszczyk BM, Boszczyk AA, Korge A, et al. Immunohistochemical analysis of the extracellular matrix in the posterior capsule of the zygapophysial joints in patients with degenerative L4-5 motion segment instability. J Neurosurg. 2003;99:27–33.
6. Li J, Muehleman C, Abe Y, Masuda K. Prevalence of facet joint degeneration in association with intervertebral joint degeneration in a sample of organ donors. J Orthop Res. 2011;29:1267–1274.
7. Groen GJ, Galjet B, Drukker J. Nerves and nerve plexuses of the human vertebral column. Am J Anat. 1990;188:282–296.
8. Hechelhammer L, et al. Imaging findings predicting the outcome of cervical facet joint blocks. Eur Radiol. 2007;17:959–964.
9. Misaggi B, Gallazzi M, Colombo M, et al. Articular facets syndrome: diagnostic grading and treatment options. Eur Spine J. 2009;18:49–51.
10. Bogduk N; International Spine Intervention Society. Practice Guidelines for Spinal Diagnostic and Treatment Procedures. 2nd ed. Hinsdale, IL: International Spine Intervention Society; 2013.
11. Okada K. Studies on the cervical facet joints using arthrography of the cervical facet joint. J Jap Orthop Assoc. 1981;55:563–580.
12. Chua WH, Bogduk N. The surgical anatomy of thoracic facet denervation. Acta Neurochir (Wien). 1995;136(3-4):140–145.
13. Bogduk N, Long DM. The anatomy of the so-called “articular nerves” and their relationship to facet denervation in the treatment of low-back pain. J Neurosurg. 1979;51:172–177
14. Yin W, et al. Sensory-stimulation guided sacroiliac joint radiofrequency neurotomy: technique based on neuroanatomy of the dorsal sacral plexus. Spine. 2003;28:2419–2425.
15. Shealy CN. Facet denervation in the management of back and sciatic pain. Clin Orthop Relat Res. 1976;(115):157–64.
16. Boswell MV, Colson, JD, Sehgal N, et al. A systematic review of therapeutic facet joint interventions in chronic spinal pain. Pain Physician. 2007;10:229–253.
17. Manchikanti L, Pampati S, Cash KA. Making sense of the accuracy of diagnostic lumbar facet joint nerve blocks: an assessment of the implications of 50% relief, 80% relief, single block, or controlled diagnostic blocks. Pain Physician. 2010;13(2):133–143.
18. Lord SM, Barnsley L, Wallis BJ, et al. Percutaneous radiofrequency neurotomy for chronic cervical zygapophyseal joint pain. N Eng J Med. 1996;335:1721–1726.
19. Manchikanti L, Manchikanti KN, Manchukonda R, et al. Evaluation of therapeutic thoracic medial branch block effectiveness in chronic thoracic pain: a prospective outcome study with minimum 1-year follow up. Pain Physician. 2006;9(2):97–105.
20. Staender M, Maerz U, Tonn JC, et al. Computerized tomography-guided kryorhizotomy in 76 patients with lumbar facet joint syndrome. J Neurosurg Spine. 2005;3:444–449.

第8章 生物制剂在脊柱融合中的作用

作者　Joseph A. Weiner, Wellington K. Hsu

译者　郑新峰　吴文坚

脊柱融合术常用于治疗脊柱创伤、肿瘤和复杂的退变性疾病。据估计，在美国每年进行约 413 000 例脊柱融合手术，自 1998 年以来，脊柱融合手术数量增加了 2.4 倍[1]。多节段腰椎后外侧融合术的融合失败或假关节形成的发生率高达 48%[2]。融合失败问题，加上微创脊柱手术的普及，推动了脊柱生物学领域的许多创新，衍生出了大量新的产品、研究和应用[3]。

在脊柱融合技术上，自体髂骨曾经是唯一的植骨材料。如今，外科医生有了许多的生物制品的商品选择，包括同种异体材料、陶瓷人工骨和重组生长因子等（表 8.1）。所有这些产品均可用于开放和微创手术，有助于促进融合的实现。

脊柱生物制剂通过改变融合床周围的局部微环境，增强融合相关的细胞和分子活动来发挥作用。这些生物制剂通过三种机制起作用：骨诱导、骨传导和 / 或骨生成[4]。骨诱导是刺激未分化的多能干细胞，使其分化为骨形成细胞谱系的过程。骨传导是指生物相容性支架材料提供发生新骨形成的机械结构[2]。骨生成是指已分化的骨祖细胞直接合成骨。成功的脊柱融合需要局部有骨诱导因子、成骨细胞产生骨，以及支持骨形成的骨传导支架。理想情况下，脊柱生物制剂有助于增强这三种关键机制的相互作用，以促进脊柱融合，同时减少并发症。

表 8.1　骨移植物特性

移植物	骨生成	骨传导	骨诱导
自体骨	+	+	+
同种异体骨	−	+	−
脱钙骨基质	−	+	+
人工骨	−	+	−
rhBMP-2	−	−	+
肽双亲纳米纤维	−	+	+

自体骨移植

自体骨移植是从个体内的一个区域取骨，然后将其移植到同体的邻近或远离手术部位的另一区域。自体骨移植，特别是髂骨移植（ICBG），可提供必需的骨诱导、成骨和骨传导元素，历史上一直是脊柱融合的金标准[6,7]。自体髂骨移植的优点包括完全骨长入，没有免疫排斥的风险。问题在于大范围融合或翻修手术时自体骨量较有限，还有取骨区疼痛的问题（表8.2）[7~9]。

表 8.2 现有骨移植物和骨移植替代物的优点和缺点

移植物	优点	缺点
自体骨		
髂骨	金标准 假关节发生率低 有骨生成细胞、生物活性生长因子、骨传导基质 没有传播疾病风险	取骨区疼痛明显 增加手术时间 植骨量有限
局部自体骨	减少取骨区疼痛 缩短手术时间 有骨生成细胞、生物活性生长因子、骨传导基质 没有传播疾病风险	植骨量有限 单独使用效果不确切
同种异体骨	可大量供应 无取骨区疼痛 经济	传播疾病风险 没有活性骨生成细胞 融合率低于自体髂骨
脱钙骨基质	骨传导和骨诱导 很多商用产品 凝胶、糊状物和油灰 安全，没有传播疾病风险	不同厂商产品差别较大 植骨延伸器需要与其他骨生成材料一起使用
人工骨	生物可降解 坚强，抗压 广泛存在	脆性较大 抗张强度较低 根据成分的不同，吸收速度不同
rhBMP-2	融合率高 无疾病风险 广泛存在	不良反应较多：椎前肿胀，血肿形成，神经根炎，异位骨化，肿瘤形成风险较昂贵

自体骨可分为两种主要类型：松质骨和皮质骨。松质骨具有更强的骨传导性、骨诱导性和成骨潜能，但结构特性较差。皮质骨生物学效用比松质骨低，但可提供能够抵抗压缩负荷的机械支撑[7]。皮质松质骨颗粒是皮质骨和松质骨的混合物，提供了大的骨小梁表面积，有利于血管和细胞更好地长入。

髂骨植骨

自体髂骨为外科医生提供了相对容易获得的皮质和松质骨移植物。通常选取髂后上棘作为融合手术的取骨区。通过单独的小切口或现有的脊柱后方切口，可以取得大量的皮质骨和松质骨[10]。髂嵴自体骨移植融合率依融合位置、患者特征、内固定、融合节段的数量和潜在的病理学的不同而有很大差异。使用自体髂骨移植和接骨板固定的颈椎前路手术融合率可超过 97%，而颈椎后路融合率为 93%~100%[11]。使用自体髂骨植骨的腰椎后外侧融合的假关节发生率最高（89%）[12]。

尽管有优点，但使用自体髂骨移植也有明显的缺点，主要与取骨操作有关。取自体髂骨有时会出现取骨区疼痛、浅表伤口感染、血肿形成、瘢痕形成、感觉异常、疝，移植部位骨折、臀上动脉损伤等并发症而需要再次手术（表 8.2）[10,13]。取骨区的并发症发生为 10%~39%[10,13~15]。通过应用其他技术，如皮质骨开窗、内层皮质保留等，可以保留髂嵴外形和形状，从而减少并发症的发生[14,16]。

局部自体骨移植

取自体髂骨的一个替代方案是在切开手术时使用来自手术区域的自体骨。减压过程中切除的棘突、椎板和小关节，都可以用于局部自体骨移植。与取自体髂骨相比，局部自体骨移植的并发症发生率显著降低，手术时间缩短[17]。虽然外科医生对使用局部自体骨移植的偏好不同，但多项临床研究表明，对于单节段腰椎后路融合术，如果植骨量合适，局部自体骨移植的融合率与自体髂骨相同（表 8.2）[12,18~20]。由于植骨量相对有限，微创脊柱手术中使用局部自体骨移植的研究相对较少。最近，Kasliwal 等评估了 40 例接受微创经椎间孔腰椎椎间融合术（MI TLIF）和椎弓根固定的患者，这些患者的融合器中填充的是高速磨钻削下的局部自体骨。患者的融合率为 67.5%，92% 的患者临床结果评分为良好至优秀，与融合与否无关[21]。

局部自体骨移植利用的是在手术时产生的骨屑和骨碎片。在脊柱微创手术时，从椎板和棘突中取下的自体移植物的量是有限的，因此经常使用骨屑。然而，最近 Eder 等对这些骨屑的功效提出质疑[22]。虽然已确定骨屑含有活体成骨细胞[22,23]，但这些成骨细胞对体内脊柱融合的作用明显低于骨碎片。在体外实验中，骨屑中的成骨细胞迁移、动员和矿化比骨碎片减少[22]。高速磨钻引起的骨坏死可能导致活细胞缺乏[24]。虽然骨碎片在细胞递送、细胞增殖和矿化方面确有优势，但骨屑并非没有任何好处。在体内实验中，Lee 等的研究表明局部骨移植无法在大鼠后外侧脊柱模型中诱导脊柱融合[25]。

植骨替代物

同种异体骨

同种异体移植是指在同一物种内将一个个体的组织移植到另一个个体。人体同种异体骨移植物含有骨传导支架，缺乏祖细胞和生长因子，需要与自体骨移植物或另一种骨诱导剂一起使用。同种异体骨是一种常用的骨移植物延伸物，因为与自体移植物相比相对便宜，容易获取，并可避免取骨区的并发症。缺点包括单独使用时效果有限，并有传播疾病和具有免疫原性的可能（表 8.2）。通常从尸体收获的同种异体骨移植物在进入供体池之前经历严格筛选。尽管如此，已有关于使用同种异体骨的生物不相容性和传播疾病的病例报告。[26]

大量脊柱融合术中使用同种异体骨的研究，因为采用的方法不同而结果并不一致。An 等研究了接受腰椎固定后外侧融合术患者，发现自体骨移植融合率为 80%，而单用冷冻同种异体骨为 40%，同种异体冻干骨为 0，自体移植物加同种异体冻干骨为 50%[27]。Arnold 等对 89 例使用同种异体骨融合器和后路椎弓根固定进行腰椎后路椎体间融合术的患者进行了研究，发现融合率为 98%[28]。此外，结构性同种异体骨移植在颈椎和腰椎前路手术中非常有价值[27,29]。

脱矿骨基质

脱矿骨基质（DBM）是用弱酸使皮质骨脱钙形成的一种同种异体骨。脱钙过程去除了矿化的骨成分，留下了有机基质，主要由 I 型胶原蛋白和非胶原蛋白组成[30]。这种剩余的支架保留了胶原蛋白的骨传导特性和骨形态发生蛋白（BMPs）的骨诱导特性。此外，酸处理破坏了骨中的抗原物质，使 DBM 免疫原性降低。脱钙后，DBM 转变成颗粒状粉末，使其难以处理并且不能提供充分的结构支撑。商用 DBM 通常将同种异体移植物材料与载体（如甘油）组合，形成具有改善的处理性能的各种凝胶、糊剂和油灰。由于制造过程不同，许多体外和体内研究表明不同制造商之间甚至在来自同一制造商的不同批次的产品的骨诱导潜力不一致[31~33]。

在传统和微创脊柱融合术中使用 DBM 的临床试验比较少。Kang 等比较了在单节段腰椎固定后外侧融合术中，局部自体骨移植联合 Grafton DBM（Medtronic，Memphis，TN）与自体髂骨的融合率。作者发现 DBM/ 局部自体移植组融合率为 86%，而自体髂骨组为 92%。其他研究也发现了类似结果，表明 DBM 可能作为一种有效的骨移植替代物与自体移植物或其他成骨材料联合使用（表 8.2）[35]。

陶瓷人工骨

人工骨是合成的可生物降解植骨替代物，具有正性骨传导作用。这些支架通常由羟基磷灰石、β－磷酸三钙、硫酸钙和胶原等组成，其组分、孔径和孔隙率不同。支架组成是决定其关键特性（包括重吸收率）的主要因素。通常用于牙种植体的硫酸钙在置入后数周内被再吸收，不适用于融合手术。一般认为，因羟基磷灰石是不可吸收的或吸收得非常慢，使其成为融合支架的更合适的选择[36~38]。支架结构也影响新骨长入和支架重吸收的速度[39]。由于其无限量供应、易于消毒和无免疫原性，人工骨支架作为骨移植替代物颇具吸引力。人工骨缺点包括结构脆性较大和拉伸强度较低，在融合前需要防止过度负荷（表 8.2）[40]。总体而言，人工骨用于颈椎融合成功率高，而用于腰椎的临床结果则差别较大[41]。Park 等对使用人工骨进行腰椎后外侧融合术的 32 例患者进行回顾性分析，发现术后 12 个月时 CT 检查的融合率为 83.3%[42]。其他人发现，只有采用人工骨加骨髓混合才能达到可接受的融合率。基于这些结果，人工骨似乎是一种合理的骨移植替代物，但需要进一步研究，以确认其作为独立骨移植替代物的功效[3]。

基于细胞的技术

间充质干细胞（MSCs）是多能细胞，具有自我更新和分化的能力[44]。这些细胞可分化为原代成骨细胞，后者能够沉积类骨质，并在骨融合中发挥重要作用。MSCs 通常存在于骨髓、骨膜、肌肉和脂肪组织中[33]。使用 MSCs 的核心前提是最大限度地发挥自体骨移植的优势，同时减少潜在的并发症。临床通常以骨髓抽吸物（BMA）的方式获得 MSC 和刺激信号[45]。

骨髓抽吸物的优点包括易于分离 MSCs 和进行“体外”扩增，并保留了其多能性[46]。骨髓通常从椎弓根或髂嵴处吸出。由于 BMA 缺乏结构支持，经常与人工骨或同种异体骨等载体一起使用[47~50]。在一项前瞻性研究中，在单节段和双节段翻修手术中应用 BMA 和同种异体骨进行后外侧融合，并与 BMP 和自体髂骨进行比较。所有三组患者均 100% 融合，表明同种异体骨结合 BMA 适用于单节段翻修融合术[50]。

基于骨髓的移植物的缺点包括因抽吸技术而出现的结果不一致，如果抽吸内容物较少，获得的骨祖细胞含量也很少；另外一个缺点是缺乏结构支架（表 8.2）。据报道，骨髓中骨祖细胞的比例介于 1/100 000~1/5 000[12]。为了解决这些问题，人们又开发了浓缩和扩增 MSCs 的技术[51]。尽管越来越多的医生尝试使用同种异体 MSCs 作为骨移植衍生物，但支持文献较少，同时使用前处理同种异体抽吸物的成本明显较高[52,53]。

重组人骨形态发生蛋白 -2（rhBMP-2）

BMP 是转化生长因子 β 超家族的可溶性细胞因子，参与间充质前体细胞向成骨细胞的分化、成熟和增殖。迄今为止，已经发现了 20 多种 BMP，但只有 2 种重组 BMP 产品可供临床使用：rhBMP-2（INFUSE）（Medtronic，Memphis，TN）和 rhBMP-7（OP-1）（Olympus Biotech，Hopkinton，MA）[54]。BMPs 通过在靶细胞表面的丝氨酸 — 苏氨酸激酶受体发挥作用，并通过 SMAD 途径进行信号转导，导致核转位和靶基因表达，从而参与骨形成[55,56]。

美国食品药品管理局（FDA）于 2002 年批准 rhBMP-2 用于骨骼发育成熟患者，与 FDA 批准的前路椎体间融合器结合，通过单节段融合治疗 L4-S1 椎间盘退变。2004 年，FDA 批准 rhBMP-7 作为自体骨的替代品，用于后外侧腰椎融合再手术患者。然而，由于 BMP 的早期应用非常成功，其超适应证使用迅速增加。自 2002 年批准以来，每年用 rhBMP-2 进行的手术数量逐年增加，从 2002 年的 1 116 例增加到 2011 年 79 294 例。有研究估计，至少有 85% 的使用 BMP 的手术是超适应证使用[57]。

BMP 的超适应证使用包括脊柱后外侧融合术、后路腰椎椎体间融合术（PLIF）、经椎间孔腰椎椎体间融合术（TLIF）和颈椎手术[58~60]。研究结果表明，rhBMP-2 应用于单节段前路脊柱融合的效果令人印象深刻。Burkus 等证明，使用 rhBMP-2/ACS（可吸收明胶海绵）术后 2 年的融合率为 98%，而对照（自体髂骨）组的融合率为 76%[61]。同样，Dimar 等报道，使用 rhBMP-2 进行单节段后外侧融合，术后 2 年融合率优于自体髂骨（88% 比 73%）[62]。在多节段脊柱融合术中，rhBMP-2 减少了自体髂骨的需求，获得了优良的融合率，其在多节段前路脊柱融合术（10 mg BMP / 节段）、多节段后路脊柱融合术（20 mg BMP / 节段和 TCP-HA（磷酸三钙—羟基磷灰石，有或没有局部自体骨移植）中的融合率分别为 91%、97% 和 100%[63]。虽然这些早期临床研究显示其融合率高、临床结果良好，但由于这些作者从他们的研究结论中获得了明显的经济利益，因此需要对许多研究进行仔细的检查。

最近，多位作者报道了与 rhBMP-2 使用有关的严重不良反应，包括颈椎术后椎体前肿胀、血肿形成、神经根炎、异位骨化以及可能增加的癌症发生率等（表 8.2）[64~67]。2011 年，Carragee 等回顾了 rhBMP-2 的安全性，提出了对原始 rhBMP-2 研究的担忧[66]。有 13 篇行业赞助的原始文献概述了 rhBMP-2 的安全性和有效性。Carragee 等发现原始研究中存在显著的不一致性，包括未发表的不良事件。根据对后续出版物的分析，他们提出不同入路脊柱融合术的不良事件发生率估计为 10%~50%[66]。Carragee 等概述了使用 rhBMP-2 的潜在风险，包括骨溶解、下沉、再手术率增加、逆行射精、尿潴留、迟发性感染增加、骨过度生长、神经根炎、用于颈椎前路手术时的致命并发症等。RhBMP-2 暴露于硬膜内对中枢神经系统的可能副作用、早期背痛和下肢痛，并可能增加恶性肿瘤的风险[66]。根据报告的不良反应，FDA 在 2008 年发布了一份公共健康咨询，表明在颈椎前路中使用 rhBMP-2 可能会导致致命性并发症，不应使用[53,58,59]。2002~2008 年间，腰椎融合术中 rhBMP-2 的使用率每年增加 7.9%；FDA 发布建议后，从 2009 年到 2012 年，腰椎融合术中 rhBMP-2 的使用率平均每年下降 11.7%。FDA 公共卫生通报发布前，rhBMP-2 用于颈椎融合术以每年约以 2% 的速度增长，通报发布以后每年下降约 2.8%[68]。

未来方向：BMP-2 结合肽两亲分子纳米纤维

考虑到最近对 rhBMP-2 安全性的担忧，已经正致力于生物活性支架的开发，减少对高浓度生长因子的需求。一种有希望的方法是使用肽两亲分子（PA）纳米纤维结构，用这种凝胶支架代替细胞外细丝，有助于细胞增殖和再生。Lee 等应用一种新的方法证明了 PA 系统可能与内源性和外源性 BMP-2 结合。随后的体内临床前研究表明，PA 具有与 BMP-2（BMP-2-PA）结合的亲和力，可以凝胶支架形式用于脊柱融合。该研究表明，在不使用外源性 BMP-2 的情况下融合率为 42%，总的融合率优异，同时可使所需的 BMP-2 降至 10%[69]。目前正在进行 BMP-2-PA 与惰性支架（ACS）脱矿骨基质、3-D 打印人羟基磷灰石支架结合的应用研究。

参考文献

1. Rajaee SS, Bae HW, Kanim LE, et al. Spinal fusion in the United States: analysis of trends from 1998 to 2008. Spine. 2012;37(1):67–76.
2. Aghdasi B, Montgomery SR, Daubs MD, et al. A review of demineralized bone matrices for spinal fusion: the evidence for efficacy. Surgeon. 2013;11(1):39–48.
3. Nickoli MS, Hsu WK. Ceramic-based bone grafts as a bone grafts extender for lumbar spine arthrodesis: a systematic review. Global Spine J. 2014;4(3):211–216.
4. Albrektsson T, Johansson C. Osteoinduction, osteoconduction and osseointegration. Eur Spine J. 2001;10(suppl 2):S96–S101.
5. Herkowitz HN, Othman RH, Simeone FA. Rothman-Simeone, the Spine. 5th ed. Philadelphia, PA: Elsevier Saunders; 2006.
6. Grabowski G, Cornett CA. Bone graft and bone graft substitutes in spine surgery: current concepts and controversies. J Am Acad Orthop Surg. 2013;21(1):51–60.
7. Pape HC, Evans A, Kobbe P. Autologous bone graft: properties and techniques. J Orthop Trauma. 2010;24(suppl 1):S36–S40.
8. Silber JS, Anderson DG, Daffner SD, et al. Donor site morbidity after anterior iliac crest bone harvest for single-level anterior cervical discectomy and fusion. Spine (Phila Pa 1976). 2003;28(2):134–139.
9. Banwart JC, Asher MA, Hassanein RS. Iliac crest bone graft harvest donor site morbidity: a statistical evaluation. Spine (Phila Pa 1976). 1995;20(9):1055–1060.
10. Sengupta DK, Truumees E, Patel CK, et al. Outcome of local bone versus autogenous iliac crest bone graft in the instrumented posterolateral fusion of the lumbar spine. Spine (Phila Pa 1976). 2006;31(9):985–991.
11. Reid JJ, Johnson JS, Wang JC. Challenges to bone formation in spinal fusion. J Biomech. 2011;44(2):213–220.
12. Hsu WK, Nickoli MS, Wang JC, et al. Improving the clinical evidence of bone graft substitute technology in lumbar spine surgery. Global Spine J. 2012;2(4):239–248.
13. Robertson PA, Wray AC. Natural history of posterior iliac crest bone graft donation for spinal surgery: a prospective analysis of morbidity. Spine (Phila Pa 1976). 2001;26(13):1473–1476.
14. Behairy YM, Al-Sebai W. A modified technique for harvesting full-thickness iliac crest bone graft. Spine (Phila Pa 1976). 2001;26(6):695–697.
15. Dimitriou R, Mataliotakis GI, Angoules AG, et al. Complications following autologous bone graft harvesting from the iliac crest and using the RIA: a systematic review. Injury. 2011;42(suppl 2):S3–S15.
16. Hu SS. Iliac crest bone graft: are the complications overrated? Spine J. 2011;11(6):538–539.
17. Steffen T, Downer P, Steiner B, et al. Minimally invasive bone harvesting tools. Eur Spine J. 2000;9(suppl 1):S114–S118.
18. Defino HL, da Silva Herrero CF, Crippa GE, et al. In vitro proliferation and osteoblastic phenotype expression of cells derived from human vertebral lamina and iliac crest. Spine (Phila Pa 1976). 2009;34(15):1549–1553.
19. Ito Z, Imagama S, Kanemura T, et al. Bone union rate with autologous iliac bone versus local bone graft in posterior lumbar interbody fusion (PLIF): a multicenter study. Eur Spine J. 2013;22(5):1158–1163.

20. Ito Z, Matsuyama Y, Sakai Y, et al. Bone union rate with autologous iliac bone versus local bone graft in posterior lumbar interbody fusion. Spine (Phila Pa 1976). 2010;35(21):E1101–E1105.
21. Kasliwal MK, Deutsch H. Clinical and radiographic outcomes using local bone shavings as autograft in minimally invasive transforaminal lumbar interbody fusion. World Neurosurg. 2012;78(1-2):185–190.
22. Eder C, Chavanne A, Meissner J, et al. Autografts for spinal fusion: osteogenic potential of laminectomy bone chips and bone shavings collected via high speed drill. Eur Spine J. 2011;20(11):1791–1795.
23. Patel VV, Estes SM, Naar EM, et al. Histologic evaluation of high speed burr shavings collected during spinal decompression surgery. Orthopedics. 2009;32(1):23.
24. Hennessy MW, Grogan SP, Chen X, et al. Isolation of osteogenic cell populations from bone fragments harvested during lumbar spine fusion procedures. Spine J. 2012;12(9, suppl):S58–S59.
25. Lee YP. Comparing human "local" bone versus human cancellous bone for spinal fusion in an athymic rat model. Spine J. 2002;2(2, suppl 1):25.
26. Ng VY. Risk of disease transmission with bone allograft. Orthopedics. 2012;35(8):679–681.
27. An HS, Lynch K, Toth J. Prospective comparison of autograft vs. allograft for adult posterolateral lumbar spine fusion: differences among freeze-dried, frozen, and mixed grafts. J Spinal Disord. 1995;8(2):131–135.
28. Arnold PM, Robbins S, Paullus W, et al. Clinical outcomes of lumbar degenerative disc disease treated with posterior lumbar interbody fusion allograft spacer: a prospective, multicenter trial with 2-year follow-up. Am J Orthop (Belle Mead NJ). 2009;38(7):E115–E122.
29. Miyazaki M, Tsumura H, Wang JC, et al. An update on bone substitutes for spinal fusion. Eur Spine J. 2009;18(6):783–799.
30. Ludwig SC, Boden SD. Osteoinductive bone graft substitutes for spinal fusion: a basic science summary. Orthop Clin North Am. 1999;30(4):635–645.
31. Bae H, Zhao L, Zhu D, et al. Variability across ten production lots of a single demineralized bone matrix product. J Bone Joint Surg Am. 2010;92(2):427–435.
32. Wang JC, Alanay A, Mark D, et al. A comparison of commercially available demineralized bone matrix for spinal fusion. Eur Spine J. 2007;16(8):1233–1240.
33. Chioffe MH, Wellington. Decision-making for bone graft extender use in lumbar fusion. SpineLine-Digital. 2013:15–20. Current concepts (invited review).
34. Kang J, An H, Hilibrand A, et al. Grafton and local bone have comparable outcomes to iliac crest bone in instrumented single-level lumbar fusions. Spine (Phila Pa 1976). 2012;37(12):1083–1091.
35. Thalgott JS, Giuffre JM, Fritts K, et al. Instrumented posterolateral lumbar fusion using coralline hydroxyapatite with or without demineralized bone matrix, as an adjunct to autologous bone. Spine J. 2001;1(2):131–137.
36. Korovessis P, Koureas G, Zacharatos S, et al. Correlative radiological, self-assessment and clinical analysis of evolution in instrumented dorsal and lateral fusion for degenerative lumbar spine disease: autograft versus coralline hydroxyapatite. Eur Spine J. 2005;14(7):630–638.
37. Wenisch S, Stahl JP, Horas U, et al. In vivo mechanisms of hydroxyapatite ceramic degradation by osteoclasts: fine structural microscopy. J Biomed Mater Res A. 2003;67(3):713–718.
38. Hing KA, Wilson LF, Buckland T. Comparative performance of three ceramic bone graft substitutes. Spine J. 2007;7(4):475–490.
39. Gazdag AR, Lane JM, Glaser D, et al. Alternatives to autogenous bone graft: efficacy and indications. J Am Acad Orthop Surg. 1995;3(1):1–8.
40. Park JJ, Hershman SH, Kim YH. Updates in the use of bone grafts in the lumbar spine. Bull Hosp Jt Dis. 2013;71(1):39–48.
41. Tanaka N, Nakanishi K, Fujimoto Y, et al. Expansive laminoplasty for cervical myelopathy with interconnected porous calcium hydroxyapatite ceramic spacers: comparison with autogenous bone spacers. J Spinal Disord Tech. 2008;21(8):547–552.
42. Park JH, Choi CG, Jeon SR, et al. Radiographic analysis of instrumented posterolateral fusion mass using mixture of local autologous bone and b-TCP (PolyBone(R)) in a lumbar spinal fusion surgery. J Korean Neurosurg Soc. 2011;49(5):267–272.
43. Yamada T, Yoshii T, Sotome S, et al. Hybrid grafting using bone marrow aspirate combined with porous beta-tricalcium phosphate and trephine bone for lumbar posterolateral spinal fusion: a prospective, comparative study versus local bone grafting. Spine (Phila Pa 1976). 2012;37(3):E174–E179.
44. Campana V, Milano G, Pagano E, et al. Bone substitutes in orthopaedic surgery: from basic science to clinical practice. J Mater Sci Mater Med. 2014;25(10):2445–2461.
45. Shen FH, Samartzis D, An HS. Cell technologies for spinal fusion. Spine J. 2005;5(6):S231–S239.
46. Prockop DJ, Oh JY. Medical therapies with adult stem/progenitor cells (MSCs): a backward journey from dramatic results in vivo to the cellular and molecular explanations. J Cell Biochem. 2012;113(5):1460–1469.
47. Wang T, Dang G, Guo Z, et al. Evaluation of autologous bone marrow mesenchymal stem cell-calcium phosphate ceramic composite for lumbar fusion in rhesus monkey interbody fusion model. Tissue Eng. 2005;11(7-8):1159–1167.
48. Khashan M, Inoue S, Berven SH. Cell based therapies as compared to autologous bone grafts for spinal arthrodesis. Spine (Phila Pa 1976). 2013;38(21):1885–

1891.

49. Gan Y, Dai K, Zhang P, et al. The clinical use of enriched bone marrow stem cells combined with porous beta-tricalcium phosphate in posterior spinal fusion. Biomaterials. 2008;29(29):3973–3982.
50. Taghavi CE, Lee KB, Keorachana G, et al. Bone morphogenetic protein-2 and bone marrow aspirate with allograft as alternatives to autograft in instrumented revision posterolateral lumbar spinal fusion: a minimum two-year follow-up study. Spine (Phila Pa 1976). 2010;35(11):1144–1150.
51. Hart R, Komzák M, Okál F, et al. Allograft alone versus allograft with bone marrow concentrate for the healing of the instrumented posterolateral lumbar fusion. Spine J. 2014;14(7):1318–1324.
52. Muschler GF, Boehm C, Easley K. Aspiration to obtain osteoblast progenitor cells from human bone marrow: the influence of aspiration volume. J Bone Joint Surg Am. 1997;79(11):1699–1709.
53. Odri GA, Hami A, Pomero V, et al. Development of a per-operative procedure for concentrated bone marrow adjunction in postero-lateral lumbar fusion: radiological, biological and clinical assessment. Eur Spine J. 2012;21(12):2665–2672.
54. Rihn JA, Kirkpatrick K, Albert TJ. Graft options in posterolateral and posterior interbody lumbar fusion. Spine (Phila Pa 1976). 2010;35(17):1629–1639.
55. Sykaras N, Opperman LA. Bone morphogenetic proteins (BMPs): how do they function and what can they offer the clinician? J Oral Sci. 2003;45(2):57–73.
56. Hoffmann A, Gross G. BMP signaling pathways in cartilage and bone formation. Crit Rev Eukaryot Gene Expr. 2001;11(1-3):23–45.
57. Ong KL, Villarraga ML, Lau E, et al. Off-label use of bone morphogenetic proteins in the United States using administrative data. Spine (Phila Pa 1976). 2010;35(19):1794–1800.
58. Baskin DS, Ryan P, Sonntag V, et al. A prospective, randomized, controlled cervical fusion study using recombinant human bone morphogenetic protein-2 with the CORNERSTONE-SR allograft ring and the ATLANTIS anterior cervical plate. Spine (Phila Pa 1976). 2003;28(12):1219–1224; discussion 1225.
59. Haid RW Jr, Branch CL Jr, Alexander JT, et al. Posterior lumbar interbody fusion using recombinant human bone morphogenetic protein type 2 with cylindrical interbody cages. Spine J. 2004;4(5):527–538; discussion 538–539.
60. Dawson E, Bae HW, Burkus JK, et al. Recombinant human bone morphogenetic protein-2 on an absorbable collagen sponge with an osteoconductive bulking agent in posterolateral arthrodesis with instrumentation: a prospective randomized trial. J Bone Joint Surg Am. 2009;91(7):1604–1613.
61. Burkus JK, Sandhu HS, Gornet MF, et al. Use of rhBMP-2 in combination with structural cortical allografts: clinical and radiographic outcomes in anterior lumbar spinal surgery. J Bone Joint Surg Am. 2005;87(6):1205–1212.
62. Dimar JR, Glassman SD, Burkus KJ, et al. Clinical outcomes and fusion success at 2 years of singlelevel instrumented posterolateral fusions with recombinant human bone morphogenetic protein-2/ compression resistant matrix versus iliac crest bone graft. Spine (Phila Pa 1976). 2006;31(22):2534–2539; discussion 2540.
63. Mulconrey DS, Bridwell KH, Flynn J, et al. Bone morphogenetic protein (RhBMP-2) as a substitute for iliac crest bone graft in multilevel adult spinal deformity surgery: minimum two-year evaluation of fusion. Spine (Phila Pa 1976). 2008;33(20):2153–2159.
64. Vaidya R, Carp J, Sethi A, et al. Complications of anterior cervical discectomy and fusion using recombinant human bone morphogenetic protein-2. Eur Spine J. 2007;16(8):1257–1265.
65. Smucker JD, Rhee JM, Singh K, et al. Increased swelling complications associated with off-label usage of rhBMP-2 in the anterior cervical spine. Spine (Phila Pa 1976). 2006;31(24):2813–2819.
66. Carragee EJ, Hurwitz EL, Weiner BK. A critical review of recombinant human bone morphogenetic protein-2 trials in spinal surgery: emerging safety concerns and lessons learned. Spine J. 2011;11(6):471–491.
67. Hsu WK. Recombinant human bone morphogenetic protein-2 in spine surgery. JBJS Rev. 2014;2(6):e2.
68. Martin BI, Lurie JD, Tosteson AN, et al. Use of bone morphogenetic protein among patients undergoing fusion for degenerative diagnoses in the United States, 2002 to 2012. Spine J. 2015;15(4):692–629.
69. Lee SS, Hsu EL, Mendoza M, et al. Gel scaffolds of BMP-2-binding peptide amphiphile nanofibers for spinal arthrodesis. Adv Healthc Mater. 2015;4(1):131–141.

脊柱平衡的评估　第9章

作者　Munish C. Gupta
译者　吴文坚

评估脊柱畸形患者的冠状面和矢状位平衡，与评估患者X线片冠状位和矢状位的序列同样重要。椎旁肌和背伸肌无力以及髋关节屈曲挛缩，可能导致患者行走时失去平衡。即使患者在卧位或坐位X线片上矢状面和冠状面排列很好，但在站立和行走时仍可能在冠状面和矢状面失平衡。Dubousset 指出了脊柱排列和平衡的区别，前者是在X线片上进行评估，而后者更多的是患者在站立和行走时的临床评价。然而，如果患者在X线片上存在整体的排列不整齐，则在站立和行走时更可能出现脊柱平衡问题。Dubousset 阐述了平衡圆锥也是经济圆锥的概念[1]。如果患者在这个平衡圆锥或经济圆锥的内部，他维持站立姿势消耗的能量最少。图 9.1 显示了一个平衡圆锥外的患者，在经济圆锥以外的失平衡患者将花费更多能量才能维持站立和行走。

冠状面和矢状面的临床评价

对于患者的临床评估从患者移动时开始，检查患者行走时的总体平衡。让患者在诊所的走廊上行走，这是一个观察平衡的好机会。当他们走远时可以从后面观察，而当他们走近时医师可以从前面观察。患者的整体行走速度是评估患者目前身体状况的重要内容，行走速度与心血管状况、肺部状况、神经退变性疾病以及负重关节的关节炎等有关。同时，行走速度与心血管手术围术期并发症的发生率相关[2]。在患者行走时可以观察脊柱冠状面和矢状面的整体平衡情况。

当患者行走时，可以同时观察神经、关节和肌肉状况。例如，Trendelenburg 步态提示髋关节外展肌或臀中肌无力。髋骨关节炎患者通常采取患侧髋关节减痛步态行走，常伴髋关节屈曲挛缩，因此患者通常有患侧髋关节轻度屈曲，并出现该侧跛行。腰椎管狭窄患者在行走较远距离后也会使腰部向前屈曲，以缓解神经性跛行症状。这些患者似乎具有正性矢状面平衡，通过使腰椎向前弯曲以扩大椎管直径；但实际上，向前屈曲时椎板间黄韧带拉长，椎管会变宽。有些患者刚开始站得很直，但由于神经肌肉性疾病、肌肉疾病或未知的原因而出现背伸肌无力，当他们走路时腰部就开始向前屈曲，出现矢状面正平衡。对于引起老年人正向矢状平衡的背伸肌有很多需要了解的信息。一般来说，随着年龄的增长，肌肉萎缩是一个正常现象。

临床评估还包括让患者用脚趾和脚跟行走，要求患者蹲下并站起。这些简单的测试可以确定患者是否有由腰神经根支配的肌群的无力。例如，由于胫骨前肌无力而不能以脚跟站立，由于腓肠肌无力而无法以脚趾站立；近端肌肉如股四头肌无力，使得患者无法爬楼梯或从下蹲位站起。可对患者进行一些平衡测试，如 Romberg 测试，对应本体感觉或小脑功能障碍。周围神经病变患者可能无法判断足的位置，常在光线不足的情况下遇到麻烦，因此会购买更多的夜间照明灯。单

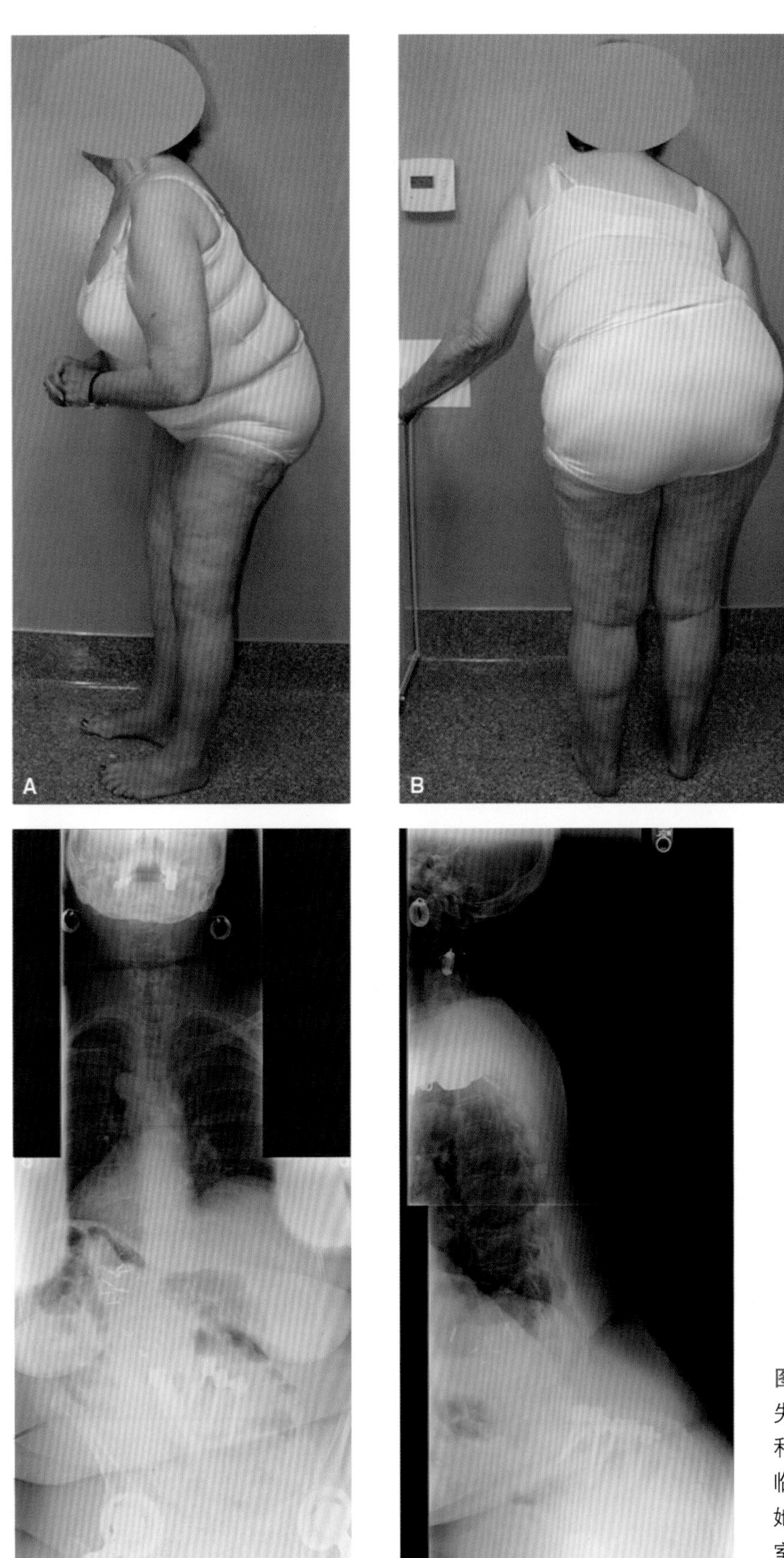

图 9.1　一位多次手术后的患者脊柱失平衡[矢状面失平衡：临床照片（A）和放射学影像（D）；冠状面失平衡：临床照片（B）和放射学影像（C）]。她未能保持在经济圆锥内。她很难在室外行走足够的距离，大部分时间都坐在轮椅上

足站立也是检查患者平衡的一个很好的实验，可以同时对本体感觉、神经退变性疾病和肌肉力量进行测试。在对每个肌群进行分级时，功能测试与手动肌肉测试一样重要。有时候在手动肌肉测试中患者被评为肌力 5 级，但却不能根据情况踮着脚跟或脚尖起身。连续踮高一侧脚趾可发现双腿的不对称无力。如果你要求患者起身踩台阶或椅子，可以发现功能性股四头肌无力，而这种情况在手动肌力检查时可能并不明显。

神经学检查应包括对上肢和下肢的运动、感觉和反射的检查。若干疾病会同时影响颈椎和腰椎，如造成椎管狭窄的脊柱退变性疾病等。腰椎管狭窄患者常伴颈椎管狭窄，如果颈椎管狭窄比腰椎管狭窄严重，需要先诊断和治疗。上肢和下肢反射的比较也有助于诊断导致下肢反射亢进或上运动神经元损伤的疾病。后纵韧带骨化、黄韧带肥厚或椎间盘突出可导致胸椎管狭窄，患者可能没有疼痛而容易漏诊，唯一的症状可能是行走不稳。在脊柱畸形患者中，Arnold-Chiari 畸形、脊髓空洞、脊髓栓系和脊髓灰质炎都可能出现，可能需要在考虑手术前进行处理。

脊柱检查包括观察是否有长毛发的斑块或骶骨凹陷，这些表现提示脊管闭合不全。首先，检查患者的整体冠状面和矢状面平衡情况，然后进行 Adam 前屈测试。接下来用侧弯测量计或尺子在肋骨和腰椎测量脊柱旋转畸形，评估患者的外观。如果患者非常担心外观问题，可以进行胸廓成形术以改善患者的旋转畸形。观察脊柱后凸和前凸的程度。通过俯卧位、仰卧位或应用过伸垫来评估矢状面畸形的弹性；同样，冠状面畸形的弹性也可以通过使患者仰卧或俯卧并推动畸形来测试。必须检查骨盆，排除骨盆倾斜和下肢不对称。如果在纠正脊柱畸形时未考虑到下肢不等长和骨盆倾斜，术后可能会引起冠状面失衡。应检查腰椎畸形顶点的侧面和冠状面畸形。如果腰椎畸形的顶点与冠状面畸形同侧，需要手术矫正腰骶部畸形，否则可能加重手术后冠状面失衡。

随后将患者置于俯卧位以确认哪部分脊柱疼痛最严重。例如，对于中年成人特发性脊柱侧弯患者来说，如果只有腰椎畸形处有疼痛而腰骶部畸形处有没有疼痛，则不必融合至骨盆。髋关节的活动范围非常重要，因为腰椎退变性疾病患者可能伴有髋关节骨性关节炎。髋关节骨性关节炎有时非常严重，整个髋关节非常僵硬，髋关节活动时骨盆随之转动。对于此类患者，在脊柱手术前应先进行髋关节重建（即髋关节置换术），因为如果髋关节无痛且行走良好，患者行脊柱手术后的康复也更容易。少数患者在接受髋关节置换后腰痛明显减轻，对于此类些患者的脊柱疾病而可采用非手术治疗。 Eli 测试可以确认髋关节屈曲挛缩的程度。可以通过物理治疗和俯卧位来减轻髋关节屈曲挛缩,防止患者术后出现躯干前倾。

脊柱畸形的放射学评估

脊柱畸形的影像学评估包括摄取 36 英寸以上的 X 线片对于冠状面和矢状面进行分析。通常拍摄正位和侧位 X 线片，可以评估脊柱整体冠状面和矢状面排列。在一张 X 线片上拍摄整个脊柱使我们能够研究冠状面曲线的关系，如主弯和次弯。过去，脊柱全长片没有显示患者是否屈膝站立。有时为了在一张长片上显示患者的整个脊柱需要让患者屈膝，如对于平背综合征的患者即是如此，所得到的脊柱全长片会给人一种错觉，即患者的矢状面畸形不像临床观察到的那样严重。将 X 线片放在正确的位置对于矢状面的评估很重要。Horton 等表明，手臂的位置可以影响矢状垂直轴[3]。他们认为，应将手臂放在锁骨，而不要让其握住一根杆子或只是简单地把手放在身前，因为这样做的话成像并不准确。

对脊柱弹性的放射学评价也是确定所需手术类型的必要条件。对于特发性脊柱侧凸患者，仰卧位弯曲 X 线片有助于确定主弯和次弯的柔软度。如果次弯是柔软的并且弯曲低于 25°，根据 Lenke 分型则它们不是结构性弯，固定融合时不需要将这些弯包括在内。如果次弯是僵硬的或伴有矢状面排列异常，固定融合时需要包括这些弯。Luk 等用软垫来确定畸形的弹性[4]。支点弯曲 X 线片更能预测手术矫形和内固定最终矫正程度。俯卧侧推 X 线片可用于确定青少年特发性脊柱侧凸患者的下位固定椎[5]。成人仰卧位正侧位 X 线片对于确定脊柱畸形的严重程度非常有用。成人患者的背伸肌无力和其他疾病可能影响站立姿势，仰卧位 X 线片消除了重力的影响，突出了残留的僵硬的脊柱畸形。因此，手术过程可以根据残余的脊柱畸形进行调整。如果仅仅根据站立位 X 线片决定手术方案，手术可能做得过大，如三柱截骨。残留的脊柱畸形一般可以通过后方松解或 Smith-Petersen 截骨解决。有时，需要应用前路手术、微创侧方入路手术或后路经椎间孔腰椎椎间融合术进行椎间盘内松解，尤其对于僵硬的腰骶部曲线。

除了全面评估 X 线片，制订手术计划前通常需要其他检查进行进一步评估。MRI 是一个很好的筛查工具，可以显示椎管内异常，确认椎间盘突出或椎管狭窄，显示椎体的骨髓和终板，以及腰椎间盘退变的程度；也可用于检测小关节的疾病，小关节大量积液提示存在不稳定，如脊椎滑脱。脊髓造影后行 CT 扫描有助于确认骨性结构如椎弓根，以计划椎弓根螺钉位置，桥接使曲线变硬或可能压迫神经的骨赘。DEXA 扫描对于确定术前存在的骨质减少或骨质疏松的程度也非常有用。如果患者骨密度很低，术前使用复泰奥（甲状旁腺激素）治疗可有效预防术后近端交界性后凸（PJK）或螺钉移位。术后患者通常也应该用复泰奥治疗至少 1 年。

脊柱畸形的放射学测量

冠状面测量

影像学测量有助于确定冠状面和矢状面的脊柱畸形。通常对主弯和次弯在冠状面上进行测量，测量主弯和次弯的 Cobb 角并在弯曲位 X 线片上再次测量，通过这种方法可真正评估侧弯及其柔软度。冠状面测量还包括骶骨中垂线（CSVL），这条线是经 S1 椎体中心的垂线。CSVL 和 C7 椎体中心的距离有助于评估冠状位排列异常。

矢状面测量

过去非常强调冠状面测量的重要性。近年来，对矢状面 X 线片测量的重视也提到同等重要位置。基本的矢状面测量包括颈椎前凸、胸椎后凸和腰椎前凸。颈椎前凸是测量 C2 底部和 C7 底部的夹角，胸椎后凸是测量 T4 顶部到 T12 底部的夹角，腰椎前凸是测量 L1 的顶部与 S1 的夹角。

正常胸椎后凸随着年龄和性别而变化，通常随着年龄增加。40 岁以后，女性后凸畸形增加的幅度大于男性。无症状个体的正常后凸为 20°~45°。对于小孩，胸椎后凸大于 45°~50° 即脊柱后凸过大。胸椎后凸有遗传因素。对于单独的患者，查看父母后凸程度有助于比较。

矢状面垂直轴（SVA）是通过从 C7 椎体中心画一条铅垂线，并测量该线与 S1 椎体终板的后上角之间的距离。如果 SVA 位于 S1 终板后上角前方，表示正性矢状面排列。如果 SVA 在 S1 终板后上角后面，则认为是负性矢状面排列。Vaz 等描述了与 SVA 相关的三种不同类型的患者[6]：如果患者 SVA 通过 S1 终板的后角，则患者矢状面是平衡的；如果患者 SVA 位于 S1 终板后角与股骨头中心之间，则为轻度不平衡；如果患者 SVA 在股骨头中心前方，则为不平衡。

Schwab 等在不同年龄组研究了重力线，即 C2 椎体铅垂线与股骨头相对关系：21~40 岁时，重力线在股骨头的后部；41~60 岁时，重力线移到股骨头的前部；60 岁以后，重力线前移到股骨头外侧的前方[1]。

许多研究阐述了不同年龄组的 SVA 正常值。Schwab 等发现，SVA 通常随年龄的增加而增加，后凸增加而前凸减少[1]。随着椎间盘高度降低，同时椎体可能因为骨质疏松或骨量减少而发生压缩和变形，因而后凸增加。腰椎前凸减少的方式与此相同，椎间盘退变导致椎间盘高度下降。随着椎间盘高度的降低和椎体的压缩畸形，腰椎前凸减小并形成平背姿势。平背姿势是这样一种情况：随着胸椎后凸畸形的增加和腰椎前凸减少，患者开始向下看地面。为了获得向前的视线，患者前视时必须屈膝，而长期屈膝会导致股四头肌疲劳。这些患者在一天结束时前屈加重，并且由于股四头肌持续工作而出现股四头肌区域疼痛。长时间平背姿势最终也会导致髋关节屈曲挛缩的出现。

骨盆参数

骨盆参数对理解脊柱矢状面畸形很有用。Dubousset 将骨盆称为“盆椎”。骨盆连接脊柱与下肢。第一个重要的参数是骨盆入射角(PI)[7]，这是一个形态学参数。这个角度在骨骼成熟前一直在改变，至成年后不变，不同种族人群这个角度有差异。骨盆入射角是骶椎终板的中心和股骨头中心的连线，与骶椎终板垂线的夹角。骨骼发育成熟后，骨盆入射角不再改变，见图 9.2。

另外两个骨盆参数是骨盆倾斜角（PT）和骶骨倾斜角（SS）。骨盆倾斜角是位置参数，矢状面正性排列时骨盆倾斜角可以发生改变而代偿。骨盆倾斜角是股骨头中心和骶骨终板中心的连线，与经股骨头中心垂线的夹角。骶骨倾斜角也是一个位置参数，并随着矢状面代偿而变化。骶骨倾斜角是经 S1 椎体后上点的水平线与骶骨终板的夹角。这两个角度随着人的年龄而变化，并且可以通过手术改变。此外，这些角度彼此互补，如果骶骨倾斜角增加，骨盆倾斜角减少，反之亦然。骨盆倾斜角也与骨盆入射角有关。一般来说，骨盆入射角越大，骨盆倾斜角越高[8]。

骨骼发育成熟后，骨盆入射角是固定的，与腰椎前凸有关。骨盆入射角越大，腰椎前凸越明显。随着患者年龄增长，由于椎间盘退变和椎间盘高度丢失，腰椎前凸减少，但骨盆入射角保持不变，而骨盆倾斜角会发生变化：由于骨盆后倾，骶骨更垂直，骨盆倾斜角增大。骶骨倾斜角是骨盆倾斜角的补充，由于骶骨终板变得水平，骶骨倾斜角变小。骨盆后倾而增加骨盆倾斜角并减少骶骨倾斜角的代偿机制，在一定程度上是有效的。骨盆后倾的代偿可防止患者前屈，使腰椎前凸减少。随着腰椎前凸减少和胸椎后凸增加的

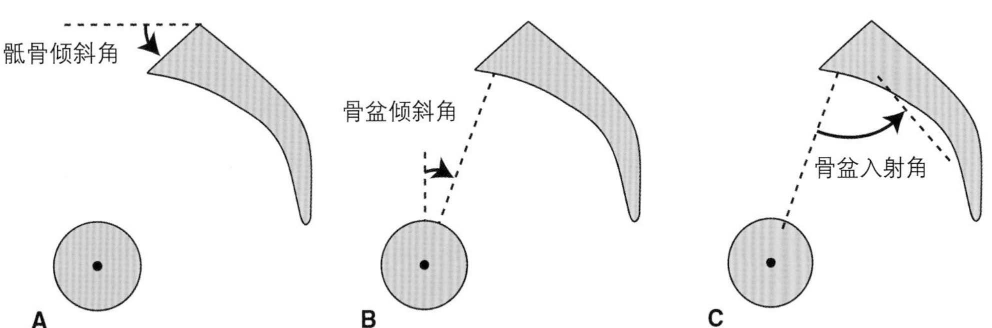

图 9.2　骨盆参数，包括（A）骶骨倾斜角（SS）、（B）骨盆倾斜角（PT）和（C）骨盆入射角（PI）（重绘引自 Diebo BG, Varghese JJ, Lafage R, et al. Sagittal alignment of the spine: What do you need to know? Clin Neurol Neurosurg. 2015；139:295–301.）

进一步加重，骨盆后倾最大化，髋关节囊完全伸展，防止骨盆进一步后倾。此时，患者必须屈曲髋膝关节，才能获得水平向前的视线。这个现象在 Roussouly 等绘制的图 9.3 中有很好的展示[9]。

骨盆后倾会产生其他后果，由于髋关节囊最大限度伸展，股骨的向后偏移受限，行走时患者无法向后延伸股骨，步幅随之减小[9]。

脊柱和骨盆的矢状面参数相互关联。如前文所述，骨盆入射角与腰椎前凸相关，腰椎前凸与胸椎后凸相关，胸椎后凸与颈椎前凸有关[10]。这一关系链描述了骨盆和脊柱矢状面参数的关系。

与下肢相关的矢状面参数

成像技术的不断发展，使得拍摄从头到足的全长 X 线片成为可能。整个人体的放射学影像能够提示年龄相关的腰椎前凸丢失、骨盆后倾、胸椎后凸增加导致的下肢矢状面代偿等。骨盆后倾最大化补偿时会导致膝髋关节屈曲。骨盆后倾也导致骶骨相对于股骨头向后分离。这些机制可通过两项测量来体现：一个是胫骨和股骨轴线的成角，提示髋关节和膝关节角度，平背患者这个角度增加；另一个测量方法是骨盆后倾时骶骨从股骨头向后移动，称为骨盆偏移，这个数值为骶骨终板的中点到胫骨前方皮质的距离，见图 9.4。

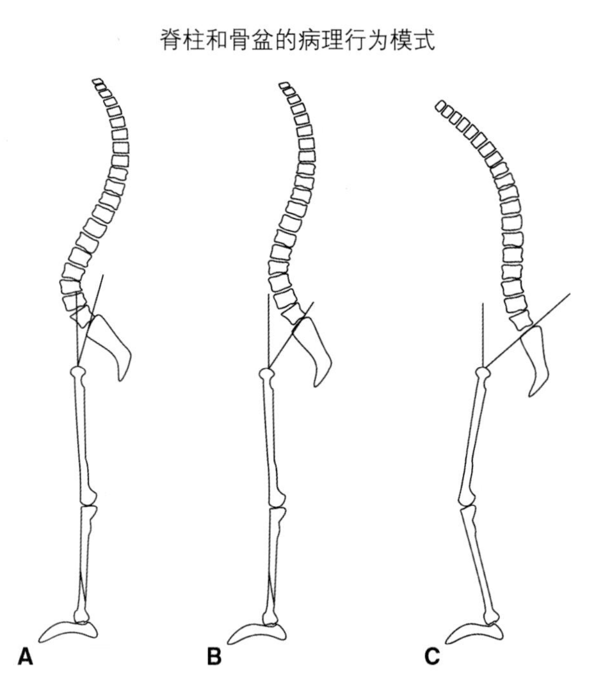

图 9.3 A. 该图显示了与正常排列相比，腰椎前凸减少的补偿机制。B. 随着腰椎前凸减少，骨盆后倾，骨盆倾斜角增加。C. 当骨盆后倾达到最大时，患者必须屈曲髋、膝和踝关节，以保持视线向前［重绘引自 Roussouly P, Nnadi C. Sagittal plane deformity: an overview of interpretation and management. Eur Spine J. 2010；19(11):1824–1836.］

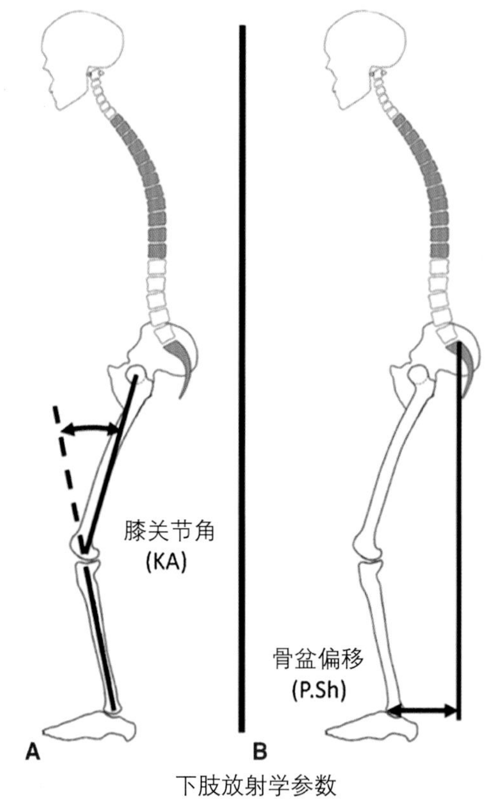

图9.4 整个骨骼的全长X线片可以测量新的参数，如(A)髋关节和膝关节角以及(B)骨盆偏移，进一步了解这些参数可以帮助外科医生避免术后脊柱平衡问题(重绘引自 Diebo BG, Varghese JJ, Lafage R, et al. Sagittal alignment of the spine: what do you need to know? Clin Neurol Neurosurg. 2015；139:295–301.)

与年龄相关的矢状面参数

随着年龄的增长，胸椎后凸增加，腰椎前凸减少，躯干前倾，矢状面垂直轴增加。随着骨盆后倾代偿腰椎前凸的减少，骨盆倾斜度增加，骶骨变得更加垂直，骶骨倾斜角减小，骶骨也相对于股骨头后移。Schwab 等描述了三个不同年龄组的变化：21~40 岁、40~60 岁和 60 岁以上[1]。

矢状面参数与患者疗效的关系

矢状面参数可以影响患者相关的手术结果。相对于冠状面排列异常，矢状面正性排列更能预测成人脊柱畸形的症状。胸腰椎和腰椎畸形的评分低于胸椎畸形。对未手术患者而言，冠状面显著失衡也与疼痛和功能障碍有关[11]。

骨盆参数也与健康相关的生活质量问卷相关，如 Oswestry 失能指数和 SF-12 评分中的身体部分评分。Lafage 等报道，随着骨盆倾斜角增加，Oswestry 失能指数增加，SF-12 的身体评分降低[12]。此外，矢状面和骨盆参数与脊柱侧凸研究学会问卷专用调查问卷的患者报告结果、Oswestry 失能指数和 SF-12 相关。有三个参数是最有意义的：一个是骨盆入射角与腰椎前凸角的差值，第二个是矢状面垂直轴，第三个是骨盆倾斜角。这些参数都非常重要，根据这些参数最终形成了 Schwab-SRS 成人脊柱畸形的分型系统。该分类使用冠状面畸形进行描述，如胸椎、腰椎或双曲线中的曲线，以及没有明显冠状面畸形的矢状面畸形。矢状面校准参数与患者疗效相关，因此越来越受到重视。如果骨盆入射角和腰椎前凸角不匹配在 10° 以内，则评分为 0；在 0° ~20°，则评分为中等；超过 20°，则评分为显著。应用 SVA 评价脊柱的整体排列，SVA 小于 4 cm 为 0，SVA 在 4.0~9.5 cm 之间为 +，而 SVA 大于 9.5 cm 为 ++。骨盆倾斜角小于 20° 时，分级为 0；骨盆倾斜在 20° ~30° 之间时为 +；大于 30° 时为 ++[13]。

矢状面排列的目标

矢状面矫形的目的不仅是纠正脊柱的排列不佳，而且还希望逆转患者保持直立和视线平齐的代偿机制。这些补偿机制消耗了大量能量，造成患者易疲劳，影响患者的疗效。根据 Schwab-SRS 分型，腰椎前凸应该矫正到骨盆入射角相差 10° 以内，SVA 代表的整体矢状面排列应该在 4 cm 以内，骨盆倾斜角约为 20°。要达到这些目标，有时需要比较大的手术，如小关节松解、切除，甚至有时需要三柱截骨术。腰椎前凸过大和 SVA 过度矫正可能导致 PJK，使得这些参数的手术目标受到质疑[14]。有些人认为，对于年轻患者应该根据 Schwab-SRS 分型的参数进行矫正，而对于年纪较大人群应该适当降低矫正的程度。Lafage 等提出了不同年龄的矢状面矫正的目标[15]，各年龄的矫正目标见表 9.1。

表 9.1　用于手术计划的不同年龄的目标（年龄调整后）

年龄组	PT	PI–LL	SVA
<35	11.0	–10.5	–30.5
35–44	15.4	–4.6	–5.5
45–54	18.8	0.5	15.1
55–64	22.0	5.8	35.8
65–74	25.1	10.5	54.5
≥ 74	28.8	17.0	79.3

引自 Diebo BG, Varghese JJ, Lafage R, et al. Sagittal alignment of the spine: what do you need to know? Clin Neurol Neurosurg. 2015；139:295–301.

小结

脊柱畸形患者需要全面的内科评估，体格检查和影像学评估。由于并发症发生率高，因此患者评估必不可少。脊柱平衡由X线影像上的排列情况及患者的神经和肌肉状况决定。手术矫正的目的不仅要重新恢复脊柱的正常排列，还要逆转代偿机制。在确定矫形手术大小时，应该考虑患者的年龄。要注意控制手术范围，以减少术后并发症，如PJK。

参考文献

1. Schwab F, Lafage V, Boyce R, et al. Gravity line analysis in adult volunteers: age-related correlation with spinal parameters, pelvic parameters, and foot position. Spine (Phila Pa 1976). 2006;31:E959–E967.
2. Chen MA. Frailty and cardiovascular disease: potential role of gait speed in surgical risk stratification in older adults. J Geriatr Cardiol. 2015;12:44–56.
3. Horton WC, Brown CW, Bridwell KH, et al. Is there an optimal patient stance for obtaining a lateral 36 radiograph? A critical comparison of three techniques. Spine (Phila Pa 1976). 2005;30:427–433.
4. Luk KD, Cheung KM, Lu DS, et al. Assessment of scoliosis correction in relation to flexibility using the fulcrum bending correction index. Spine (Phila Pa 1976). 1998;23:2303–2307.
5. Vedantam R, Lenke LG, Bridwell KH, et al. Comparison of push-prone and lateral-bending radiographs for predicting postoperative coronal alignment in thoracolumbar and lumbar scoliotic curves. Spine (Phila Pa 1976). 2000;25:76–81.
6. Vaz G, Roussouly P, Berthonnaud E, et al. Sagittal morphology and equilibrium of pelvis and spine. Eur Spine J. 2002;11:80–87.
7. Legaye J, Duval-Beaupere G, Hecquet J, et al. Pelvic incidence: a fundamental pelvic parameter for three-dimensional regulation of spinal sagittal curves. Eur Spine J. 1998;7:99–103.
8. Mac-Thiong JM, Roussouly P, Berthonnaud E, et al. Age- and sex-related variations in sagittal sacropelvic morphology and balance in asymptomatic adults. Eur Spine J. 2011;20(suppl 5):572–577.
9. Roussouly P, Nnadi C. Sagittal plane deformity: an overview of interpretation and management. Eur Spine J. 2010;19:1824–1836.
10. Ames CP, Blondel B, Scheer JK, et al. Cervical radiographical alignment: comprehensive assessment techniques and potential importance in cervical myelopathy. Spine (Phila Pa 1976). 2013;38:S149–S160.
11. Glassman SD, Berven S, Bridwell K, et al. Correlation of radiographic parameters and clinical symptoms in adult scoliosis. Spine (Phila Pa 1976).2005;30:682–688.
12. Lafage V, Schwab F, Patel A, et al. Pelvic tilt and truncal inclination: two key radiographic parameters in the setting of adults with spinal deformity. Spine (Phila Pa 1976). 2009;34:E599–E606.
13. Schwab F, Ungar B, Blondel B, et al. Scoliosis Research Society-Schwab adult spinal deformity classification: a validation study. Spine (Phila Pa 1976). 2012;37:1077–1082.
14. Hyun SJ, Kim YJ, Rhim SC. Patients with proximal junctional kyphosis after stopping at thoracolumbar junction have lower muscularity, fatty degeneration at the thoracolumbar area. Spine J. 2016;16(9):1095–1101.
15. Lafage R, Schwab F, Challier V, et al. Defining spino-pelvic alignment thresholds: should operative goals in adult spinal deformity surgery account for age? Spine (Phila Pa 1976). 2016;41:62–68.

第 10 章 老年脊柱生物力学

作者 Hassan Serhan, Vijay Goel
译者 谢幼专 吴文坚

从生物力学的角度来看，多个骨组件协同发挥作用，保证人们在日常的生活中完成行走、跑步等，并且在某些特定情况下，可以进行如高尔夫球运动中的完美挥杆等复杂运动[1]。脊柱是人体的关键部件之一，椎骨、相互连接的韧带、减震的椎间盘和小关节都在这些活动中起作用。然而，随着年龄的增长，这其中的每一个部件都开始发生改变，表现为其生物力学特性变差。最终，级联性的退行性改变导致脊柱疾病如骨质疏松、椎管狭窄、椎弓峡部裂和脊椎滑脱等。本章的目的在于：①简要介绍生物力学相关的解剖学；②简要介绍相关生物力学证据，证明退变与年龄相关；③介绍适用于某些与年龄有关的脊柱疾病的手术[2]。考虑到叙述简洁、内容完整和重点突出，本文不对肌肉性退化进行讨论。

解剖

正常成人的解剖

脊柱（脊柱）包括颈段和背段，是中轴骨系统的关键部分：它保护脊髓，支撑躯干的重量，维持姿势，并为身体提供部分僵硬而灵活的中轴[3]。成人的脊柱由 33 块椎骨组成，分为 5 个区域：7 块颈椎（C1–C7），12 块胸椎（T1–T12），5 块腰椎（L1–L5），5 块骶骨（S1–S5）和 4 块尾骨。前 24 块椎骨是可移动的，而其余的椎骨在成年后会融合。椎体间的椎间盘（IVD）有助于提高脊柱的灵活性（图 10.1）。枕骨和 C1 之间或 C1 和 C2 之间没有椎间盘。脊柱有 4 个弯曲：颈曲，胸曲，腰曲和骶曲。胸曲和骶曲凹向前（脊柱后凸），而颈曲和腰曲凹向后（脊柱前凸）[4,5]。椎骨由椎体和椎（神经）弓组成，作用为保护脊髓和作为肌肉附着部位（图 10.2）。椎骨的骨组织由松质骨和皮质骨组成。松质骨是一种高度多孔的结构，由棒状和板状骨小梁围绕骨髓而形成孔状空间。皮质骨和松质骨之间的主要区别是其孔隙率：皮质骨和松质骨的孔隙率分别为 5%~20% 和 40%~95%。椎体是椎骨的前部，支撑体重并传递地面反作用力。椎体的头端和尾端覆盖透明软骨，为椎体提供保护，并有助于椎间盘和椎体之间营养物和废液的扩散[6,7]。相邻椎骨的上下突起——被称为小关节或关节突关节——形成关节，约束脊椎的运动。根据位置和方向，这些关节也承受部分体重，并限制相邻椎骨的运动，如滑动[5]。

椎间盘在形状上略呈圆柱形，由三个结构组成：纤维环（AF），髓核（NP）和软骨终板（CEP）。NP 是椎间盘的中心水合区域，施加于其上的压缩应力会形成静水压[7]。NP 周围有分层的 AF，头尾端有 CEP 包绕。AF 和 CEP 吸收 NP 产生的静水压力，防止其突入椎管等邻近区域。椎间盘允许脊柱弯曲和旋转，有助于负载的传输，同时会消耗部分能量。稳定脊柱的韧带是被动结构，包括：前纵韧带（ALL），后纵韧带（PLL），黄韧带（LF），项韧带（LN），棘间韧带（ISL），横突间韧带（IL）和关节囊韧带

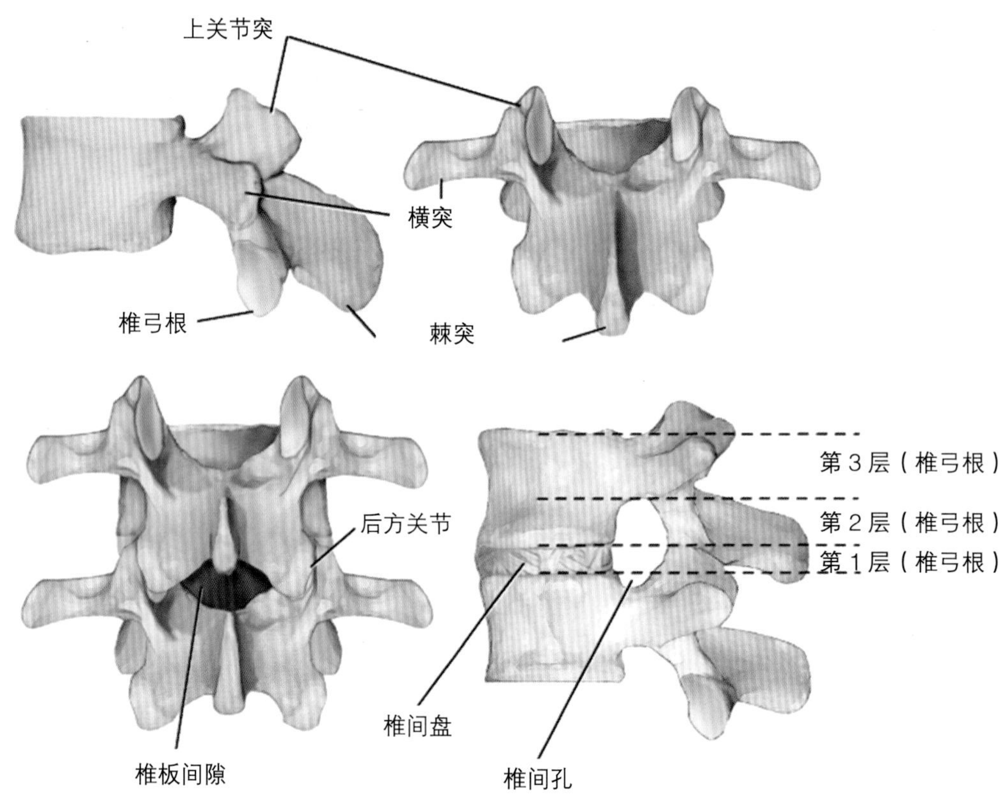

图 10.1 双节段脊柱显示两个相邻的椎骨以及韧带和椎间盘（由同心纤维环层包围的凝胶状髓核组成）形成功能性脊柱单元（FSU）（引自 Rhee J, Boden SD, Wiesel SW. Operative Techniques in Spine Surgery. 2nd ed. Philadelphia, PA: Wolters Kluwer； 2016.）

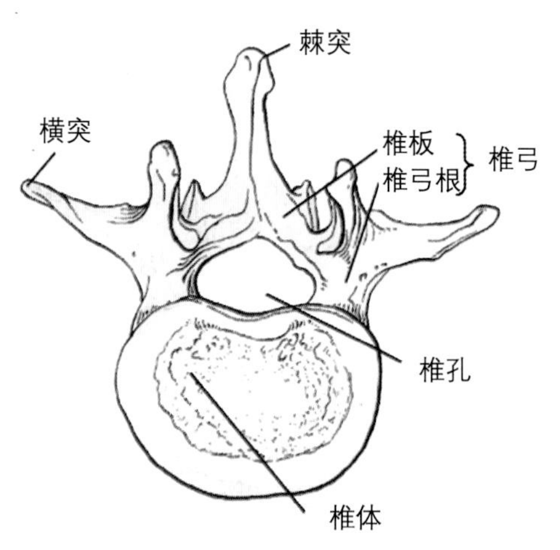

图 10.2 显示不同解剖学特征的椎骨的横截面视图（引自 Moore KL, Dalley AF. Clinically Oriented Anatomy. 5th ed. Philadelphia, PA: Lippincott Williams & Wilkins； 2006.）

（CL）。此外，上颈椎区域还存在额外的韧带[8]。

脊柱功能单元（FSU）由两个相邻的椎骨、椎间盘及其间的韧带组成（图 10.1），是脊柱中最小的生理运动节段，具有与整个脊柱类似的关键解剖学和生物力学特征[9]。

与增龄有关的解剖学和疾病表现

随着年龄的增长，多数脊柱结构显示退行性变化，在此仅描述其中一部分。

骨小梁结构和皮质厚度

椎体中的骨小梁更像棒状，其厚度随着年龄而减小，而且小梁结构的异向性（对抗应力不再是所有方向）有所增加。这种异向性的增加使得轴向承载能力增加。然而，这也存在一个缺点：由轴外冲击导致的骨折风险增加[10]。骨皮质厚度也随着年龄和骨质疏松而变化。在骨质疏松的脊柱中，上胸椎体腹侧的骨皮质厚度比对照样本减少 15%，下胸椎和腰椎椎体的背侧骨皮质厚度也比对照样本减少了 30%。即使在没有骨质疏松迹象的正常脊柱中，T8 椎体下方的骨皮质厚度也显著减少[11]。

骨质疏松与椎体压缩性骨折

骨质疏松是骨脆性增加的一种临床状态，表现为骨强度降低，在微小的外力作用下即可发生骨折。骨折常发生在日常活动中。原发性骨质疏松症分为两种主要类型：一种与绝经期雌激素下降（I 型）相关，另一种与衰老相关（II 型）。I 型骨质疏松症是女性绝经后骨小梁骨质流失，而 II 型骨质疏松症则是年龄相关性骨质流失导致的骨皮质和骨小梁骨质减少。骨质疏松的主要预测因素之一是骨矿物质密度（BMD）。BMD 平均在 24~25 岁时达到峰值，之后降低[12~14]。

椎体压缩性骨折（VCF）是由于创伤或骨质疏松症患者的椎骨强度降低导致的椎骨塌陷（图 10.1）。VCF 与疼痛和进行性椎体塌陷相关，可导致脊柱后凸畸形。最初的急性疼痛可能影响功能，在某些情况下可能转变为慢性疼痛。慢性疼痛是椎体不完全愈合的结果，伴有进行性椎体塌陷、相关区域的假关节形成或脊柱运动学改变。VCF 后长时间不活动可导致进一步的骨质流失，肌肉磨损和额外的骨折风险[12]。

椎间盘退变

椎间盘随着年龄的增长而磨损，营养供应和废物交换减少可能加剧这种变化（图 10.3）[15,16]。椎间盘退变（IDD）早在 20 岁就开始了，尸检表明 97% 的 50 岁以上的人有椎间盘退变[17~20]。退变的表现始于 NP 的蛋白多糖含量降低，因此其含水量降低，导致椎间盘内压力和高度降低，出现放射状裂隙、椎间盘突出、骨赘形成、小关节关节炎和 Schmorl 结节（椎间盘突入椎体）形成，并伴有随疼痛，疼痛程度随变性程度而加重[15,21]。椎间盘退化按等级分为 I~V 级：I 级，椎间盘 NP 和 AF 均匀，界限清晰，椎间隙高度正常；V 级是指 NP 和 AF 不均匀且界限不清晰，椎间隙塌陷[22]。

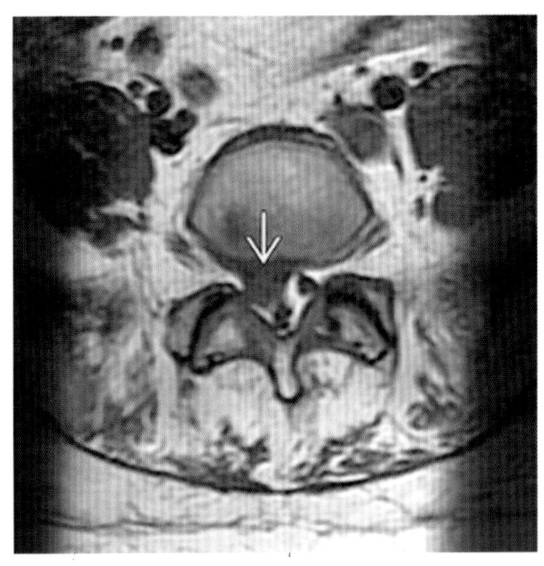

图 10.3　MRI 显示同心和放射状纤维环撕裂，髓核挤压进入椎管导致椎间盘突出

纤维环撕裂和椎间盘突出

纤维环撕裂主要伴随 IDD 而产生，也可能由于剧烈活动在级联性退变的早期发生（图 10.3）。纤维环撕裂导致髓核被挤入椎管，造成椎间盘突出。NP 突出而 AF 的最外层保持完整时，会形成有限突出[23,24]。

腰椎管狭窄、骨关节炎和腰椎滑脱

由于过用或高负荷，小关节发生退化。小关节退变通常始于软骨退变，导致滑膜炎和关节间隙变窄，最终导致骨赘形成，可能造成椎管狭窄或腰椎滑脱[25~27]。近来有人提出了椎间盘退变先于小关节退化的观点[25,26,28]。透明软骨覆盖小关节的关节表面，对其正常功能至关重要。随着年龄的增长，软骨随之减少，在 MRI 上表现为关节间隙变窄。

多数情况下，软骨的减少伴随软骨和滑膜衬里关节囊的不同程度的炎性破坏，形成炎性血管袢。根据疾病的严重程度和持续时间，软骨可能完全丧失，裸露的骨可能开始相互摩擦，导致骨质象牙化，即新骨形成。它是通过骨赘形成增加其表面积来实现的（图 10.4）。

这被称为骨关节炎[29]。腰椎滑脱是一块椎骨相对于相邻椎骨的滑移，并且通常是由椎间盘或小关节的不对称退化引起的。由于这些关节的不对称退化，应力的不平衡可导致不对称的变形，进一步加剧了载荷的不对称，形成促进不稳定进展的闭环循环。畸形可沿三个轴中的任何一个发生：轴向旋转（垂直轴），侧移或前移（图 10.5）。腰椎滑脱的退行性变化也可导致椎管狭窄[30,31]。椎管狭窄可见于椎管的任何区域。IDD 导致局部和节段性力学改变，产生代偿性变化，如骨、小关节和韧带肥大。随着正常老化脊柱发生退行性变化，周围肌肉组织也随着年龄的增长而萎缩。因此，脊柱稳定性取决于肥大的骨骼、小关节和韧带。这些肥大的结构导致椎管或椎间孔变窄，在老年脊柱中普遍存在（图 10.2）。

增龄的生物力学改变

椎间盘的蠕变特性

受到突然负载后，退变椎间盘的蠕变（即变形）比未退变椎间盘慢，意味着随着椎间盘的退化，椎间盘的黏弹性（即抗变形性和恢复到原始形状的能力）随着年龄而衰减，使得冲击吸收能力降低和应力分布不均匀（图 10.6）[33]。

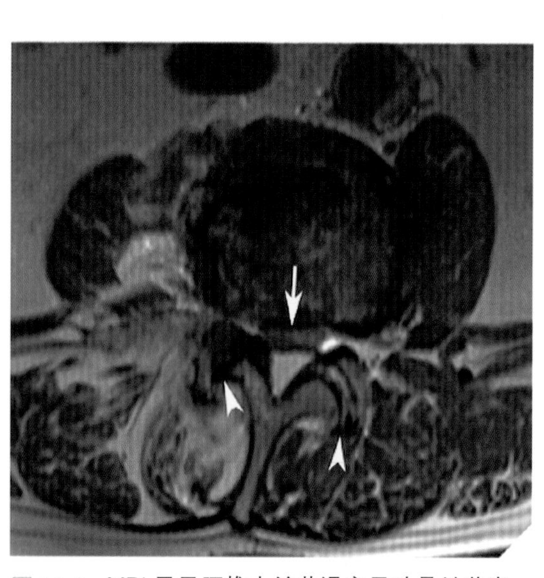

图 10.4 MRI 显示腰椎小关节退变导致骨关节炎。通常在小关节的骨关节炎同一水平上具有狭窄的椎间盘（引自 Greenspan A. Orthopaedic Imaging: A Practical Approach. 6th ed. Philadelphia, PA: Wolters Kluwer；2014.）

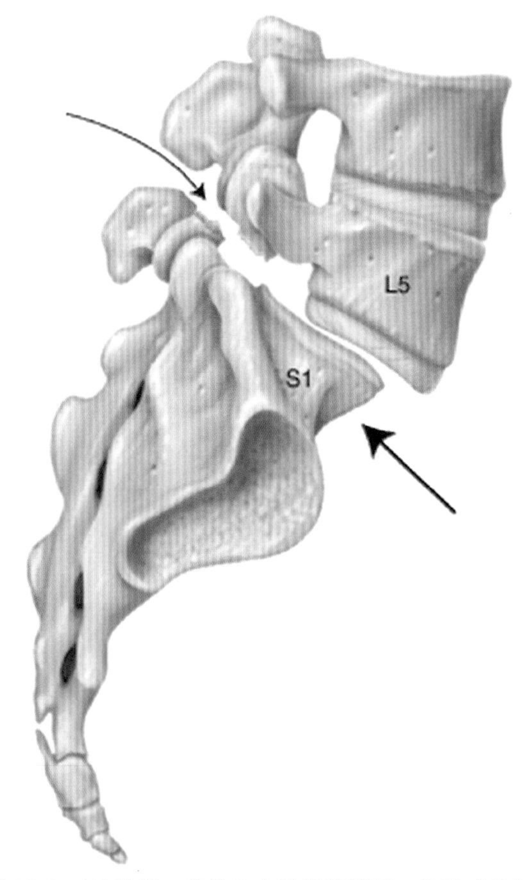

图 10.5 L5 滑脱。它发生在峡部断裂后，椎骨对前向滑动的抵抗力较小（引自 Panksy B, Gest T. Lippincott's Concise Illustrated Anatomy, Back, Upper Limb, and Lower Limb. Baltimore, MD: Lippincott Williams & Wilkins；2011.）

脊柱功能单位的运动学

正常 FSU 的瞬时旋转轴（IAR）被限制在脊柱空间中的一个小区域内，但退化的 FSU 的 IAR 播散分布，提示存在不稳定（图 10.7）[34]。脊柱运动范围（ROM）在 IDD 的初期增加，在 IDD 后期减少。如果不治疗，可能会出现椎骨间的自发融合[35,36]。体内研究表明，与 20~29 岁的人相比，50 岁以上的人脊柱伸屈、侧弯和轴向旋转活动度平均分别下降 23.3%、30.6% 和 25.1%（图 10.8）[37]。由于韧带、小关节和椎间盘的退化，IAR 和 ROM 也发生变化。IAR 和 ROM 中的这些变化可能导致随着年龄的增长而出现活动减少、过度活动、不动或反常运动。反常运动意味着运动发生在与脊柱弯曲相反的方向上[38]。例如，腰椎滑脱可能导致年轻患者的过度活动和老年患者的活动下降[35,39]。

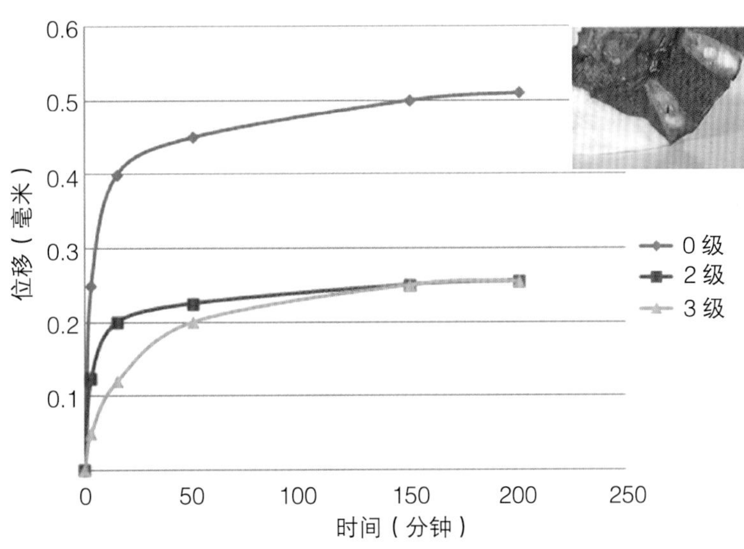

图 10.6　不同退变阶段椎间盘在恒定负荷（即蠕变）下位移的时间变化。随着退变的加重，出现两种效应：（a）最终位移增加；（b）变形率显著增加，特别是在施加负荷后立即增加[24]

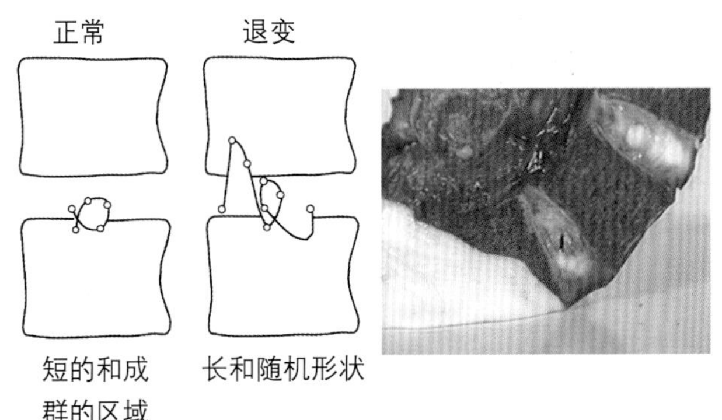

图 10.7　在正常 FSU 中，瞬时旋转中心（COR）保持在 FSU 后部的狭窄区域内。在退变椎间盘，COR 可以在很宽的区域内变化，甚至在 FSU 之外也是如此

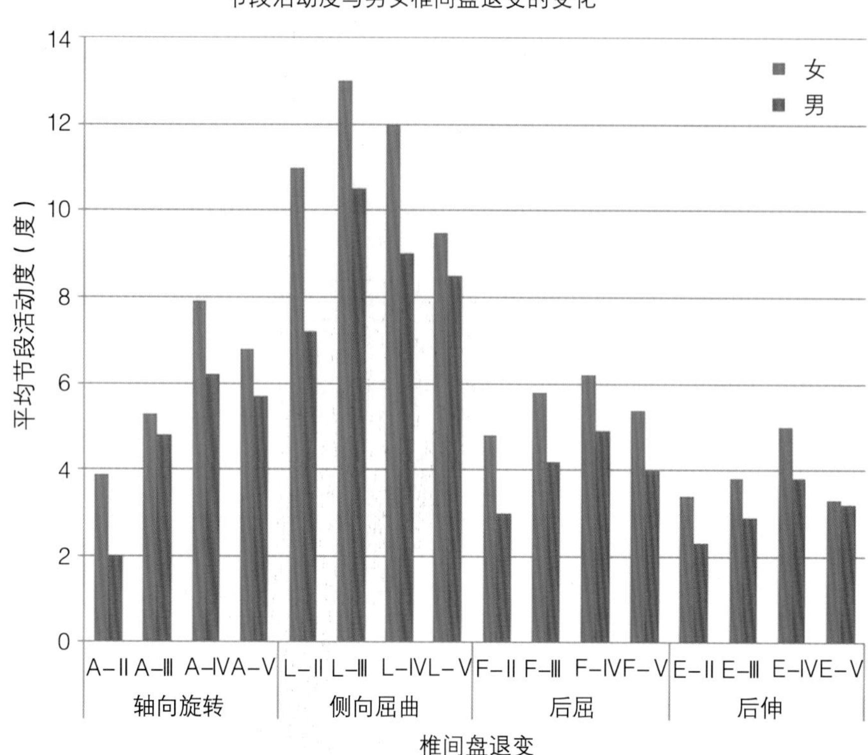

图 10.8　三个解剖平面中节段活动度与男女椎间盘退变的变化

跨椎间盘的应力和椎间盘内压力

随着时间的推移，髓核脱水导致 AF 内的应力增加和椎间盘高度的丢失（图 10.9）。水合作用的减少也导致椎间盘内压力降低，这反过来使 AF 纤维的张力减小，大部分负荷通过 AF 传递（图 10.10）[19,40~44]。

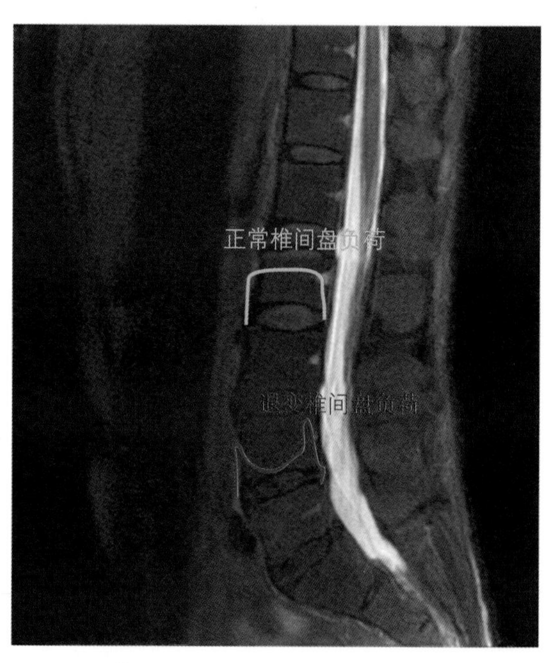

图 10.9　正常和退化椎间盘之间的应力分布比较。在正常的椎间盘中，应力分布有一个高的平台；而在退变的椎间盘中，在纤维环区域中应力分布有尖峰，在髓核中应力分布减小[42]（引自 Lotke PA, Abboud JA, Ende J. Lippincott's Primary Care Orthopaedics. Philadelphia, PA: Wolters Kluwer；2008.）

椎体的抗压强度

随年龄增长，BMD 减小，椎体中央区域的最大抗压强度降低[14]。抗压强度的降低和皮质骨的变薄可能导致 VCF，导致椎体前方楔形改变。这会使机体重心前移、躯干前屈，并很难通过肌肉和韧带来代偿[45]。

载荷分布

IDD 改变了脊柱结构，因此也改变了脊柱载荷分布，导致 AF 和小关节的负荷过多（图 10.11），神经弓处的压缩载荷随着年龄而增加。神经弓处具有较高负荷的 FSU，会出现椎体内的骨丢失以及小关节和峡部增生[46,47]。

外科干预

椎体成形术与后凸成形术

椎体成形术是一种经皮技术，在影像引导下通过向椎体中注射聚甲基丙烯酸甲酯（PMMA）来治疗和稳定椎体骨折[48]，可以缓解约 80% 患者的疼痛。该技术的主要缺点是骨水泥渗漏风险较高，可能导致神经损伤。而且，使用这种技术不可能恢复椎体高度，也就意味着不能完全矫正脊柱畸形[49~51]。椎体后凸成形术也是一种经皮技术，在透视下把可膨胀的气囊插入椎体中，通过膨胀球囊使椎体终板尽可能恢复接近原始位置，然后使用骨水泥（PMMA）稳定恢复的椎体

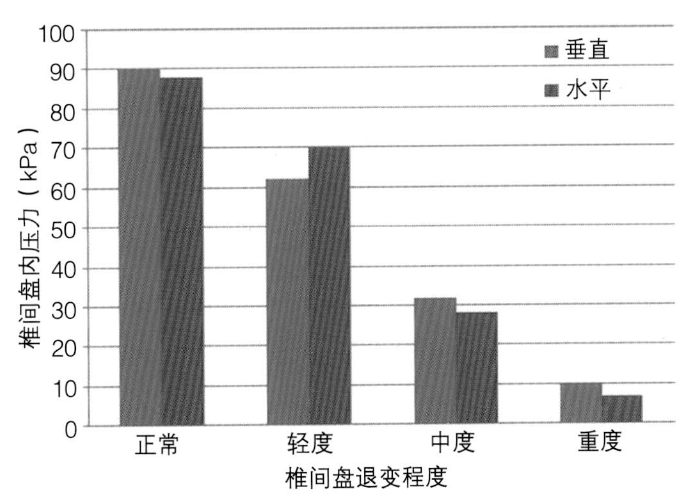

图 10.10 随着椎间盘退变程度的增加，椎间盘内压力下降。压力测量在俯卧位进行。水平和垂直是指压力传感器的压敏膜的对线排列[44]

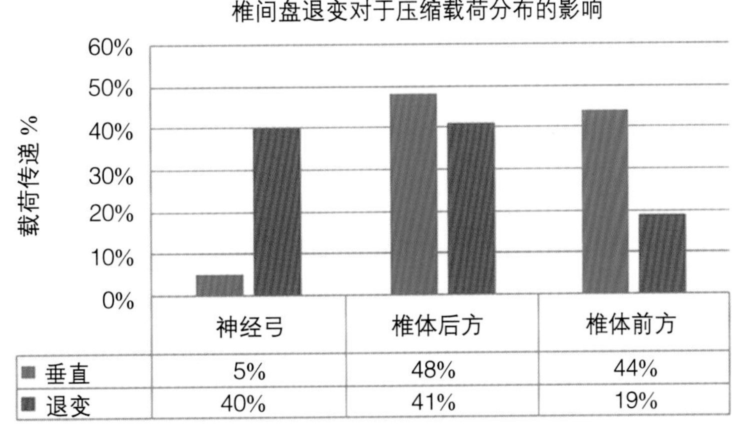

图 10.11 腰椎间盘退变对压缩载荷分布的影响。在正常椎间盘中，神经弓仅约承受所施加压缩力的 8%，其余部分分布在椎体的前部和后部；椎间盘退变迫使神经弓承受约 40% 的压缩应力，而椎体前部仅承受约 19%

高度[52]。与椎体成形术相比，椎体后凸成形术的好处是可恢复椎体高度，改善后凸畸形，并降低了骨水泥渗漏的可能性[53,54]。如前所述，VCF患者身体的重心前移，通过增加竖脊肌的作用力来补偿力矩臂的减小。即使注入PMMA，这种补偿机制也没有被超越，并且相邻部位可能因这些较高的应力而出现VCF（继发VCF）。因此，恢复椎体的高度和角度对于恢复FSU的自然生物力学和减少继发性VCF非常重要[55]。

脊柱融合与动态稳定

应用自体骨、同种异体骨或人工骨的融合，通过支撑前柱或后柱来稳定脊柱的相关节段，可以使用加用或不加用刚性或动态固定装置的椎间融合器来促进融合。随着时间的推移，骨将围绕多孔融合器生长，形成连接上、下椎骨的骨桥。这是治疗椎间盘退变、腰椎滑脱（有或无椎管狭窄）和腰痛的最常见手术。据估计，仅在美国2002年就进行了约200 000例脊柱融合术[56]。这一手术使FSU固定，给相邻的FSU带来更大的压力，从而加速相邻椎间盘的退化。作用于骨的压力可以促进融合。应力遮挡是一个可导致假关节形成（骨不连）的主要生物力学问题，可能是由于该节段存在完好的小关节、椎弓根螺钉—杆系统（图10.12）。相反，如果不使用固定，可能导致融合器（或骨移植物）移位。最近，使用椎间融合器（或骨移植）加小关节固定，或使用半坚强椎弓根螺钉—杆系统，已被证明可通过减少应力遮挡来促进融合[56~58]。

动态稳定的理念是恢复生理运动，以及正常的负荷分布和椎间盘内压力。在夜间仰卧或经过一段时间的减重后，椎间盘内压力降低（从2.4 Mpa降至0.5 MPa），其高度和体积均增加[59]。通过类比，力学减压应该导致类似的结果。体外进行的生物力学测试显示，使用这些动态稳定系统可以降低椎间盘内压力并维持脊柱前凸[16,60]。

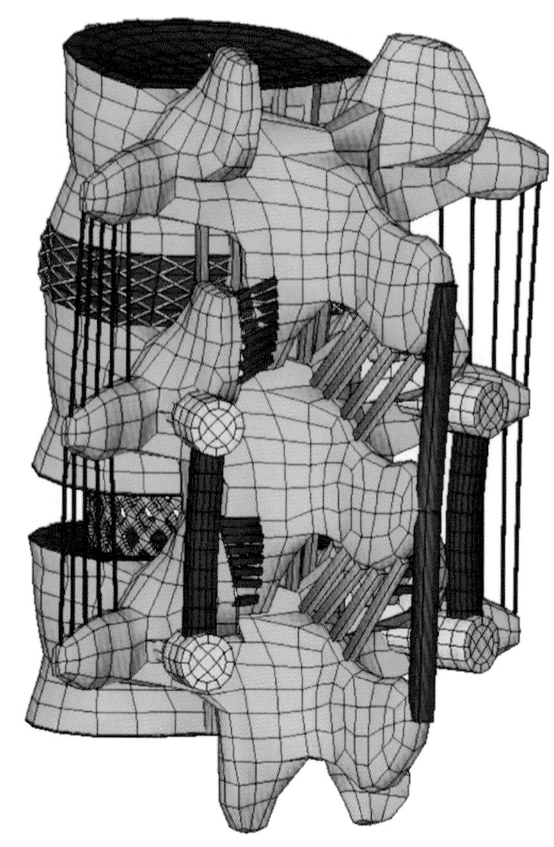

图10.12 经验证的L3–L5脊柱模型，L4–L5有后路器械和椎间融合器

基于椎弓根螺钉的动力稳定系统

这种方法可用于治疗小关节性疼痛、椎管狭窄，总体不稳定或结构畸形——所有这些都是由于椎间盘退变造成的[61,62]。Graf系统非常有名，但由于结果较差、再手术率而高而未被接受。Dynesys的研究已经有明确的结果，在置入26个月之后椎间盘高度仍然良好维持[63]，即使在34个月时也未出现椎间盘退变的加重[64]。但是，该系统在侧弯时椎间盘内压力变化低于正常椎间盘和后路固定，在轴向旋转和中立位时几乎没有变化（与刚性固定一样）[65]。研究结果还显示，该系统不影响相邻椎骨的运动[66]。术后晚期螺钉松动是一个潜在的问题[63]。文献报道的数据存在相互矛盾之处。

棘突间装置

棘突间装置（ISS）的实例包括 Wallis（Abbott Spine，France）、DIAM（Medtronic，USA） 和 X–Stop（St. Francis，USA）。通常，这些装置用于腰椎管狭窄，作为椎板切除术和脊柱融合术的另外一个选择，也可用于其他 IDD 相关疾病。减压后，使用一定大小的撑开器将 ISS 插入棘突间。ISS 相关的问题有棘突骨折、内置物下沉和假体脱位。部分作者认为其会限制运动而不是恢复运动。

椎间盘置换术与髓核置换术

椎间盘置换术是应用椎间盘假体［或人工椎间盘，如 CHARITÉ（Depuy Spine，Inc）和 ProDisc（Synthes Spine，Inc.）］替代退化的椎间盘。尽管研究表明术后 24 个月内疼痛多可缓解，但长期疗效尚不清楚。此外，有假体移位、脱出和失败的证据[69,70]。有关 CHARITÉ 人工椎间盘的研究显示，L4–L5 的屈伸 ROM 为 9°~16°，L5–S1 为 7°~9°[71,72]。与此类似，使用 ProDisc–L，L3 和 S1 之间的 FSU 屈伸 ROM 范围为 6.0°~7.7°[73]。由于这些 ROM 在正常脊柱节段的生理范围内，这些研究表明邻近节段退变的加速得到缓解。人工椎间盘假体具有不同的设计，置入后其生物力学作用机制也不一样。单关节假体具有静态旋转中心，因此 FSU 的运动受限于单个 IAR，导致应力集中于骨—内置物界面和后方部件，并伴有运动质量的变化。虽然双关节假体允许 IAR 在 ROM 上动态移动，但是由于该种椎间盘缺乏固有的刚度，这种运动可能不是生理性的。因此，它们缺乏屈曲刚度和减震性能。弹性假体（非关节）再现 IAR 在人体脊柱的动态位置并同时保持刚度，使 IAR 的运动接近正常生理状态。这种假体可以提供有限制的正常运动并有减震作用。

髓核置换术是使用合成内置物或水凝胶取代椎间盘的髓核部分。该手术用于椎间盘早期退变，AF 仍然完好无损的情况。这些内置物使用了各种材料，包括金属、陶瓷、可注射流体（NuCore，Spine Wave）、水凝胶、充气产品和弹性线圈等。在这种方法中，多数 AF 和终板保持完整，保留了组织的自然结构和功能。该方法比椎间盘置换术侵袭性更小，并且不会面临通过终板将内置物固定于椎骨的问题。该技术的手术时间比全椎间盘置换术明显缩短，接近椎间盘切除术所需的时间[76,77]。

椎间盘切除与纤维环修补术

椎间盘切除术是一种微创手术，旨在减轻由突出的椎间盘组织压迫脊柱神经根引起的疼痛，目的是消除疼痛并减少椎间盘突出复发。此过程最终会破坏纤维环（AF），仅缝合纤维环是不够的，因此，许多商业上可获得的装置（如 Xclose 和 INclose）具有缝合的锚定结构。这些只有助于把 NP 限制在位，但不能代偿对 AF 造成的伤害。另一种可获取的装置（Barricaid）可以完全桥接 AF 的受损部分并且充当 NP 的屏障。初步研究表明，它加强了 AF 的后部并防止了进一步的突出。因此，部分作者认为它是一种设计新颖的装置[78,79]。

小结

脊柱相关手术的费用每年高达数十亿美元[80]。随着人口老龄化，这些成本必然会进一步增加。为了为特定患者选择最佳解决方案，临床医生必须对所涉及的生物力学有基本的了解。出于同样的原因，工程师必须深入了解手术解剖学。本章讨论了脊柱的生物力学及相关解剖结构，一些关键生物力学特征随年龄的变化以及适当的外科干预措施，便于感兴趣的临床医生更好地理解某些术语及其临床相关性。

参考文献

1. Borg-Stein J, Elson L, Brand E. The aging spine in sports. Clin Sports Med. 2012;31:473–486.
2. Papadakis M, Sapkas G, Papadopoulos EC, et al. Pathophysiology and biomechanics of the aging spine. Open Orthop J. 2011;5:335–342.
3. Kulshreshtha AK. Studies on the anatomy of the human vertebral column. Indian J Med Sci. 1961;15:958–963.
4. Veleanu C, Diaconescu N. Contribution to the clinical anatomy of the vertebral column: considerations on the stability and the instability at the height of the "vertebral units". Anat Anz. 1975;137:287–295.
5. Wood PM. Applied anatomy and physiology of the vertebral column. Physiotherapy. 1979;65:248, 249.
6. Yeager VL. Anatomy of the lumbar vertebral column. Semin Neurol. 1986;6:341–349.
7. Humzah MD, Soames RW. Human intervertebral disc: structure and function. Anat Rec. 1988;220:337–356.
8. Putz R. The detailed functional anatomy of the ligaments of the vertebral column. Ann Anat. 1992;174:40–47.
9. Charriere E, Sirey F, Zysset PK. A finite element model of the L5–S1 functional spinal unit: development and comparison with biomechanical tests in vitro. Comput Methods Biomech Biomed Engin. 2003;6:249–261.
10. Ding M, Odgaard A, Linde F, et al. Age-related variations in the microstructure of human tibial cancellous bone. J Orthop Res. 2002;20:615–621.
11. Ritzel H, Amling M, Posl M, et al. The thickness of human vertebral cortical bone and its changes in aging and osteoporosis: a histomorphometric analysis of the complete spinal column from thirtyseven autopsy specimens. J Bone Miner Res. 1997;12:89–95.
12. Melton LJ III. Epidemiology of spinal osteoporosis. Spine (Phila Pa 1976). 1997;22:2S–11S.
13. Benhamou CL. Bone ultrastructure: evolution during osteoporosis and aging. Osteoporos Int. 2009;20:1085–1087.
14. Ebbesen EN, Thomsen JS, Beck-Nielsen H, et al. Age- and gender-related differences in vertebral bone mass, density, and strength. J Bone Miner Res. 1999;14:1394–1403.
15. Urban JP, Roberts S. Degeneration of the intervertebral disc. Arthritis Res Ther. 2003;5:120–130.
16. Schnake KJ, Putzier M, Haas NP, et al. Mechanical concepts for disc regeneration. Eur Spine J. 2006;15:354–360.
17. Miller JA, Schmatz C, Schultz AB. Lumbar disc degeneration: correlation with age, sex, and spine level in 600 autopsy specimens. Spine (Phila Pa 1976). 1988;13:173–178.
18. Haefeli M, Kalberer F, Sargesser D, et al. The course of macroscopic degeneration in the human lumbar intervertebral disc. Spine (Phila Pa 1976). 2006;31:1522–1531.
19. Adams MA, Roughley PJ. What is intervertebral disc degeneration, and what causes it? Spine (Phila Pa 1976). 2006;31:2151–2161.
20. Battie MC, Videman T. Lumbar disc degeneration: epidemiology and genetics. J Bone Joint Surg Am. 2006;88(suppl 2):3–9.
21. Ho PS, Yu SW, Sether LA, et al. Progressive and regressive changes in the nucleus pulposus: Part I: the neonate. Radiology. 1988;169:87–91.
22. Christian WA, Pfirrmann M, Metzdorf MA. Magnetic resonance classification of lumbar intervertebral disc degeneration. Spine (Phila Pa 1976). 2001;26:1873–1878.
23. Hadjipavlou AG, Tzermiadianos MN, Bogduk N, et al. The pathophysiology of disc degeneration: a critical review. J Bone Joint Surg Br. 2008;90:1261–1270.
24. Aprill C, Laslett M, McDonald B. Side of symptomatic annular tear and site of low back pain: is there a correlation? Spine (Phila Pa 1976). 2003;28:1347–1348; author reply 1348–1350.
25. Fujiwara A, Tamai K, Yamoto M, et al. The relationship between facet joint osteoarthritis and disc degeneration of the lumbar spine: an MRI study. Eur Spine J. 1999;8:396–401.
26. Fujiwara A, Tamai K, An HS, et al. The relationship between disc degeneration, facet joint osteoarthritis, and stability of the degenerative lumbar spine. J Spinal Disord. 2000;13:444–450.
27. Sanchez-Masian D, Beltran E, Mascort J, et al. Intervertebral disc disease: anatomy, pathophysiology and clinical presentation. Clin Vet Pequenos An. 2012;32:7–12.
28. Eubanks JD, Lee MJ, Cassinelli E, et al. Does lumbar facet arthrosis precede disc degeneration? A postmortem study. Clin Orthop Relat Res. 2007;464:184–189.
29. Yoshimura N, Dennison E, Wilman C, et al. Epidemiology of chronic disc degeneration and osteoarthritis of the lumbar spine in Britain and Japan: a comparative study. J Rheumatol. 2000;27:429–433.
30. Morel E, Ilharreborde B, Lenoir T, et al. Sagittal balance of the spine and degenerative spondylolisthesis. Rev Chir Orthop Reparatrice Appar Mot. 2005;91:615–626.
31. Kosaka H, Sairyo K, Biyani A, et al. Pathomechanism of loss of elasticity and hypertrophy of lumbar ligamentum flavum in elderly patients with lumbar spinal canal stenosis. Spine (Phila Pa 1976). 2007;32:2805–2811.
32. Sairyo K, Biyani A, Goel V, et al. Pathomechanism of ligamentum flavum hypertrophy: a multidisciplinary investigation based on clinical, biomechanical, histologic, and biologic assessments. Spine (Phila Pa 1976). 2005;30:2649–2656.
33. Kazarian LE. Creep characteristics of the human spinal

column. Orthop Clin North Am. 1975;6:3–18.
34. White AA III, Panjabi MM. The basic kinematics of the human spine: a review of past and current knowledge. Spine (Phila Pa 1976). 1978;3:12–20.
35. Tanaka N, An HS, Lim TH, et al. The relationship between disc degeneration and flexibility of the lumbar spine. Spine J. 2001;1:47–56.
36. Urban JPG, Roberts S, Ralphs JR. The nucleus of the intervertebral disc from development to degeneration. Amer Zool. 2000;40(1):53–61.
37. Dvorak J, Vajda EG, Grob D, et al. Normal motion of the lumbar spine as related to age and gender. Eur Spine J. 1995;4:18–23.
38. Shaffer WO, Spratt KF, Weinstein J, et al. The consistency and accuracy of roentgenograms for measuring sagittal translation in the lumbar vertebral motion segment—an experimental-model. Spine (Phila Pa 1976). 1990;15:741–750.
39. Takayanagi K, Takahashi K, Yamagata M, et al. Using cineradiography for continuous dynamic-motion analysis of the lumbar spine. Spine (Phila Pa 1976). 2001;26:1858–1865.
40. Rolander SD. Motion of the lumbar spine with special reference to the stabilizing effect of posterior fusion: an experimental study on autopsy specimens. Acta Orthop Scand. 1966;(suppl 90):91–144.
41. Fujiwara A, Lim TH, An HS, et al. The effect of disc degeneration and facet joint osteoarthritis on the segmental flexibility of the lumbar spine. Spine (Phila Pa 1976). 2000;25:3036–3044.
42. Adams MA, McNally DS, Dolan P. 'Stress' distributions inside intervertebral discs: the effects of age and degeneration. J Bone Joint Surg Br. 1996;78:965–972.
43. McMillan DW, McNally DS, Garbutt G, et al. Stress distributions inside intervertebral discs: the validity of experimental "stress profilometry". Proc Inst Mech Eng [H]. 1996;210:81–87.
44. Sato K, Kikuchi S, Yonezawa T. In vivo intradiscal pressure measurement in healthy individuals and in patients with ongoing back problems. Spine (Phila Pa 1976). 1999;24:2468–2474.
45. Agarwal A, Yeh J, Pflugmacher R. In: Rajasekaran S, ed. Spinal Infections and Trauma. New Delhi, India: Jaypee Brothers Medical Publishers; 2011.
46. Pollintine P, Przybyla AS, Dolan P, et al. Neural arch load-bearing in old and degenerated spines. J Biomech. 2004;37:197–204.
47. Adams MA Dolan P. Spine biomechanics. J Biomech. 2005;38:1972–1983.
48. Peh WC, Gilula LA, Zeller D. Percutaneous vertebroplasty: a new technique for treatment of painful compression fractures. Mo Med. 2001;98:97–102.
49. Hide IG, Gangi A. Percutaneous vertebroplasty: history, technique and current perspectives. Clin Radiol. 2004;59:461–467.
50. Heini PF, Walchli B, Berlemann U. Percutaneous transpedicular vertebroplasty with PMMA: operative technique and early results: a prospective study for the treatment of osteoporotic compression fractures. Eur Spine J. 2000;9:445–450.
51. Guglielmi G, Andreula C, Muto M, et al. Percutaneous vertebroplasty: indications, contraindications, technique, and complications. Acta Radiol. 2005;46:256–268.
52. Martinez-Quinones JV, Aso-Escario J, Arregui-Calvo YR, et al. Percutaneous vertebral augmentation: vertebroplasty and kyphoplasty: operative technique. Neurocirugia (Astur). 2005;16:427–440.
53. Da Fonseca K, Baier M, Grafe I, et al. Surgical technique of balloon kyphoplasty. Unfallchirurg. 2006;109(5):401–405.
54. Runge M, Bonneville JF. Balloon assisted kyphoplasty: new technique for treatment of vertebral compression fractures. J Radiol. 2007;88:1200–1202.
55. Rohlmann A, Zander T, Bergmann G. Spinal loads after osteoporotic vertebral fractures treated by vertebroplasty or kyphoplasty. Eur Spine J. 2006;15:1255–1264.
56. Boden SD. Overview of the biology of lumbar spine fusion and principles for selecting a bone graft substitute. Spine (Phila Pa 1976). 2002;27:S26–S31.
57. Nagel DA, Edwards WT, Schneider E. Biomechanics of spinal fixation and fusion. Spine (Phila Pa 1976). 1991;16:S151–S154.
58. Ferrara LA, Goel VK. The biomechanics of spinal fusion. ArgoSpine News J. 2010;22:57–61.
59. LeBlanc AD, Evans HJ, Schneider VS, et al. Changes in intervertebral disc cross-sectional area with bed rest and space flight. Spine (Phila Pa 1976). 1994;19:812–817.
60. Sengupta DK, Mulholland RC. Fulcrum assisted soft stabilization system: a new concept in the surgical treatment of degenerative low back pain. Spine (Phila Pa 1976). 2005;30:1019–1029; discussion 1030.
61. Korovessis P, Papazisis Z, Koureas G, et al. Rigid, semirigid versus dynamic instrumentation for degenerative lumbar spinal stenosis: a correlative radiological and clinical analysis of short-term results. Spine (Phila Pa 1976). 2004;29:735–742.
62. Brechbuhler D, Markwalder TM, Braun M. Surgical results after soft system stabilization of the lumbar spine in degenerative disc disease—long-term results. Acta Neurochir (Wien). 1998;140:521–525.
63. Schnake KJ, Schaeren S, Jeanneret B. Dynamic stabilization in addition to decompression for lumbar spinal stenosis with degenerative spondylolisthesis. Spine (Phila Pa 1976). 2006;31:442–449.
64. Putzier M, Schneider SV, Funk JF, et al. The surgical treatment of the lumbar disc prolapse: nucleotomy with additional transpedicular dynamic stabilization versus nucleotomy alone. Spine (Phila Pa 1976). 2005;30:E109–E114.
65. Schmoelz W, Huber JF, Nydegger T, et al. Influence

of a dynamic stabilization system on load bearing of a bridged disc: an in vitro study of intradiscal pressure. Eur Spine J. 2006;15:1276–1285.

66. Schmoelz W, Huber JF, Nydegger T, et al. Dynamic stabilization of the lumbar spine and its effects on adjacent segments: an in vitro experiment. J Spinal Disord Tech. 2003;16:418–423.
67. Senegas, J. Mechanical supplementation by non-rigid fixation in degenerative intervertebral lumbar segments: the Wallis system. Eur Spine J. 2002;11(suppl 2):S164–S169.
68. Lindsey DP, Swanson KE, Fuchs P, et al. The effects of an interspinous implant on the kinematics of the instrumented and adjacent levels in the lumbar spine. Spine (Phila Pa 1976). 2003;28:2192–2197.
69. Court C, Colliou OK, Chin JR, et al. The effect of static in vivo bending on the murine intervertebral disc. Spine J. 2001;1:239–245.
70. Putzier M, Funk JF, Schneider SV, et al. Charité total disc replacement—clinical and radiographical results after an average follow-up of 17 years. Eur Spine J. 2006;15:183–195.
71. McAfee PC, Cunningham B, Holsapple G, et al. A prospective, randomized, multicenter Food and Drug Administration investigational device exemption study of lumbar total disc replacement with the Charite artificial disc versus lumbar fusion: Part II: evaluation of radiographic outcomes and correlation of surgical technique accuracy with clinical outcomes. Spine (Phila Pa 1976). 2005;30:1576–1583; discussion E1388–E1590.
72. Lemaire JP, Carrier H, Sariali El-H, et al. Clinical and radiological outcomes with the CHARITE artificial disc: a 10-year minimum follow-up. J Spinal Disord Tech. 2005;18:353–359.
73. Zigler J, Delamarter R, Spivak JM, et al. Results of the prospective, randomized, multicenter Food and Drug Administration investigational device exemption study of the ProDisc-L total disc replacement versus circumferential fusion for the treatment of 1-level degenerative disc disease. Spine (Phila Pa 1976). 2007;32:1155–1162; discussion 1163.
74. Lee CK, Goel VK. Artificial disc prosthesis: design concepts and criteria. Spine J. 2004;4:209S–218S.
75. Geisler FH. The CHARITE artificial disc: design history, FDA IDE study results, and surgical technique. Clin Neurosurg. 2006;53:223–228.
76. Karaman H, Tüfek A, Kavak GÖ, et al. Effectiveness of nucleoplasty applied for chronic radicular pain. Med Sci Monit. 2011;17:CR461–C466.
77. Manchikanti L, Derby R, Benyamin RM, et al. A systematic review of mechanical lumbar disc decompression with nucleoplasty. Pain Physician. 2009;12:561–572.
78. Shiraishi T, Crock HV. Re-exploration of the lumbar spine following simple discectomy: a review of 23 cases. Eur Spine J. 1995;4:84–87.
79. Chiang CJ, Cheng CK, Sun JS, et al. The effect of a new annular repair after discectomy in intervertebral disc degeneration: an experimental study using a porcine spine model. Spine (Phila Pa 1976). 2011;36:761–769.
80. Tso P, Walker K, Mahomed N, et al. Comparison of lifetime incremental cost: utility ratios of surgery relative to failed medical management for the treatment of hip, knee and spine osteoarthritis modelled using 2-year postsurgical values. Can J Surg. 2012;55:181–190.

脊柱内固定生物力学 第 11 章

作者 Melissa Kuhn, Sushil Sudershan, Vijay Goel, Hassan Serhan
译者 周晓岗

通过对神经根的减压、重建失稳脊柱的稳定性从而缓解腰痛和下肢放射痛，仍然是脊柱融合固定手术的主要目的。近年来，由于内置物和手术器械的发展，脊柱手术的疗效得到了显著提高[1]。通过在脊椎后方结构使用螺钉、钩和钢缆等内置物，并使用棒和横连接形成稳定的框架结构，脊柱的稳定性和序列得以重建[2]。脊柱内置物的使用，促进了各种矫形和重建脊柱节段序列的手术技术的发展[3]。

自从 20 世纪 90 年代以来，椎弓根螺钉系统由于优越的生物力学特性、置入相对安全和对复杂畸形较佳的矫形作用而被大量使用[4~7]。椎弓根螺钉系统的其他优势还包括假关节形成率较低，矫形丢失较少，神经并发症发生率较低以及保留更多的脊柱活动节段等[6,8]。多轴螺钉和单平面螺钉的使用进一步减少了这些并发症的发生[9]。

脊柱固定的生物力学考量

如图 11.1 所示，施加于脊柱运动节段的力包括压缩力、牵张力、剪切力、扭转力和侧向弯曲力等。

脊柱的组合载荷及其生物力学影响是脊柱固定装置的设计和临床应用的关键，本章将就此展开讨论。

坚强内固定

脊柱融合的终极目标是消除过度活动，提供稳定从而获得坚强的关节融合[10]。坚强骨性融合通常是通过精细去除后方骨皮质和 / 或使用椎间融合器 (填入局部切除骨、髂骨、肋骨或生物

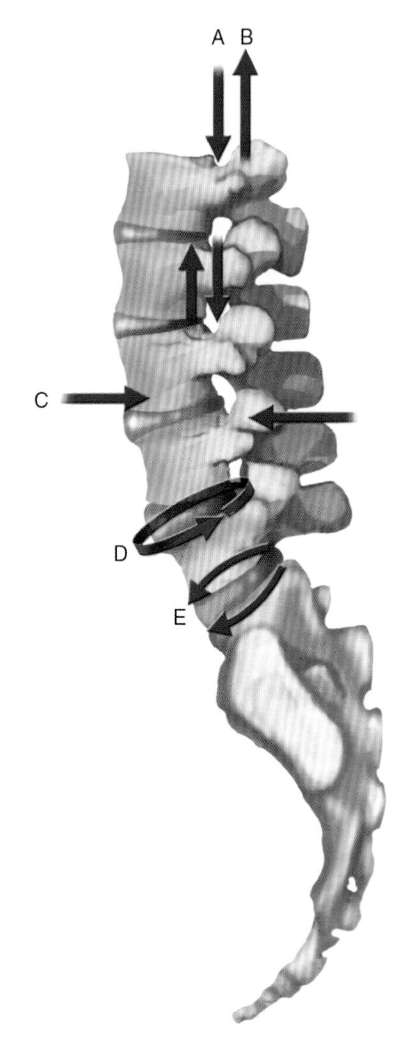

图 11.1 作用于脊柱运动节段的力立体示意图。A. 压缩力；B. 牵张力；C. 剪切力；D. 扭转力；E. 折弯力矩

骨替代物）来完成的。[11] 固定融合装置通过跨越原先活动节段的牢固固定从而直接或间接地促进骨愈合[12]。骨愈合的平均时间为 3~6 个月，在这段时间内，内置物上的负载将向脊柱结构传导[13]。一旦获得骨性融合，手术节段就失去了活动，邻近节段的应力更大、活动度增加。邻近节段应力的增加可能会造成其退变加速。

无论是前路、后路和侧路固定，都是利用机械结构将骨折或伤椎的负载转移到其上、下椎体[14]。在所有融合手术中，内置物必须遵循以下原则：

- 提供节段稳定[14]；
- 具备抗拔出能力[14]；
- 有足够的表面积和合适的刚度能对抗沉降[14]。

坚强固定的折弯力矩

椎弓根坚强固定技术使用有固定力矩臂的悬臂梁结构。让我们回顾下关于两枚螺钉和一块接骨板或杆结构折弯力矩的例子。螺钉受到椎体的轴向加压力，由于力矩 = 力 × 距离，螺钉头端力矩很小（距离 = 0），而螺钉和板交界处距离最远，螺钉在此处承受了最大的悬臂负荷。由固定力矩臂结构产生的应力，可能导致螺钉与板或棒的连接失败。

螺钉的折弯强度非常重要。螺钉的强度与其直径成正比（公式：$Z = (\pi dx^3)/32$）。当直径增加时，其强度以 3 次方的几何级数增加。例如，5 mm 和 6 mm 直径的螺钉强度几乎差 2 倍。如图 11.2 所示，当螺钉芯径增加时，在内置物的压力减小，其公式是应力 = 弯矩 / Z。

因此，为了减少螺钉失败，应该在条件允许的情况下尽可能选用直径大的螺钉[15]。

螺钉拔出

有很多方法可用于抵抗螺钉拔出，这对那些骨质疏松的骨来说尤其重要，如中空的骨水泥螺钉和可膨胀螺钉等。螺钉拔出试验作为检验抗拔出力的金标准，证实有效骨量和抗拔出力正相关。如前所述，一种提高固定强度的方法是在条件允许的情况下尽量置入足够粗的螺钉。螺钉的长度也是一个影响因素，有生物力学研究显示增加螺钉置入的深度可以提高螺钉的强度[16]。Zhang 等还发现螺钉的抗拔出强度和螺纹数目有关[17]。这项研究证实螺钉的螺纹握持长度越长，抗拔出力越大。

Pare 等证实，与普通螺钉相比，在中空螺钉中注入聚甲基丙烯酸甲酯（PMMA）可以大大提高固定骨质疏松脊柱时螺钉的抗拔出力。Chen 等研究了很多因素，如圆锥形和圆柱形的实心螺钉或空心加骨水泥的螺钉[18]，结果显示螺钉形状对抗拔出力没有影响，但预先灌注骨水泥的实心螺钉比空心注射骨水泥的螺钉具有更强的抗拔出力。

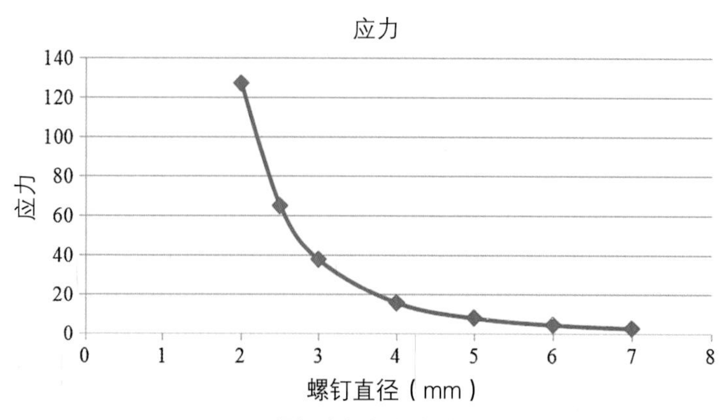

图 11.2　螺钉直径与应力的关系曲线

另一种固定策略是改变螺钉置入技术。使用自攻或非自攻螺钉以及螺钉置入的角度也是重要影响因素。很多研究显示，自攻螺钉的抗拔出力较预先使用丝攻后置入的非自攻螺钉抗拔出力强[19~21]，Santoni 等研究螺钉的置入轨迹和抗拔出力的关系，发现与传统螺钉相比，置入螺钉时方向更偏内、向外，抗拔出力提高了 30%[22]。

ALIF 对比 PLIF

前路腰椎椎间融合术（ALIF）和后路腰椎椎间融合术（PLIF）两种不同手术入路的生物力学差别是关注的焦点之一。抛开入路的问题，很多研究已经证实了后路固定可以提高脊柱各个方向的稳定性，在这就不再赘述[23~25]。Oxland 等研究了 ALIF 和 PLIF 腰椎椎间融合的生物力学差异，见图 11.3。

PLIF 对比 TLIF

Lee 等比较了 L4-5 节段单侧和双侧后方入路植骨融合（PLIF）以及经椎间孔植骨融合术（TLIF），与完好的脊柱标本相比，两者活动度（ROM）相对减少的比例，发现这两种手术间的差异没有统计学意义。与完整脊柱标本相比，后方固定在屈曲和侧弯时两组的活动度均减少了约 80%[26]。

DLIF 对比 ALIF，PLIF 和 TLIF

有研究显示，与 ALIF、PLIF 以及 TLIF 相比，经侧方入路（DLIF）置入融合器大大减少了脊柱活动度（ROM），加用固定如侧方接骨板和棘突接骨板后能进一步提高脊柱的稳定性。从生物力学角度来讲，侧方接骨板能大大提高侧弯和轴向旋转时脊柱的稳定性，但对屈曲—伸展活动的效果较差[27]。

动态固定

动态固定是指通过非融合的手段进行矫形，保留脊柱的自然活动状态[28]。非融合技术是指对脊柱进行神经减压和重建脊柱序列后保留其生理活动功能。与融合术相比，它可以缩短康复时间，减少取骨区并发症、假关节形成和邻近节段退变的发生[29]。

WSilke 等比较了 Coflex、Wallis、Diam 和 X-stop 4 种不同棘突间内置物的三维活动和椎间

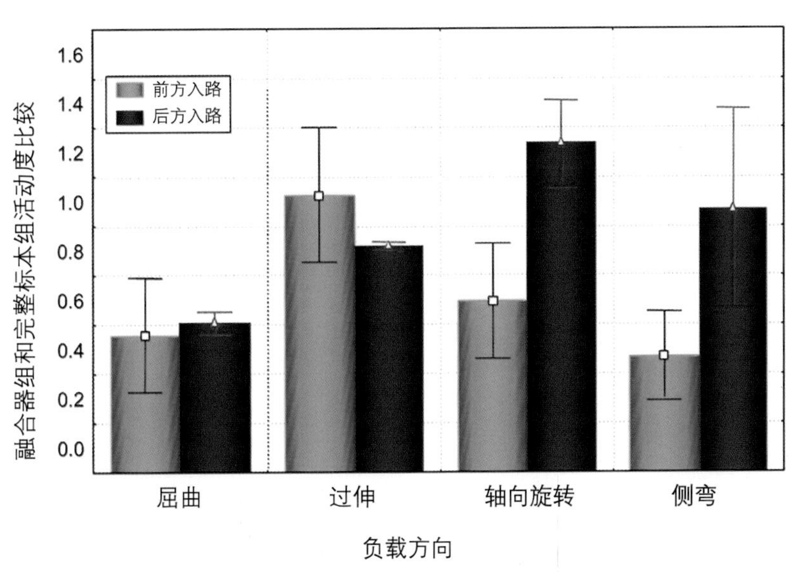

图 11.3　Oxland 等关于前方和后方融合器的研究数据总结（译者注：标准差条表示不同研究之间的差异）[23]

盘内的压力[30]，发现无论哪种内置物都可以在脊柱过伸时明显减少活动并降低椎间盘内压力，但在屈曲、侧弯和轴向旋转时均没有作用[26]。

运动保留

人工椎间盘置换术（ADR）的目的是重建椎间隙高度、矢状面排列，保留活动度和关节功能[24]。有效、可靠的人工椎间盘，可以在患者的日常负重情况下保留活动度[24]。使用人工椎间盘的另一个目的是减少融合带来的并发症，如邻近椎间盘退变等[31]。

有两类人工椎间盘置换术：人工髓核和全椎间盘置换。如图 11.4 所示，人工髓核被设计用于在髓核腔内提供不可压缩的静水压。

如图 11.5 所示，人工椎间盘置换被设计为可代替整个椎间盘的功能，包括活动、刚度和稳定性。但是，由于缺乏减震设施，可能会对其周围结构和邻近节段产生异常压力[32]。

Cunningham 等比较了椎间融合器联合或不联合椎弓根螺钉固定与椎间盘置换术的生物力学特性，发现 Charité 人工椎间盘在屈曲—伸展和侧弯时时保留了与完整脊柱类似的活动度，在轴向旋转时则活动度增加。如图 11.6 所示，与联合椎弓根螺钉和融合器植入的融合手术相比，人工椎间盘置换可以保留手术和邻近节段的运动特性[28,33]。

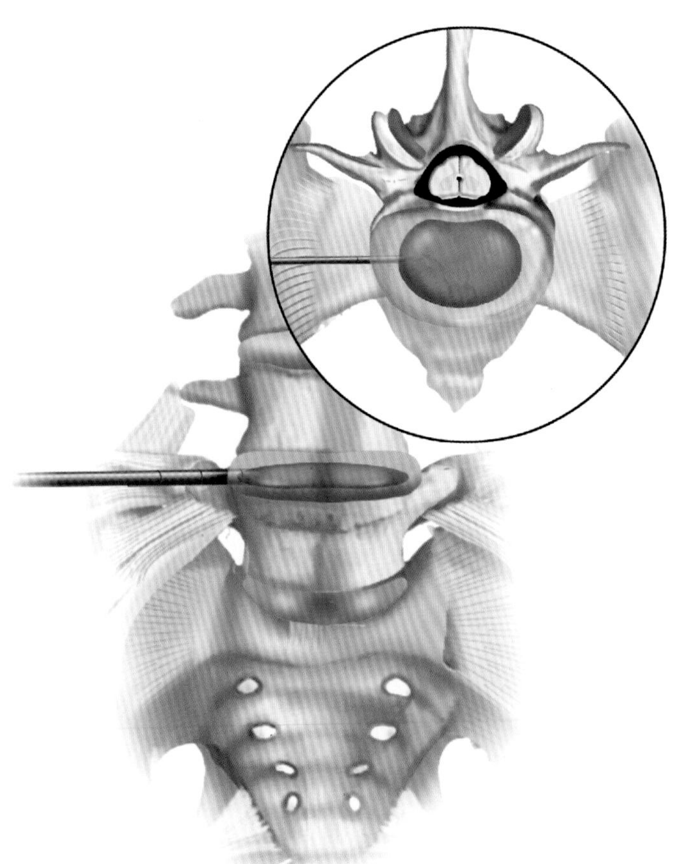

图 11.4　人工髓核：DASCOR

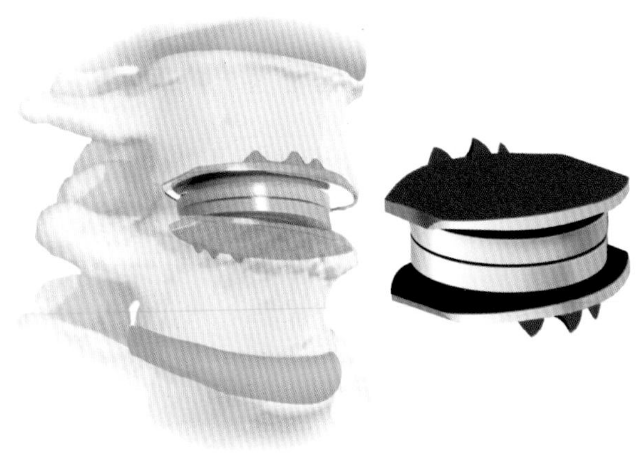

图 11.5　人工椎间盘置换：Charité Ⅲ

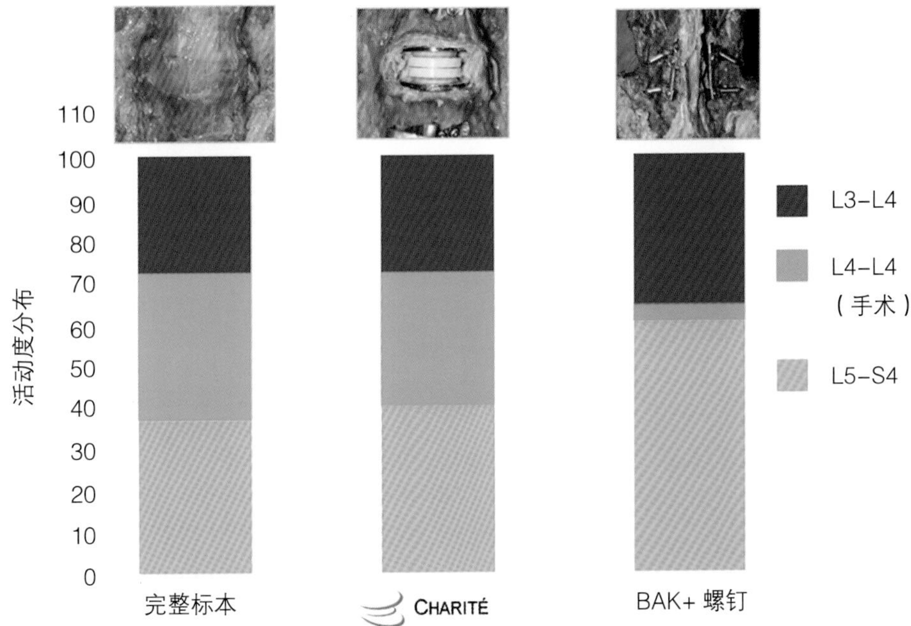

图 11.6　屈曲—伸展活动度分布（引自 Serhan DMH. Motion-preserving technologies for degenerative lumbar spine: the past, present, and future horizons. SAS Journal. 2011:75–89）

参考文献

1. Lenke L, Betz R, Clements D, et al. Curve prevalence of a new classification of operative adolescent idiopathic scoliosis: does classification correlate with treatment? Spine. 2002;27(6):604–611.
2. Weinstein SL, Dolan LA, Cheng JC, et al. Adolescent idiopathic scoliosis. Lancet. 2008;371:1527–1537.
3. Yilmaz G, Borkhuu B, Dhawale A, et al. Comparative analysis of hook, hybrid, and pedicle screw instrumentation in the posterior treatment of adolescent idiopathic scoliosis. J Pediatr Orthop. 2012;32:490–499.
4. Cheng I, Kim Y, Gupta MC, et al. Apical sublaminar wires versus pedicle screws: which provides better results for surgical correction of adolescent idiopathic scoliosis? Spine (Phila Pa 1976). 2005;30:2104–2112.
5. Kuklo TR, Potter BK, Polly DW Jr, et al. Monoaxial versus multiaxial thoracic pedicle screws in the correction of adolescent idiopathic scoliosis. Spine (Phila Pa 1976). 2005;30:2113–2120.
6. Lowenstein JE, Matsumoto H, Vitale MG, et al. Coronal and sagittal place correction in adolescent idiopathic scoliosis: a comparison between all pedicle screw versus hybrid thoracic hook lumbar screw constructs. Spine (Phila Pa 1976). 2007;32:448–452.
7. Vora V, Crawford A, Babekhir N, et al. A pedicle screw construct gives an enhanced posterior correction of adolescent idiopathic scoliosis when compared with other constructs: myth or reality. Spine (Phila Pa 1976). 2007;32:1869–1874.
8. Liljenqvist U, Hackenberg L, Link T, et al. Pullout strength of pedicle screws versus pedicle and laminar hooks in the thoracic spine. Acta Orthop Belg. 2001;67:157–163.
9. Kim YJ, Lenke LG, Cho SK, et al. Comparative analysis of pedicle screw versus hook instrumentation in posterior spinal fusion for adolescent idiopathic scoliosis. Spine (Phila Pa 1976). 2004;29:2040–2048.
10. Biomechanics of the CFRC I/F Cage Hassan Serhan, Ph.D., Carl McMillin, Ph.D., John Brantigan, M.D, Biomechanics of the CFRC I/F Cage, Research In Progress
11. Suk SI, Lee CK, Kim WJ, et al. Segmental pedicle screw fixation in the treatment of adolescent idiopathic scoliosis. Spine (Phila Pa 1976). 1995;20:1399–1405.
12. Serhan H. Direct lateral approach to lumbar fusion is a biomechanically equivalent alternative to the anterior approach: an in vitro study. Spine (Phila Pa 1976). 2012;37(10):819–825.
13. Goel VK, Panjabi MM, Patwardhan AG, et al. Test protocols for evaluation of spinal implants. J Bone Joint Surg. 2006;88(suppl 2):103–109.
14. Al Ain AD. Clinical biomechanics of spinal fixation-anterior, posterior, and lateral. IEEE Eng Med Biol Mag. 1994;3(4):525–531.
15. Benzel EC, Baldwin NG. Crossed-screw fixation of the unstable thoracic and lumbar spine. J Neurosurg.

1995;82(1):11–16.
16. Martin HK. Biomechanics of thoracolumbar spinal fixation: a review. Spine. 1991;16(3 suppl):S84–S99.
17. Zhang QH, Tan SH, Chou SM, et al. Investigation of fixation screw pull-out strength on human spine. J Biomech. 2004;37(4):479–485.
18. Chen L-H, Tai C-L, Lee D-M, et al. Pullout strength of pedicle screws with cement augmentation in severe osteoporosis: a comparative study between cannulated screws with cement injection and solid screws with cement pre-filling. BMC Musculoskelet Disord. 2011;12:33.
19. Chen L-H, Tai C-L, Lai P-L, et al. Pullout strength for cannulated pedicle screws with bone cement augmentation in severely osteoporotic bone: influences of radial hole and pilot hole tapping. Clin Biomech. 2009;24(8):613–618.
20. Carmouche JJ, Molinari RW, Gerlinger T, et al. Effects of pilot hole preparation technique on pedicle screw fixation in different regions of the osteoporotic thoracic and lumbar spine. J Neurosurg. 2005;3(5):364–370.
21. Pfeiffer FM, Abernathie DL. A comparison of pullout strength for pedicle screws of different designs: a study using tapped and untapped pilot holes. Spine. 2006;31(23):E867–E870.
22. Santoni BG, Hynes RA, McGilvray KC, et al. Cortical bone trajectory for lumbar pedicle screws. Spine J. 2009;9(5):366–373.
23. Thomas R, Oxland TL. Biomechanics of stand-alone cages and cages in combination with posterior fixation: a literature review. Eur Spine J. 2000;9(suppl 1):S95–S101.
24. Rathonyi GC, Oxland TR, Gerich U, et al. The role of supplemental translaminar screws in anterior lumbar interbody fixation: a biomechanical study. Eur Spine J. 1998;7(5):400–407.
25. Jost B, Cripton PA, Lund T, et al. Compressive strength of interbody cages in the lumbar spine: the effect of cage shape, posterior instrumentation and bone density. Eur Spine J. 1998;7(2):132–141.
26. Lee S, Ghanayem A, Hodges S, et al. Biomechanical comparison of Posterior Lumbar Interbody Fusion (PLIF) versus Transforaminal Lumbar Interbody Fusion (TLIF) under physiological compressive follower load. 48th Annual ORS Meeting, February 2002; Dallas, TX; Trans Orthop Res Soc 27.
27. Fogel GR, Parikh RD, Ryu SI, et al. Biomechanics of lateral lumbar interbody fusion constructs with lateral and posterior plate fixation. J Neurosurg Spine. 2014;20(3):291–297.
28. Serhan H, Mhatre D, Defossez H, et al. Motion-preserving technologies for degenerative lumbar spine: the past, present, and future horizons. SAS J. 2011;5(3):75–89.
29. VK Goel, Panjabi MM, Patwardhan AG, et al. Test protocols for evaluation of spinal implants. J Bone Joint Surg Am. 2006;88:103–109.
30. Wilke HJ, Drumm J, Haussler K, et al. Biomechanical effect of different lumbar interspinous implants on flexibility and intradiscal pressure. Eur Spine J. 2008;17(8):1049–1056.
31. Hilibrand AS, Robbins M. Adjacent segment degeneration and adjacent segment disease: the consequence of spinal fusion? Spine J. 2004;4(6 suppl):190S–194S.
32. Lee CK, Goel VK. Artificial disc prosthesis: design concepts and criteria. Spine J. 2006:659–666.
33. Cunningham BW, Gordon JD, Dmitriev AE, et al. Biomechanical evaluation of total disc replacement arthroplasty: an in vitro human cadaveric model. Spine. 2003;28(20):S110–S117.

第 2 部分
颈椎

A 部分
颈椎前路

第 12 章 经皮内镜颈椎间盘切除术

作者 Gun Choi, Alfonso Garcia, Bhushan Khedkar

译者 蒋 毅

自 Robinson 和 Cloward 首先提出前路颈椎间盘切除和融合术（ACDF）以来，这一技术已经普遍应用于下颈椎间盘突出的手术治疗[1,2]。尽管 ACDF 是治疗颈椎间盘突出的主要手术方式，该术式依然需要进入椎管进行操作，有导致硬膜外出血、神经周围瘢痕形成、内置物相关风险、声音嘶哑及发音障碍等并发症的风险。微创椎间孔切开术属于间接减压，难以处理椎体前方的病变。有作者报道成功进行经皮内窥镜颈椎间盘切除术（PECD）[3~6]。从 Lee JH 和 Lee SH 的长期随访来看，该技术导致的椎间隙高度丢失和椎间盘进一步退变并没有影响临床效果[7]。Kim 等于 2014 年报道，行后路 PECD 术后颈椎曲度并没有恶化[8]。以上发现说明，如果能合理选择适应证，PECD 可以作为治疗多种颈椎间盘疾患的良好替代方案[9]。PECD 的适应证应为软性颈椎间盘突出且不伴有颈椎不稳和中央椎管、椎间孔的狭窄。PECD 联合椎间盘热成形技术可以有效处理软性椎间盘突出导致的椎间盘源性头痛[10]。因为颈动脉分叉和宽大的下咽部等不利解剖学因素，一般不推荐应用于 C3-C4 及以上节段，既往有前路手术史、颈椎轴性疼痛、颈椎感染和肿瘤患者也不应选择该术式。相对禁忌证包括双侧症状的神经根型颈椎病[11]。PECD 的优势在于应用射频既可以完成减压，也可以对神经进行热干预治疗。

适应证

适应证：下颈椎（C3-C7）不伴有节段性不稳定的软性椎间盘突出。椎间盘源性头痛。

禁忌证

PECD 不应在以下情况应用：

- 既往有前路手术史；
- 主要症状为颈椎轴性疼痛；
- 颈椎不稳定；
- 颈椎感染或肿瘤；
- 高位颈椎病变（C3-C4 及以上）。

相对禁忌证

PECD 的相对禁忌证为：①双侧症状的神经根型颈椎病；②椎间盘钙化和 / 或椎间孔狭窄；③非软性椎间盘突出导致的颈椎管狭窄。

手术技术

解剖学的考量

当进行前路经皮颈椎间盘穿刺时，必须要注意颈动脉，它位于胸锁乳突肌的内侧，穿刺点正位于颈动脉和气管、食管之间。气管前筋膜与两侧的椎前筋膜融合，形成了包含喉部、气管、甲状腺以及咽食管的间室。将以上结构作为一个整体进行移动，可以扩大椎间盘的安全穿刺区。颈动脉在 C3–C4 水平靠近内侧，而在 C6–C7 水平更靠近外侧。安全穿刺点位于气道和搏动的颈动脉之间。

不同节段 PECD 的解剖结构

C3–C4 舌骨下缘

在该节段，舌骨与甲状软骨之间存在一个狭小的安全区域。下咽部变得宽大，颈动脉开始向内侧分叉。甲状腺上动脉在 C3–C4 穿刺的路径中，横向牵拉包绕甲状腺的气管前筋膜可能会导致甲状腺上动脉走行更水平。

C4–C5 甲状软骨中点

下咽部更靠近甲状软骨外侧缘的内侧，注意保护以防损伤。

C5–C6（甲状软骨和环状软骨之间）和 C6–C7（环状软骨下方）

这些节段的安全空间更大。通过对颈动脉和食管、气管的正确牵拉，损伤重要组织可能性很小。

C7–T1

建议稍向内侧穿刺，可以避免损伤肺尖部。

手术技术

PECD 的设置如下：

- 激光设备：能量设置为 1~1.5 J（焦耳），10~15 Hz（脉冲 / 秒）；
- 双极射频：消融设置为 35，凝血或皱缩设置为 30；
- 灌注泵：100% 流量，压力为 30 mmHg。

第一步：麻醉

通过可控式输液泵（图 12.1）静脉予以丙泊酚和瑞芬太尼，来达到清醒状态下的镇静，是首选的麻醉模式。如果术中刺激神经结构，医生可以直接得到患者的反馈，会使操作更安全。

第二步：患者体位

患者仰卧于可透视的手术床，在颈后放置毛巾卷使颈部轻度过伸。前额用胶带固定。于患者面部放置塑料头架以防铺单后窒息，并有利于术

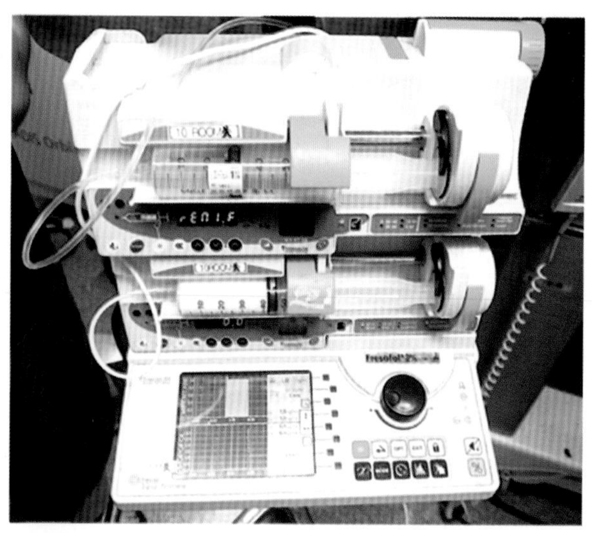

图 12.1　可控式输液泵

中交流（图 12.2）；亦可使用肩颈垫保持颈椎轻度过伸（图 12.3A）。为更好地得到侧位透视影像，应下拉双臂并用胶带固定在手术床两侧（图 12.3B）。

第三步：手术步骤

C 臂透视确定并标记手术节段和中线（图 12.4）。对于低位颈椎，可能需要倾斜 C 臂以避免肩胛的遮挡。颈前部皮肤消毒、铺单，用 1% 利多卡因溶液在穿刺点进行浸润麻醉（图 12.5）。对于椎间孔区间盘突出的病例，首选对侧穿刺。对于中央型突出者，右利手医生首选右侧穿刺点。用左手触摸颈动脉并感知搏动，轻轻推开气管—食管复合体，同时用示指和中指或中指和无名指的指尖交替并轻柔地推挤，直至触及颈椎体的前部。气管—食管复合体的解剖特点，使得可以将食管和气管两者作为整体结构进行牵拉（图 12.6）。向内侧推挤气管—食管复合体，向外侧推挤颈动脉鞘。在插入穿刺针前将针尖固定在第三和第四指尖之间，同时保持手指的位置，这一点非常重要。C 臂透视确认针的位置并进行微调，确保针尖对准目标间盘（图 12.7A，B）。将手指保持在适当位置，在前后位（AP）和侧位透视引导下，将 90 mm 18G 针头通过颈动脉鞘和气管—食管复合体的间隙插入，直至目标椎间盘前缘（图 12.7C）。在颈长

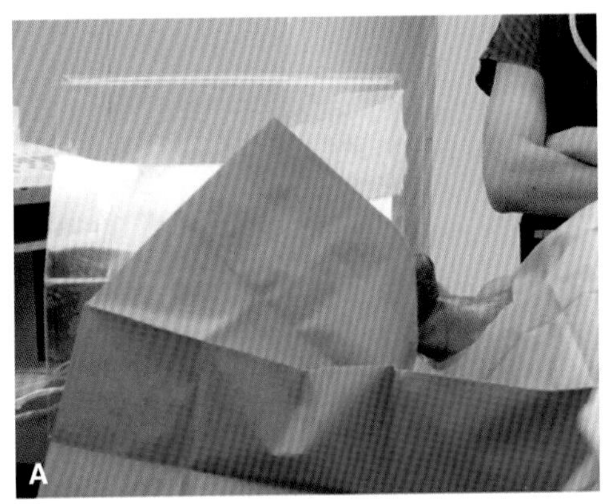

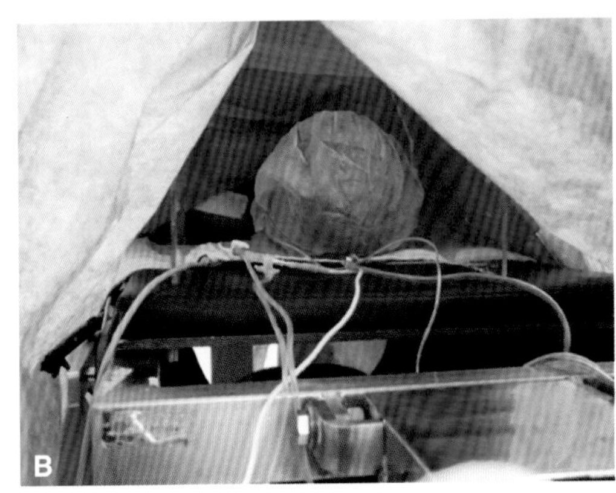

图 12.2　提高患者舒适度的塑料面罩。A. 侧面观；B. 麻醉师视角

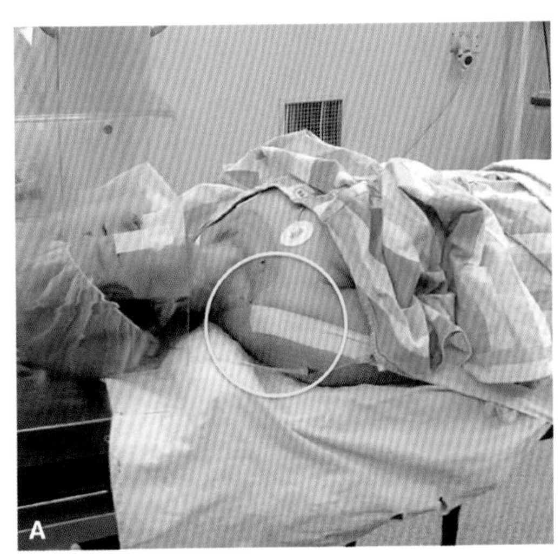

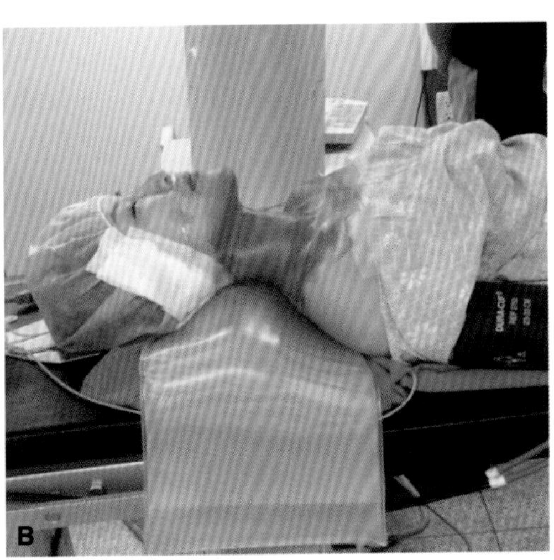

图 12.3　A. 肩颈部放置体位垫保持颈椎轻度过伸。B. 如果患者短颈或手术节段为 C6–C7，推荐应用黏性胶带来牵拉固定双侧肩部

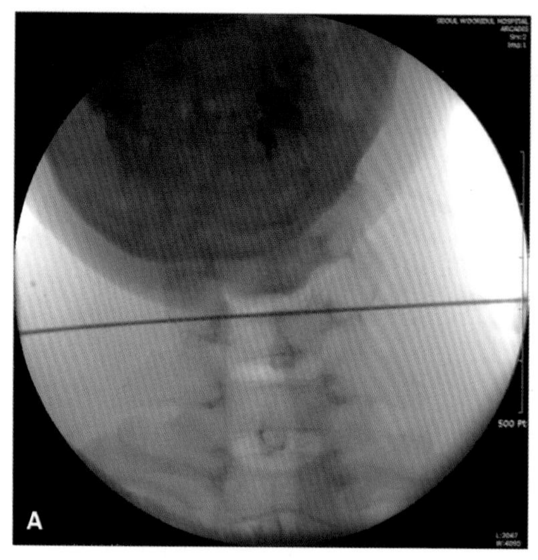

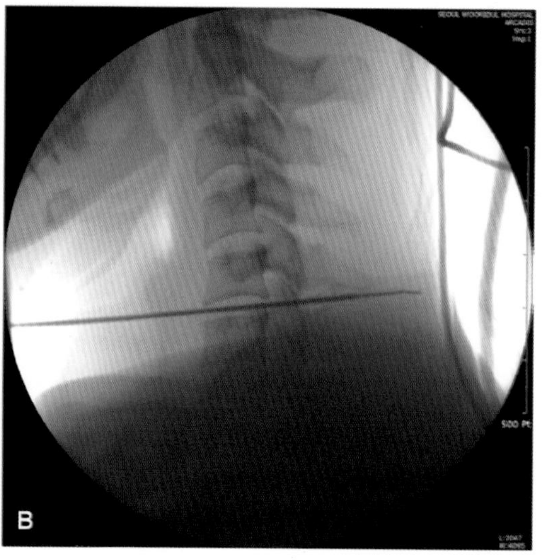

图 12.4 术中 C 臂透视定位 C5–C6 节段。A. 正位（AP）；B. 侧位

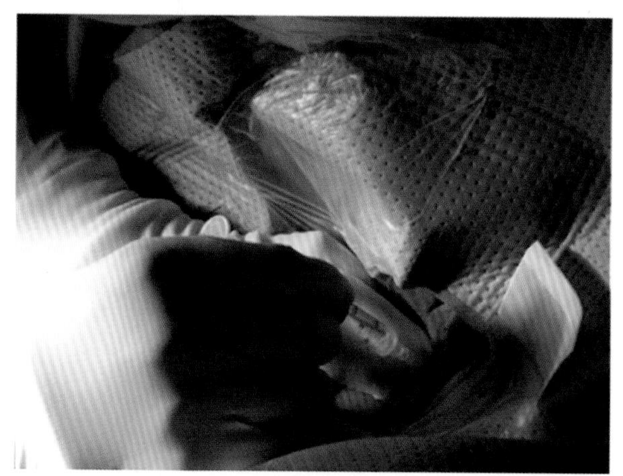

图 12.5 用 1% 利多卡因溶液对皮肤和深部组织进行浸润

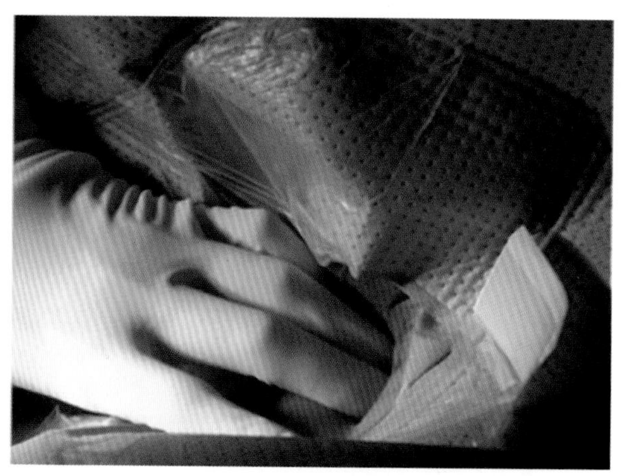

图 12.6 将颈动脉推向外侧，同时将气管—食管复合体推向内侧

肌之间进入椎间盘，这样有助于防止出血或损伤交感神经链。应牢记的是，与上颈椎相比，交感神经链位在下颈椎更靠近内侧。通过椎间盘造影（靛蓝胭脂红溶液、生理盐水和造影剂以 1∶2∶2 的比例混合）对退变髓核进行染色并确认针的位置（图 12.8A~C），然后穿入导丝后撤出穿刺针。拔出穿刺针时，导丝应牢固固定以防其从椎间盘中滑出（图 12.9）。然后在颈部皮肤褶皱处做 5 mm 的皮肤横切口（图 12.10）。用从 1 mm 起始的系列扩张器穿过导丝。右手完成该操作，左手保护颈动脉，并且一根手指将气管—食管复合体推向内侧。在插入扩张器时必须应用 C 臂透视验证导丝的位置。轻轻敲击第二个扩张器，直到其尖端靠近并且在侧位透视上与椎体后壁平齐（图 12.11）。

将直径 5 mm 圆口工作管道穿过末级扩张管道，工作管道的末端在侧位像上位于椎体后缘。在正位像上，根据椎间盘突出部位不同，其距中线的位置可能会有所不同（图 12.12）。对于任何类型的椎间盘突出，工作套管的尖端应始终从正位像上的中线处开始。一旦进入椎间盘，其尖端可以向两侧的椎间孔倾斜，以对准突出的椎间盘。右利手医生应该用左手握住内镜，并用右手操作工作器械（图 12.13）。将颈椎内镜（图

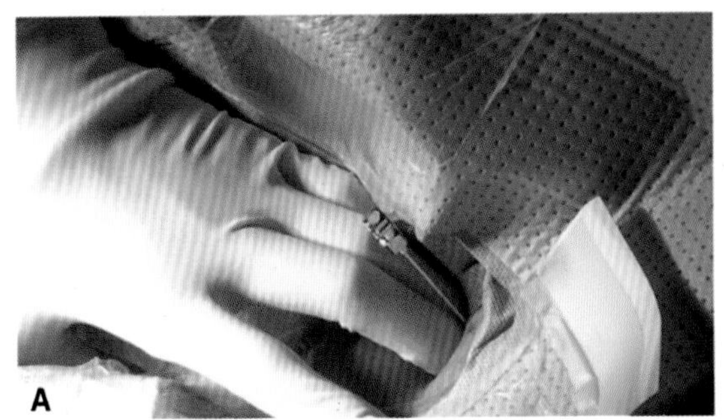

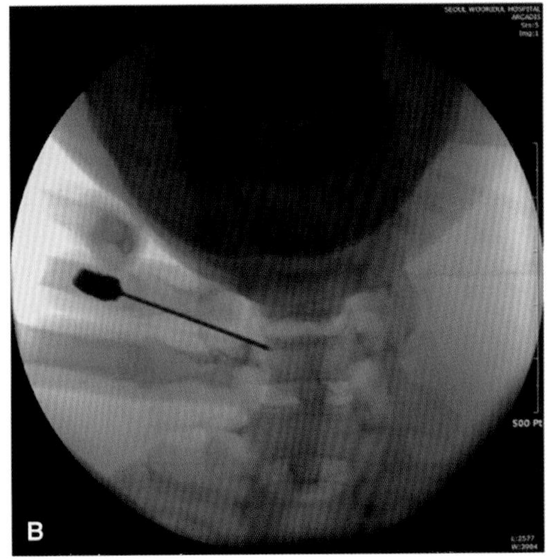

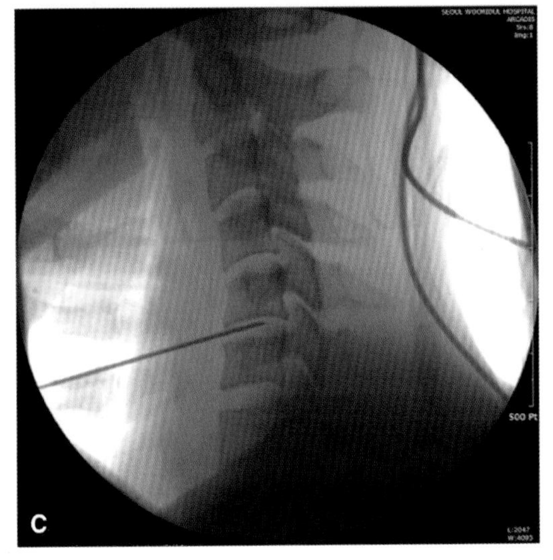

图 12.7　A. 向内侧推移气管食管复合体和向外侧推移颈动脉鞘的同时，在穿刺前将穿刺针稳定在第三和第四指之间，并保持该位置是非常重要的。B. 注意 C 臂正位像中穿刺针接近椎间盘，但尚未准确到达预定间隙。C. C 臂侧位像显示 18G 穿刺针的轨迹与 C6 的上终板平行

12.14）送入工作套管。一旦进入椎间盘，看到的第一个结构通常是被靛蓝胭脂红注射液染蓝的部分纤维环（图 12.15A）。在手术过程中持续使用冷生理盐水溶液进行灌注。手术开始时寻找突出的椎间盘碎块可能非常困难。首先用钳子对软组织进行清理，并使用钬：钇铝石榴石（Ho：YAG）激光来打开纤维环。它可以对纤维环进行消融并创建通道以推进内镜，从而更容易发现碎片。打开纤维环和后纵韧带（PLL）后，通常可以清楚地看到脱出的髓核（图 12.15B~D），打开足够范围的纤维环后然后取出脱出髓核。在这个过程中，髓核本身起到屏障作用，保护神经组织。在去除髓核前，用钳子夹住髓核，并在侧位透视下观察钳子的位置，以避免损伤神经（图 12.15E）。取出脱出的髓核时，应缓慢操作以避免在取出过程中产生负压，逐渐移动可减少对神经的干扰（图 12.15F）。如果脱出的髓核太大，可以在摘除前前用激光将其切成碎片（图 12.15G）。如果后纵韧带后方有残余髓核，可以使用激光部分切除 PLL 来暴露和摘除。摘除髓核后可能会出现椎管内出血，通常可以通过连续灌注来控制并等待 10~20 秒。

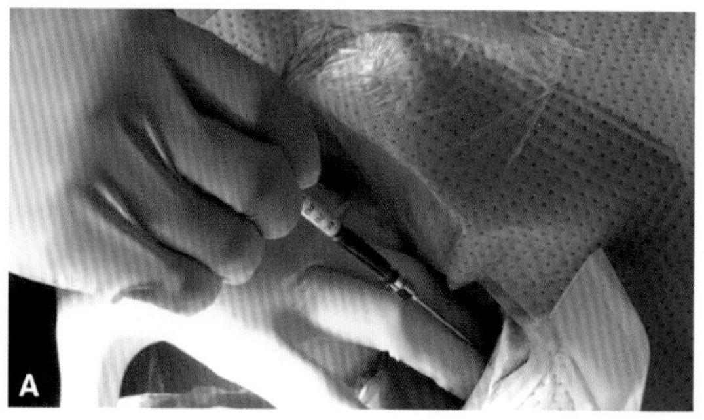

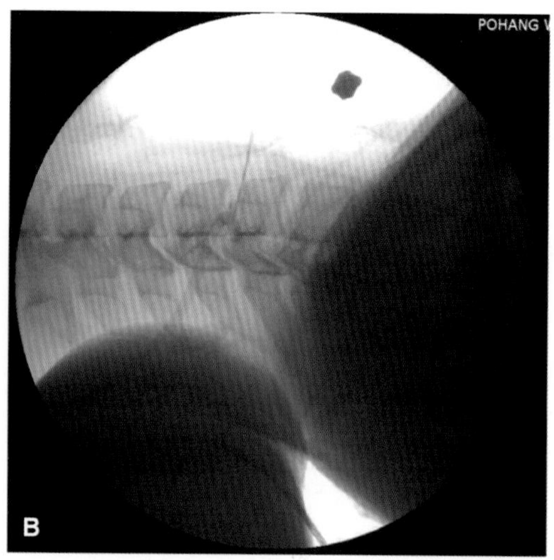

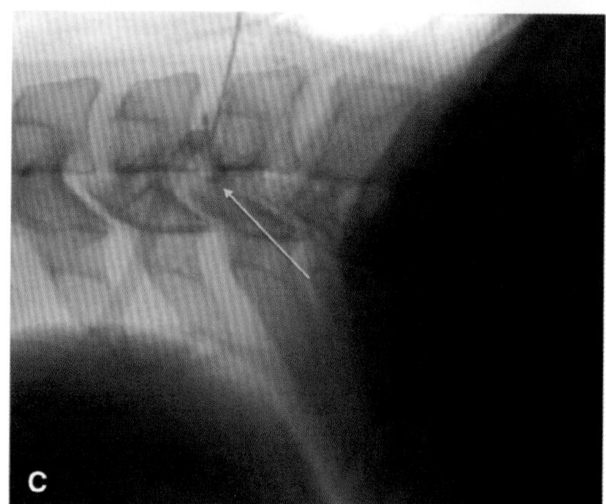

图 12.8　A. 用生理盐水、靛蓝胭脂红和不透射线造影剂的 2：1：2 比例混合物完成椎间盘造影；B. 在术中侧位透视，可以看到造影剂在椎间盘和脱出髓核的分布；C. 同一影像的缩放视图显示了椎间盘突出的边界（箭头）

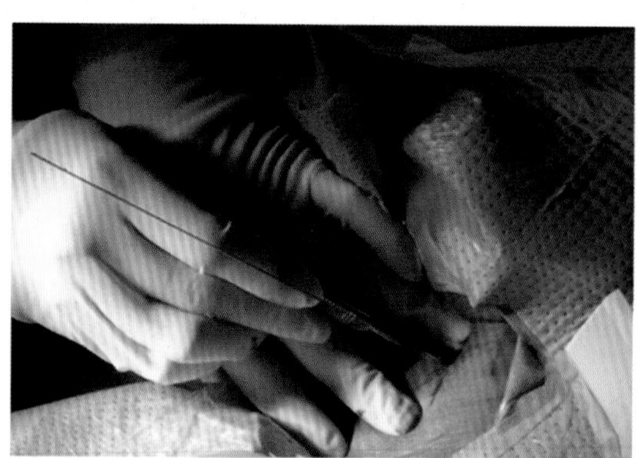

图 12.9　插入导丝并取出 18G 穿刺针。小心轻柔地完成这个同步动作。插入导丝直到感觉到细微的阻力，并且通过旋转缓慢移除穿刺针

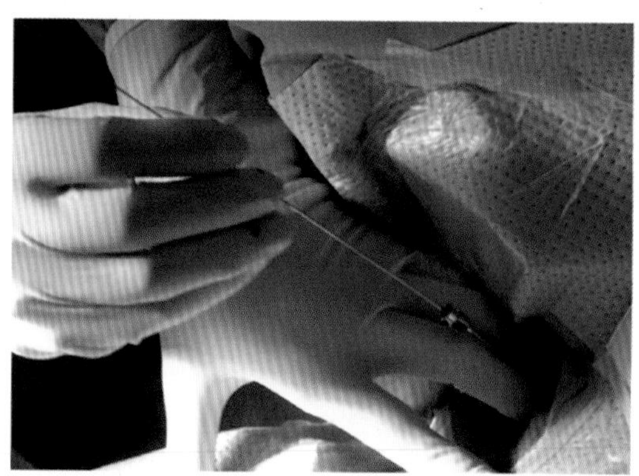

图 12.10　在保持导丝位置的同时，沿着颈部皮肤褶皱做水平切口

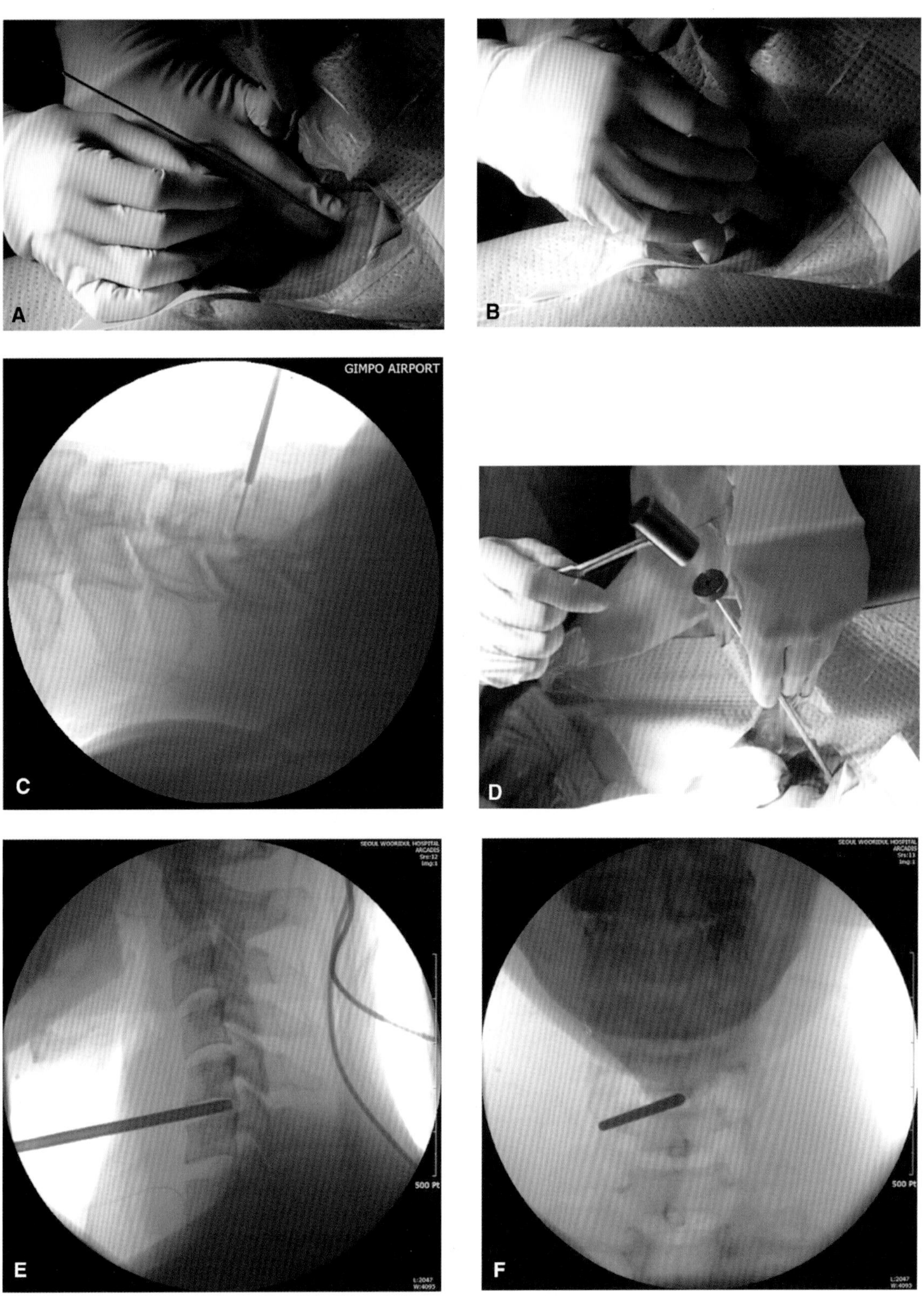

图 12.11 A. 将第一个序列扩张导管插在导丝上。请注意，外科医生的手回到将颈动脉推向外侧、将气管—食管复合体推向内侧的初始位置。B. 将第二级扩张导管插入第一级扩张导管并向前进入椎间盘。C. 插入序列扩张导管时，需要透视确认导丝的位置。D. 将二级扩张导管锤击进入，在侧位像上到达椎体后缘的同时，在正位像上到达中线。E. 侧位透视下扩张导管的位置。注意尖端位于椎体后缘。F. 正位像上扩张导管在中线的位置

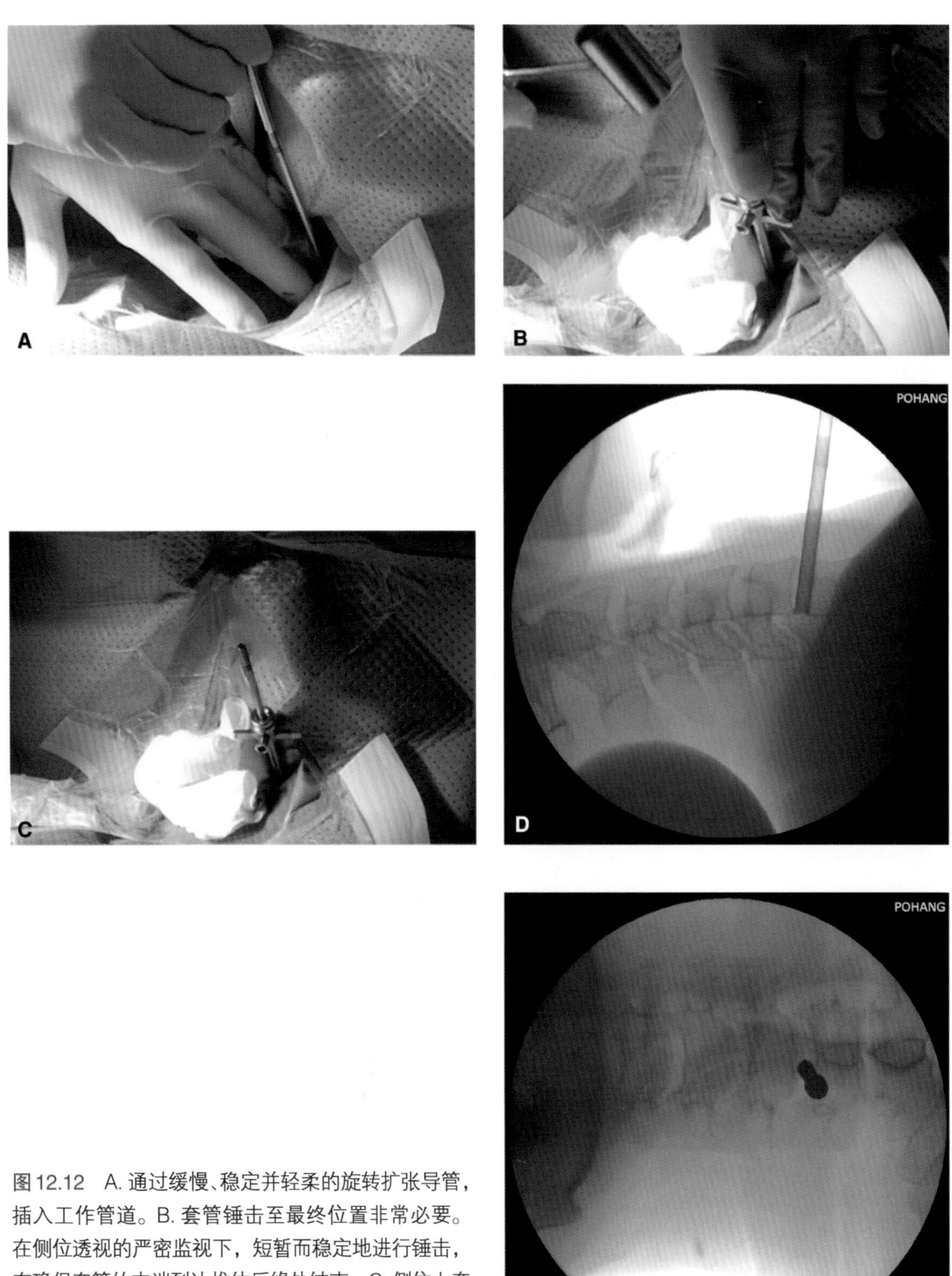

图12.12　A. 通过缓慢、稳定并轻柔的旋转扩张导管，插入工作管道。B. 套管锤击至最终位置非常必要。在侧位透视的严密监视下，短暂而稳定地进行锤击，在确保套管的末端到达椎体后缘处结束。C. 侧位上套管的位置。注意尖端正好位于椎体后缘。D，E. 在正位像上验证工作套管到达中线的最终位置

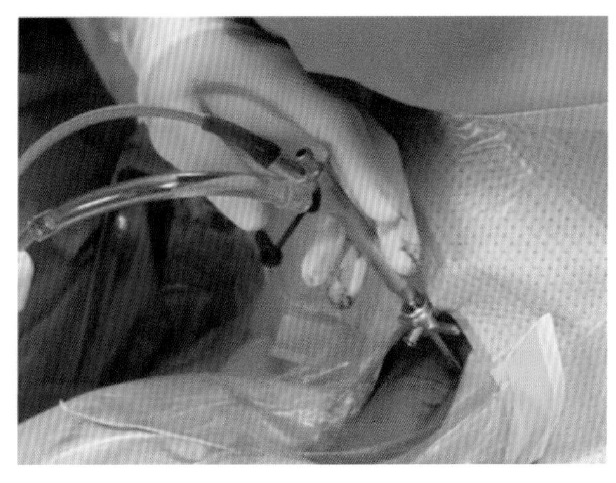

图 12.13 医生握持内镜，注意 PECD 操作时手的位置

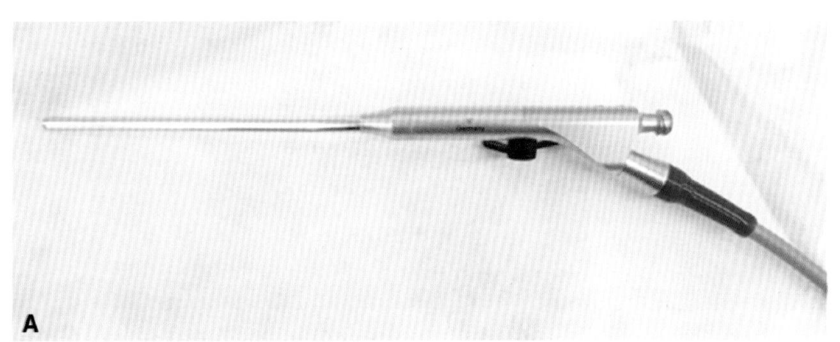

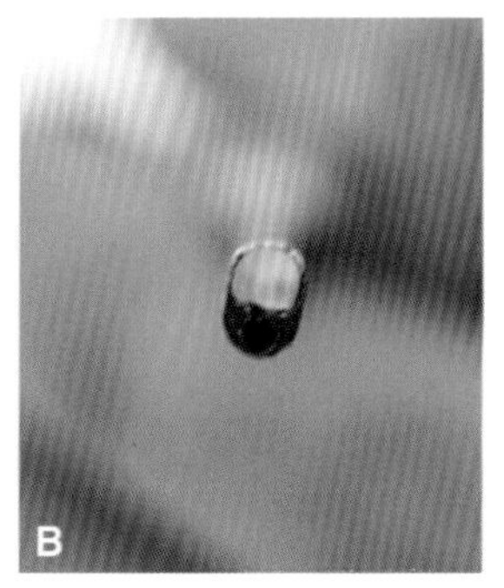

图 12.14 A. 颈椎内镜；B. 内镜的末端

通过目测确认神经根无压迫并观察硬膜搏动（见视频 12-1PECD 左侧 C5-6 和图 12.15H），确认减压充分。

可能的并发症

可能出现的并发症包括神经组织损伤和硬膜撕裂，但通过对椎间盘组织的细致处理，神经损伤的风险低并且无意间导致的硬膜撕裂的风险也很小。如果出现较大的硬膜撕裂，可能需要转换为开放手术。

极少数情况下，由于颈动脉搏动较弱，穿刺时可能会误伤颈动脉。与开放手术相比，其感染发生率较低，应低于 0.1%。气道水肿总体发生率低于 0.2%。

报道的因椎间盘残留导致的再手术率低于 5%。由于内镜的高质量光学元件，通常很容易识别脱出的髓核。另外，蓝染的椎间盘有助于发现椎间盘突出的位置。使用侧发射激光易于切除纤维环和后纵韧带。

术后处理

患者从手术室转移到复苏室进行观察，约 1 小时后允许离床活动。术后即刻可以坐在有靠背的椅子上。手术约 1 小时后患者可以吃东西。不需要颈托保护。在出院时更换敷料，约 7 天后拆除缝线时最终去除敷料。患者在术后留院观察 24 小时后出院，予以口服抗生素和止痛药。术后 1 个月安排复查 X 线检查和 MRI。

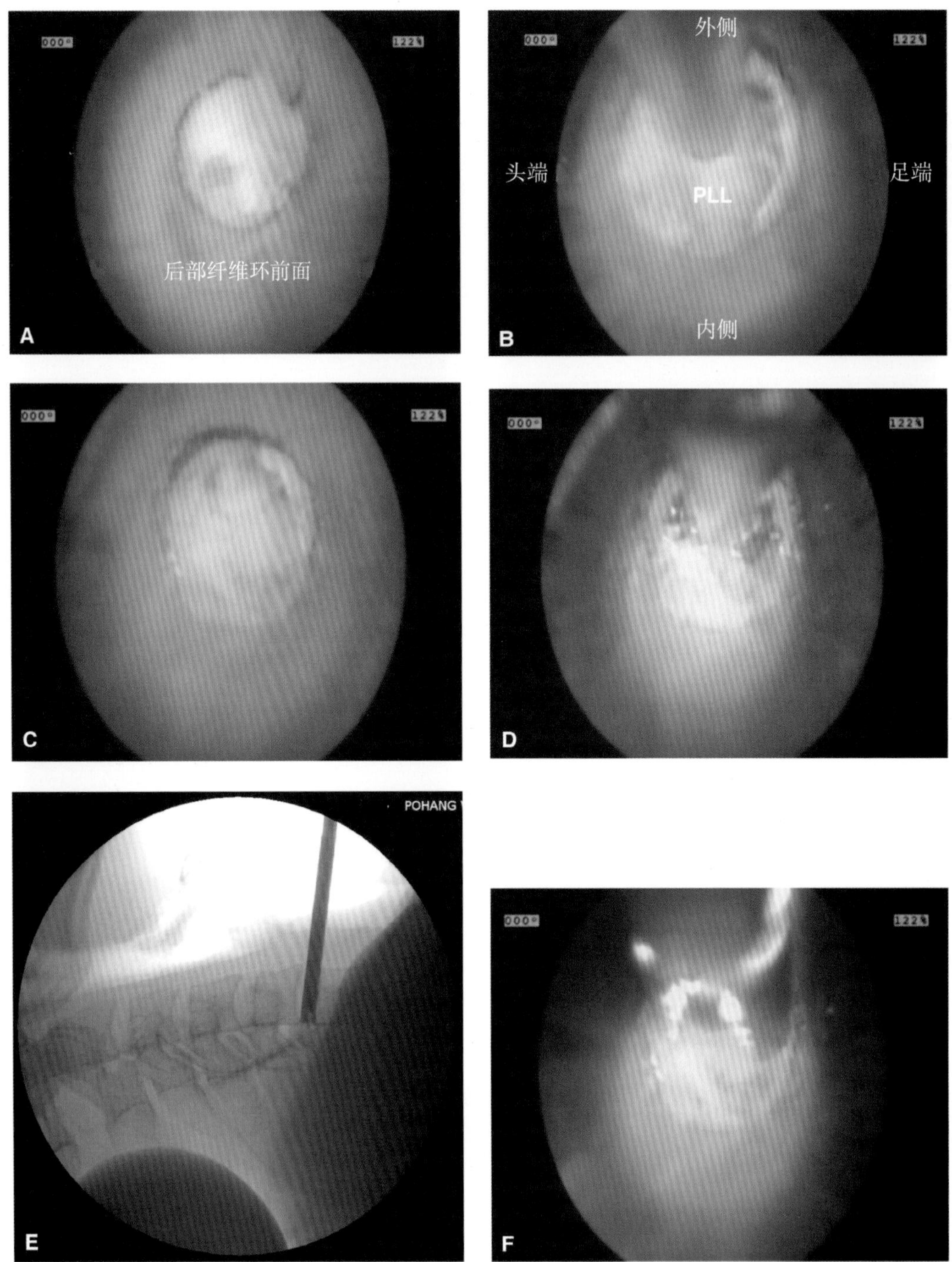

图 12.15　PECD 术中的系列影像。A. 将内镜通过工作管道时的初始视野。我们可以看到在视野深处被靛蓝胭脂红染蓝的突出的椎间盘和前方的部分纤维环。B. PECD 必须使用 90° 侧发射的钬激光。在这里，我们可以看到使用激光探头通过切除纤维环和后纵韧带来暴露突出的椎间盘。C. 用激光切除后纵韧带。注意视野底部染蓝的椎间盘，现在准备用专用钳摘除。D. 钳子抓取突出椎间盘。E. 抓住疝出椎间盘碎片时钳子的侧位透视图。建议在第一次应用钳子时进行透视检查，以避免对神经造成伤害。F. 取出突出髓核时，因为会产生负压，确保缓慢拖曳。G. 现在通过套管可以看到脱出髓核的尾部。H. 完成减压后，硬膜清晰可见且无髓核残留

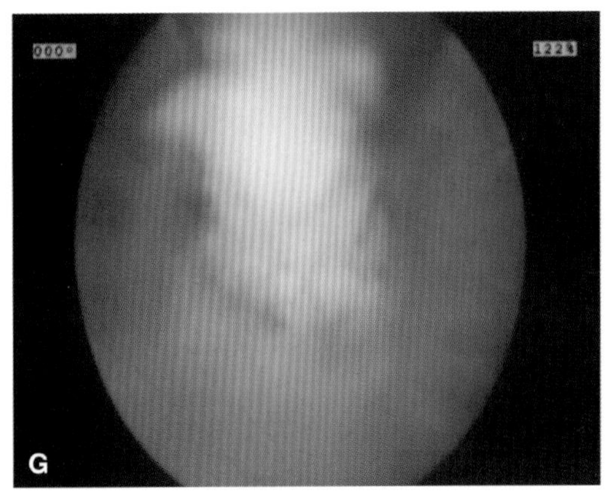

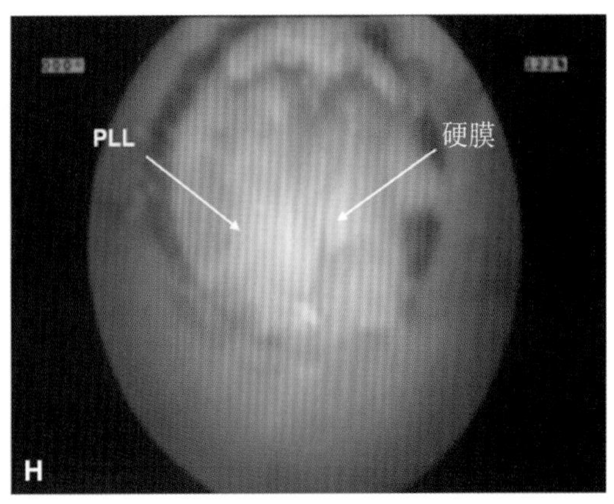

图 12.15（续）　G. 现在通过套管可以看到脱出髓核的尾部。H. 完成减压后，硬膜清晰可见且无髓核残留

临床病例

24 岁男性患者，颈部不适伴左上肢放射痛 2 个月。无外伤及其他病史。保守治疗后没有显著改善。体格检查显示除由于左臂疼痛表现颈部活动受限，没有神经和脊髓功能障碍。

完成包括 X 线片、CT 和 MRI 在内的影像学检查。侧位片显示颈椎前凸丢失，C4–C5 水平有轻度局灶性后凸，没有其他退变或不稳定迹象（图 12.16）。CT 和 MRI 显示在 C5–C6 水平左侧旁正中软性椎间盘突出，无脊髓信号改变（图 12.17）。

患者选择接受 PECD 手术。术后上肢放射性疼痛立即缓解，颈部疼痛改善。

术后颈椎 MRI 显示突出椎间盘完整切除（图 12.18）。

术后 3、6 和 12 个月随访时没有并发症或新的症状出现。

要点与难点

在穿刺前常规确定气管—食管复合体的活动度。消毒前尝试模拟手部定位，感受颈椎前方结构。牢记保持手的位置，直到通过第二个扩张器。如果椎间盘突出在旁正中或椎间孔区域，可从对侧穿刺进入。

作者观点

要掌握手术技巧并获得良好疗效，就必须了解正确的手术解剖知识。通过认真的患者选择和培训，PECD 可以获得比 ACDF 更好的结果。需要进一步的研究来证实可与传统开放性前路椎间盘切除术和融合术相比的长期临床效果。这种方法的主要优点包括手术时间短、出血量少、不需要全身麻醉，以及在手术过程中直接接受患者的反馈信息，可以更好地保护神经结构。CAT 扫描排除伴随突出椎间盘形成的骨赘和骨刺是非常重要的，因为这些组织压迫神经结构很难完全减压。该操作具有陡峭的学习曲线，需要高度专业化的设备、仪器和培训才能安全实施。

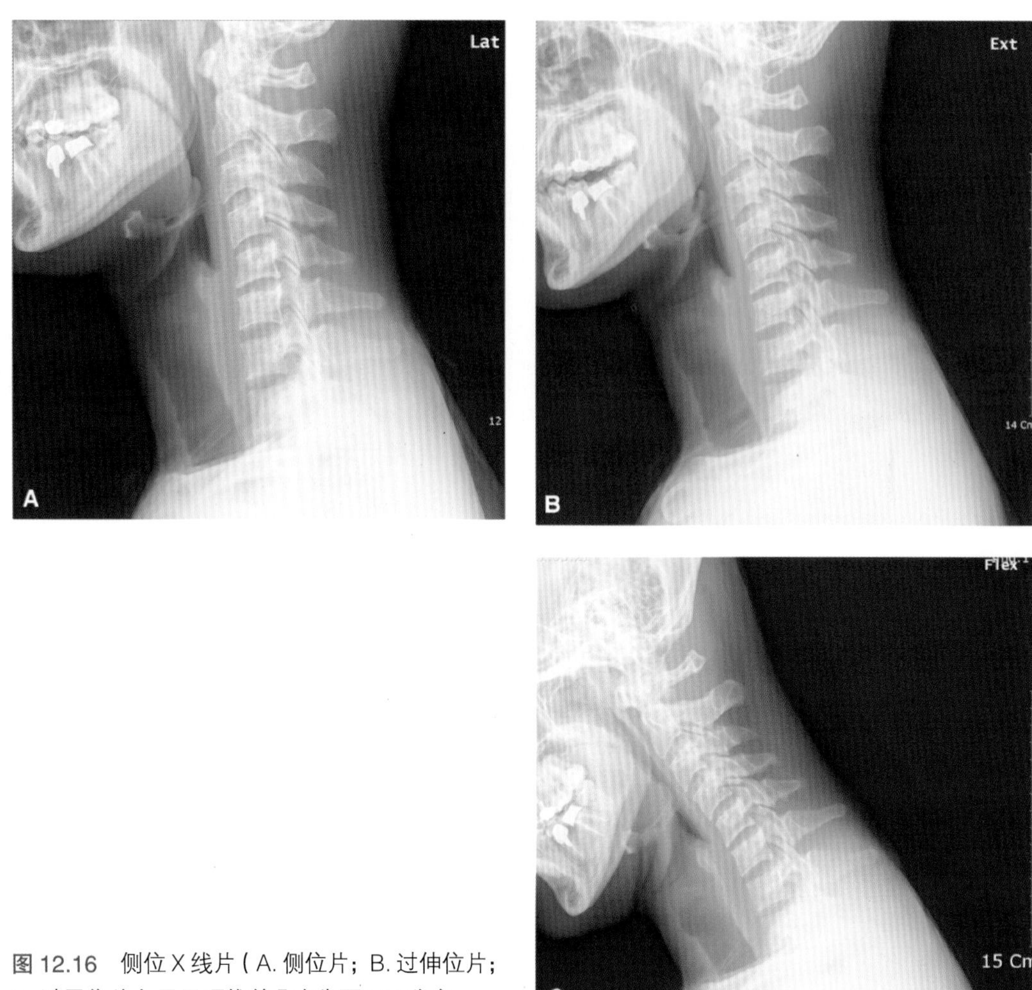

图 12.16 侧位 X 线片（A. 侧位片；B. 过伸位片；C. 过屈位片）显示颈椎前凸丧失而无不稳定

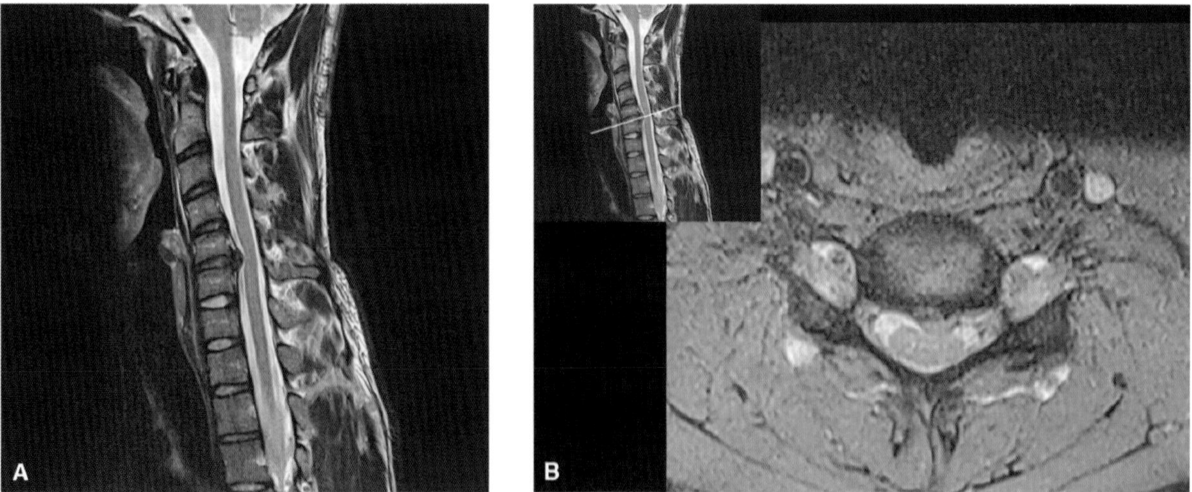

图 12.17 A. 矢状位 T2WI 示 C5–C6 水平的软性椎间盘突出。B. 在轴位 T2WI 上确认 C5–C6 水平的左侧旁正中软性椎间盘突出

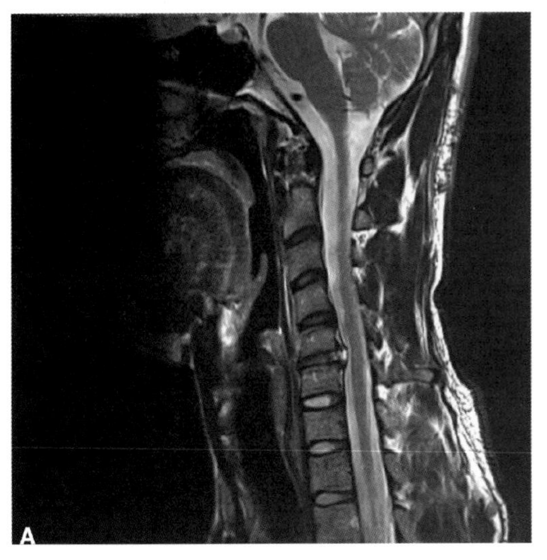

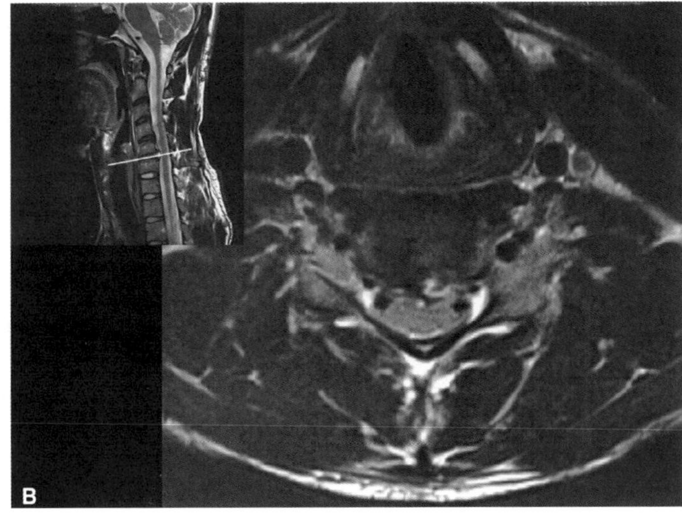

图 12.18　A. 术后矢状面 T2WI，清楚显示 C5–6 减压充分。B. 轴位 T2WI 证实突出的椎间盘完全切除

争论：反对微创颈椎间盘切除术的病例

作者　Alan S. Hilibrand

译者　蒋　毅

微创手术（MIS）技术已经彻底改变了脊柱手术。一般来说，成功的 MIS 技术使外科医生能够通过较小的切口完成包括重建在内的复杂脊柱手术，减轻患者的病痛，同时住院时间也较短。通常情况下，与神经减压术和 / 或脊柱稳定手术等传统开放技术相比，MIS 手术在达到同样效果的同时并不增加手术风险。多数情况下，应用这些技术的障碍是掌握该技术有相对陡峭的学习曲线。

在这一章中，Choi、Garcia 和 Khedkar 提出了一种微创技术通过前路来实现对脊髓和神经根的减压。这是一种可以在清醒镇静状态下完成的门诊手术，包括透视引导下颈椎间盘的经皮穿刺，随后进行椎间盘造影来识别套管和椎间盘脱出的位置。通过激光对后纵韧带和髓核消融形成的通路，可以在直视下摘除椎间盘，也可以用激光将其分成小块后摘除。

尽管 ACDF 成功治疗神经根型颈椎病已有 60 余年历史，但作者提出一个非常雄心勃勃的声明，认为“通过仔细的患者选择和培训，PECD 能够达到比 ACDF 更好的效果”。虽然他们承认，“需要进一步的研究来证实可与传统开放椎间盘切除和融合术相比的长期临床结果。”作者同时指出，该方法适用于不伴有颈椎不稳定、中央椎管或椎间孔狭窄的软性椎间盘突出，说明其适应证非常狭窄，多数神经根型颈椎病患者（本文作者的经验）不适合这一手术。事实上，PECD 的适应证也是颈椎间盘置换术（CDA）的良好适应证。ACDF 和 CDA 均有 I 级证据证实其优异的临床效果，在长期随访的平行研究（超过 5 年）中，消除了至少 70% 患者的上肢疼痛。没有这样的证据来支持 PECD，也没有作者能确定的任何水平（Ⅰ、Ⅱ、Ⅲ级）的证据来支持PECD的长期效果。

ACDF术后者有发生硬膜外出血、神经粘连、内置物相关并发症、吞咽困难和声音嘶哑的风险，本章作者认为这些风险是选择PECD的原因。然而，对这一观点目前存在争议。PECD带来的包括经由前路穿刺和放置套管时所引起的颈动脉鞘结构、气管和食管受伤的风险并不低。作者指出，PECD的其他优势包括“手术时间短，出血量少……以及在手术过程中得到患者的反馈，能提供更好的神经保护。”然而，PECD相对于ACDF的这些益处并不明确。尤其应该看到，尽管患者是在清醒状态下接受手术，但在术中是处于镇静状态的。

要采用像PECD这样的MIS技术，必须要证明其在类似的风险情况下，具有与ACDF和/或CDA一样的效果。尽管在本章中作描述了一种很精彩的微创技术，但很明显的是未能实现这一目标。在任何大规模患者群研究中，无论是前瞻性还是回顾性的，都没有证据支持其与ACDF/CDA相当的临床结果。此外，经皮穿刺不破坏大的解剖结构，然而在有限视野下从脊髓前方去除压迫病变的风险还是很大的。

最后，这个操作假定有限的椎间盘破坏和软性突出椎间盘的切除不会导致患者随后出现椎间盘退变和复发。然而，文献中有证据表明，即使放置标记针进行颈椎间盘术中定位或在腰椎应用25G穿刺针进行椎间盘造影，也会导致随后的椎间盘退变。如果迄今为止的随访表明PECD没有导致后期的椎间盘退变，这可能需要更长时间和更密切的随访。如果这些数据来自多名医生、对超过50例患者的更长时间的随访（>5年），证实得到与ACDF和CDA相同的疗效而没有导致手术节段退变进展，则PECD可能获得更大的吸引力。否则，它很可能仍然是一个“橱窗手术”（Boutique Procedure），几乎没有证据支持其比被广泛接受的ACDF和CDA的“微创”手术更适用。

参考文献

1. Cloward RB. The anterior surgical approach for removal of ruptured cervical discs. J Neurosurg. 1958;15:602–617.
2. Smith AW, Robinson RA. The treatment of certain spine disorders by anterior removal of the intervertebral disc and interbody fusion. J Bone Joint Surg Am. 1958;40:607–624.
3. Choi G, Lee SH. Textbook of spine. Korean Spinal Neurosurg Soc. 2008:1173–1185.
4. Lee SH, Lee JH, Choi WC, et al. Anterior minimally invasive approaches for the cervical spine. Orthop Clin North Am. 2007;38:327–337.
5. Ruetten S, Komp M, Merk H, et al. Full-endoscopic cervical posterior foraminotomy for the operation of lateral disc herniations using 5.9-mm endoscopes: a prospective, randomized, controlled study. Spine (Phila Pa 1976). 2008;33:940–948.
6. Ahn Y, Lee SH, Shin SW. Percutaneous endoscopic cervical discectomy: clinical outcome and radiographic changes. Photomed Laser Surg. 2005;23(4):362–368.
7. Ahn Y, Lee SH, Chung SE, et al. Percutaneous endoscopic cervical discectomy for discogenic cervical headache due to soft disc herniation. J Neuroradiol. 2005;47(12):924–930.
8. Lee JH, Lee SH. Clinical and radiographic changes after percutaneous endoscopic cervical discectomy: a long-term follow-up. Photomed Laser Surg. 2014;32(12):663–668.
9. Kim CH, Shin KH, Chung CK, et al. Changes in cervical sagittal alignment after single-level posterior percutaneous endoscopic cervical discectomy. Global Spine J. 2015;5(1):31–38.
10. Ahn Y, Lee SH, Lee SC, et al. Factors predicting excellent outcome of percutaneous cervical discectomy: analysis of 111 consecutive cases. Neuroradiology. 2004;46(5):378–384.
11. Choi G, Garcia A. Motion preserving techniques for treating cervical radiculopathy. J Spine. 2015;4:4.

B 部分
颈椎后路

微创后路颈椎间孔减压术

第 13 章

作者 Grant D Shifflett, Frank M. Phillips
译者 谢 宁

简介

标准开放技术简述[1]

开放性颈椎椎间孔减压术（PCF）通常使用标准的中线切口进行双侧或单侧椎间孔减压。术者需要显露椎板、椎板—小关节结合部和小关节，并注意保护小关节囊。然后使用 Kerrison 咬骨钳结合高速磨钻切除下方和上方关节突，显露下方的神经根。如果要切除椎间盘，可以将神经根轻轻牵拉以显露椎间盘突出部分，然后通过神经钩和髓核钳将其切除。

适应证

微创PCF的适应证与开放手术的适应证相似，包括椎间孔狭窄、椎间孔区域的椎间盘突出导致神经根压迫症状或神经损害（即感觉迟钝、运动无力），非手术治疗无效（图 13.1，图 13.2）。

禁忌证

禁忌证包括需要脊髓减压的中央型椎间盘突出、腹侧病变（钩椎骨赘形成和后纵韧带骨化）、与轴性颈痛无相关神经症状、颈椎不稳和脊柱后凸畸形。

现有开放技术存在 / 潜在的理论问题

切口较大，骨膜肌肉剥离范围较大，可能导致颈部疼痛加剧、痉挛和不适，并最终导致延迟恢复[2~5]。

操作技术

相关解剖

颈椎后方的肌肉组织可分为三层[1,6]：

- 浅层：斜方肌；
- 中间：头夹肌、颈夹肌；
- 深层：竖脊肌（髂肋肌、颈最长肌、头最长肌、颈半棘肌、头半棘肌）、多裂肌、旋转肌。

工作区域解剖

神经孔毗邻的结构包括：

- 腹侧：椎间盘和钩椎关节；
- 背侧：尾端节段上关节面；
- 尾侧：尾端节段椎弓根；
- 头侧：头端节段椎弓根。

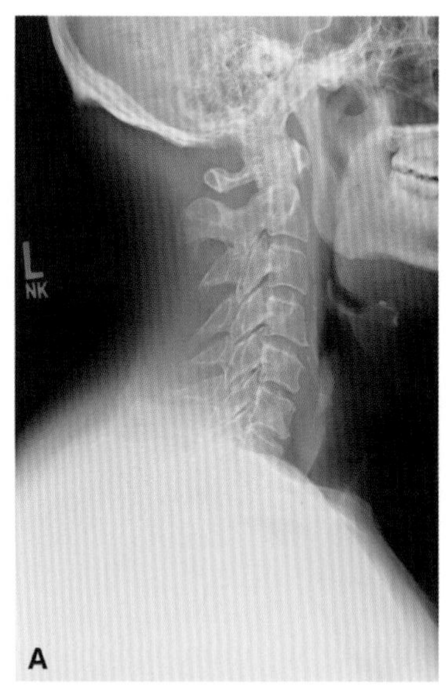

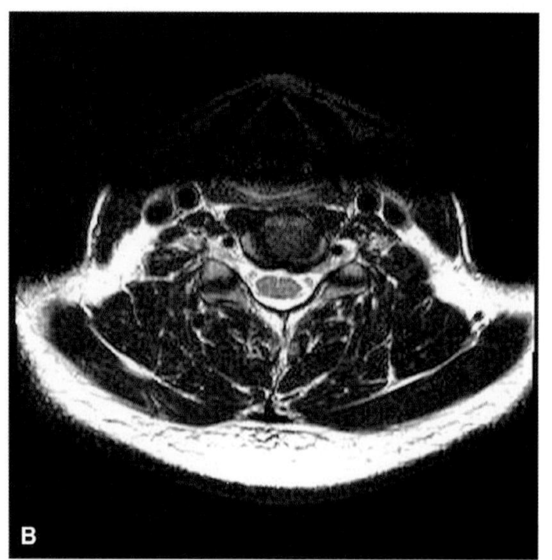

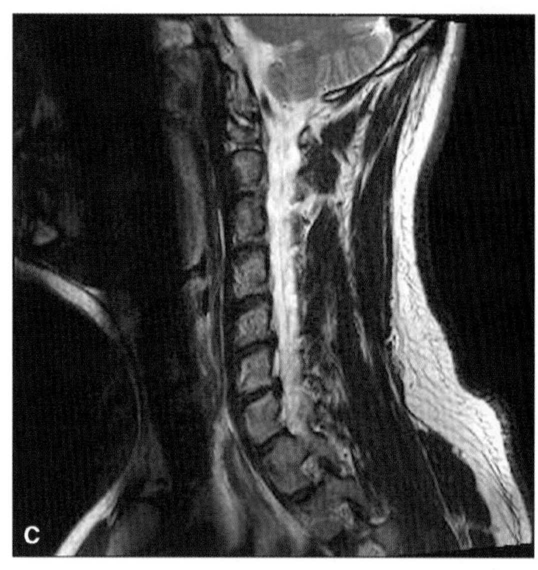

图 13.1　43 岁男性消防员患者，主诉左前臂、拇指和示指感觉异常和疼痛。A. 侧位 X 线片显示轻度多节段颈椎退变，颈椎曲度正常。B，C. 轴向和旁矢状面 MRI 重建，显示左侧旁中央盘突出，压迫 C6 神经根

手术技术

患者体位

患者俯卧于可透视手术台上，用三点式 Mayfield 头夹将患者头部固定在颈部轻度屈曲的体位。为减少出血，采取头高脚低的反 Trendelenburg 体位。必须注意确保骨性突起部位，尤其注意保护面部和眼。

手术入路

在侧位透视引导下，于中线旁开约 10 mm 处做切口。侧位透视有助于定位切口并确定通向椎间隙的适当路径。作者认为应避免将手术器械或牵开器“盲目”伸到颈椎后方。切开皮肤后，用单极电凝向近端和远端分离颈部筋膜，使手指触及棘突、椎板侧块。然后在手指引导下，序贯插入软组织扩张器，以目标节段椎板—小关节结合部为中心并透视确认。将合适尺寸的管状通道（通常 16~18 mm）放置在扩张器上，随后移除扩张器。接着将安装在手术台上的柔性臂牵开器系统连接于管状通道。最后将高倍手术显微镜移入手术区域。

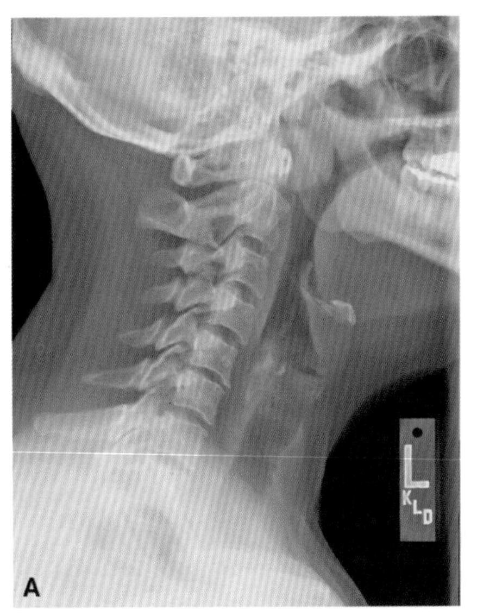

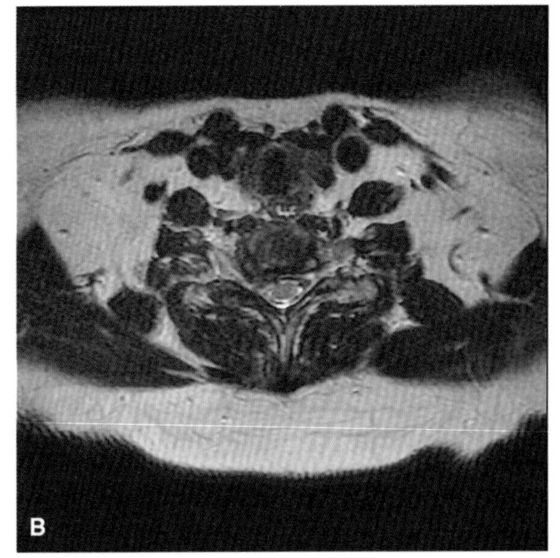

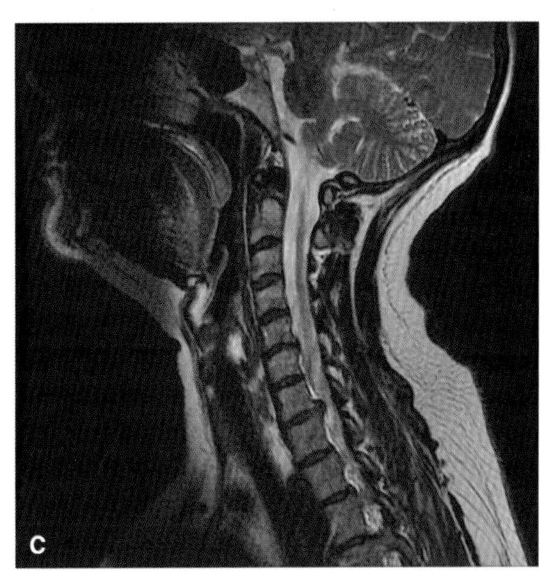

图 13.2　48 岁女性患者，急性发作的局限性右侧尺侧前臂和小指疼痛、感觉异常，无轴性颈痛。A. 侧位 X 线片示轻度颈椎退变，颈椎曲度轻度变直。B，C. 轴位和旁矢状位 MRI 重建示 C7–T1 水平右侧旁中央盘突出较明显，延伸到神经孔并压迫 C8 神经根

减压

用钳子和单极电凝去除小关节上的残余软组织，显露椎板—小关节结合部的骨性“V”点，用小刮匙清除骨骼边缘，再用一个小角度刮匙将下方的韧带从椎板上解剖下来，然后用小的（2 mm 或 3 mm）Kerrison 咬骨钳切除部分半椎板，确认椎管的侧方边缘和出口神经根的内侧面。使用高速磨钻切除下关节突内侧部分，然后是覆盖神经根的部分上关节突。使用小的 Kerrison 咬骨钳（1 mm 刃口）或微刮匙切开椎间孔。可使用小神经钩触探上、下椎弓根，这是头端和尾端减压范围的标志。神经钩可自由进入神经孔提示减压充分。如果有软性椎间盘突出，可轻轻牵拉相应的颈神经根，显露椎间盘碎片，用神经钩和小髓核钳将其去除。

并发症

并发症包括脑脊液（CSF）漏、颈髓或颈神经根损伤、椎动脉损伤和颈椎失稳等。脑脊液漏可以先用胶原海绵和纤维蛋白胶处理。如果不成功，可以进行硬膜修补或用硬膜密封剂进行处理。将扩张器小心地置于骨表面以避免对颈髓的损

伤，放置时需避免向内成角，防止其不慎进入椎管。完全后方减压和对神经根最小程度的牵拉，可避免损伤颈神经根。避免在椎间孔中过度向腹侧和外侧进行切除，也可降低损伤椎动脉的危险。疏于保护或过度切除小关节均可能导致颈椎过度活动，出现不稳定。应注意保留至少50%的小关节。

康复方案

术后前2周通常需戴软颈托。手术结束后早期重点进行安全和独立活动，鼓励患者多起床行走。术后6周开始物理治疗，重点在加强颈部肌群和软组织活动协调性。术后1~2周，患者可以恢复从事轻度劳动，1~2个月内可转为中等强度劳动和轻度休闲活动。手术后2~3个月，可允许参与强度适当的活动。

手术技巧 / 陷阱

术者要确保扩张器在任何时候都置于侧块的稳定基底上，以防止其意外进入椎管；保留至少50%的小关节，以防止医源性术后不稳定。

预期结果

最近的研究表明，85.4%~97.0%的患者症状得到良好缓解[7~9]。并发症发生率为2.2%~3.0%（如硬膜损伤、手术部位感染、脑膜炎、椎动脉损伤等）[3,8~10]。

循证医学

Winder 等[11]率先对微创和开放性PCF进行了比较。在回顾性研究中，他们发现与开放组相比，微创组的失血量、术后止痛剂使用及住院时间均减少，而手术时间和并发症则与开放组相当。

Kim 等[7]进行了迄今为止唯一一项前瞻性随机对照试验，通过比较两种手术发现，微创组的切口较小、住院时间更短以及止痛剂使用时间更短。他们还发现微创组术后早期（前4周）的颈部疼痛有所减轻。在24个月的回访中，他们发现微创组的总体成功率（采用Odom标准）与开放组相当，并发症发生率也无差异。

Clark 等[12]进行了第一次系统性回顾，包括19项文献研究，发现接受微创颈椎间孔减压术的患者失血量减少、手术时间缩短、止痛剂使用更少以及住院时间缩短。但他们同时注意到现有文献存在显著的异质性。

McAnany 等完成了最新的一项荟萃分析，只包括对结果数据的研究。在分析所包含的8项研究中，有5项被认为是中等或较差的。开放组的异质性最低为中等，微创（微创）组异质性为中等，两者的合并临床成功率相当。

作者观点

有些可能的优点并没有得到文献的证实。微创手术可用于治疗双侧神经轻根病或是轻微的中央型狭窄。在保证病痛最轻的情况下，可以通过两种方式达到手术的目的，即双侧椎间孔减压术或单侧椎管狭窄集中减压。目前，微创技术的禁忌证包括仅有单纯颈痛而无神经根病变、颈椎不稳定、有明显的脊柱后凸畸形、主要为腹侧病变以及异常椎动脉解剖。微创技术可能改变当前指征 / 禁忌证的事实不能被夸大。多节段减压和双侧减压都可以减少术后病痛。微创后路手术可以成功用于由小关节退变引发的轻度中央型狭窄。未来，有两项研究课题将会很有价值，即比较开放和微创通道PCF的随机对照试验以及对两者的成本效益分析，有助于证明微创手术的益处。

小结与要点

微创颈后路椎间孔减压术已被证实是治疗颈椎后外侧和椎间孔疾病的安全而有效的方法。微创方法的优点包括失血量减少、手术时间缩短、轴性颈部疼痛和肌肉痉挛减轻、术后麻醉剂使用减少和住院时间缩短[3,7,10,12]。该技术可扩展用于对颈椎管狭窄患者进行多节段或中央减压。根据现有文献资料，该技术的并发症发生率与传统开放手术的并发症发生率相当[3,7~10]。尽管初步证据表明微创颈椎椎间孔减压术与开放手术至少同样有效，但为了进一步确认该技术的优点，仍有必要进行进一步的研究，包括针对大量患者的随机前瞻性研究。

争论：反对微创经颈后路椎间孔减压术的病例

作者 Jesse E. Bible, Joon Y. Lee

译者 谢 宁

开放手术医生的观点

后路椎间孔减压术广泛应用于神经根性颈椎病的治疗[14~16]。传统的开放手术和微创通道技术都依赖可视化和创建"匙孔"路径进行减压。开放手术做正中皮肤切口，行单侧骨膜下剥离和脊旁肌肉组织牵开。相反，微创技术将切口直接置于所需操作部位（偏离中线），并采用钝性解剖法（手指和管道）分离脊旁肌肉组织。两种手术技术的最终目标相同：通过椎间孔减压术解除对神经根的压迫。这里需要考虑的一个重要决定性因素是外科医生对颈后路椎间孔减压术（采用任一技术）的经验和熟练程度。如果外科医生经验不足，应更多考虑开放手术。

与颈椎微创椎间孔减压术相关的并发症主要为血肿和神经根损伤。血肿包括手术结束时取出通道时的未知部位出血。而对于神经根损伤，使用微创技术更难辨认关节突和神经根发出部位的解剖变异。

关于本章陈述的事实

鉴于微创技术（肌肉剥离较少）理论上的优势，关于其失血减少、手术时间缩短、轴性颈痛/肌肉痉挛减少、药物使用减少以及住院时间缩短的发现便不足为奇了[12,13]。

重要的是，即对于熟悉颈后部解剖和微创技术的外科医生来说，应用这一技术获得良好疗效不是奢望。但若不熟悉这一技术，则容易导致失血增多、手术时间延长、术后疼痛加剧以及更坏的结果（减压不充分和/或医源性不稳定）。

开放手术和微创手术相关的技术诀窍

两项技术的共同目标包括：①清晰显示手术"匙孔"路径并在神经根受到最小刺激的状态下充分减压；②避免医源性不稳定。通过减少小关节囊的解剖/剥离和小关节的切除（保留 50% 以上的骨结构），可避免医源性不稳定[16]。开放技术可以更好地显示关节囊和关节，对不熟悉局部解剖者尤其重要。

对微创技术未来 5 年的预测

随着微创手术的经验和培训的增加，外科医生无疑将越来越熟悉通道椎间孔减压术。但是每项技术都有其学习曲线，即使已经积累了一定经验，每位外科医生都应虚心认识自己的局限性。

参考文献

1. Wiesel SW. Operative Techniques in Orthopaedic Surgery. Philadelphia, PA: Lippincott Williams & Wilkins, 2011.
2. Ratliff JK, Cooper PR. Cervical laminoplasty: a critical review. J Neurosurg. 2003;98:230–238.
3. Fessler RG, Khoo LT. Minimally invasive cervical microendoscopic foraminotomy: an initial clinical experience. Neurosurgery. 2002;51:S37–S45.
4. Hosono N, Yonenobu K, Ono K. Neck and shoulder pain after laminoplasty. A noticeable complication. Spine. 1996;21:1969–1973.
5. Kim DH, Fessler RG, Regan JJ. Endoscopic spine surgery and instrumentation: percutaneous procedures. New York, NY: Thieme, 2005.
6. Rhee JM, Wiesel SW. Operative techniques in spine surgery. Philadelphia, PA: Wolters Kluwer Health/ Lippincott Williams & Wilkins, 2013.
7. Kim KT, Kim YB. Comparison between open procedure and tubular retractor assisted procedure for cervical radiculopathy: results of a randomized controlled study. J Korean Med Sci. 2009;24:649–653.
8. Branch BC, Hilton DL Jr, Watts C. Minimally invasive tubular access for posterior cervical foraminotomy. Surg Neurol Int. 2015;6:81.
9. Holly LT, Moftakhar P, Khoo LT, et al. Minimally invasive 2-level posterior cervical foraminotomy: preliminary clinical results. J Spinal Disord Techn. 2007;20:20–24.
10. Adamson TE. Microendoscopic posterior cervical laminoforaminotomy for unilateral radiculopathy: results of a new technique in 100 cases. J Neurosurg. 2001;95:51–57.
11. Winder MJ, Thomas KC. Minimally invasive versus open approach for cervical laminoforaminotomy. Can J Neurol Sci. 2011;38:262–267.
12. Clark JG, Abdullah KG, Steinmetz MP, et al. Minimally invasive versus open cervical foraminotomy: a systematic review. Global Spine J. 2011;1:9–14.
13. McAnany SJ, Kim JS, Overley SC, et al. A meta-analysis of cervical foraminotomy: open versus minimally-invasive techniques. Spine J. 2015;15:849–856.
14. Henderson CM, Hennessy RG, Shuey HM Jr, et al. Posterior-lateral foraminotomy as an exclusive operative technique for cervical radiculopathy: a review of 846 consecutively operated cases. Neurosurgery. 1983;13(5):504–512.
15. Williams RW. Microcervical foraminotomy. A surgical alternative for intractable radicular pain. Spine. 1983;8(7):708–716.
16. Zdeblick TA, Zou D, Warden KE, et al. Cervical stability after foraminotomy. A biomechanical in vitro analysis. J Bone Joint Surg Am. 1992;74(1):22–27.

后路经皮颈椎融合术治疗颈椎损伤 第 14 章

作者 Tony Tannoury, Akhil Tawari, Mustafa Turki, Chadi Tannoury
译者 叶晓健

脊柱微创手术可缩小手术暴露范围，从而减少组织损伤以及相关问题，包括出血、感染风险和术后疼痛等。同时，由于软组织剥离少，有助于加快术后恢复和康复。

Smith–Robinson 颈椎前路减压融合术以及颈椎后路减压侧块螺钉或椎弓根螺钉固定融合术，是目前治疗颈椎创伤最常用的术式。除了局部解剖相关风险以及开放手术相关风险外，标准的颈椎前路和颈椎后路融合术风险整体较低，这也可能是颈椎经皮微创手术发展相对滞后的原因。

颈椎后路开放手术需要广泛剥离肌肉，可能损伤后方张力带结构。从理论上来讲，微创技术组织剥离较少，同时保留了后方张力带的完整性。

已有文献报道采用通道经皮置入侧块螺钉和连接棒[1,2]。然而，由于多节段置入连接棒较为困难，导致该项技术仅限于治疗 3 个及以下节段的病变。

另一种技术是经皮经关节突置入螺钉。Takayasu 等[3]首次在开放手术中经关节突置入螺钉，近来部分文献相继报道通过微创方式置入螺钉[4~6]。经关节突螺钉固定和侧块螺钉固定有相似的生物力学特性，可以在椎板切除术后椎板缺如时使用。然而，经关节突螺钉是四层皮质骨固定，与侧块螺钉固定相比，抗拔出力更出色[7]。

适应证

经皮侧块螺钉和 / 或经关节突螺钉固定技术仍处于发展阶段，主要用于下颈椎创伤后方张力带复合体损伤时加固前方固定，并可作为后方内置物置入失败时的一种补救措施。

体位和手术技术

颈椎微创内固定包括经关节突螺钉、侧块螺钉和椎弓根螺钉，在技术上具有挑战性。进行这些技术操作需要熟悉局部解剖结构，依赖术前和术中成像，并且学习曲线较为陡峭。

合适的体位对于经皮侧块螺钉和经关节突螺钉的置入至关重要。患者取俯卧位，用 Mayfield 头架或 Gardner wells 钳固定头部和颈部，需要确保术中头颈部始终处于中立位且术中透视影像清晰。三维成像可作为辅助引导。

经皮侧块螺钉置入技术

手术技术

患者取俯卧位，局部浸润麻醉后，以目标节段尾端 1~2 个节段为中心做后正中切口（或采用旁正中切口，根据颈围而定）（图 14.1A），注意应在确认颈椎骨折已闭合复位且小关节对线良好的情况下进行。锐性切开筋膜后，将 12~18 mm 通道扩张器（图 14.1B，C）锚定于目标节段，与小关节平行，朝向外侧，与开放手术时侧块螺钉置入的方向一致。确认理想的入钉点后，去除其表面的软组织，可以使用光纤提

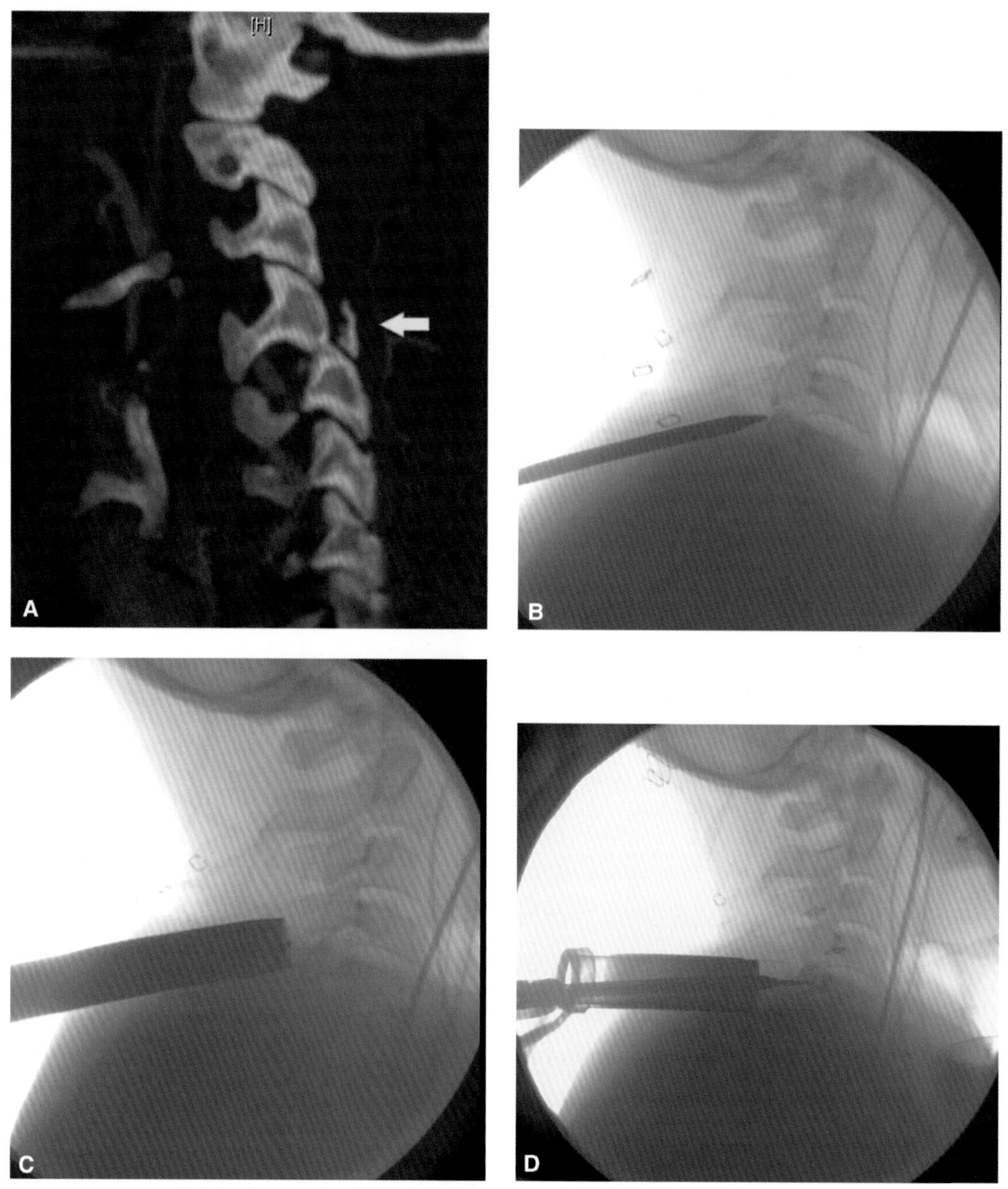

图 14.1　A. 矢状位 CT 示 C4 关节突骨折（黄色箭头）导致 C4–5 脱位。B，C. 侧位片显示置入定位针，随后放置逐级扩张通道。注意定位针置入的轨迹和需要获得理想轨迹的皮肤切口。D. 侧位片显示使用 2 mm 动力磨钻进行钻孔

供照明。

使用松质骨钻或 2 mm 磨钻在侧块中点钻一个小孔，钉道轨迹在矢状位平面上与小关节平行，在轴位平面上偏向外侧（图 14.1D）。攻丝后，透视下置入直径 3.5 mm 的侧块万向螺钉，长约 14 mm 或 16 mm（图 14.1E）。采用同样方式在相邻节段置入其他螺钉，一侧螺钉置入完成后，从扩张通道尾端置入连接棒，并向头端依次插入各钉槽中，拧入螺塞。同法置入对侧内固定装置（图 14.1F，G）。术中所有步骤均在正侧位影像引导下进行（图 14.1H）。

技术难点

1. 连接棒置入具有挑战性，因此该项技术仅限于 3 个及以下节段病变。

2. 连接棒需要折弯，以适应由通道置入。

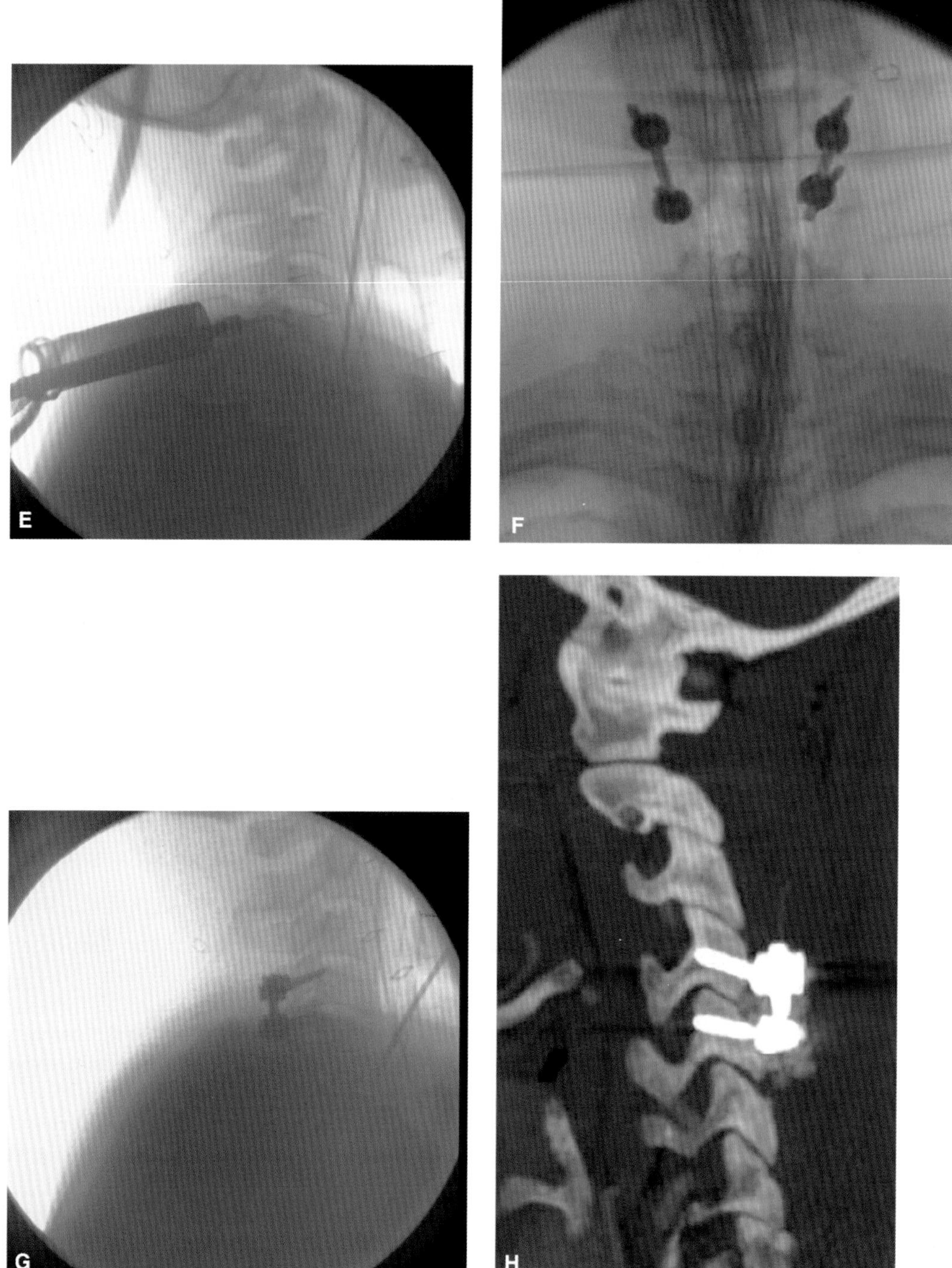

图 14.1（续）　E. 侧位片显示置入侧块螺钉。F，G. 连接棒和螺塞置入后正侧位片（两侧）。H. 随访时，矢状位 CT 示侧块已融合且小关节对线良好

经皮经关节突螺钉置入技术

安全置入时，经关节突螺钉的选择上关节突中点为入钉点，并将螺钉向尾侧、腹侧、外侧方向置入下关节突内。此钉道轨迹可以避免损伤下关节突附近的重要结构，包括椎动脉和神经。

在目标节段头端后正中线处切开皮肤，以获得需要的置钉路径。将空心钻头锚定在上关节突皮质骨上。在透视引导下，给合适的钉道轨迹置

入导丝，最好用电动工具。导丝置入 14 ~16 mm 后，将空心钻头沿着导丝方向钻开并攻丝，然后置入长 16 mm 或 18 mm 的螺钉[8]。进行每一步操作时都必须进行透视。螺钉穿透关节皮质骨面后，其远端置入下关节突内。螺钉置入时应尽量向外以避免椎动脉损伤，并且不能破坏外侧壁。螺钉也应尽量朝向尾端，以避免损伤下关节突腹侧的神经。

技术难点

1. 为了获得最佳的螺钉尾端置入，下关节突可能会被破坏。

2. 枕骨可能阻碍钉道朝向尾端，可轻度屈曲寰枕关节以改善此情况。

术后活动和康复

术后鼓励患者尽快活动，并进行体格检查评估患者情况。是否需要限制颈部活动或使用支具主要取决于颈椎创伤的类型和受伤机制，多数情况下并不需要。

疗效

经皮螺钉技术仍处于发展阶段，目前尚缺乏大样本病例资料，仅有的数据则来源于个案报道和尸体研究。DalCanto 等[9]进行了一项研究，发现侧块螺钉和经关节突螺钉置入后，颈椎活动范围和僵硬度相似。在一项尸体生物力学研究中，作者发现经皮侧块螺钉和经关节突螺钉的生物力学稳定性相似[7, 9]。

Husain 等[10]比较了采用开放手术和经皮微创手术置入经关节突螺钉的准确性，结果发现经皮微创置入经关节突螺钉开始时发生钉道穿破可能性更大。

小结

颈椎后路微创内固定置入技术具有挑战性且学习曲线陡峭。尽管这项技术吸引力较大，但其适应证仍处于探索之中。

参考文献

1. Wang M, Levi A. Minimally invasive lateral mass screw fixation in the cervical spine: initial clinical experience with long-term follow-up. Neurosurgery. 2006;58:907–912.
2. Magerl F. Verletzungen der brust- und lendenwirbelsaule. Langenbecks Arch Chir. 1980;352:428–433.
3. Takayasu M, Hara M, Yamauchi K, et al. Transarticular screw fixation in the middle and lower cervical spine: technical note. J Neurosurg. 2003;99(1, suppl):132–136.
4. Ahmad F, Sherman JD, Wang MY. Percutaneous trans-facet screws for supplemental posterior cervical fixation. World Neurosurg. 2012;78(6):716.e1–716.e4.
5. Shiraishi T. A new technique for exposure of the cervical spine laminae: technical note. J Neurosurg. 2002;96(1, suppl):122–126.
6. Wang MY, Prusmack CJ, Green BA, et al. Minimally invasive lateral mass screws in the treatment of cervical facet dislocations: technical note. Neurosurgery. 2003;52:444–447.
7. Klekamp JW, Ugbo JL, Heller JG, et al. Cervical transfacet versus lateral mass screws: a biomechanical comparison. J Spinal Disord. 2000;13:515–518.
8. Liu G, Xu R, Ma W, et al. Anatomical considerations for the placement of cervical transarticular screws. J Neurosurg Spine. 2011;14(1):114–121.
9. DalCanto RA, Lieberman I, Inceoglu S, et al. Biomechanical comparison of transarticular facet screws to lateral mass plates in two-level instrumentations of the cervical spine. Spine (Phila Pa 1976). 2005;30(8):897–892.
10. Husain A, Akpolat YT, Palmer DK, et al. A comparison of open versus percutaneous cervical transfacet fixation. J Neurosurg Spine. 2016:1–6.

后路经皮颈椎融合术治疗颈椎退变

第 15 章

作者 Basheer A. Shakir, Michael Y. Wang
译者 徐 峰 吴文坚

适应证

颈椎后路融合术常用于治疗颈椎病和颈椎退变性疾病，既可以与前路融合联合使用，也可以单独使用[1]。手术常通过开放手术用侧块螺钉进行固定，较少使用椎弓根螺钉。

腰椎微创手术技术已得到广泛应用[2]。与此不同的是，颈椎微创手术（MIS）技术并未超出早期描述的适度减压[3~6]和椎板成形术[7]。虽然有迹象表明未来会有更广泛的应用[8]，但目前经皮经关节突螺钉是以下情况进行下颈椎辅助固定的良好选择：

1. 单独进行长节段前路融合时假关节发生率高[9]。尽管传统后路侧块螺钉和连接杆固定比单独的前路固定更坚固、成功率更高，但经皮固定在保留这一优点的同时，避免了肌肉分离和相关的术后疼痛。

2. 前方固定有脊柱后凸的风险。短节段颈椎前路融合的成功率高、操作简单，因而更为流行[10]。然而，经皮经关节突螺钉固定与切开固定一样，融合率更高，生物力学强度更好，同时避免了肌肉失活和需要使用连接杆。

经皮微创技术还可以在手术后保留后方张力带，提供更好的稳定性；而在切开融合手术中后方张力带虽然没有严重损害，但也通常会受影响[11]。尽管不同的手术方法手术出血都不多，但经皮固定的住院时间更短、恢复工作更快，这是切开手术无法复制的。老年患者和有多种内科合并症的患者，也可以通过微创手术获得更好的治疗效果。

体位

如图 15.1 所示，患者取俯卧位，用 Mayfield 头夹固定，以便在多个平面上控制头部。颈椎必须处于中立位置，没有旋转、冠状面或矢状面不平衡。这是通过“军用折叠”（military tuck）实现的，在下颏略屈曲的同时头部向后移动。以这种方式放置体位很有必要，因为可以通过钉—棒结构进行调节，而固定后不可能再进行调节。

手臂固定在侧面，所有骨突出部分都以衬垫保护。肩部可以贴在床脚以便透视。此外，应考虑使用 Jackson 脊柱架以便进行前后（AP）位透视，以及在某些情况下使用可透射线的头部固定器，否则可能不能进行适当的前后位透视。

手术入路与技术

从目标关节的上关节突钻到下关节突的体部，准确置入螺钉。选择目标节段的近端做正中切口，便于螺钉路径朝下。前后位透视有助于识别中线，特别是在肥胖患者中。切皮之前皮下注射局麻药，切开后于切口中放置自动牵开器。

在正位透视下，用电刀在目标侧块上方浅层筋膜做一个小切口。目标侧块位于用于固定的目标关节间隙之上，进钉点位于上关节突中点。通

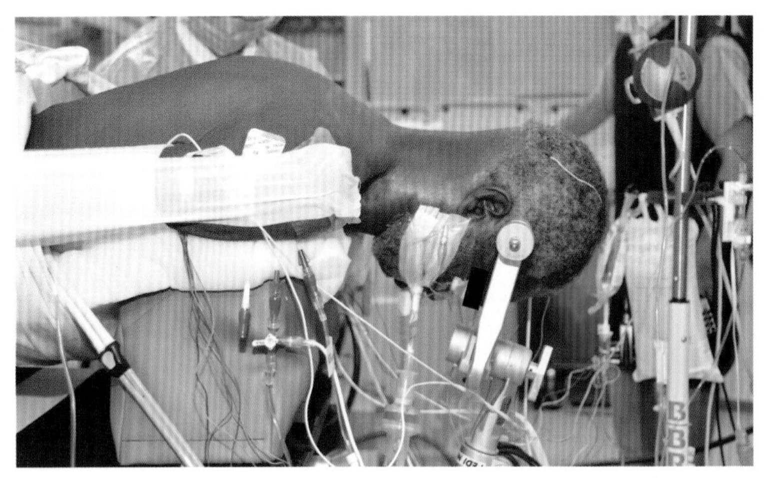

图 15.1 患者置于“军用折叠”体位，头部轻度屈曲，枕骨向背侧平移，以获得最佳螺钉位置

过筋膜切口，空心钻导向器锚定在侧块表面。在双平面透视下(图 15.2，图 15.3)借助细短克氏针，用气动钻头朝向尾端和外侧钻 14~16 mm 的孔。

气动动力系统的使用减少了突破皮质骨表面所需的向下的作用力，从而降低了发生钻头滑移或椎骨旋转的风险。可以使用各种空心螺钉系统（图 15.4）。这些内固定常用于肢体创伤固定，易于获取。

螺钉置入方向应朝向外侧和尾端，以避免损伤椎动脉和颈神经根。在近端关节突，螺钉头位于这些结构的背部，损伤的风险小；而在通过两层皮质以后，钉头位于这些结构的腹侧，损伤风险较大。在确保安全通过骨皮质的同时，重要的是选择陡峭的轨迹以避免螺钉尖端的位置过于靠近腹侧。考虑到枕骨可能阻碍准确和陡峭的螺钉轨迹，C2–4 近端水平更具挑战性。

在钻入远端侧块适当深度后，将克氏针留在原位，便于攻丝和置入螺钉。在此期间必须注意克氏针向远端少量插入，避免克氏针退出或进入。然后置入螺钉并小心地拧入以牢固地连接两个侧块。对侧和其他节段以相同的方式进行固定。

透视证实螺钉位置满意后，用抗生素溶液冲洗伤口。皮下组织用 2–0 薇乔线缝合，皮肤用 3–0 单股薇乔缝合并用密封胶封闭。

同样有损伤风险的解剖结构主要包括椎动脉和颈神经根。为避免损伤颈神经根，螺钉应尽量向尾端倾斜（图 15.5）。另外，在保证不会出现小关节骨折的前提下，螺钉应尽可能朝向外侧，有助于防止椎动脉损伤。最后，因为椎动脉和神经根在腹侧风险最大，选择合适长度螺钉也有助于将损伤风险降至最低。

并发症

经皮颈椎后路融合的并发症包括假关节形成、医源性椎动脉损伤和颈神经根损伤。应完善影像学检查（如 CT、脊髓造影、MR 或 CTA）和导管血管造影（怀疑血管损伤）并进行全面评估，更好地澄清和确认临床表现，然后根据评估结果和患者的具体情况进行个体化治疗。

如果出现神经根压迫，最好取出螺钉。如果出现假关节形成、螺钉位置不佳、固定不良，可改为开放手术去皮质，进行传统的侧块或椎弓根螺钉固定。正中切口便于术式转换。

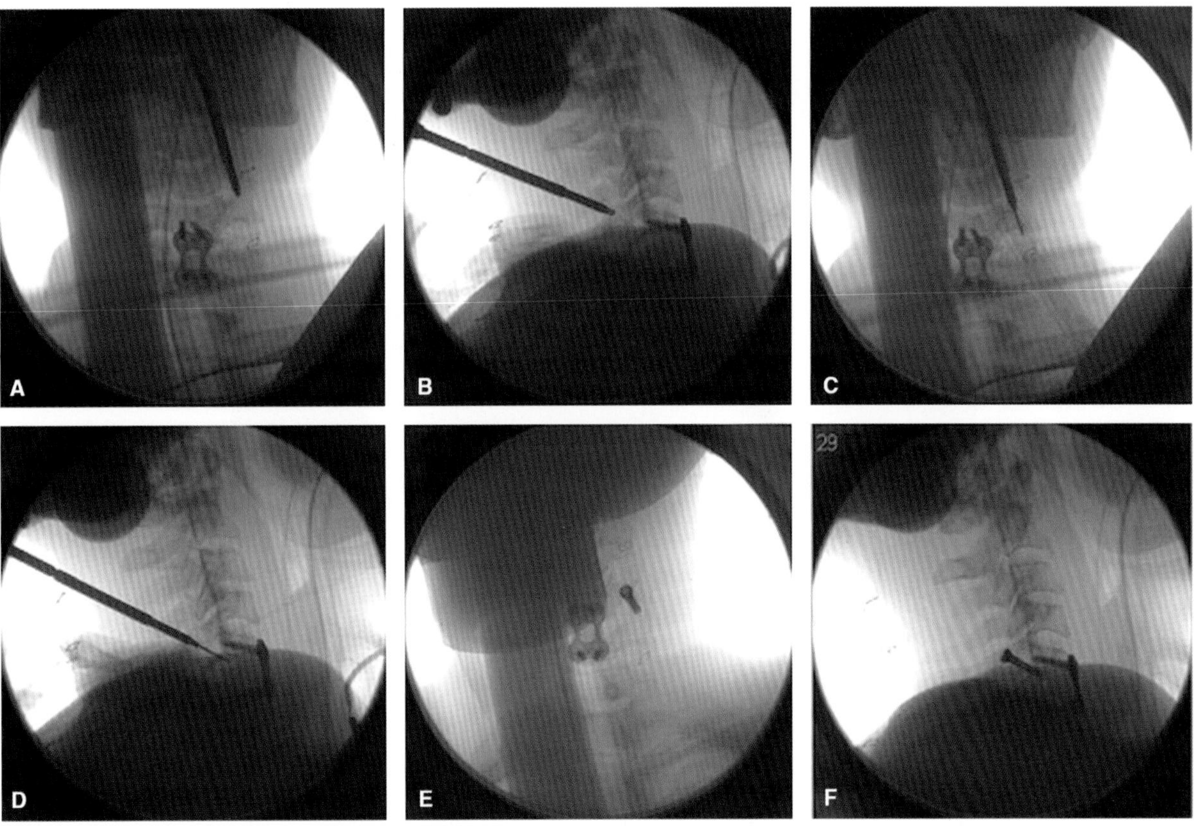

图 15.2 双平面透视引导影像，说明了序贯锚定（A 和 B）、钻孔（C 和 D）和螺钉置入（E 和 F）的过程［引自 Ahmad F, Sherman J, Wang M. Percutaneous transfacet screws for supplemental posterior cervical fixation. World Neurosurg. 2012;78(6):716.E1– 716.E4.］

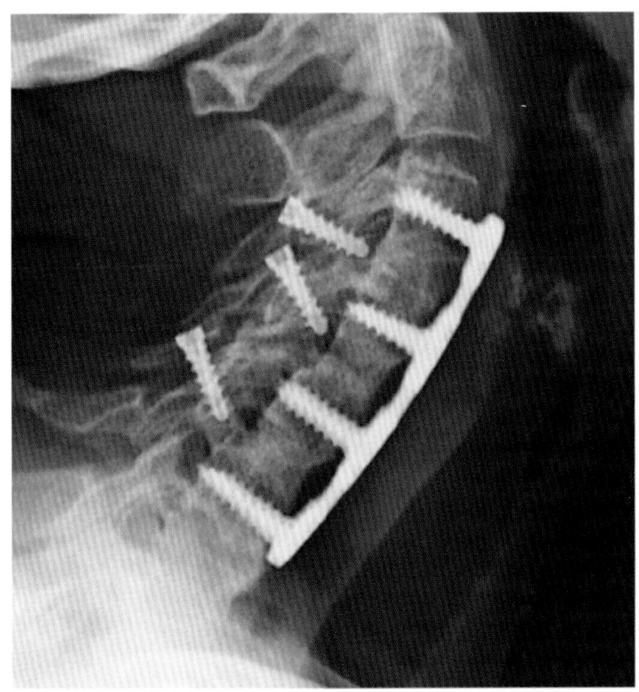

图 15.3 颈椎侧位 X 线片示多节段颈椎前路融合后 C3–C4、C4–C5、C5–C6 的双侧经皮经关节突螺钉［引自 Ahmad F, Sherman J, Wang M. Percutaneous transfacet screws for supplemental posterior cervical fixation. World Neurosurg. 2012;78(6):716.E1–716.E4.］

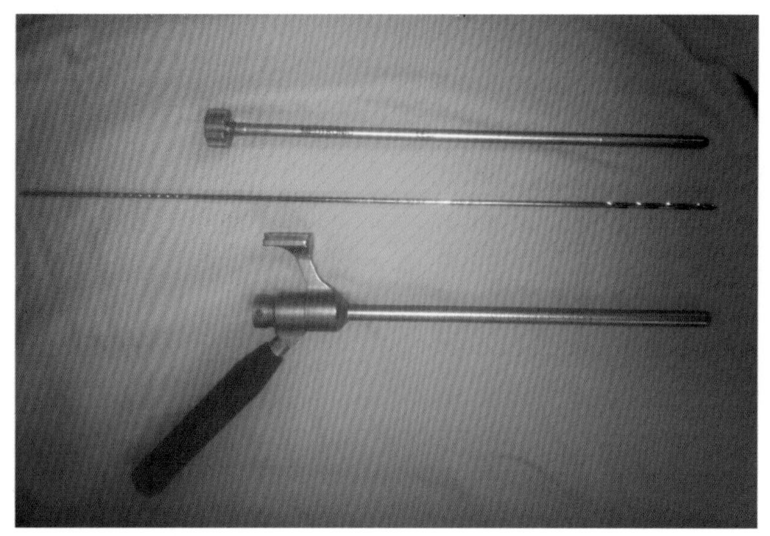

图 15.4 用于置入经皮螺钉的空心螺钉系统（Medtronic，Memphis，TN，USA）

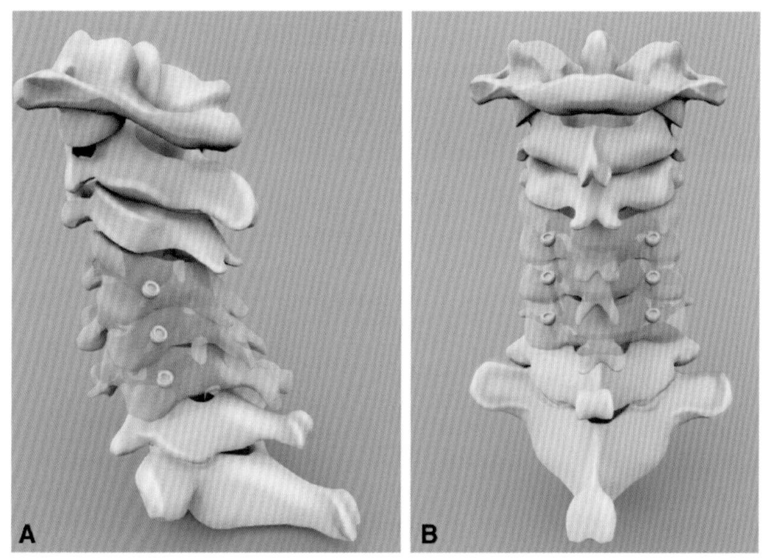

图 15.5 模型的斜位（A）和前后位（B）视图，显示后路经关节突螺钉固定

康复

患者佩戴硬质颈托，并允许其在可以承受的限度内接受物理和职业治疗。禁止提重物和高强度活动。一般而言，支具、康复活动和限制与无经皮固定的类似手术的术后处理相同。

经小关节螺钉的安全性与强度

经皮微创技术是从切开颈椎后路固定术发展而来，10 年前由 Takayasu 等首次阐述[12]。这一原创技术描述了如何将螺钉直接置入关节间隙。此后，一些病例报告和尸体研究描述了该技术的衍生物，各种技术的进钉点和轨迹有所不同[13~16]。所有关于后路固定的讨论无不显示，经小关节螺钉在生物力学上与侧块螺钉近似[17,18]。此外，尸体研究表明，经小关节螺钉经 4 层皮质固定，抗拔出力优于侧块螺钉[14]。

Takayasu 最初的开创性技术强调螺钉通过 4

层皮质，其轨迹直接朝向椎动脉和颈神经，进钉点位于侧块的中上三分之一的交界处。虽然他的研究表明这是一种安全的方法，但是如果螺钉过长会增加椎动脉损伤的风险。DalCanto 对这项技术进行了改进，仍然致力于通过 4 层皮质的固定，但是进钉点位于侧块的中点，向尾端 40°、向外侧 20° 进钉[14]。Zhao 等应用尸体研究对于两种方法进行了比较，结果发现前者使用较长的螺钉会增加神经血管风险，但后者的小关节骨折发生率更高[19]。

Liu 等在一项尸体研究中充分证明了经小关节螺钉的安全性。在 20 个颈椎标本中，自 C2−C3 至 C5−C6 置入 160 根螺钉，没有出现神经血管损伤[16]。该研究认为理想的进钉点为侧块中点内侧 1 mm，向尾端 37°，向外侧 16°；最佳螺钉尺寸为直径 3.5 mm，长 18 mm。

Miyamoto 使用改良的三皮质螺钉进行经关节突固定，作为长节段颈椎后路融合固定的中间过渡点，不会造成神经血管损伤，也无须借助透视。

作者观点

经皮固定不需要进行肌肉剥离，减少了相关的颈后肌肉去神经支配和缺血，从而减轻对患者的创伤，避免了术后颈部疼痛，减少了术后对止痛药物的需求。像侧块螺钉一样，经关节突螺钉即使在没有椎板的情况下也可以使用。侧块螺钉，无论采用开放手术还是其他方式，都至少需要进行少量的肌肉剥离[20]，特别是半棘肌和多裂肌（均为动态稳定器），这在临床上是难以避免的。同样，避免损伤中线处组织，保留后方张力带，增加了生物力学稳定性[21,22]。经皮经关节突螺钉置入时无须任何肌肉剥离，也不需要置入连接杆或棒，手术过程完全是经皮的，微创手术效率很高。与开放手术相比，微创手术术中时间缩短，失血量和感染率都大大减少，随着外科医生的熟练程度的提高更是如此。

另外，某些患者由于多阶段手术的时间长或失血较多，应避免使用大型前方固定。由于经皮固定的强度和便利性，对这些患者可以考虑进行后路经皮固定。对于侧块螺钉，常需要做大切口并剥离肌肉至固定最低水平以下 1~2 个节段，以获得良好的螺钉轨迹，经关节突螺钉则可以避免这一缺点[23]。尽管重新摆放体位对后路固定仍然是必需的，但后路经皮固定可以在“前后路联合”或“360 度”手术中，对手术时间和患者承受的生理压力等方面进行适当的改善，这对老年患者和有内科合并症的患者有好处。

与 Lee 等的预见相符[15]，经关节突螺钉确实可以经皮置入。我们已经成功地将其应用于 20 多个案例，没有出现内固定相关的并发症。未来研究方向包括扩大研究规模，在不进行前路手术的情况下借助骨生物学材料进行融合，神经导航的兼容[24]，使用拉力螺钉进行小关节加压固定等（特别适用于骨折情况）。

小结

尽管在技术、应用和适应证方面仍在不断发展，但是经皮经关节突螺钉是颈椎刚性固定和融合的重要辅助工具。对于脊柱外科医生来说，这是一个有价值的工具，随着对微创和经皮技术需求的增长，其价值可能会继续上升。

争论：反对颈椎后路微创融合术的病例

作者 Daniel Riew
译者 徐 峰 吴文坚

Shakir 和 Wang 描述了一种用于支持多节段颈椎前路融合的经皮经关节突螺钉固定技术。正如他们所指出的，下颈椎经关节突螺钉在开放手术中作为中间固定点有几个优点：首先，经皮置入对颈部伸肌的破坏最小；其次，对于有经验医生，花费的时间比切开开放手术更少；第三，失血、恢复时间和术后疼痛都可能比切开手术，尤其是侧块螺钉固定技术更少。

与所有经皮手术一样，这种手术也有缺点。首先，此种固定比侧块螺钉和连接棒的固定要脆弱得多，如在较长的固定中使用，最尾端的节段（通常是 C6–C7 或 C7–T1）可能出现假关节形成。在这些节段使用经关节突螺钉固定的问题是，从头端到尾端，侧块和小关节变得越来越薄，使得 C6–C7 和 C7–T1 小关节的厚度只有几毫米。这意味着由于长节段固定远端的应力增加，在最需要坚强固定的部位，经关节突螺钉的置入最困难。在这些部位，C6–C7 和 C7–T1 处的经关节突螺钉不能比侧块螺钉长很多。同样，在许多患者中，很难在这些节段进行小关节透视，从而使经皮手术更加困难。经皮经关节突螺钉固定的第二个缺点是不能进行后路融合。在切开手术中，医生可以对小关节去皮质，并在关节内和椎板上植骨。第三个缺点是，多数需要进行多节段融合的患者均伴有椎间孔狭窄，神经根压在尾端的上关节突下。钻穿此皮质的钻头、丝攻或螺钉将直接与神经接触，损伤神经的风险明显高于单皮质固定的侧块螺钉。

最后，还有两个方面值得一提。首先，可以考虑利用这种技术治疗既有的假关节。问题在于，固定假关节的成功率不可能像使用侧块螺钉和正规的后路融合术那样高。如果患者因第一次失败而进行第二次手术，他不会想要进行第三次手术，而且许多患者将不再信任同一位外科医生进行第三次手术。其次，有人认为可以先进行经皮固定，如果固定不可靠，则可以进行开放式固定。问题在于经小关节螺钉的进钉点与侧块螺钉几乎相同，而翻修手术将需要使用椎弓根螺钉、椎板螺钉或棘突钢丝进行固定。

参考文献

1. Miyamoto H, Sumi M, Uno K. Utility of modified transarticular screw in the middle and lower cervical spine as intermediate fixation in posterior long fusion surgery. J Neurosurg Spine. 2009;11:555–561.
2. Hsieh P, Koski T, Sciubba D, et al. Maximizing the potential of minimally invasive spine surgery in complex spinal disorders. Neurosurg Focus. 2008;25:E19.
3. Adamson T. Microendoscopic posterior cervical laminoforaminotomy for unilateral radiculopathy: results of a new technique in 100 cases. J Neurosurg (Spine). 2001;95:51–57.
4. Adamson T. The impact of minimally invasive cervical spine surgery. J Neurosurg (Spine). 2004;1:43–46.
5. Epstein N. Minimally invasive/endoscopic vs “open” posterior cervical laminoforaminotomy: do the risks outweigh the benefits? Surg Neurol. 2009;71:330–331.
6. Fessler R, Khoo L. Minimally invasive cervical microendoscopic foraminotomy: an initial clinical experience. Neurosurgery. 2002;51:S2–S37.
7. Wang M, Green B, Cascarella E, et al. Minimally invasive cervical expansile laminoplasty: an initial cadaveric study. Neurosurgery. 2003;52:370–373.
8. Ahmad F, Sherman J, Wang M. Percutaneous transfacet screws for supplemental posterior cervical fixation. World Neurosurg. 2012;78(6):716.E1–716.E4.
9. Bohlman HH, Emery SE, Goodfellow DB, et al. Robinson anterior cervical discectomy and arthrodesis for cervical radiculopathy: long-term follow-up of one hundred and twenty-two patients. J Bone Joint Surg Am.

1993;75:1298–1307.
10. Robinson R, Smith G. Anterolateral cervical disc removal and interbody fusion for cervical disc syndrome. Bull Johns Hopkins Hosp. 1955;96:223–224.
11. Santiago P, Fessler R. Minimally invasive surgery for the management of cervical spondylosis. Neurosurgery. 2007;60:S160–S165.
12. Takayasu M, Hara M, Yamauchi K, et al. Transarticular screw fixation in the middle and lower cervical spine: technical note. J Neurosurg. 2003;99(1, suppl):132–136.
13. DalCanto RA, Lieberman I, Inceoglu S, et al. Biomechanical comparison of transarticular facet screws to lateral mass plates in two-level instrumentations of the cervical spine. Spine (Phila Pa 1976). 2005;30:897–892.
14. Klekamp JW, Ugbo JL, Heller JG, et al. Cervical transfacet versus lateral mass screws: a biomechanical comparison. J Spinal Disord. 2000;13:515–518.
15. Lee YP, Robertson C, Mahar A, et al. Biomechanical evaluation of transfacet screw fixation for stabilization of multilevel cervical corpectomies. J Spinal Disord Tech. 2011;24:258–263.
16. Liu G, Xu R, Ma W, et al. Anatomical considerations for the placement of cervical transarticular screws. J Neurosurg Spine. 2011;14:114–121.
17. Benglis D, Guest J, Wang M. Clinical feasibility of minimally invasive cervical laminoplasty. Neurosurg Focus. 2008;25:E1–E3.
18. Miyanji F, Mahar A, Oka R, et al. Biomechanical differences between transfacet and lateral mass screw-rod constructs for multilevel posterior cervical spine stabilization. Spine (Phila Pa 1976). 2008;33:E865–E869.
19. Zhao L, Xu R, Liu J, et al. Comparison of two techniques for transarticular screw implantation in the subaxial cervical spine. J Spinal Disord Tech. 2011;24:126–131.
20. Wang M, Levi A. Minimally invasive lateral mass screw fixation in the cervical spine: initial clinical experience with long-term follow-up. Neurosurgery. 2006;58:907–912.
21. Shiraishi T. A new technique for exposure of the cervical spine laminae: technical note. J Neurosurg. 2002;96(1, suppl):122–126.
22. Wang MY, Prusmack CJ, Green BA, et al. Minimally invasive lateral mass screws in the treatment of cervical facet dislocations: technical note. Neurosurgery. 2003;52:444–447; discussion 447–448.
23. Magerl F. Verletzungen der brust- und lendenwirbelsaule. Langenbecks Arch Chir. 1980;352:428–433.
24. Song J, Christie S. Minimally invasive cervical stenosis decompression. Neurosurg Clin N Am. 2006;17:423–428.

第 3 部分 胸椎

A 部分 胸椎前路

第 16 章 经胸前路椎间盘切除术

作者 William R. Hotchkiss, Jacob M. Buchowski

译者 杨 群 吴文坚

简介 / 适应证

胸椎间盘突出症给脊柱外科医生提出了一个独特的问题。实际上，多数胸椎间盘突出症是无症状的，在人群中的发生率高达 37%[1]。由于胸廓的存在，胸椎的固有稳定性好，症状性胸椎间盘突出很少见。需要手术的胸椎间盘突出绝大部分发生在下胸椎。对于脊柱外科医生来说，选择手术方法时需要考虑许多问题。胸椎间盘手术的目标包括安全并有效地显露整个致压部位。

经胸前路椎间盘切除术通常通过标准的开胸手术来完成，均可通过开胸手术充分暴露 T3–L1 节段的椎间盘和椎体前部[2]。这一入路最适合中央型椎间盘突出，伴或不伴钙化，压迫脊髓腹侧。椎间盘突出并钙化是一个重要的考虑因素，因为在此水平上牵拉脊髓会产生灾难性的神经损伤，切除椎间盘突出后检查硬膜至关重要。伴或不伴椎体切除的椎间盘切除术可以很好地显露中央椎间盘碎片和脊髓腹侧。外科医生必须严格评估每例患者的脊髓压迫症状和体征，作为开胸和椎间盘切除术的指征。更靠外侧的椎间盘突出并集中压迫脊髓腹侧，可能更适合其他手术，如本书后面章节所讨论。图 16.1 显示钙化的中央型椎间盘突出，可以通过前方入路显露。

前路开胸手术

术前计划 / 体位

建议在整个手术中进行神经监测，这应该作为术前计划的一部分。可以考虑进行血管造影，以确定脊髓动脉和 Adamkiewicz 动脉的具体位置。不应分离进入椎间孔，以免发生灾难性损害。熟悉解剖学对于手术团队来说很重要。由于显露侧需要肺塌陷，因此需要与麻醉小组进行讨论并计划使用双腔气管导管。胸外科医生还需要在手术完成时放置胸腔引流管。入路操作完成后，应仔细确认手术节段，从枕骨向下计数或从骶骨向上计数。在某些情况下，可以由介入放射科医生在术前放置标记，以提高术中目标节段识别的准

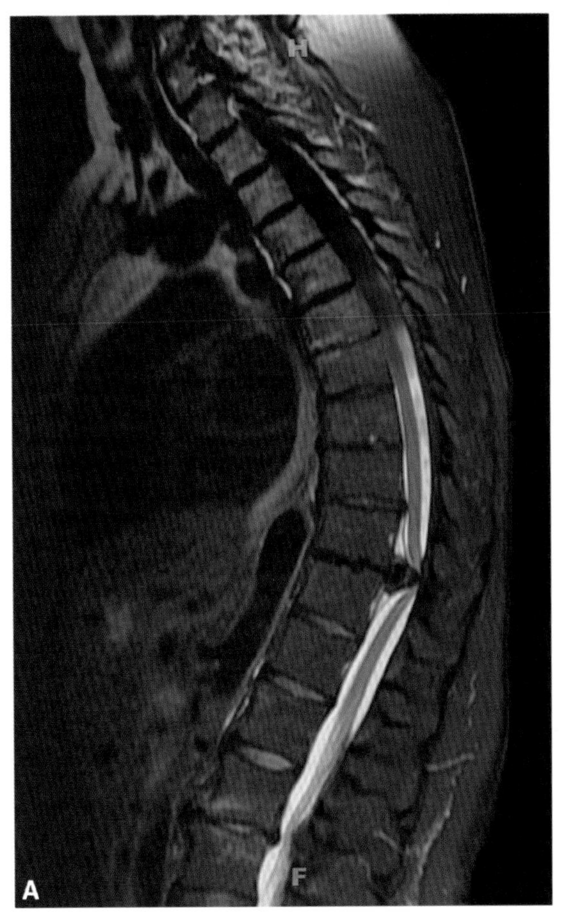

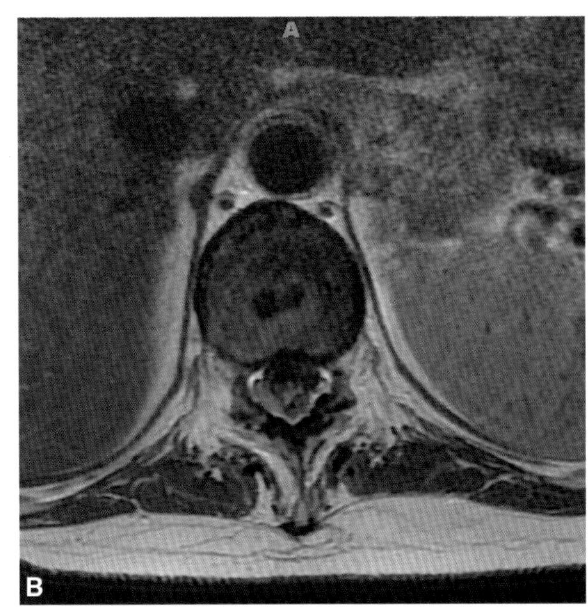

图 16.1　巨大的中央型 T10–T11 椎间盘突出并钙化导致脊髓受压和脊髓病。A. 矢状面 T2WI；B. 横断面 T2WI

确性（图 16.2）。

患者在手术台上的体位摆放很大程度上取决于椎间盘突出的水平。开胸手术通常由有具备显露的理论知识和实践经验的胸外科医师完成（图 16.3）。对于上胸椎，多数外科医生喜欢通过右侧入路进行显露，以避开心脏和血管；而对于下胸椎，常采用左侧入路，尽量避开脆弱的下腔静脉和肝脏。将患者置于侧卧位，并用标准的沙袋和腋垫固定，然后再用胶带固定。手术台应该能够在椎间盘突出处进行折顶。

手术过程

侧位透视定位，以突出的椎间盘椎间隙为中心建立切口。必须进行精确的透视定位，确保脊柱在水平面和垂直面的定位，以防在切除椎

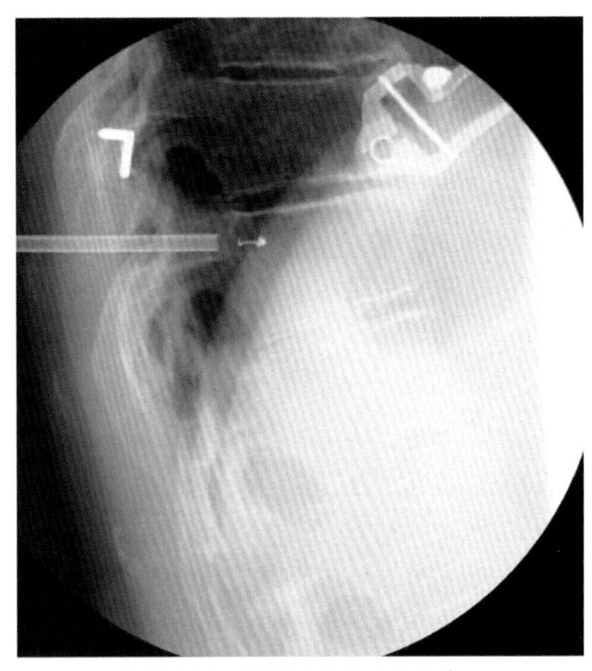

图 16.2　放射科医生将基准标记物置入椎体

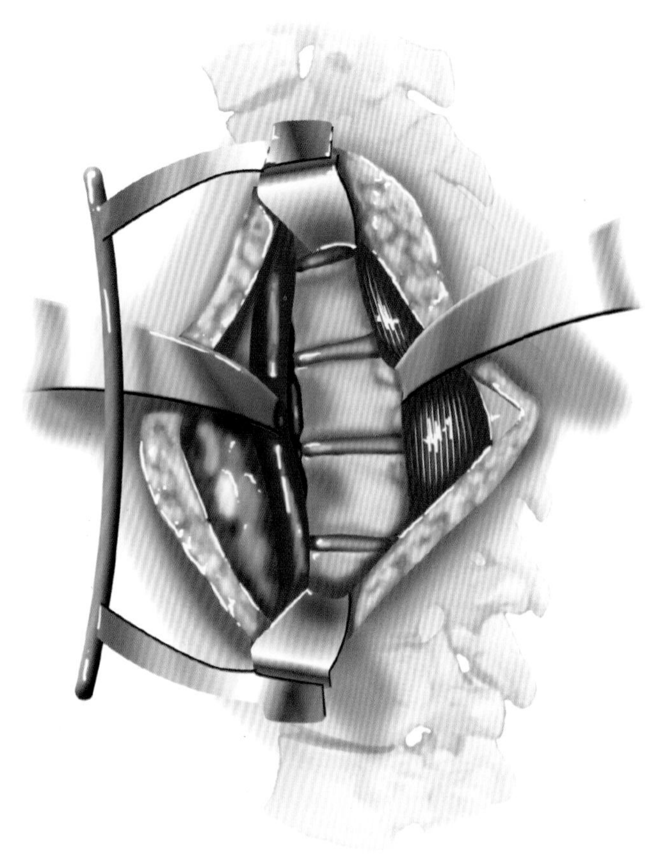

图 16.3　左侧开胸

间盘时误入椎管或椎间孔（图 16.4）。在此过程中，应使用手术显微镜或放大镜，以仔细评估相关重要结构。

完成皮肤切口，并用电刀切开浅表组织。从肋骨的上缘分离肌肉，以免伤害在肋间沿肋骨下缘走行的神经血管束。随后小心地在肋骨周围进行骨膜下剥离，避免进入胸膜。在暴露胸膜前，应让麻醉团队进行同侧肺放气，并定期进行充气，以防止术后肺不张。然后在肋骨头水平分离壁胸膜，通常可以切除肋骨头以方便显露椎间隙并可以作为植骨来源。从枕骨向下计数或从骶骨向上计数，确认手术节段正确。某些情况下，可以由放射科医生在术前放置标记，以最大限度地减少在手术室进行计数的必要。单节段椎间盘切除不需要结扎节段血管；但如果计划进行椎体切除，则可能需要结扎。确定横突、椎间孔和椎弓根，对于安全进入椎间盘后方至关重要。为了显露突出的椎间盘并更好地进行减压，必须部分切除尾端椎弓根。然后，将椎间盘的头端和尾端的终板用磨钻磨薄至后方，扩大操作的空间，以便能够根据需要显露椎间盘突出（图 16.5）。对腹侧硬膜进行细致检查，是评估是否需要修复，因为钙化的椎间盘突出常与腹侧硬膜发生粘连。根据需要或术中因为暴露椎间盘间隙和切除突出椎间盘的终板而影响稳定性时，可以用肋骨头进行自体植骨，并加用螺钉、接骨板或棒进行固定融合。

关闭切口时放置负压胸引管，通常在入路医生团队的协助下进行。胸腔引流管免除了伤口引流的需要，并可切换为水封。在术后胸部 X 线片提示肺完全复膨后可拔除胸腔引流管。术后早期疼痛管理很重要，开胸手术后必须密切监测术后疼痛以帮助肺功能恢复。如果使用内固定，通

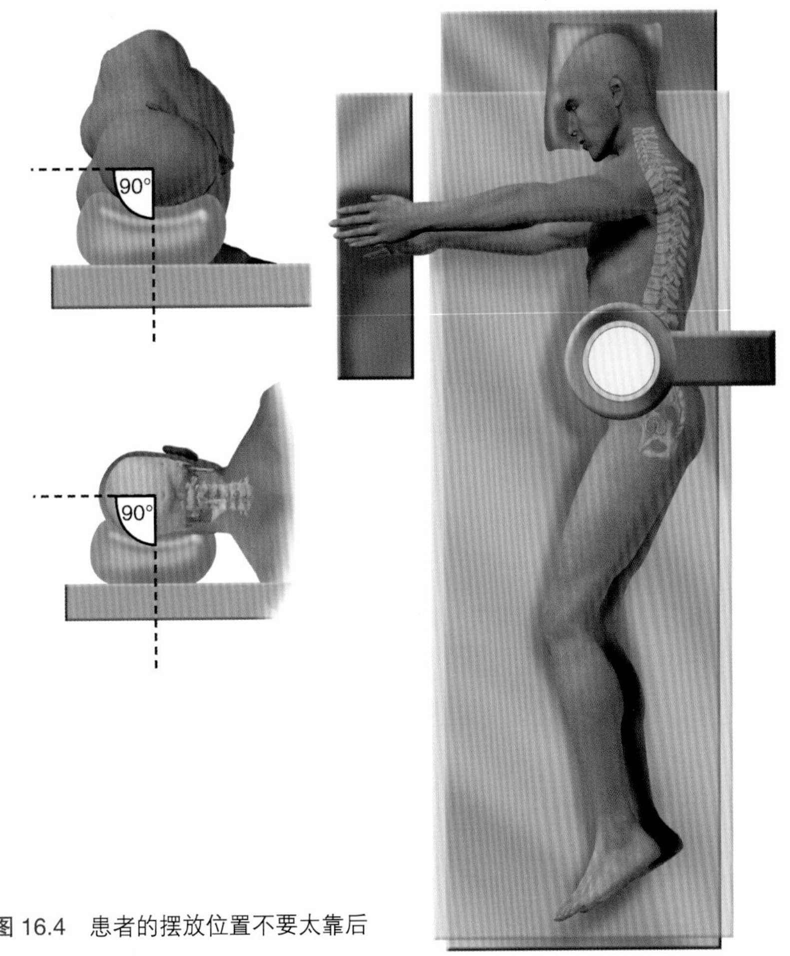

图 16.4 患者的摆放位置不要太靠后

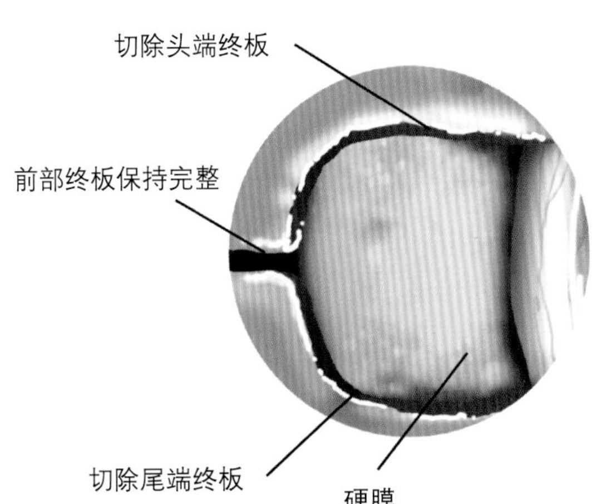

图 16.5 手术医生的头端和尾端椎骨视图

常不需要支具。出院前拍摄术后 X 线片评估脊柱序列。

并发症

经胸前路椎间盘切除术最常见的并发症与开胸手术的暴露有关。其他可能的严重并发症，如神经损伤和血管损伤等非常少见。腹侧硬膜撕裂仍然是一种可能发生的并发症（发生率为 15%~30%），如果不能发现并进行修补闭合的话，可能会产生严重后果[3,4]，可能会出现胸膜—硬膜瘘而需要进行用较大皮瓣覆盖的翻修手术[5,6]。

循证医学

与所有脊柱手术一样，评估胸椎间盘突出症患者的关键是确定症状是否符合病理改变。多达37%的人可出现无症状的胸椎间盘突出，因此对所有患者必须进行详细的病史采集和体格检查[1]。以往的研究表明，如果像过去一样单纯进行椎板切除，术后神经功能恢复不佳[7]。采用经胸前路胸椎减压术治疗胸椎间盘突出的总体疗效良好[8]。Bohlman 和 Zdeblick[9] 在 19 例患者中比较了经胸入路和肋横关节切除入路，发现两种入路的预后无差异。2010 年，Ayhan 等[3] 报告了 27 例采用经胸前路椎间盘切除术治疗中央型椎间盘突出患者的 5 年随访数据，所有患者术前均有脊髓压迫，术前肌力下降患者的运动功能改善了 75%。多数作者建议根据椎间盘突出的位置选择手术入路，而钙化的中央型椎间盘突出只能采用前路手术[10]。术前应告知患者开胸手术后持续时间超过 1 年的疼痛和感觉异常的发生率约为 55%[11]。

作者观点

作者认为，对于每例有症状的胸椎间盘突出患者，在术前都需要进行独立且完善的评估。对于中央型椎间盘突出，尤其是钙化的椎间盘突出，作者认为经胸前路椎间盘切除术是唯一选择。在作者所在医院，我们让放射科医生在病变节段放置金属标记，以协助术中定位（图 16.2）。所有经胸治疗胸椎间盘疾病的手术都应该进行神经监测。手术由胸外科医师来进行显露、切口关闭以及术后胸引管管理。椎间盘切除要细致，把头端和尾端椎体后壁磨薄，从而更容易进入椎管。如果出现硬膜撕裂，应仔细缝合，必要时使用补片并行腰大池引流。如果硬膜撕裂不能进行水密性缝合封闭，有可能出现硬膜胸膜瘘，需要再次手术。对于硬膜修补，我们首选 4-0/5-0 Nurolon 缝合线，使用显微外科手术器械进行修补。修补后，进行 Valsalva 屏气操作，以验证是否已实现水密封闭。然后将 Tisseel 或其他纤维蛋白胶置于修补处进行密封。如其他作者在脊柱肿瘤手术中评估的那样，如果切除了大量的终板，则应行椎体间植骨和融合[12]。然后将患者送入观察室以监测胸引管和活动情况。术后不需要常规进行 MRI 或 CT 检查。

小结与要点

经胸前路椎间盘摘除术是治疗中央型胸椎间盘突出的绝佳选择。脊柱外科医生应该彻底评估患者因胸椎间盘突出引起的脊髓症状，并且制订详细的术前计划，这对于手术成功至关重要。尽管读者将在随后的章节中会了解其他治疗胸椎间盘突出方法，但是如果为中央型椎间盘突出而且导致脊髓压迫，尤其是如果伴有钙化，则经胸前路椎间盘切除术仍然是对解除胸髓压迫的最佳、最安全的方法。融合并非总是必要的，如果切除了较多的终板，则应进行融合。仔细检查腹侧硬膜，对于避免开胸术后腹侧硬膜撕裂这一复杂并发症至关重要。脊柱外科医师应咨询胸外科医生，以寻求手术入路和开胸术后处理方面的帮助。

参考文献

1. Wood KB, Blair JM, Aepple DM, et al. The natural history of asymptomatic thoracic disc herniations. Spine. 1997;22:525–529; discussion 9–30.
2. Sheikh H, Samartzis D, Perez-Cruet MJ. Techniques for the operative management of thoracic disc herniation: minimally invasive thoracic microdiscectomy. Orthop Clin North Am. 2007;38:351–361; abstract vi.
3. Ayhan S, Nelson C, Gok B, et al. Transthoracic surgical treatment for centrally located thoracic disc herniations presenting with myelopathy: a 5-year institutional experience. J Spinal Disord Tech. 2010;23:79–88.
4. Quraishi NA, Khurana A, Tsegaye MM, et al. Calcified giant thoracic disc herniations: considerations and treatment strategies. Eur Spine J. 2014;23(suppl 1):S76–S83.

5. Sahota S, Nassr A, Khan MH, et al. Treatment of a thoracic dural-pleural fistula with a vascularized omental flap: a case report. Spine. 2012;37:E683–E685.
6. Heller JG, Kim HS, Carlson GW. Subarachnoid—pleural fistulae—management with a transdiaphragmatic pedicled greater omental flap: report of two cases. Spine. 2001;26:1809–1813.
7. Logue V. Thoracic intervertebral disc prolapse with spinal cord compression. J Neurol Neurosurg Psychiatry. 1952;15:227–241.
8. Currier BL, Eismont FJ, Green BA. Transthoracic disc excision and fusion for herniated thoracic discs. Spine. 1994;19:323–328.
9. Bohlman HH, Zdeblick TA. Anterior excision of herniated thoracic discs. J Bone Joint Surg Am. 1988;70:1038–1047.
10. Arts MP, Bartels RH. Anterior or posterior approach of thoracic disc herniation? A comparative cohort of mini-transthoracic versus transpedicular discectomies. Spine J. 2014;14:1654–1662.
11. Dajczman E, Gordon A, Kreisman H, et al. Long-term postthoracotomy pain. Chest. 1991;99:270–274.
12. Lewis SJ, Kulkarni AG, Rampersaud YR, et al. Posterior column reconstruction with autologous rib graft after en bloc tumor excision. Spine. 2012;37:346–350.

第 17 章 微创椎体切除融合术

作者 Rudolf Beisse, Franziska C. Heider
译者 钱 列

简介

经前路脊柱前柱重建可以通过传统的开放技术或通过小切口用显微技术完成。无论是单侧还是双侧入路，后外侧入路手术均可以到达脊柱前柱，但是由于需要进行神经根结扎，脊柱、椎管以及肋骨暴露范围较广，手术入路相关损伤较大。目前，开放手术在理论上可能存在包括皮肤、肌肉和肋骨等局部结构损伤，肋间神经痛，失血以及肺、胸膜和膈的粘连等问题。

一般而言，前柱重建不受年龄、病理及脊柱节段的限制。总的来说，前柱重建的适应证包括（单独或者联合后路固定 / 稳定）：

- T4－L2 胸腰段骨折或不稳定损伤，严重的椎体和 / 或椎间盘损伤影响脊柱前方负重；
- 创伤后假关节形成或创伤后畸形导致疼痛和 / 或矢状面失平衡；
- 胸椎间盘突出；
- 创伤、退变或肿瘤等因素导致的椎管狭窄；
- 椎间盘炎[1]；
- 脊柱肿瘤（包括转移瘤）[2]。

胸腔镜手术禁忌证

手术禁忌证包括有心肺功能障碍的严重心肺疾病和单肺通气相关禁忌证，急性创伤后肺功能衰竭；严重的凝血功能障碍。

既往有肺部及纵隔手术或感染，可能会导致胸腔广泛粘连，是胸腔镜手术的相对禁忌证[3~6]。

胸腔镜下腹侧减压和重建手术技术的一般原则

与脊柱肿瘤手术相比，治疗脊柱创伤没有必要完全切除椎体。在急性损伤中，保留前纵韧带非常重要，因为它是椎体运动节段原始高度很有价值的标志[6]。如果用人工椎体行椎体置换，那么可以绷紧前纵韧带，有助于增加重建的稳定性。而创伤后畸形的治疗通常需要彻底松解前方，通过切断前纵韧带使畸形尽可能得到完全矫形，根据骨折、肿瘤或感染的性质以及椎体后壁和椎管狭窄情况，来决定椎体次全切除的程度。当创伤导致椎体后壁移位和椎管严重狭窄伴随神经损伤时，多需要切除后壁[4,6,7]。

微创技术

解剖

脊柱位于由膈肌分开的胸腔和腹腔后部中心。穹顶状的膈肌与胸骨、肋骨及脊柱相连且凸向胸腔。从局部形态来看，膈肌附着于 L1 椎体，而胸腔的最低点和肋膈窦位于 L2 的下终板水平。这使得可在肋膈窦内放置胸腔套管，部分分离膈肌后，即形成可到达 L2 下终板水平脊柱的腹膜后通道。对于每例患者，一个要考虑的解剖特性就是主动脉路径的变异，往往因人而异。主动脉弓约在 T5 水平，降主动脉紧邻胸椎左侧。通常，在 T8 水平，主动脉的位置发生变化，向下一直位于脊柱前方，直至胸腰段。

技术设备

我们使用带有氙气光源的 30° 角内窥镜，连接高清 3D 摄像机传输影像。影像传输至 3 个高清平面显示器上，这些显示器置于内镜台上，内镜台置于手术台尾端，可自由改变位置。设备还包括冲洗—吸引装置、超声刀发生器、单极和双极电凝和数字录像系统等（图 17.1）。

器械和内置物

使用为内镜手术专门设计的器械进行软组织准备，以及椎间盘和骨组织的切除。可重复使用的软性螺纹套管—直径 11 mm—用于保护软组织、肋间神经和血管。这些器械由几家供应商提供。

我们使用一套既适用于内镜手术也适用于开放手术的接骨板系统进行腹侧固定。对于椎体置换，我们多使用贴合终板的人工椎体或者 Harms Cage。后者在椎间盘炎患者中是首选，中间填充松质骨和抗生素[1]

患者准备和定位

全身麻醉下进行完全肌松和双腔气管插管。在所有胸椎和胸腰段脊柱的手术中，患者均取侧卧位，同侧肺塌陷。手术侧通过术前 CT 扫描确定，取决于手术病变部位（图 17.2）。在胸腰段，我们更倾向于采用左侧入路。

患者的术前准备在手术前一天完成。肺功能和呼吸试验对术前评估很重要，肠道准备通常是为了降低腹内压和膈肌的张力。

患者固定于侧卧位，4 个支撑点位于耻骨联合、骶骨、肩胛骨及臂托，双腿间有一个特殊的 U 形垫（图 17.3）；也可使用真空床垫，必须保证 C 臂在正侧位自由通过可透视手术床。

切口标记点

我们一般使用 4 个入口（图 17.4）：

- D = 视野口；
- A = 工作口；
- C = 吸引—冲洗口；
- B = 拉钩口 。

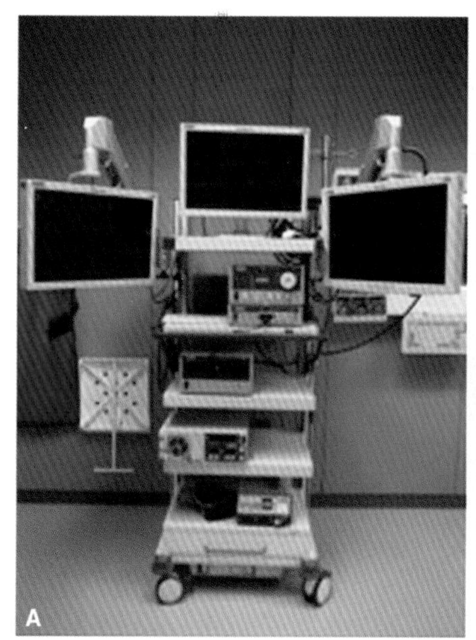

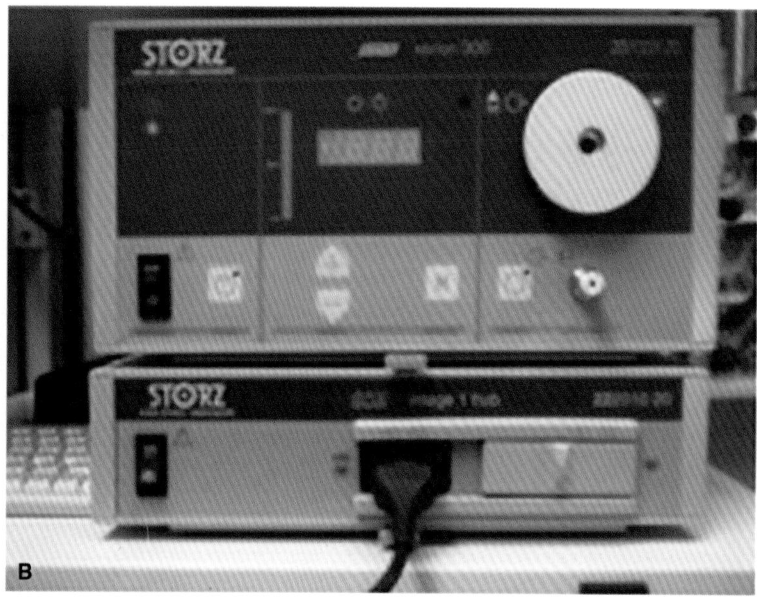

图 17.1 内镜台（A），包括数字录像系统（B）

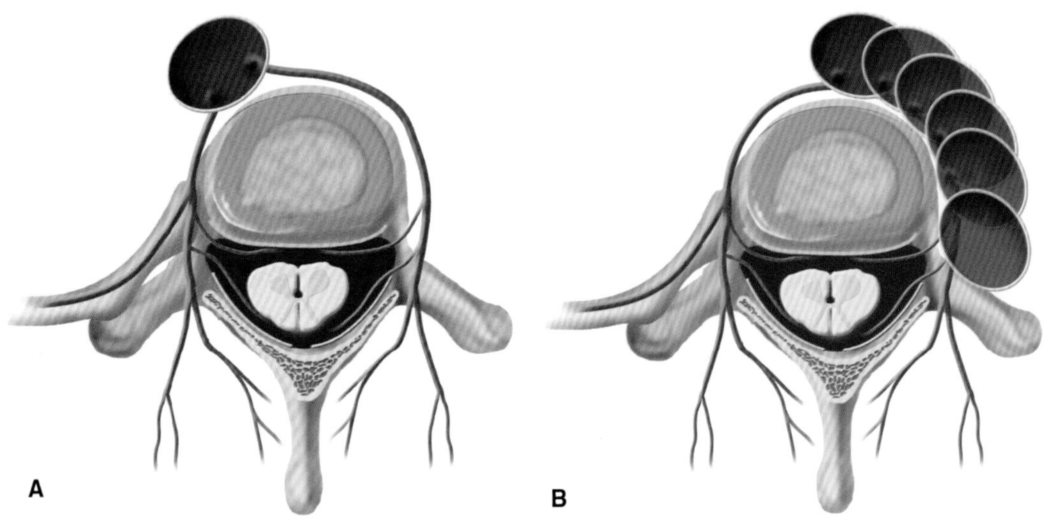

图 17.2 与脊柱相关的主动脉解剖—CT 扫描。A. 升主动脉；B. 降主动脉

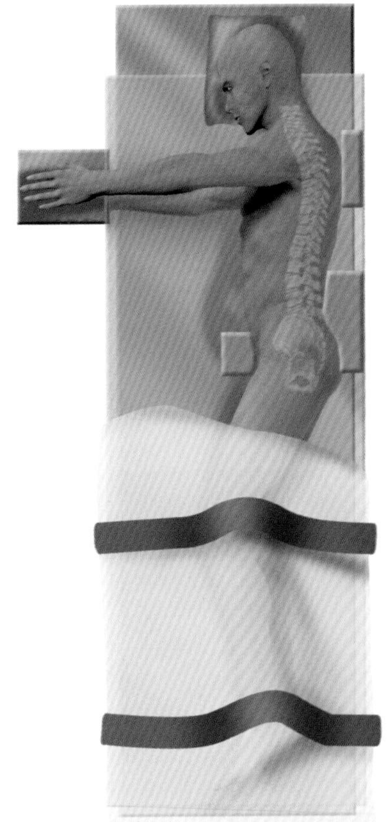

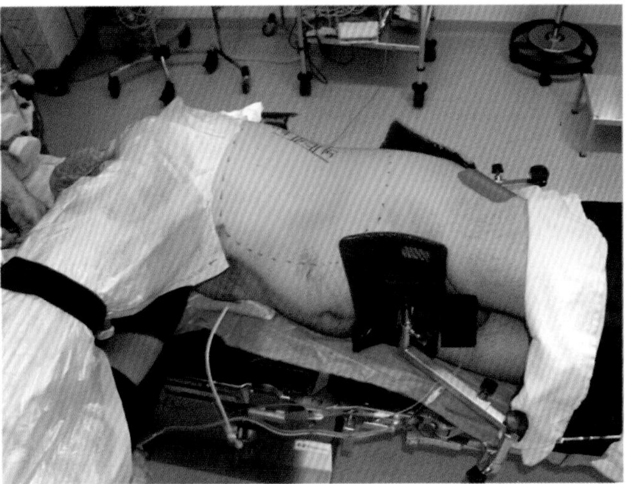

图 17. 3 患者体位

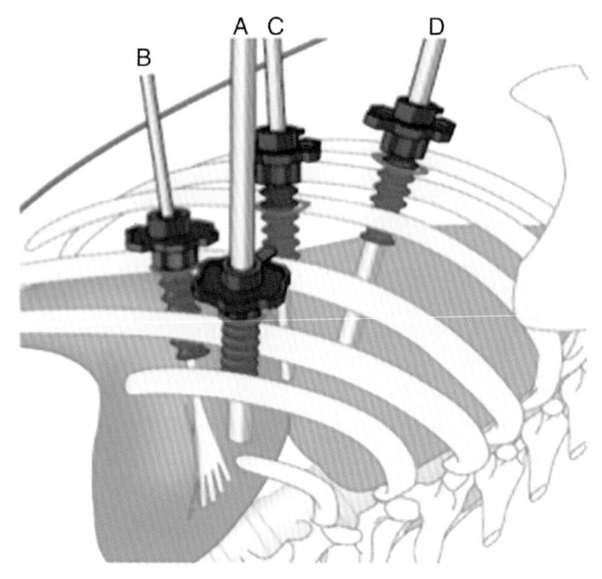

图 17.4　套管放置

工作口的位置在内镜手术中是非常重要的。因此，我们首先获得手术椎体的标准侧位影像，同时将病变椎体投影在胸壁皮肤上的位置用参考线标记出来（图 17.5）。工作口应直接位于病灶上方。内镜的套管标记在与脊柱轴线一致的工作口的头端（胸腰段）或尾端（胸段），距离工作口约 2 个肋间隙，吸引—冲洗口和牵引口位于上述点的腹侧。

皮肤消毒和铺无菌单后，开始单肺通气。首先，我们通常选择位于头端的入口，因为从这个位置进入损伤肝脏、脾脏和膈肌的风险最低。这个切口是小切口，在置入套管前先用手指探查切口周围组织，然后小心插入内镜，首先检查胸腔排除粘连和实质病变。其余三个套管在内镜直视下置入。

T12–L2 膈下段入路

向下显露膈下段脊柱至 L2，需要做 4~5 cm 的切口，同时分离部分附着在脊柱上的膈肌。而到 L1–L2 椎间盘水平只需要 2~3 cm 的切口即可（图 17.6）。

为防止术后发生膈疝，我们更倾向于采用与膈肌附着处平行的切口。另外，我们建议在膈肌切口超过 2 cm 时需要在内镜下缝合，以降低发生膈疝的风险。

标志

首先，在前后方向推开腰大肌，透视下确认标志点。这些标志点在手术过程中可以作为手术医师和摄影师的定位点。我们用内置物（如 MACS–II Plate System, ModularAnterior–Construct–System, Aesculap）套装中的克氏针进行定位，然后以带夹子的空心椎弓根螺钉替换置入。因此，这些克氏针确定了螺钉的位置。克氏针靠近终板置入，在椎体的中后三分之一交界处（图 17.7）。

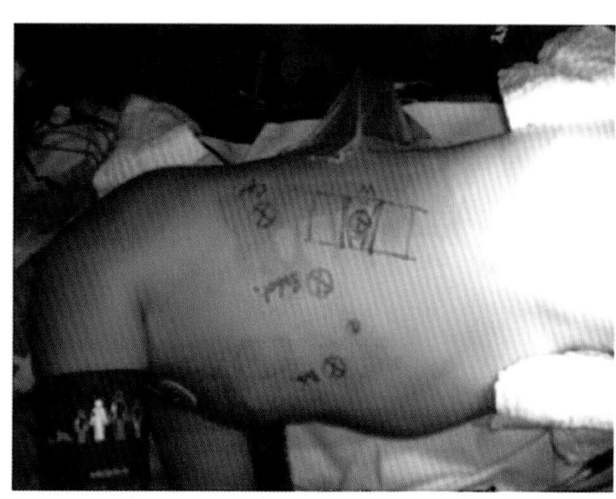

图 17. 5　手术区术前定位

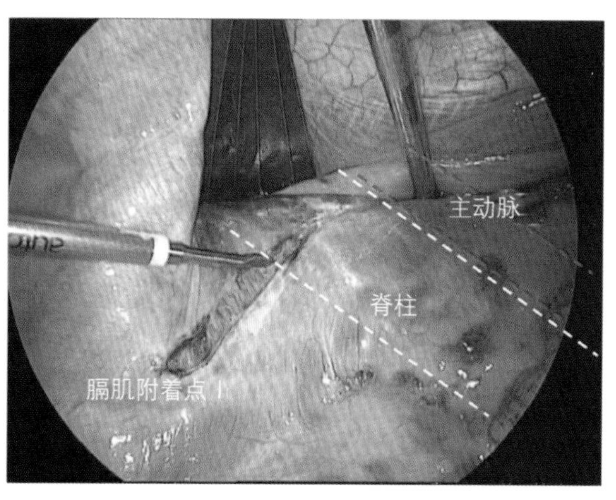

图 17.6　分离膈肌：肺，膈肌附着部，脊柱

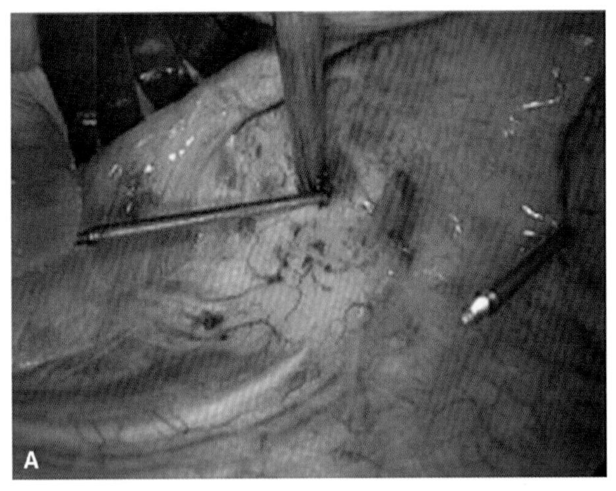

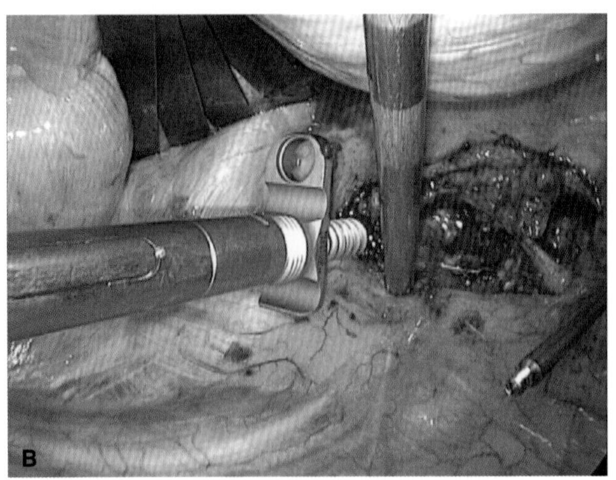

图 17.7 标记下操作。A. 克氏针放在椎体中后 1/3 处。B. 经克氏针插入空心椎弓根螺钉

椎体和椎管前缘可以通过克氏针的位置推断。根据这些信息和解剖知识，外科医生可以创建一个“安全工作区”（图 17.8）。

确定好“安全区”后，就可以进行接下来的步骤了。

为了在胸腰区域进行手术，我们将腰大肌从腹侧向背侧推移，这样可以避免克氏针刺激腰椎神经根。我们将克氏针靠近终板置入，可以避免损伤节段血管，同时将螺钉固定在骨密度更高的区域。

节段血管的处理

沿克氏针之间的连接线打开胸膜，用 Cobb 骨剥器暴露节段血管。自两端骨膜下游离这些血管，在腹侧和背侧用钛夹结扎 2 次，用神经探钩将其轻轻分离，用内镜钩剪将血管剪断。用剥离器显露椎体和椎间盘侧方。

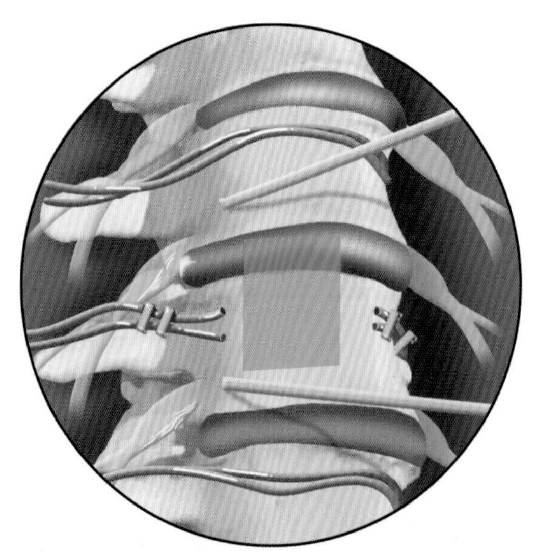

图 17.8 安全工作区

椎体部分切除和椎管减压

椎体部分切除从前方截骨开始，用轻度成角的骨刀以免损伤前方大血管，紧接着用直骨刀进行后方截骨。切开椎间盘确定椎体上下缘的边界，切除椎间盘以后，使用咬骨钳仔细去除破碎的椎体，应尽量避免完全切除未骨折的部分椎体。如果需要进行椎管减压，应先用钝钩确定椎弓根的下缘。用 Kerrison 咬骨钳切除椎弓根基底部，暴露硬膜。接着，去除进入椎管的后方碎片，用小的弧形刮匙将碎片从脊髓处移除。

椎体置换

对于椎体置换尤其是双节段重建，推荐使用人工椎体。我们使用的人工椎体充分匹配终板，以降低其塌陷的风险（图 17.9A）。

在置入置换椎体前，充分准备好置入部位，用探子和透视确定前 / 后范围和深度。

自工作口放入 2 个 Langenbeck 钩建立工作通道，可适当增宽切口。然后将人工椎体逐步导入胸腔，用把持器将人工椎体置入椎体间的相应位置。再次确认在椎体切除缺损部位和置换椎体之间没有软组织嵌入，尤其注意结扎的节段血管。然后小心地将人工椎体敲击至缺损的位置。透视确认人工椎体放置整齐且位于在脊柱中央，并对塌陷节段提供了适当的撑开（图 17.9B）。将切除椎体的松质骨收集植于人工椎体周围。在像椎间盘炎这样的患者中，可以在松质骨中混入抗生素介质（如庆大霉素胶原）。椎体切除缺损区填充后覆盖纤维蛋白织物。

腹侧固定（如果需要）

在开始的手术步骤中（椎体部分切除之前）放置的螺钉和夹子是内置物一部分，接骨板（如 MACS-II 接骨板系统，ModularAnterior-Construct-System，Aesculap）由腹侧的螺钉固定。用特殊的测量器来测量螺钉间距，选择合适长度的接骨板（图 17.10A）。用把持器将其通过工作口纵向置入胸腔，用 15 Nm 的扭力锁定螺钉固定在固定夹上[3,6]。收紧骨螺钉可使接骨板紧贴椎体外侧缘。临时固定定位装置，骨皮质开口后置入腹侧螺钉（图 17.10B）。由于椎体外形类似心脏，腹侧螺钉通常要比背侧螺钉短 5 mm。锁定背侧多轴螺钉完成固定（图 17.10C）。

伤口缝合

调整牵开器，必要时在内镜下缝合膈肌缺口。冲洗胸腔，清除凝血块，将胸腔引流管末端置于肋膈隐窝。胸腔镜下使肺复膨。将切口按照肌层、皮下逐层缝合，皮肤随后用可吸收线行皮内缝合（图 17.11）。胸腔引流管连接密封水封瓶。

在移除无菌辅料和器械移除前，在手术室进行正侧位透视检查。

术后处理和康复

通常，手术结束后立即拔除气管插管并在 ICU 监护一夜。特殊病例（如慢性阻塞性肺病、肺挫伤、心血管疾病、高龄、手术时间过长或失血过多、低体温患者等）应采用辅助通气。

在术后第一天的早晨，夹闭胸引流管，拍胸片。如果肺完全膨胀，可拔除胸腔引流管，将患者转移至普通病房。鼓励患者进行通气训练，不必应用支具来防止扭转和弯腰。在开始活动后，对患者术后不同的运动方式，如坐、站或行走不作严格限制。在第一周开始理疗，包括直立站立、行走、日常生活活动。术后前 3 个月应避免运动和负重。患者在出院后通常在康复中心继续进行理疗。

胸腔镜术后第二天进行 X 线片和 CT 检查，第 3、6 和 12 个月时常规随访。另外，建议在术后 6 个月进行 CT 检查来评估愈合情况。

术区无菌敷料覆盖 72 小时，有利于伤口愈合。不必应用敷料覆盖伤口。

使用分馏肝素预防血栓形成直至患者完全恢复。不推荐延长抗生素的使用，正常情况下，术

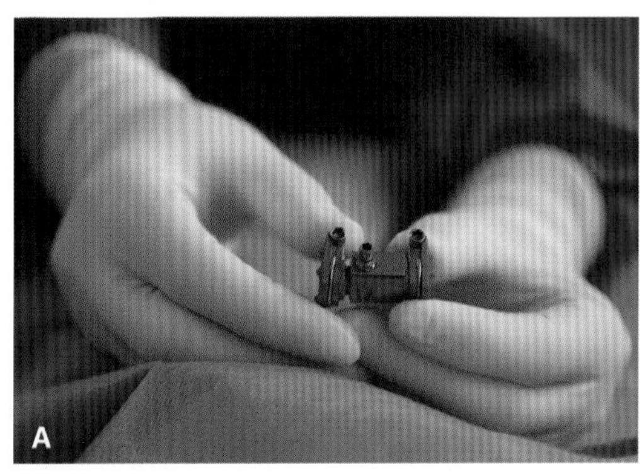

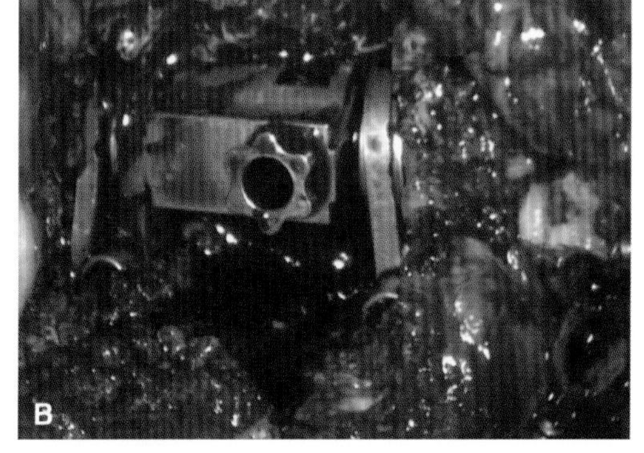

图 17.9　人工椎体 Hydrolift, Aesculap。A. 置入前；B. 置入后

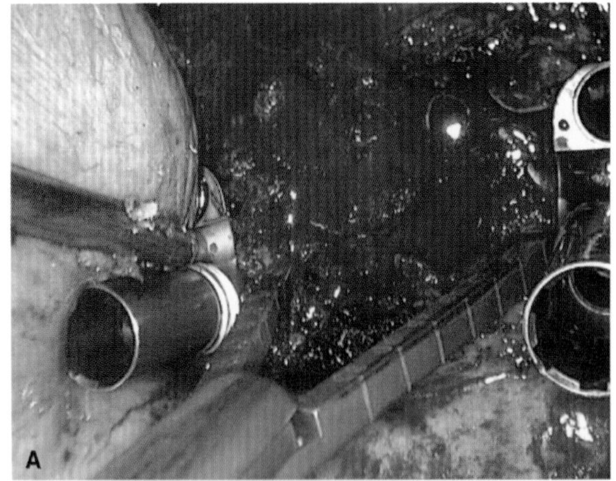

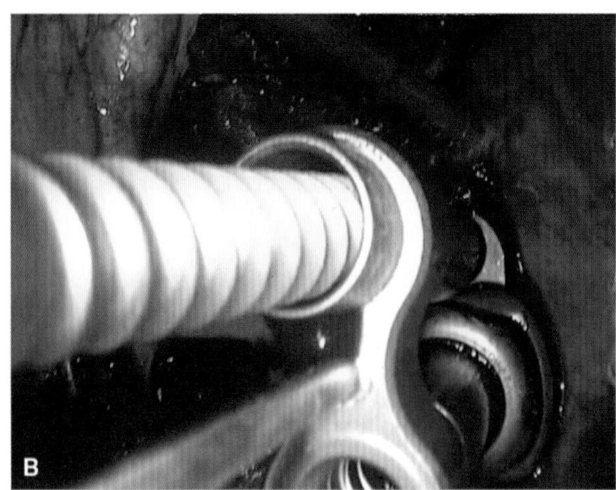

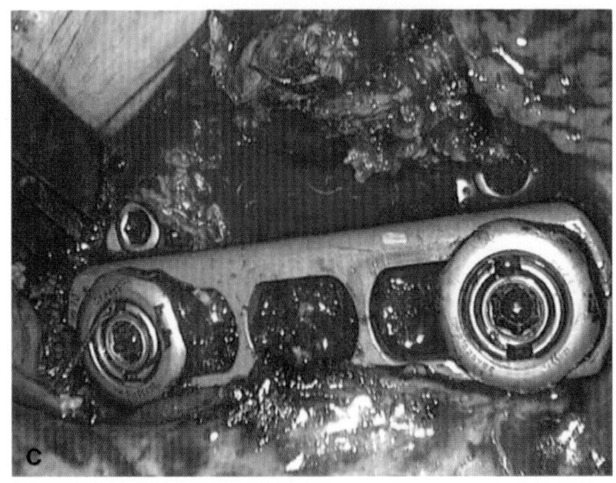

图 17.10 MACS-II Plate System, Modular-Anterior-Construct-System, Aesculap。A. 测量接骨板长度; B. 置入椎体螺钉; C. 固定并锁定接骨板

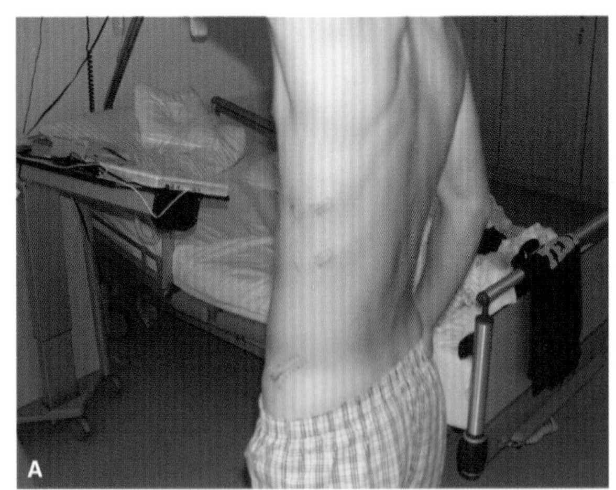

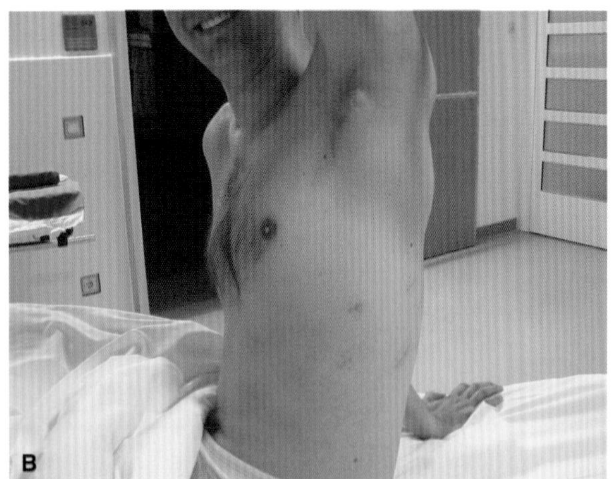

图 17.11 缝合的切口。 A. 后方切口; B. 前方切口

后 24 小时内静脉应用抗生素。根据肠功能的恢复情况术后，12 小时后可开始进食。

并发症

由于手术部位与重要结构相邻，必须重视与手术入路相关的潜在手术风险。在胸椎，因为脊髓对压迫和损伤敏感度较高，因此发生神经系统并发症的风险较高。然而，更需要注意的是腹侧大血管，节段血管损伤可以在内镜下进行处理，而大血管损伤可危及生命,需立刻中转开胸手术，广泛显露、游离、修复损伤的血管。

一般情况下，脑脊液漏在内镜下是可以处理的。对需要使用补片和缝合的较大的硬膜撕裂，建议在小切口下使用显微镜进行修补。如果发生脑脊液漏，最重要的是正确使用胸腔引流管。胸腔引流管不应该使用负压，否则压力差易导致脑脊液流入胸腔，有导致蛛网膜下腔—胸膜瘘的潜在风险。如果出现脑脊液漏，应将胸腔引流管接水封瓶,使胸腔内液体通过重力作用被引流出来。另外，正常呼吸会使胸腔内暂时产生负压，也可能会导致术后脑脊液漏。

胸导管漏是一种罕见的并发症，通常在术后观察到有乳白色液体进入胸腔引流管时确诊。通常采用引流和无脂饮食保守治疗。总的来说，熟练掌握内镜手术技术后，没有证据表明内镜手术的并发症发生率（见下文）比开放手术更高[3,6~8]。

循证医学

在过去的十余年里，内镜辅助脊柱外科手术已经从候选技术发展成具有广泛的适应证的标准脊柱手术。随着特定器械、内置物的发展，以及手术程序的标准化，意味着越来越多的复杂外科手术可以在内镜下进行。最初，内镜手术时间较长,但是现在已经与常规手术时间相似甚至更短。

在对 1996 年 5 月至 1999 年 6 月间进行的 186 例胸腔镜手术（骨折后椎间融合）的研究中，Beisse 等[9,10]报道患者术后疼痛显著减轻且恢复迅速，可以在短期内恢复功能活动。在内镜手术组中，镇痛药的使用时间减少了 31%，并且镇痛药的使用量减少了 41%。此外，作者还发现随着时间的推移，手术时间越来越短[9,10]。

2002 年，Han 等[11]作者报道了他们对 1994 年 1 月到 2000 年 1 月进行的 241 例胸腔镜手术(胸交感神经切除术，椎间盘切除术，神经源性肿瘤切除术，脊柱切除术，脊柱重建术，前路松解术和活检）的研究成果。作者总结认为胸腔镜脊柱手术是一种有效技术，可以全面和直接地处理脊柱的前方组织，并发症发生率低于传统开放手术[11]。胸腔镜手术提高了患者的舒适度，对外观影响小，同时缩短了恢复时间。[11]

同 Han 等[11]研究相似，瑞士的一项胸腔镜脊柱手术回顾分析提示，胸腔镜技术优点包括：更美观，缩短监护室及住院时间，更早康复和恢复工作，降低了相关费用[12]。

胸腹部交界区的胸腰段脊柱，长期被认为很难进行内镜手术[13~15]。一般认为，胸腔镜可到达的下界是 L1[16]。然而，按照上述描述的方法分离部分膈肌，根据 1998 年首次报道结果[9]，目前胸腔镜向下可以到达 L2 下终板。L1 损伤在临床中最常见，也可以应用双节段技术在内镜下进行治疗[4,5,9,17]。2004 年，在一项联合研究中[14]，2 个机构对 212 例不稳定胸腰段骨折患者进行研究发现，14 例患者采用经膈肌入路胸腔镜技术能够很好地实现整个胸腰段显露,顺利进行减压、重建和固定。在这项研究中，术后 1 年随访时，85% 的接受前路治疗的脊柱骨折患者获得了融合（单独胸腔镜手术），90% 的前后路联合手术治疗的患者获得了融合[14]。此入路能安全有效地对膈肌进行切开和修复，无须开胸、开腹，从而避免了相关并发症的发生[4,5,8,13~15,18]。

另一项研究是 Wait 等[19]于 2012 年发表的

关于胸腔镜手术有效性的研究，121 例患者在胸腔镜下进行了胸椎间盘切除。结果显示，如果患者选择得当，胸腔镜手术是一种安全、有效、微创的治疗方法；与开放手术相比，胸腔镜手术并发症更少[19]且发生率更低，多数患者的症状都能迅速获得改善，切口相关症状得到解决，很少残留不适[19]。

随着胸腔镜应用的扩展到胸腰段的腹膜后段[3~5,8,9,13~15,17]，上述适应证有可能会增加。从 1998 年至今，我们进行了超过了 1 500 例胸腔镜手术，已经证明这一微创技术的优势[3,13,15]。在这期间，仅仅只有 4 例病例中转开放手术，2 例主要因为出血并发症加上单肺通气的麻醉问题，相应的总转换率是 1.1%。总的来说，严重的并发症主要发生在早期：2 例主动脉损伤和 2 例脾损伤，包括我们在学习这一技术的过程中发生的。胸腔镜手术的并发症，如包裹性胸腔积液、气胸、肋间神经痛等的发生率约为 2.9%，Faciszewski 等[18]作者的多中心研究发现约为 14%。而且，手术学习过程完成后，没有发生明显的神经损伤或者危及生命的并发症。这些问题在开放手术的发生率约为 0.5%[8,18]。在我们超过 1 500 例的患者中，并发症总的发生率约为 7.2%，这一数字与其他报道相比要低[3,4,5,13,15,18]。总体上来说，胸腔镜手术的并发症发生率低于开放手术[4,5,8]。

总之，患者不确定可以从胸腔镜手术获益良多，包括减轻疼痛、减少对正常解剖的破坏、缩短住院时间、伤残率和花费低等。

作者观点

自 20 世纪 90 年代初以来，胸腔镜手术已被广泛应用，具有适应证广泛、手术安全的优点[3~7,20,21]。胸腔镜前路微创手术可用于胸椎手术，也可用于胸腰段（T3–L2）脊柱手术[3,5,6,13]，但是在选择胸腔镜手术时，要考虑到相应的适应证和禁忌证。

胸腔镜手术的主要优势是可直视胸椎、胸腰段、上腰椎和脊髓的前表面，并可进行前路融合、重建和脊髓减压[3,13,17,22]。这种方法只需要很小的肋间切口[3~5,13]，可减少并发症，降低致残率，减轻术后疼痛，缩短住院时间和恢复时间。

由于内镜技术、操作工具、内置物的快速发展，内镜手术适应证范围也明显扩大。胸腔镜技术的并发症发生率低于开放手术[3,8,13,15,18]。基于这些因素，胸腔镜技术成为胸椎、胸腰段脊柱甚至上腰椎手术腹侧入路的可行性选择。在我们看来，将来胸腔镜手术将逐渐取代开放手术。

小结和要点

与开放手术相比，胸腔镜手术技术更具挑战性。胸腔镜技术涉及新技术的应用，如内镜导航和三角测量，确定轨迹、角度和深度，因此这种技术学习曲线陡峭。因此，作者建议在进行实际手术前应进行另外的实验室或人体解剖标本的训练。另外，这种手术技术对于不经常操作的外科医生来说并不容易。

总之，对于有经验的专业医生来说，胸腔镜手术是一种治疗多种脊柱疾病的安全方法，并为患者带来了显著的收益，包括减轻疼痛，减少对正常解剖结构的破坏，缩短住院时间，降低伤残率和花费等。随着胸腔镜技术的推广、特定工具和内置物的发展，胸腔镜微创手术的价值越来越明显，相关并发症越来越少。

临床病例

案例 1：骨折

对于骨折，重建脊柱前柱负重区首选方法为椎体部分切除，包括切除损伤的椎间盘和骨折椎体爆裂部分，保留前纵韧带和部分椎体边缘[3~5,8,13]。我们首选使用人工椎体进行椎体置换，中间及周围填充自身松质骨和 / 或脱钙骨基质（DBM）。

一例 30 岁男性患者因滑翔伞事故从 15 米高处坠落。患者主诉胸腰段进行性剧烈疼痛，神经系统检查无任何病理改变，无运动感觉缺失，无膀胱功能障碍。

影像学检查发现 L1 不稳定骨折（AO 分型：A3.3），椎体后壁见一枚大骨片后移，导致椎管狭窄（图 17.12A–F）。

根据临床症状和影像学结果，从 T12–L2 联合背侧入路进行手术治疗。首先，由背侧对 T12–L2 进行稳定、复位和减压（使用 USS 椎弓根螺钉系统），接着通过胸腔镜进行 L1 半椎体切除，置入人工椎体（Hydrolift, Aesculap Spine）行椎体置换，人工椎体中及周围填充自身松质骨和脱钙骨基质（DBM）。术后 X 线检查示胸腰段接近完全重建（图 17.13）。

术后恢复正常，无任何病理变化。

案例 2：炎症

74 岁老年女性，背部固定疼痛，疼痛自上腰椎至胸腰段，并放射至双侧下肢，伴脊柱活动受限。症状是 5 周前发生支气管肺炎后出现的。没有运动、感觉缺陷或膀胱功能障碍。患者既往有糖尿病、高血压和骨质疏松病史。

X 线检查、MRI 和 CT 显示 L1/L2 和 T12/L1 水平见进展期的椎间盘炎，邻近的 L1 和 L2 终板有骨质破坏，导致胸腰段侧凸和后凸畸形（图 17.14A–G）。

根据临床症状和影像学检查，决定实施稳定、重建、减压手术。通过前后联合入路进行 T11–L3 融合（背侧 T11–L3），用骨水泥增强螺

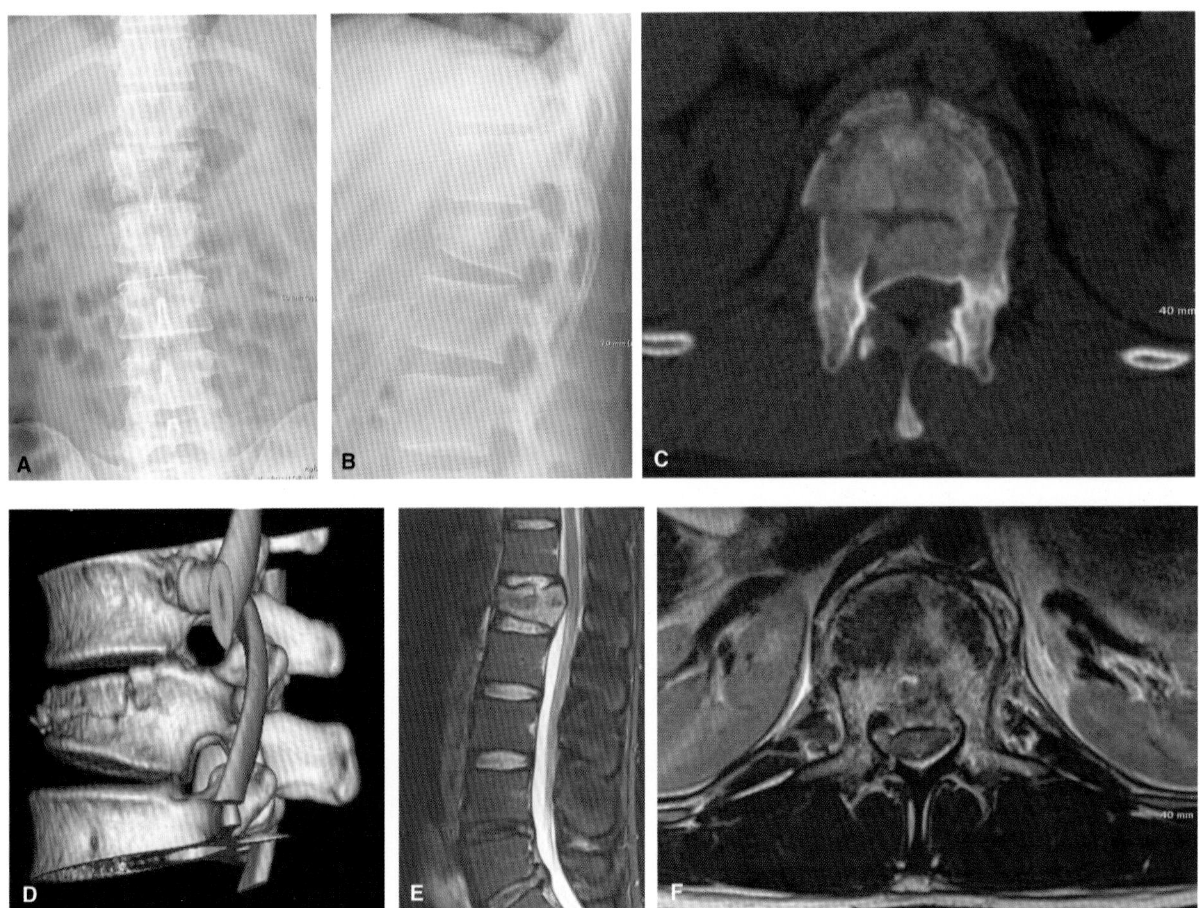

图 17.12　术前前后位（A）和侧位（B）X 线片，轴位 CT（C）和 CT 三维重建影像（D），矢状位（E）和轴位 MRI（F）

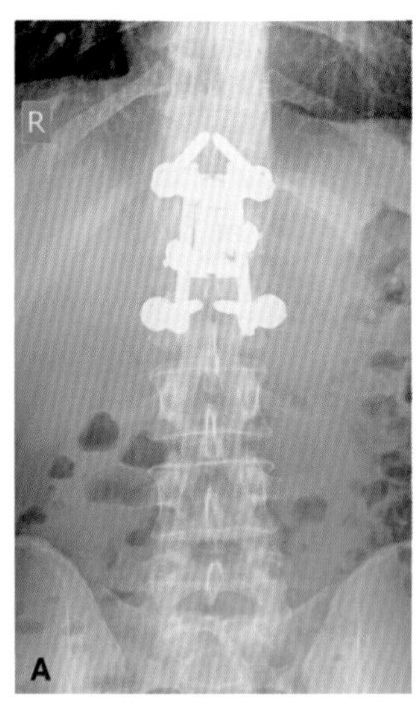

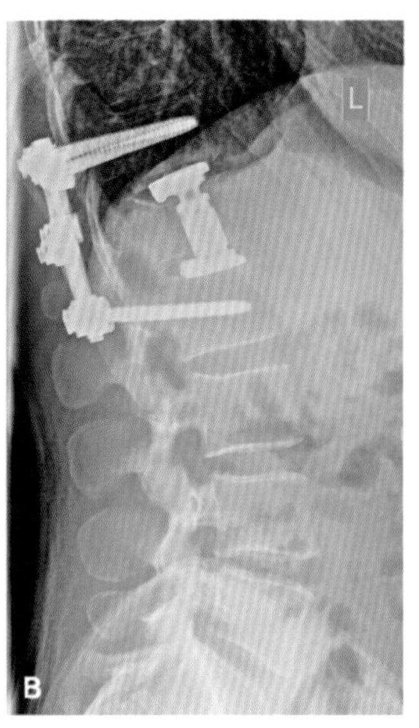

图 17.13　骨折复位。A. 术后前后位 X 线片；B. 侧位 X 线片

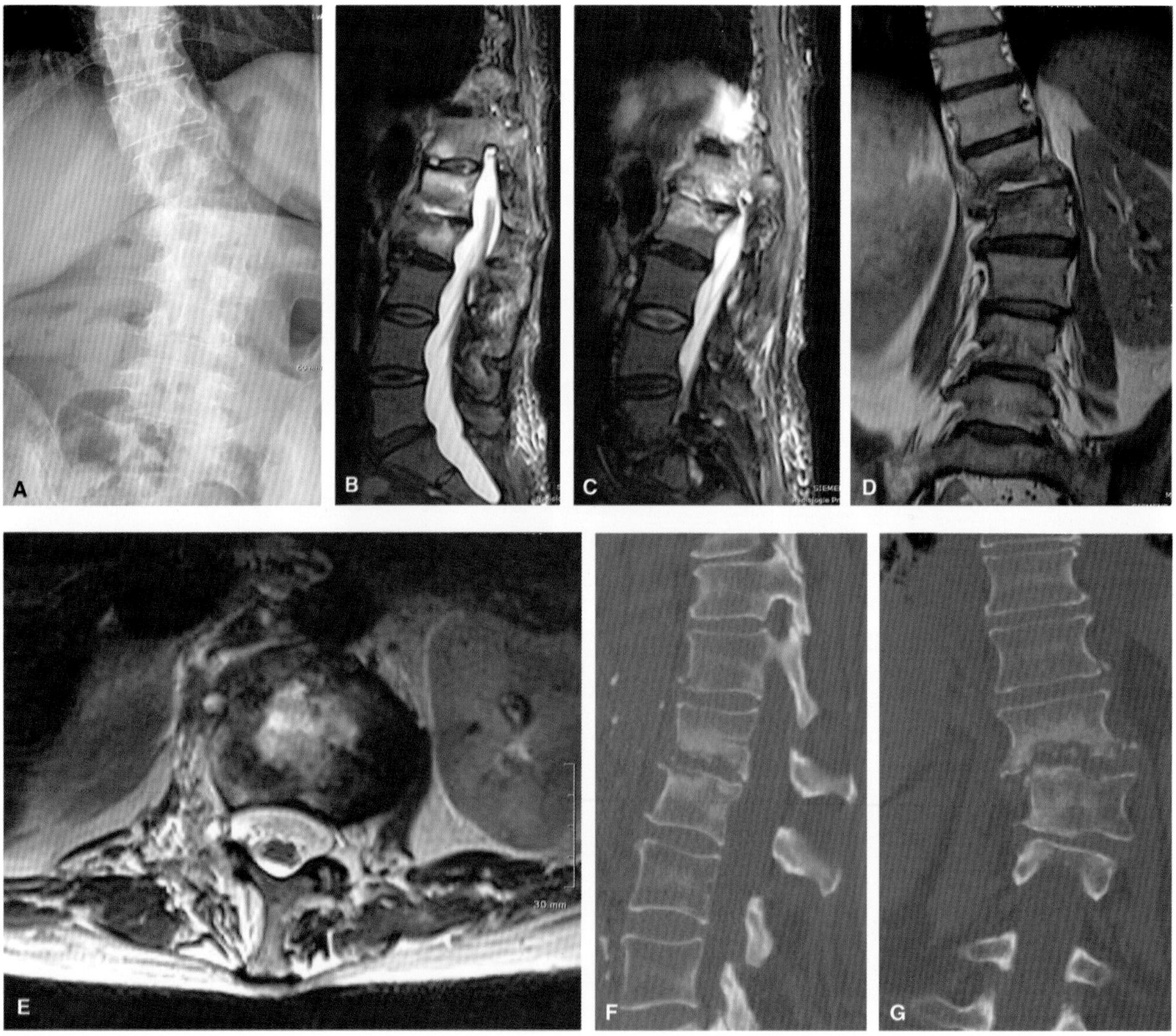

图 17.14　术前前后位 X 线片（A），矢状位（B，C）、冠状位（D）和轴位（E）MRI，矢状位（F）和冠状位（G）CT

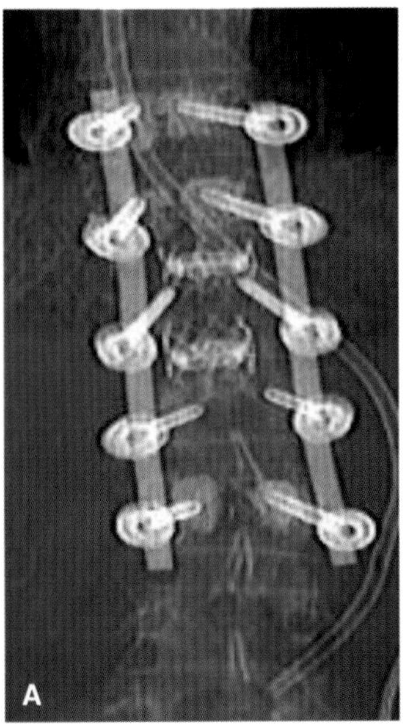

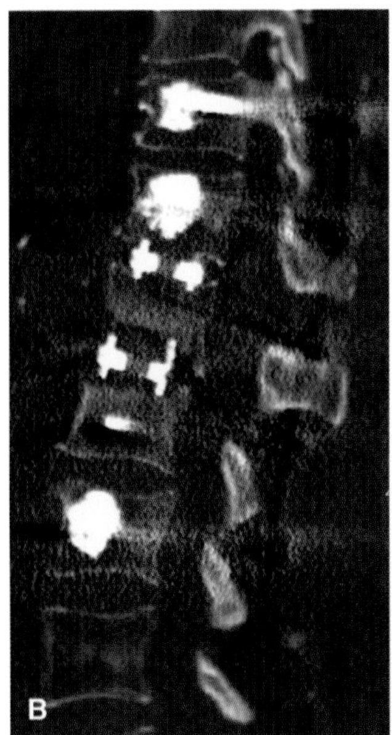

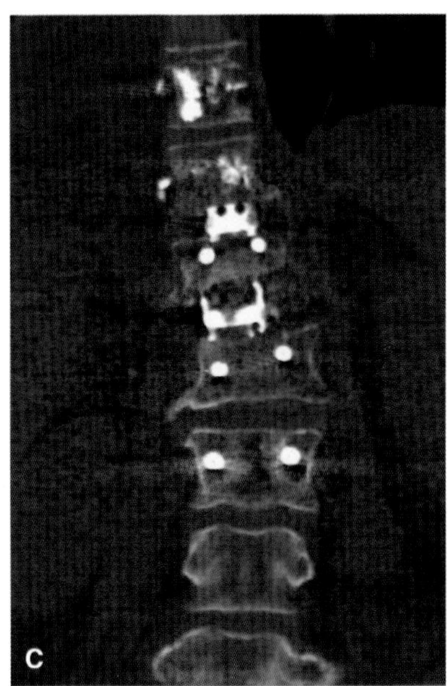

图 17.15 术后 CT 扫描。前后位（A），矢状位（B）和冠状位（C）

钉稳定性。于胸腔镜下行椎间盘切除，L1–L2 和 T12–L1 用抗生素和脱钙骨基质钛 Cage（SynMesh, Synthes）行椎间融合、填充。术后 CT 提示胸腰段重建良好，后凸和侧凸畸形基本获得纠正（图 17.15）。由于感染严重，患者恢复较慢。术后 3 周离开 ICU，逐渐恢复。

参考文献

1. Mückley T, Schütz T, Schmidt MH, et al. The role of thoracoscopic spinal surgery in the management of pyogenic vertebral osteomyelitis. Spine (Phila Pa 1976). 2004;29(11):E227–E33.
2. Cappuccio M, Gasbarrini A, Donthineni R, et al. Thoracoscopic assisted en bloc resection of a spine tumor. Eur Spine J. 2011(suppl 2):S202–S205.
3. Heider F, Beisse R. Anterior thoracoscopic approaches, including fracture treatment. In: Härtl, R, Korge A, eds. Minimally Invasive Spine Surgery—Techniques, Evidence, and Controversies. 1st ed. New York, NY: AO Spine, Thieme-Verlag; 2012:191–210.
4. Beisse R, Verde-Verdú-López F. Current status of thoracoscopic surgery for thoracic and lumbar spine. Part 1: general aspects and treatment of fractures. Neurocirugia (Astur). 2014;25(1):8–19.
5. Beisse R, Verde-Verdú-López F. Current status of thoracoscopic surgery for thoracic and lumbar spine. Part 2: treatment of the thoracic disc hernia, spinal deformities, spinal tumors, infections and miscellaneous. Neurocirugia (Astur). 2014;25(2):62–72.
6. Beisse R, Perez-Cruet MJ. Thoracoscopic setup and approaches to the thoracic and upper lumbar spine. In: Perez-Cruet MJ, Beisse R, Pimenta L, et al, eds. Minimally Invasive Spine Fusion—Techniques and Operative Nuances. St. Louis, MO: Quality Medical Publishing; 2011:581–594.
7. Beisse R. Video-assisted techniques in the management of thoracolumbar fractures. Orthop Clin North Am. 2007;38(3):419–429.
8. Krisht KM, Mumert ML, Schmidt MH. Management considerations and strategies to avoid complications associated with the thoracoscopic approach for corpectomy. Neurosurg Focus. 2011;31:E14.
9. Beisse R, Potulski M, Temme C, et al. Endoscopically controlled division of the diaphragm: a minimally invasive approach to ventral management of thoracolumbar fractures of the spine [in German]. Unfallchirurg. 1998;101(8):619–627.
10. Beisse R, Potulski M, Bühren V. Thorakoskopisch gesteuerte ventrale Plattenspondylodese bei Frakturen der Brust-und Lendenwirbelsäule. Oper Orthop Traumatol. 1999;11(1):54–69.
11. Han PP, Kenny K, Rickman CA. Thoracoscopic approaches to the thoracic spine: experience with 241 surgical procedures. Neurosurgery. 2002;51(suppl 5):S88–S95.
12. Büff HU. Thoracoscopic operations of the spine. Ther Umsch. 1997;54(9):529–532.
13. Beisse R. Endoscopic surgery on the thoracolumbar junction of the spine. Eur Spine J. 2010;19(suppl 1):S52–

S65.
14. Kim DH, Jahng TA, Balabhadra RS, et al. Thoracoscopic transdiaphragmatic approach to thoracolumbar junction fractures. Spine J. 2004;4:317–328.
15. Beisse R. Endoscopic surgery on the thoracolumbar junction of the spine. Eur Spine J. 2006;15:687–704.
16. Dickmann CA, Rosenthal DJ, Perin NI. Thoracoscopic Spine Surgery. 1st ed. New York, NY: Thieme-Verlag; 1999.
17. Beisse R, Potulski M, Ufer B, et al. Thoracoscopically assisted treatment of fractures of the thoracic and lumbar spine—surgical technique and preliminary results in 100 patients. Arthroskopie. 1999;12(2):92–97.
18. Faciszewski T, Winter RB, Lonstein JE, et al. The surgical and medical preoperative complications of anterior spinal fusion surgery in the thoracic and lumbar spine in adults: a review of 1223 procedures. Spine. 1995;20(14):1592–1599.
19. Wait SD, Fox DJ, Kenny KJ, et al. Thoracoscopic resection of symptomatic herniated thoracic discs: clinical results in 121 patients. Spine. 2012;37(1):35–40.
20. Mack MJ, Regan JJ, Bobechko WP, et al. Application of thoracoscopy for diseases of spine. Ann Thorac Surg. 1993;56:736–738.
21. Regan JJ, Mack MJ, Picetti GD III. A technical report on video-assisted thoracoscopy in thoracic spinal surgery: preliminary description. Spine. 1995;20(7):831–837.
22. Beisse R, Mückley T, Schmidt MH, et al. Surgical technique and results of endoscopic anterior spinal canal decompression. J Neurosurg Spine. 2005;2:128–136.
23. Magerl F, Aebi S, Gertzbein SD, et al. A comprehensive classification of thoracic and lumbar injuries. Eur Spine J. 1994;3(4):184–201.

视频辅助胸腔镜手术治疗脊柱侧凸

第 18 章

作者 Baron Lonner, Yuan Ren, Gabrielle Kassin

译者 曾至立

治疗脊柱侧凸的后路开放手术经历了Harrington 术式的两钩一棒、Luque 术式的双棒复合椎板下钢丝固定、Cotrel–Dubousset 术式的多钩固定，以及后路内固定杂交术式（椎弓根螺钉技术联合钩、螺钉及钢丝）的发展历程。也有术者采用后路微创手术，但因为微创手术有矫形效果不佳、手术时间长、假关节形成等问题，目前仍是很大的挑战[1~4]。30 年前，前路手术治疗脊柱侧凸手术已取得了显著的成就，但在过去的 10 年里，治疗胸椎侧凸或胸腰椎侧凸的前路手术量显著下降[5,6]。早期前路手术采用开放式手术（开胸手术），随后逐渐为视频辅助胸腔镜（VATS）手术所替代。VATS 手术常用于僵硬脊柱畸形的前路松解，可在很大程度上避免采用椎弓根螺钉、后柱截骨和更复杂的三柱截骨技术。对于 70° 以上的重度僵硬的青少年特发性脊柱侧凸（AIS），影像学柔韧性小于 50% 并存在严重的胸椎后凸丢失或明显前凸，前路松解具有极大的作用。与单纯后路手术相比，前路松解被证实有助于恢复脊柱后凸，矫正冠状面侧凸[7,8]。通过胸腔镜手术进行胸椎固定主要用于结构性主胸弯（Lenke 1 型）的矫正，但与后路椎弓根螺钉固定相比并无优势，因为与 VATS 手术相比，后路椎弓根螺钉矫形术的学习曲线更短且疗效更可靠[9~12]。利用胸腔镜技术完成脊柱非融合手术是一个极具前景的全新领域，该手术是在不进行脊柱融合的前提下利用螺钉和钢缆进行椎体栓系。这种极具前景的术式主要针对骨骼未发育成熟的青少年，需要在生长的同时调整脊柱畸形顶点的楔形椎体，并形成未来可能会治疗小儿特发性脊柱畸形的微创矫形术式。

视频辅助胸腔镜（VATS）手术治疗的手术指征

1. Lenke 1 型侧凸的前路固定融合，40° ~70°，进行性或骨骼成熟大于 50°，后凸畸形小于 40°；

2. 前路松解：①僵硬且严重的胸椎侧凸：Lenke 1、2、3、4 型；②具有前凸或明显后凸丢失的胸椎侧凸；

3. 椎体栓系手术（VBT）或非融合手术[13,14]。

VATS 微创手术也有其禁忌证，包括有脊柱前路手术史或既往患脓胸导致胸膜瘢痕形成，因其会造成胸腔镜入路所经解剖结构的改变。内固定的应用对于严重骨质减少或骨质疏松患者也是禁忌。

对开放性后路手术的主要关切在于其容易导致后凸丢失，需要融合的节段多于前路手术，失血多以及近端交界处后凸畸形的可能性，特别是成人的脊柱侧凸[1,3,15,16]。开胸前路开放手术会导致术后剧烈疼痛，切口瘢痕形成和肺功能受损[15~19]。

手术技术

解剖学

前路微创手术入路的解剖学基础就是右胸腔及其内部的解剖结构，因为大部分手术操作都是由此完成的。胸腔本质上是一个由脊柱、肋骨及肋间肌支撑的空间。胸腔的边界为胸壁，在其表面覆盖有壁胸膜。肺位于两侧胸腔中，因此在VATS手术时必须使肺萎陷才能建立手术通道。脊柱表面覆盖壁胸膜，突起处是椎间盘，而下凹处的椎体中央部分，表面有节段椎间血管横向走行，由沿肋骨下缘走行的肋间血管发出。肋骨头附着于椎体上1/3，并覆盖了椎体侧方2~3 mm的区域。椎弓根位于肋骨头的深部。肋骨头为置钉和定位椎体后壁部椎管提供了有效的标识点。上纵隔内有气管、食管和大血管，以及迷走神经和膈神经的下行部分。具有交感神经节的交感神经干沿肋骨头或肋骨颈纵向跨越胸椎并分支发出内脏大、小神经支配腹部。这些结构通常在剥离胸膜，暴露椎体时被切断，未出现严重的并发症（图 18.1）。大部分手术经右侧胸腔完成，这与胸椎向右方侧凸畸形的高发有关。有时，也可采用左侧入路进行手术，但主动脉会干扰手术操作。在右侧胸腔，奇静脉由来自每节椎间静脉和发出第二、第三和第四肋间静脉的肋间上静脉交会而成，沿椎体前方走行，汇入上腔静脉。在进行VATS手术操作时，必须谨慎处理奇静脉以免发生大出血。

目前，全球只有1~2个机构采用VATS进行脊柱固定和融合来治疗脊柱侧凸。十年前的胸腔镜固定融合手术中的螺钉置入技术现在被用于非融合的椎体栓系术（VBT）。融合手术不在此赘述，我们将对于前路松解术和内固定栓系术进行进一步讨论。

松解术

前路松解主要用于治疗严重、僵硬的畸形，以及脊柱后凸丢失明显或严重的脊柱前凸。前路松解手术在过去几十年里发展很快，但目前已很少被采用。然而，前路松解的指征仍然适用，因为与开胸开放手术入路相比，胸腔镜手术的并发症发生率低。

前路松解也是后路脊柱融合术的一部分（图 18.2）。过去，先将患者置于左侧卧位，完成前路松解术后，重新摆放患者体位再进行后路手术。现在，前后路手术都是在患者取俯卧位的情况下进行的，背部和右侧胸壁都会消毒铺巾。在铺巾过程中必须留下足够的空间，以防术中大出血时需要中转开胸手术。无须使用支气管阻塞器或双腔支气管导管进行单肺通气。CO_2 充气可以

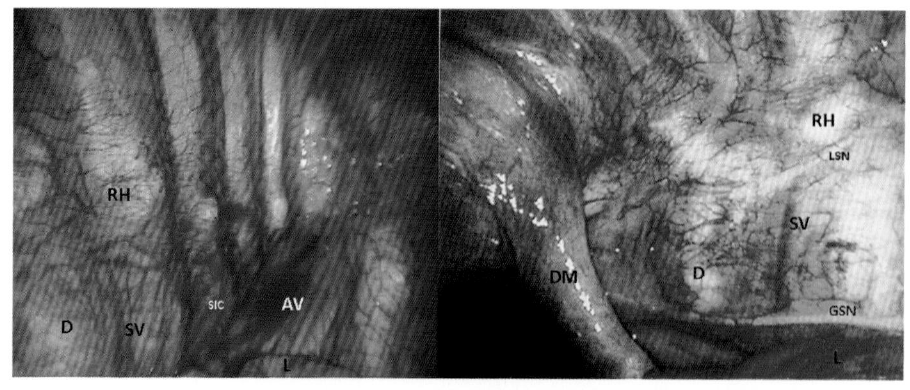

图 18.1　右胸解剖。AV. 奇静脉系统；D. 椎间盘；DM. 膈肌；GSN. 内脏大神经；L. 肺；LSN. 内脏小神经；RH. 肋骨头；SIC. 肋间上静脉；SV. 椎间节段血管

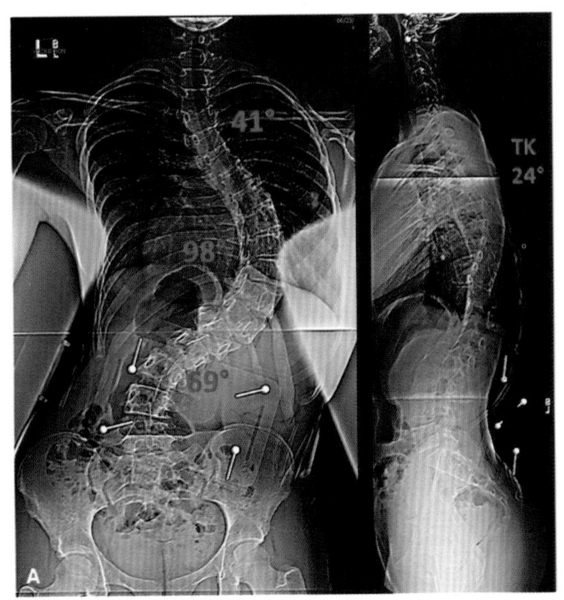

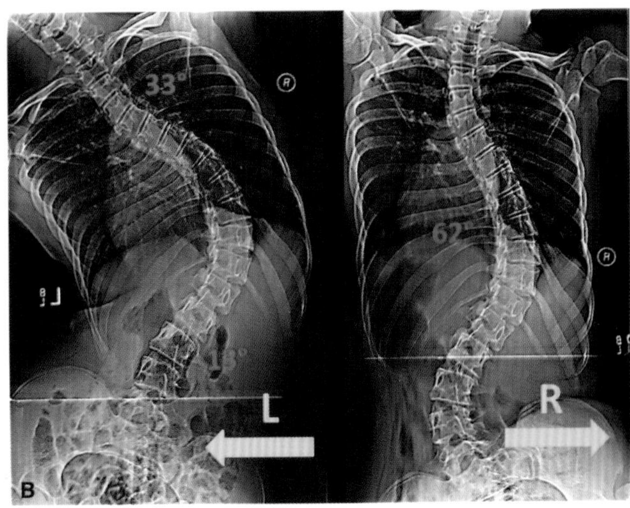

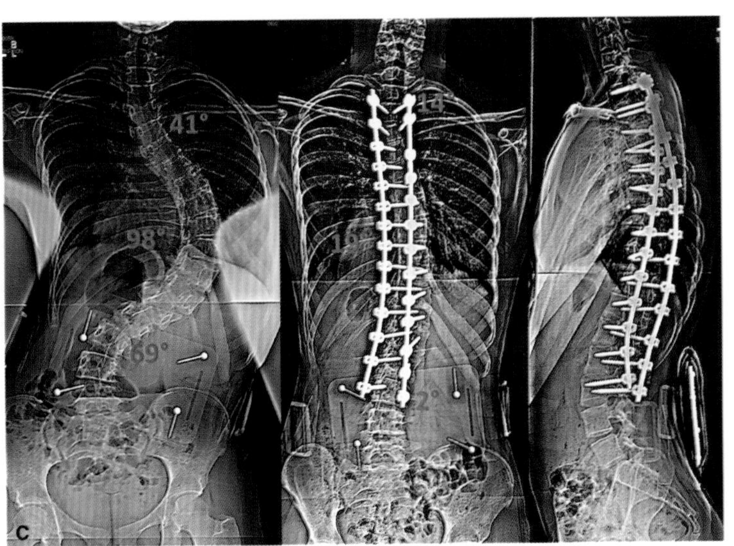

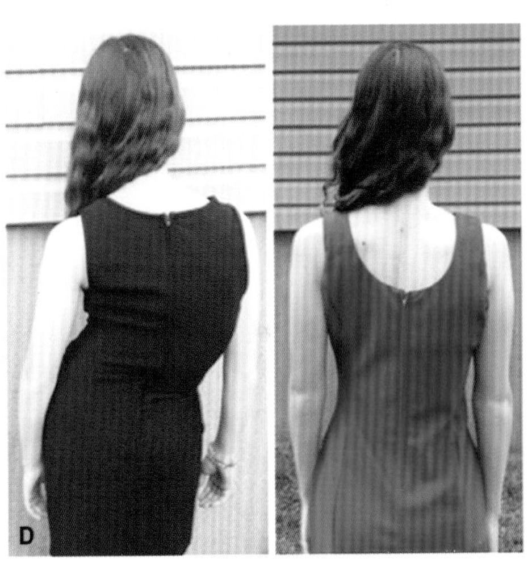

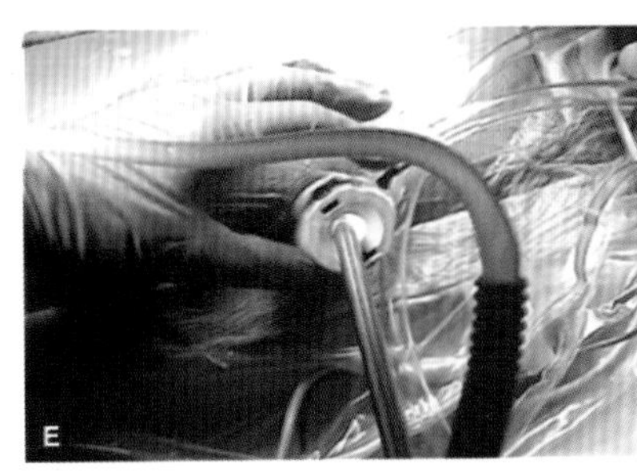

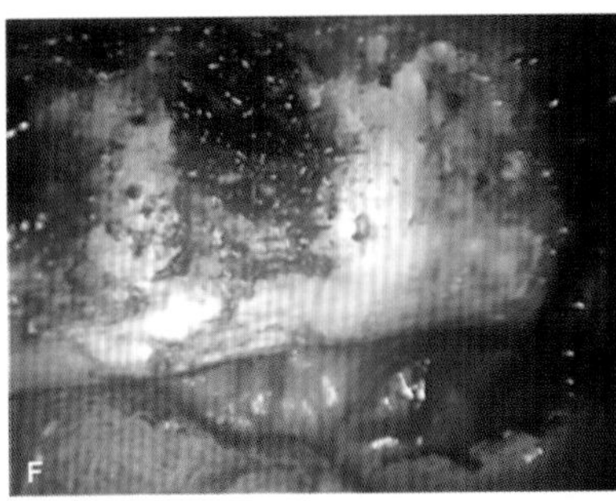

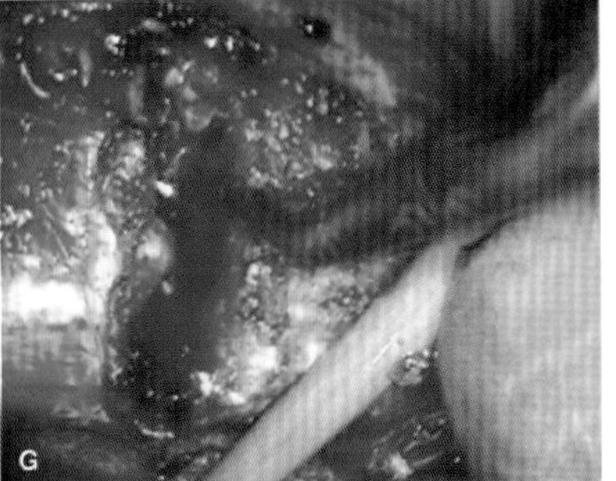

图 18.2　13 岁女性佩戴支具的同时脊柱侧凸仍加重。A. 中立位片；B. 侧屈位片；C. 术后 X 线片；D. 临床照片；E. 通道入口；F. 胸膜下的椎间盘暴露；G. 椎间盘切除

通过特殊的 12 mm 入口管道进行。通常来说，胸腔的两个入口置于腋中线或腋后线处。第一个入口在脊柱侧凸顶椎上方 1~2 个节段，第二个入口在经第一入口放入胸腔镜后，于直视下置于脊柱侧凸顶椎下方 1~2 个节段。直视下可以将第二个端口置于安全位置，不会损伤膈肌或其他重要结构。CO_2 充气的最大压力设为 15 mmHg。潮气量可略微下调，以便提升术野的可视度并最大限度地降低 CO_2 压力，以防影响心输出量和氧饱和度。CO_2 的使用可将常规 3 个入口减少到 2 个入口同时不影响手术的进行，因为不需要用内镜牵开器将膈肌固定在手术区外。使用钩状超声刀沿着脊柱纵向切开胸膜，可很容易地解剖胸膜和凝固、结扎椎间血管。向椎体的近端和远端切开胸膜暴露椎间盘。然后将切开的胸膜向后剥离至肋骨头水平，向前剥离至脊柱的对侧，从而使 30° ~45° 镜更易于操作。然后将覆盖在被暴露节段的节段血管用超声刀凝固、结扎，并向前、后方剥离。椎间血管的剥离有利于将奇静脉与脊柱分开，以避免在松解的过程中发生损伤。暴露完成后，切除在侧屈位 X 线片中不能被矫正的顶椎椎间盘。用超声刀切开纤维环和前纵韧带，然后用内镜髓核钳和刮匙切除椎间盘。通过这样的方式可切除超过三分之二的纤维环。切除对侧椎间盘和纤维环时务必小心，避免损伤奇静脉，应该在内镜和 / 或摄像头直视下完成。多数情况下，不必要为实现融合而对终板进行过多处理，因为融合是通过后路手术实现的。对于既往有椎板切除、假关节和放疗的病例，需要通过仔细的终板处理来进行前方融合。纤维环后部不需要常规切除，以免增加神经损伤、硬膜外出血和延长手术时间的风险。可以切除肋骨头以增强松解效果。如果有较大的肋骨突出部分，可实施内部胸廓成形术。作者本人更倾向从后路进行内部胸廓成形术。

椎体栓系术

在过去的十年中，开发了一种用于脊柱侧凸患者的全新的前路非融合手术——椎体拴系术（VBT）。VBT 是一种非融合的方法，主要用于矫正儿童特发性脊柱侧凸。此手术的适应证是 30° ~70° 的柔软胸椎侧凸畸形，伴有正常曲度或后凸丢失。该手术目的在于调节脊柱生长，由于凸侧脊柱的束缚，促进凹侧脊柱优先生长，可以使畸形顶点处的楔形椎骨逐渐变平。如果生长潜力足够，可进一步矫正脊柱畸形，甚至超过手术所能达到的效果。栓系术在很大程度上保留了脊柱的柔韧性和生长需求，并减少了因脊柱融合导致的邻近节段退变的可能性。

手术时，患者取左侧卧位（适用于脊柱右侧凸的病例），腋下放置布卷并垫好骨性突起和腓总神经的下方（图 18.3）。患者与地面垂直，垂直于桌面透视以获得侧位 X 线影像。用枕垫和胶带把患者固定在平坦可透视的手术床上。可以完全用胸腔镜暴露脊柱，也可以采用小切口开胸

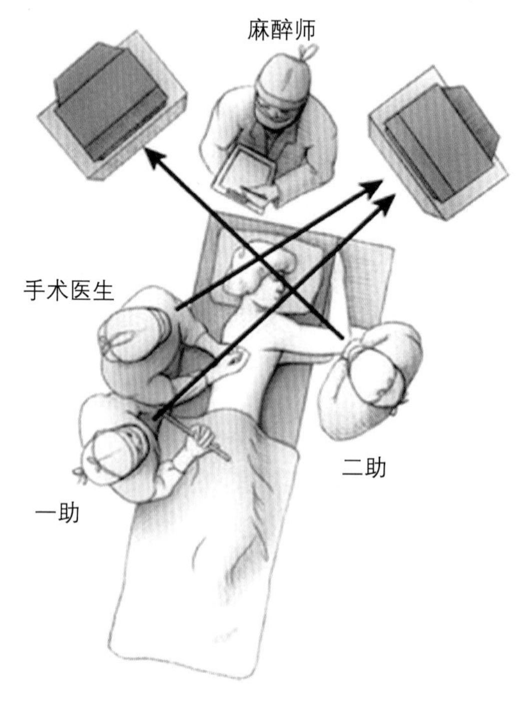

图 18.3　VBT 手术的布置和人员站位

手术同时结合 VATS[20]。透视标记小切口开胸术和 / 或螺钉放置位置。每个通道可以放置 2~3 枚螺钉，通常使用 3 个通道或直接开胸加一个额外的通道。该技术依赖使用双腔支气管导管的单肺通气技术，所需暴露的脊柱范围远远比松解术小。切开胸膜，电凝结扎并切断节段血管，有时可以在置入螺钉时牵开、保留节段血管。行正侧位透视，但最重要的影像是正位（AP）影像。内镜下确定螺钉放置的位置位于椎体中部肋骨头的正前方。螺钉垂直于椎体置入，但可稍微偏前，以避免误入椎管。正侧位透视下将开路器插入椎体，然后攻丝并穿过对侧皮质。攻丝到合适直径后，置入涂有羟基磷灰石涂层的钛螺钉实现双皮质固定。正侧位透视确认螺钉位置。在每次螺钉置入后进行经颅运动电位监测和脊髓电生理监测。从头端椎到尾端椎置入螺钉。如果计划对胸腰椎进行对侧栓系，可将远端胸椎螺钉置于椎体的近三分之一处。确认螺钉放置后，从近端向远端放置聚乙烯线缆。为防止生长过度矫正以及必要时进行调整，应在近端和远端保留 1~2 cm 的线缆。将固定螺母置于近端椎体螺钉并拧紧，然后沿尾部方向依次重复，在每个椎体进行轻微压缩以完成冠状面矫正，然后拧紧固定螺钉。这也可能实现胸椎后凸增加以及顶椎去旋转（图 18.4）。

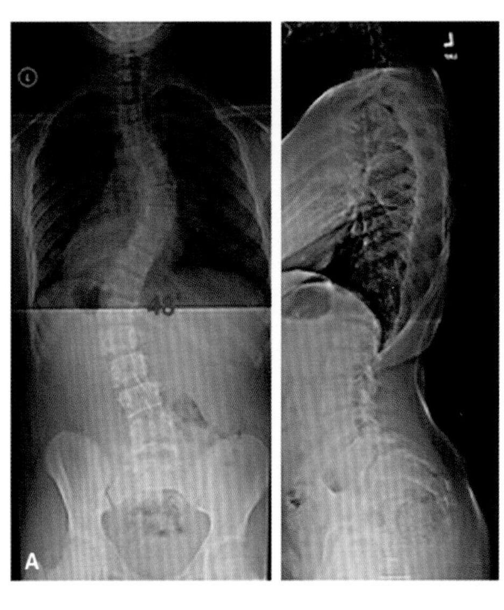

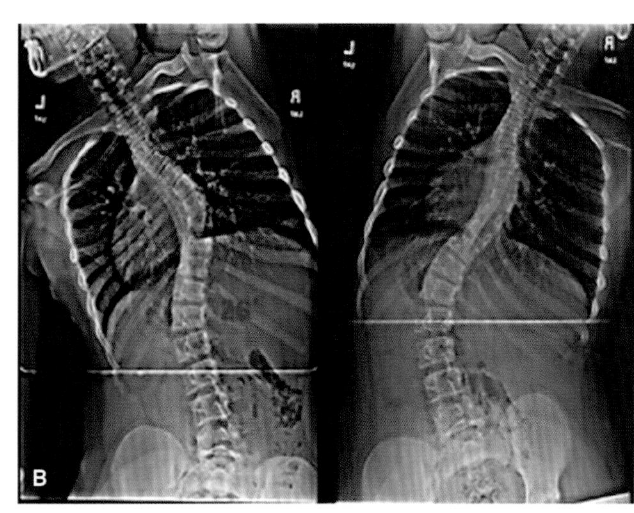

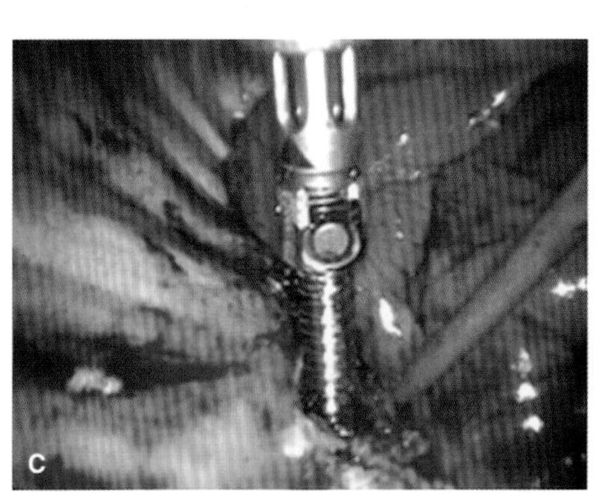

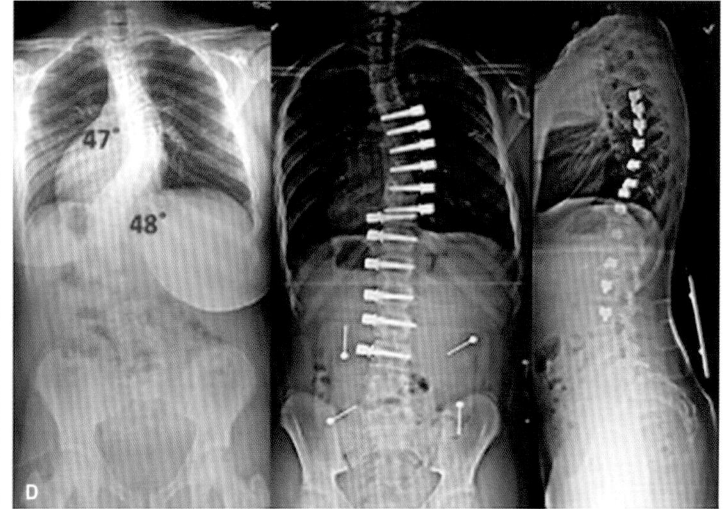

图 18.4　1 例胸段和胸腰段特发性脊柱侧凸的 12 岁女性患者，畸形持续加重。A. 中立位片；B. 侧屈位片；C. 术中螺钉置入；D. 术后 X 线片

并发症

与 VATS 有关的并发症并不多见[16]然而，VATS 仍存在潜在的严重并发症，如大血管、心脏、脊髓、神经根等重要结构的损伤，以及可能由血管损伤导致的神经功能丧失。这些严重的并发症很罕见。VATS 并发症发生率与后路胸椎椎弓根螺钉融合术相当[3]。肺部并发症较为常见，包括肺不张、黏液堵塞、持续性血胸 / 气胸和肺裂伤等，但相对影响较小，通常不会改变康复进程。乳糜胸也有报道[10,12]。前路松解手术的俯卧位可能会减少与长时间侧卧位和肺黏膜充血相关的肺部并发症。[21]

康复方案

VATS 松解联合后路固定融合术通常需要住院 4~5 天。出院后 3 个月内限制侧屈、抬重物和扭转运动。3 周后可进行水中行走训练，2 个月后可慢跑，3 个月后可进行胸腰椎运动和核心肌力训练的物理治疗计划。1 个月后逐渐恢复日常活动。

VBT 手术可加快患者从康复到正常活动的理疗过程。患者在 6 周后恢复正常活动，方案类似上述。

结果

与同期的单纯后路手术相比，前路松解术可改善冠状面和矢状面的矫正，这将在下面的循证医学部分讨论。患者可以逐渐恢复之前的活动，包括术后 3 个月开始运动。在一项对接受 AIS 手术的运动员患者研究中，81% 的 AIS 患者能够恢复之前或更好的运动水平[22]。

VBT

对于特发性脊柱侧凸骨骼未成熟的患者，前路 VBT 是安全有效的治疗选择。有研究包含一组 32 例 AIS 患者，年龄为 10~15 岁，Risser 评分为 0~3 分，应用 VBT 治疗后发现 VBT 可以逐步矫正侧凸。术前胸椎畸形曲度平均为 42.8° ±8.0°，首次随访时矫正到 21.0° ±8.5°，1 年后随访时矫正到 17.9° ±11.4°；术前腰椎畸形曲度为 25.2° ±7.3°，初次矫正到 18.0° ±7.1°，1 年后矫正到 12.6° ±9.4°（$P<0.000\ 01$）[13]。在进行了 2 年随访的初始系列 11 例患者中，畸形矫正持续改善（术前胸椎侧凸畸形 44.2° ±9.0°，初次随访时矫正到 20.3° ±11.0°，2 年时矫正至 70%，达到 13.5° ±11.6°；$P<0.000\ 02$）[14]，胸椎轴向旋转也得到显著改善，无神经系统、感染或内置物相关的并发症。其中，2 例患者出现过度矫正而需要松开栓系线缆。在最近的一份报告中，25 例接受 VBT 治疗并随访至骨骼成熟的患者，没有发生严重并发症，术前 40.9° 的脊柱侧凸最初被矫正到 20.1°，随后在骨骼成熟时通过生长调节进一步矫正至 14.0°。有 2 例患者因过度矫正而需要松动拴系线缆。

循证医学：VATS 与开胸术

对于肺功能的影响

两项研究评估了前方手术入路对 AIS 患者肺功能的影响。我们观察到胸腔镜手术的用力呼气量（FEV1）和用力肺活量（FVC）分别为 −4.40% 和 −4.73%；开胸手术可导致用力呼气量（FEV1）和用力肺活量（FVC）明显下降，分别为 −10.97% 和 −12.97%。胸腔镜组的总肺容量（TLC）增加至 3.19%，但开胸组降低了 8.00%[18]。Kishan 等报道了相似的结果，他们在术后 2 年观察到胸腔镜固定术对肺功能影响最小。这与用开胸手术治疗的患者形成了对比，后者在术后随访时肺功能持续下降[24]。这些研究显示了与开放性开胸手术相比，微创胸腔镜手术在对肺功能的影响方面有明显优势。

Newton 发现，前路松解手术的学习曲线平坦，在他的 65 例患者中，随着时间的推移，椎间盘切除术的手术时间平均减少了 7 分钟。整组病例的并发症和失血均匀分布[12]。我们报道了与胸腔镜脊柱融合术和脊柱畸形固定相关的学习曲线，这同样适用于 VBT 手术。尽管 57 例患者的失血量、输血需要以及随时间延长的并发症的发生率都没有差异，但在进行了 28 例手术后，随后的手术时间明显缩短，没有严重的并发症发生。

前路松解与全后路手术

我们对 AIS 患者进行了匹配配对分析，选择 VATS 松解、后路胸椎弓根螺钉固定融合术与仅接受后路手术治疗的患者进行比较，每组 42 例患者的胸椎侧凸程度、后凸和旋转凸起程度相似。与单纯后路手术组相比，VATS 松解组冠状面的矫正程度更好（72% ：65%，$P = 0.012$），脊柱后凸恢复程度更高（26 ：20.7，$P = 0.017$），但对旋转凸起畸形的矫正没有差异；然而，VATS 松解组的内固定的密度（每个节段的螺钉数量）较低（1.6 ：1.9，P<0.001）。VATS 手术出现了 3 例并发症：1 例气胸，2 例是由于未能保持单肺通气而转为小切口开胸术。

作者观点

VATS 手术极大地影响了作者对脊柱侧凸患者的治疗。作者于 20 年前接受了培训，当时胸椎和胸腰椎侧凸的前路开放手术作为一个独立的手术相对较为常见。由于这些手术的并发症的发生率高，尤其是由于对肺功能的不良影响，逐渐被临床医生放弃。随着椎弓根螺钉固定手术使用的增加，该手术对脊柱侧弯的矫正效果满意，内固定失败和假关节的发生率低，许多医生又因此放弃了前路手术。作者也遵循这一趋势，特别是我们发现因胸腔镜下脊柱固定术螺钉松动或断裂有近 8% 的内固定失败率时。但是对于严重僵硬的畸形和有明显后凸丢失的患者，作者仍采用前路手术治疗。作者团队从采用 3 个通道的侧卧位到两通道结合 CO_2 注入的俯卧位，显著缩短了手术时间，降低了并发症的发生率。手术切除 5~6 个椎间盘仅需约 1 小时。很显然，与开放式开胸手术相比，胸腔镜下的前路松解并发症发生率显著降低。上面总结的匹配分析指出了前路松解术的优点，包括用更少的后路椎弓根螺钉即可改善冠状面和矢状面的矫正。关于前路松解术的适应证和优势，有必要对其进行前瞻性研究。

在过去的 20 年中，临床工作中最让作者高兴的改变是非融合栓系技术的应用。作者相信，这一技术在不远的将来将成为治疗儿童脊柱畸形的主要方法。该手术的微创特色是部分治疗中心采用这一术式的部分原因，这种手术方式对于患者和家属来说极具吸引力并且很有意义。关于其长期结果、栓系节段以及相邻节段椎间盘的变化还有待观察，但短期结果是令人鼓舞的。

VATS 手术的相对禁忌证为既往有严重感染（包括胸腔感染）或术侧胸腔曾行开胸手术者，这常会造成胸膜粘连增厚和纤维增生，可能会导致 VATS 手术操作变得困难或失败。

小结

用于治疗儿童脊柱侧凸畸形的 VATS 手术显著降低了与前路松解或脊柱固定的开胸手术相关的并发症的发生率。尽管如此，VATS 的学习曲线仍有一定难度，因此涉及前路松解和栓系的技术不可能得到所有外科医生的青睐。对于某些特定的侧凸儿童患者，胸腔镜前路松解术有明显的优势。VATS 技术是在前路松解术和历经 10 年的胸腔镜下脊柱内固定融合术的基础上发展而来的，将促进脊柱非融合栓系技术的发展。非融合拴系技术的发展令患者获益，如维持生长和脊柱柔韧性，以及避免潜在的单纯后路脊柱融合时出现的相邻节段退变。

参考文献

1. Betz RR, Harms J, Clements DH 3rd, et al. Comparison of anterior and posterior instrumentation for correction of adolescent thoracic idiopathic scoliosis. Spine (Phila Pa 1976). 1999;24:225–239.
2. Betz RR, Shufflebarger H. Anterior versus posterior instrumentation for the correction of thoracic idiopathic scoliosis. Spine (Phila Pa 1976). 2001;26:1095–1100.
3. Lonner BS, Auerbach JD, Estreicher MB, et al. Video-assisted thoracoscopic spinal fusion compared to posterior spinal fusion with thoracic pedicle screws for thoracic adolescent idiopathic scoliosis. J Bone Joint Surg Am. 2009;91(2):398–408.
4. Wong HK, Hee HT, Yu Z, et al. Results of thoracoscopic instrumented fusion versus conventional posterior instrumented fusion in adolescent idiopathic scoliosis undergoing selective thoracic fusion. Spine (Phila Pa 1976). 2004;29(18):2031–2038; discussion 2039.
5. Arunakul R, Peterson A, Bartley CE, et al. The 15-year evolution of the thoracoscopic anterior release: does it still have a role? Asian Spine J. 2015;9(4):553–558.
6. Lonner BS, Ren Y, Yaszay B, et al. Evolution of surgery for adolescent idiopathic scoliosis over 20 years: have outcomes improved? The Scoliosis Research Society (SRS) 51st Annual Meeting & Course; September 21–24, 2016. Prague, Czech Republic. Paper # 48.
7. Lonner BS, Toombs C, Parent S, et al. Anterior release: is it obsolete or does it play a role in contemporary AIS surgery? 28th Annual North American Spine Society (NASS) Meeting and Course; November 9–12, 2013; New Orleans, LA. Podium #74.
8. Hempfing A, Ferraris L, Koller H, et al. Is anterior release effective to increase flexibility in idiopathic thoracic scoliosis? Assessment by traction films. Eur Spine J. 2007;16(4):515–520.
9. Lonner BS, Auerbach JD, Estreicher MB, et al. Thoracic pedicle screw instrumentation: the learning curve and evolution in technique in the treatment of adolescent idiopathic scoliosis. Spine (Phila Pa 1976). 2009;34(20):2158–2164.
10. Lonner BS, Scharf CS, Antonacci D, et al. The learning curve associated with thoracoscopic spinal instrumentation. Spine (Phila Pa 1976). 2005;30(24):2835–2840.
11. Newton PO, Parent S, Marks M, et al. Prospective evaluation of 50 consecutive scoliosis patients surgically treated with thoracoscopic anterior instrumentation. Spine (Phila Pa 1976). 2005;30(17, suppl):S100–S109.
12. Newton PO, Shea KG, Granlund KF. Defining the pediatric spinal thoracoscopy learning curve: sixty-five consecutive cases. Spine (Phila Pa 1976). 2000;25(8):1028–1035.
13. Samdani AF, Ames RJ, Kimball JS, et al. Anterior vertebral body tethering for immature adolescent idiopathic scoliosis: one-year results on the first 32 patients. Eur Spine J. 2015;24(7):1533–1539.
14. Samdani AF, Ames RJ, Kimball JS, et al. Anterior vertebral body tethering for idiopathic scoliosis: two-year results. Spine (Phila Pa 1976). 2014;39(20):1688–1693.
15. Lonner BS, Kondrachov D, Siddiqi F, et al. Thoracoscopic spinal fusion compared with posterior spinal fusion for the treatment of thoracic adolescent idiopathic scoliosis: surgical technique. J Bone Joint Surg Am. 2007;89(suppl 2, pt 1):142–156.
16. Lonner BS, Auerbach JD, Levin R, et al. Thoracoscopic anterior instrumented fusion for adolescent idiopathic scoliosis with emphasis on the sagittal plane. Spine J. 2009;9(7):523–529.
17. Graham EJ, Lenke LG, Lowe TG, et al. Prospective pulmonary function evaluation following open thoracotomy for anterior spinal fusion in adolescent idiopathic scoliosis. Spine (Phila Pa 1976). 2000;25(18):2319–2325.
18. Lonner BS, Auerbach JD, Estreicher MB, et al. Pulmonary function changes after various anterior approaches in the treatment of adolescent idiopathic scoliosis. J Spinal Disord Tech. 2009;22(8):551–558.
19. Lonner BS, Kondrachov D, Siddiqi F, et al. Thoracoscopic spinal fusion compared with posterior spinal fusion for the treatment of thoracic adolescent idiopathic scoliosis. J Bone Joint Surg Am. 2006;88(5):1022–1034.
20. Levin R, Matusz D, Hasharoni A, et al. Mini-open thoracoscopically-assisted thoracotomy versus video-assisted thoracoscopic surgery for anterior release in thoracic scoliosis and kyphosis: a comparison of operative and radiographic results. Spine (Phila Pa 1976). 2005;5:632–638.
21. Sucato DJ, Elerson E. A comparison between the prone and lateral position for performing a thoracoscopic anterior release and fusion for pediatric spinal deformity. Spine (Phila Pa 1976). 2003;28(18):2176–2180.
22. Lonner B, Ren Y, Rieger M, et al. Level of play: return to sports following surgery for adolescent idiopathic scoliosis. 29th Annual North American Spine Society (NASS) Meeting and Course; November 12–15, 2014; San Francisco, CA. Paper 96.
23. Samdani AF, Ames RJ, Pahys JM, et al. Anterior vertebral body tethering for immature idiopathic scoliosis: results of patients reaching skeletal maturity. Scoliosis Research Society (SRS) 50th Annual Meeting and Course; September 30–October 3, 2015; Minneapolis, MN. Paper #104.
24. Kishan S, Bastrom T, Betz RR, et al. Thoracoscopic scoliosis surgery affects pulmonary function less than thoracotomy at 2 years postsurgery. Spine (Phila Pa 1976). 2007;32(4):453–458.

微创经胸膜外入路开胸术

第 19 章

作者 Tony Tannoury, Akhil Tawari, Chadi Tannoury

译者 叶晓健

胸椎或胸腰段脊柱前方入路较后方入路更具多样性。然而，前路在技术上较为困难，部分原因是由于术者对局部解剖结构不够熟悉。在部分医疗中心，胸椎前方显露通常需要“入路医生”辅助，包括普外科、血管外科或胸外科医生。

前方入路开胸术首次用于治疗脊柱结核（Potts 病）并引起广泛关注，随后 Hodgson 和 Stock 提出侧方入路开胸术[1]。多数脊柱外科医生常采用侧方入路来显露胸椎或胸腰段脊柱的前方结构[2]，此入路可经胸腔或经胸膜后，取决于壁胸膜是否牵拉。此外，该入路还可延伸至胸腰段，称之为经胸腔—腹膜后联合入路或经胸膜后—腹膜后联合入路。对于经胸膜后—腹膜后联合入路，可以通过分离膈肌外侧部分进入腹膜后间隙，从而延伸至腹膜后。

侧方入路开胸术既可采用标准的开放手术，也可采用自动拉钩系统行微创手术，或者采用胸腔镜进行。手术方式的选择很大程度上取决于病变特点，也取决于术者对术式的熟悉程度，因为这些术式要求术者对局部解剖结构相当熟悉。

适应证

侧方入路开胸术的适应证较多。此入路最初用于治疗脊柱结核（Potts 病），随后逐步得到发展，已用于以下病变：脊柱感染引流、前方椎间盘切除术、僵硬性脊柱侧后凸畸形前方松解、胸腰段脊柱肿瘤、感染、骨折行前方椎体次全切后椎体重建等。

体位

患者在可透视床上取侧卧位，用胶带交叉固定髋部，用胸垫和骶垫进行保护。标准侧卧位有助于术者保持椎管定位准确。在下方的下肢髋、膝略屈曲，而在上方的下肢保持伸展。骨性突出部位采用软垫进行保护（见第 27 章体位图）。优先选择双腔插管以控制肺排气，从而获得最佳手术视野。手术入路左右侧的选择取决于病变节段和部位。多数术者倾向于采用左侧路以便显露 T5−L1。也可选择右侧入路，但肝脏可能阻挡下胸椎和胸腰段的视野。开胸节段通常位于病变上方 2 个椎体的肋骨水平[3]。例如，欲处理第 12 胸椎，则通过第 10 肋骨进入。脊柱侧凸的顶点也影响左右侧入路的选择[4]

手术技术与固定

作者常规使用自动拉钩系统（SynFrame，DepuySynthes，Jonson & Johnson，Rayhnham，MA）以微创方式行开胸术。遵循开放手术的原则和目标，以微创方式进行充分显露、减压、内固定置入和脊柱重建。手术铺巾前标记手术节段，随后消毒、铺巾，铺巾范围应尽量宽，包含腰椎和胸椎。为显露 L12 椎体，通常以腋中线为中心，于第 10 肋骨水平切开皮肤。1.5~2 英寸长的切口足以显露（图 19.1）。使用骨膜剥离器对第 10 肋上的肋间肌进行骨膜下剥离，显露 1.5~2 英寸的肋骨。然后，在不破坏壁胸膜的基础上切除 5~10 cm 的肋骨，用于自体骨移植（图 19.2）。

切除肋骨后，即可识别胸内筋膜（类似于腹横筋膜）并将其锐性切开[5]。有时，可以发现松散组织将壁胸膜与胸内筋膜分开（图 19.3）。如果先前放置双腔管或放置单腔气管插管，则此时可使同侧肺进行排气，并将潮气量降至 350 mL 以下。小心地钝性分离壁胸膜，并从切口后角朝向同一肋骨脊柱平面进行分离，然后在相邻上、下肋骨平面从后向前分离，以显露胸膜后间隙。显露下位肋骨部分长约 2 cm 并予以切除，以便显露时降低牵拉胸膜时的张力。安装 SynFrame 撑开叶片，将壁胸膜和肺一同撑开（图 19.4）。透视确认椎体节段无误。识别与椎体相连的肋骨头。如果拟进行椎体切除，则首先切除肋骨头，

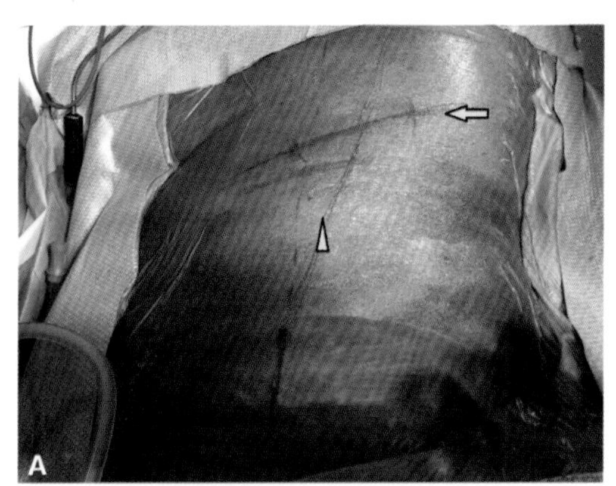

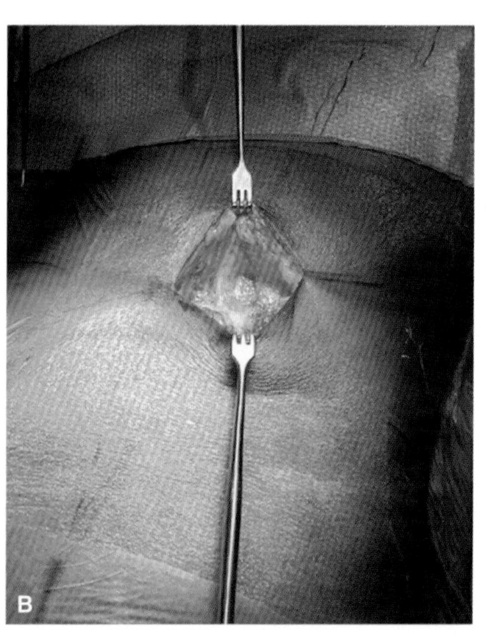

图 19.1 A. 在腋中线（三角箭头）和第 10 肋骨（箭头）处进行手术部位标记。B. 通过 1.5~2 英寸的切口暴露下方肋骨

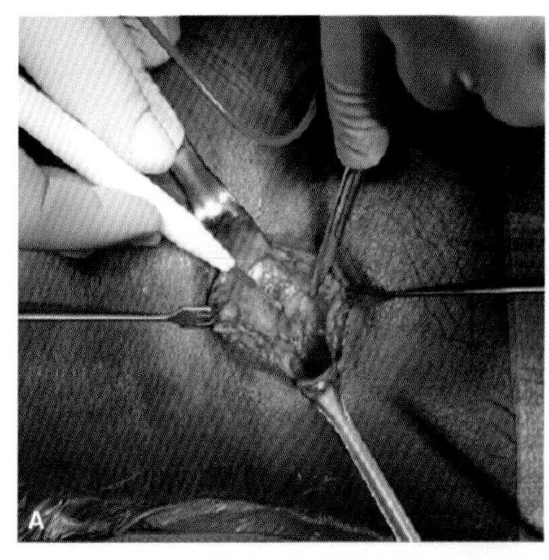

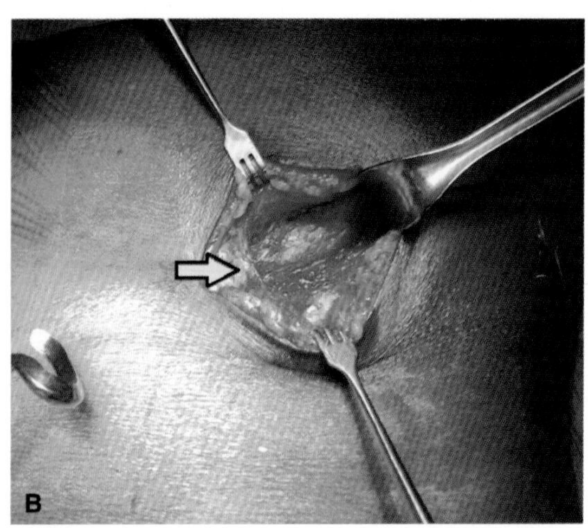

图 19.2 A. 分离软组织包括肋间肌，显露肋骨。B. 显露 1.5~2 英寸长度的肋骨用于切除

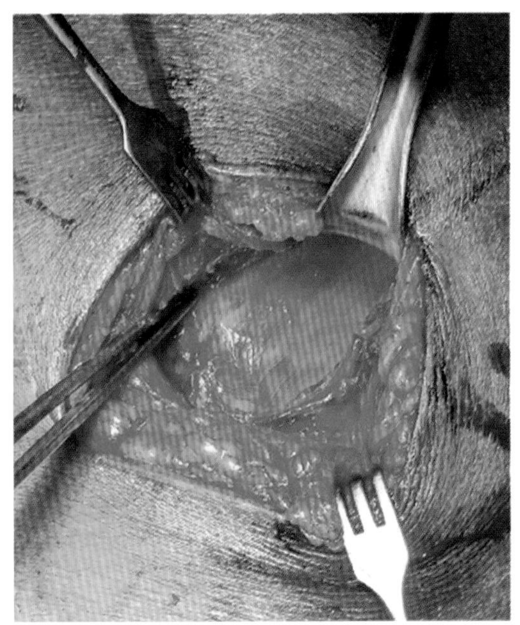

图 19.3　肋骨切除后壁胸膜完整

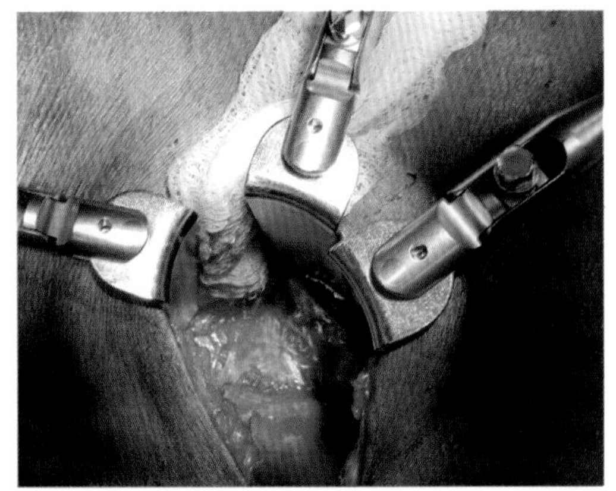

图 19.4　应用 SynFrame 撑开叶片后，充分显露椎体侧方

以显露椎弓根—椎体交界处。然后根据病变特点进行相应处理，如有感染时放置引流，椎间盘切除或椎体切除术后行前路重建等（图 19.5）。侧方入路术式可显露腹侧硬膜囊，疼痛较轻，肺部并发症也较少。

微创经胸膜外入路的优点

脊柱经胸膜外入路保留前方开胸术的优点且副作用和并发症少。此外，这项技术可达到：

- 椎管直接减压。
- 明确壁胸膜和脊柱之间间隙，从而充分显露节段血管。
- 此外，手术完成并卸除撑开器后，同侧肺和胸膜复位扩张后可获得：
  - 良好的止血效果；
  - 有利于骨移植物或内置物覆盖。
- 多数情况下不需要放置胸腔引流管。术者可以在胸膜后间隙放置负压 Hemovac 引流管，并在 24~48 小时后拔除。
- 由于被切除肋骨较短，无须拉近上、下方的肋骨，因此降低了肋间神经瘤或神经痛的风险。
- 术后胸腔积液较少。
- 术后疼痛较轻。
- 与传统开胸术相比，切口更小、更美观。

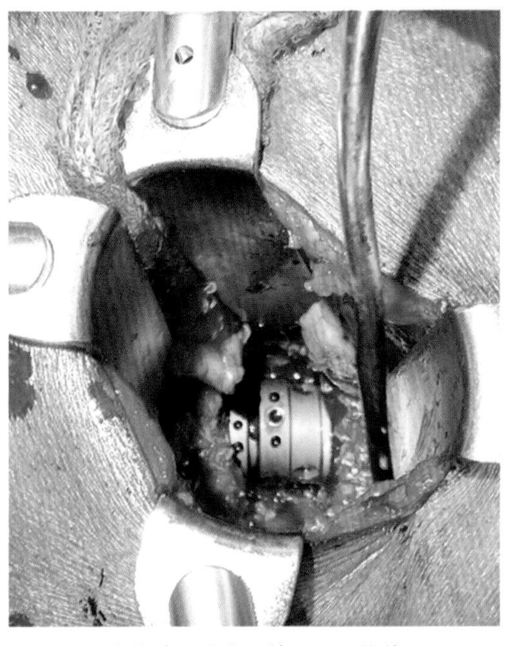

图 19.5　在椎体切除术后放置人工椎体

并发症

传统的开放手术通常切口长、手术创伤大，文献报道的并发症较多，包括术后切口疼痛[6]、美观问题[7]、呼吸系统并发症[8]、心脏和内脏并发症、乳糜胸[9]、臂丛神经损伤、脊髓缺血和截瘫[10]、伤口感染、血胸和死亡等。据报道，高达约 50% 的成人和儿童患者会出现呼吸系统并发症，包括气胸、血胸和肺损伤[3]。节段动脉损伤或偶然的 Adamkiewicz 动脉损伤会造成继发性脊髓缺血，导致截瘫。然而，微创胸膜后入路可以直接显露节段血管平面，从而避免意外损伤节段血管。据报道，继发于胸导管损伤后的乳糜胸发生率约为 1%[11]。尽管发生率较低，但以上并发症在胸腔镜手术中也有发生。然而，由放置胸腔镜所致的相关并发症也在不断增多，包括肺、内脏、胸内血管的损伤以及食管破裂等，这些并发症仅见于胸腔镜手术[12]。

康复方案

为了降低发生血管、胃肠和心肺并发症的风险，鼓励患者术后早期活动。术后，根据患者的诊断、病变节段和神经功能状况，将患者转入病房进行康复或在门诊进行积极的物理治疗。

小结

微创胸膜后开胸术是一种安全的多功能手术技术，有助于处理多种胸椎和胸腰段脊柱疾病，并发症比标准开放手术和胸腔镜技术更少。尽管如此，手术医生在进行手术前应非常熟悉局部复杂的解剖结构并进行长时间的学习和研究。

参考文献

1. Hodgson AR, Stock FE. Anterior fusion: a preliminary communication on radical treatment of Pott's disease and Pott's paraplegia. Br J Surg. 1956;44: 266–275.
2. Ikard RW. Methods and complications of anterior exposure of the thoracic and lumbar spine [review]. Arch Surg. 2006;141(10):1025–1034.
3. Naunheim KS, Barnett MG, Crandall DG, et al. Anterior exposure of the thoracic spine. Ann Thorac Surg. 1994;57:1436–1439.
4. Dwyer AF, Schafer MF. Anterior approach to scoliosis: results of treatment in fifty-one cases. J Bone Joint Surg Br. 1974;56:218–224.
5. Angevin PD, McCormick PC. Retropleural thoracotomy: technical note. Neurosurg Focus. 2001;10(1):ecp1.
6. Faciszewski T, Winter RB, Lonstein JE, et al. The surgical and medical perioperative complications of anterior spinal fusion surgery in the thoracic and lumbar spine in adults: a review of 1223 procedures. Spine. 1995;20:1592–1599.
7. Cheung KM, Al Ghazi S. Approach-related complications of open versus thoracoscopic anterior exposures of the thoracic spine [review]. J Orthop Surg (Hong Kong). 2008;16(3):343–347.
8. Anderson TM, Mansour KA, Miller JI Jr. Thoracic approaches to anterior spinal operations: anterior thoracic approaches. Ann Thorac Surg. 1993;55:1447–1452.
9. Nakai S, Zielke K. Chylothorax: a rare complication after anterior and posterior spinal correction: report on six cases. Spine. 1986;11:830–833.
10. Stambough JL, Simeone FA. Vascular complications in spine surgery. In: Herkowitz HN, Eismont FJ, Garfin SR, et al, eds. Rothman-Simeone: The Spine. Vol 2. 4th ed. Philadelphia, PA: WB Saunders; 1999:1711–1724.
11. Colletta AJ, Mayer PJ. Chylothorax: an unusual complication of anterior thoracic interbody spinal fusion. Spine. 1982;7:46–49.
12. Huang TJ, Hsu RW, Sum CW, et al. Complications in thoracoscopic spinal surgery: a study of 90 consecutive patients. Surg Endosc. 1999;13:346–50.

B 部分
胸椎后路

后路胸椎极外侧椎间盘切除术

第 20 章

作者 Chadi Tannoury, D. Greg Anderson, Akhil Tawari, Tony Tannoury
译者 郑新峰

胸椎间盘突出（TIDH）是一种罕见的疾病，每年的发病率为百万分之一[1]。尽管多数 TIDH（70%）无症状，但症状一旦出现往往是隐匿性的，进展缓慢。与腰椎和颈椎神经根病不同，TIDH 症状可能与椎间盘突出程度、椎间盘大小或椎间盘突出的组成无关[2,3]。症状性 TIDH 最常见于 T8–T12 水平，最常见的主诉是疼痛、咳嗽或屏气后加重（图 20.1，图 20.2）。其他症状可能包括单侧或双侧胸廓症状，下肢无力，肠道或膀胱功能障碍[4]。极外侧 TIDH 可能表现为胸椎神经根分布区胸壁的"带状"疼痛，也可能出现如胸痛、胁痛和腹部疼痛等模糊症状，也有报道出现与心血管、胃肠道和 / 或泌尿生殖系统疾病相似的症状等[5,6]。怀疑 TIDH 时，胸椎 MRI 和脊髓 CT 造影是同样敏感的诊断方法[7]。在没有脊髓压迫和脊髓病症状的情况下，可以先尝试保守治疗，包括物理治疗、口服止痛药和神经阻滞。有报道 TIDH 可有自发消退，少数患者（27%）在保守治疗后需要手术治疗[8,9]。

适应证

有症状的 TIDH 患者经过保守治疗未能改善的，应考虑手术治疗。典型的顽固性疼痛、进行性脊髓病，和 / 或瘫痪伴有影像学脊髓压迫都是手术的适应证[7]。手术治疗的目的是防止潜在的神经功能恶化。

患者体位

在手术定位前放置神经生理监测电极，应用体感和运动诱发电位来确保神经安全。采用合适的便于脊髓功能监护的麻醉方式。对于侧方胸腔外入路，应将患者置于可透视手术台上（如 Jackson 手术架），也可以置于斜侧卧位（向前 60°），腋垫放在下方。患者的腹部腾空，以防止静脉瘀血和术中出血。然后在铺巾前标记目标节段。以明确的解剖标志物计数对于防止手术节段错误至关重要。仔细阅读术前 MRI 和 CT 影像，结合 X 线影像，并根据已有的解剖标志（如从 C2 向下计数或从骶骨向上）确定目标节段。于手术区域消毒铺巾，包括腰部和 / 或颈椎的较大范围，以便于重复椎体计数和确认病变节段。透视下使用克氏针标记皮肤切口部位、椎间隙和终板，然后标记目标椎间盘下方椎体的上终板与相应的椎弓根和横突（在突出椎间盘的同侧）。透视引导下定位皮肤切口部位（垂直的，后正中线旁开 3 cm），调整透视方向以清楚地显示椎间隙、下方椎体的椎弓根和横突，以及上方椎体的峡部。用局麻药（布比卡因加或不加肾上腺素）沿手术

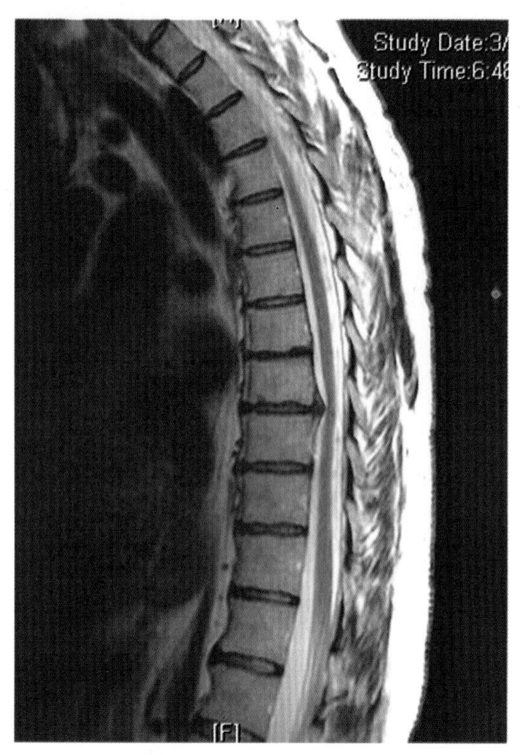

图 20.1　轴位 T2WI 示 T8¯T9 椎间盘突出

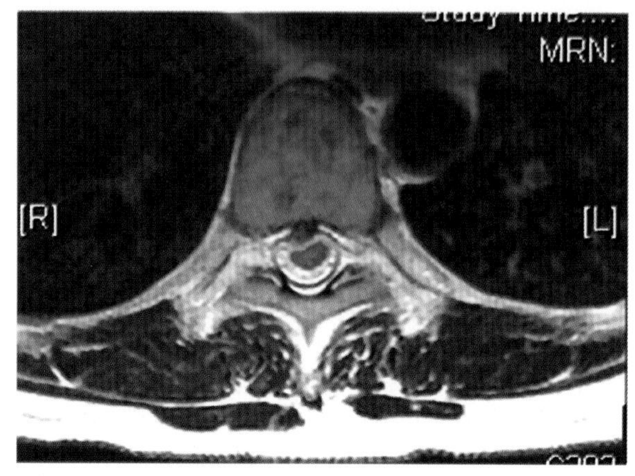

图 20.2　矢状位 T2WI 示 T8–T9 椎间盘突出

路径浸润。患者用安全带固定在床上，以确保患者可以安全旋转。

微创胸椎间盘切除的手术入路

做垂直旁正中切口切开皮肤，垂直切开目标节段上、下方肋骨头外侧缘筋膜[10~12]，切口与中线的距离取决于患者的体型和椎间盘突出的位置。与中央型巨大椎间盘突出导致脊髓扁平化和变形相比，椎间孔型椎间盘突出可能不需要过度倾斜的工作通道。用手指对骨对进行钝性分离，并在透视下连续放置软组织扩张器。通道置于目标椎间盘尾端的小关节—横突连接部（如果目标椎间盘是 T10-11，则通道固定在 T10-T11 的小关节和 T11 横突上）。

调整工作通道的倾斜角度（与椎弓根轴成 30° ~45° 角），以清晰显示峡部、小关节和横突。清除软组织，显露小关节和肋横关节。透视确定工作通道的位置适当（侧位投射与椎间隙平行，正位投射与横突和椎间隙一致），然后将患者向手术医生对侧旋转，以调整工作通道的倾斜角，通道与地板接近垂直。用固定在手术台上的刚性臂将通道固定到位。

用双极电凝仔细电凝覆盖在椎板、关节间、小面关节、横突和肋横突关节上的软组织，并用髓核钳切除。用高速磨钻和枪钳切除横突并暴露横突间膜，劈开横突间膜暴露椎间隙。从外侧到内侧打薄峡部，切除部分椎板暴露硬膜囊外侧，在硬膜囊和出口神经根上方仔细分辨并分离黄韧带，切除黄韧带确保脊髓背侧减压。用磨钻和枪钳打薄下方椎弓根的喙侧面（1/3），清晰暴露终板和椎间盘（图 20.3）。

可以使用手术放大镜、手术显微镜或具有不同角度的内镜来获得放大的视野[10]。在某些情况下，需要部分切除肋椎关节（在下方椎体），以确保病变椎间盘的显露没有被阻挡，并有助于将通道放得更深，更接近椎间隙（图 20.4）。

确认病变椎间盘后，使用长刀片沿脊髓腹

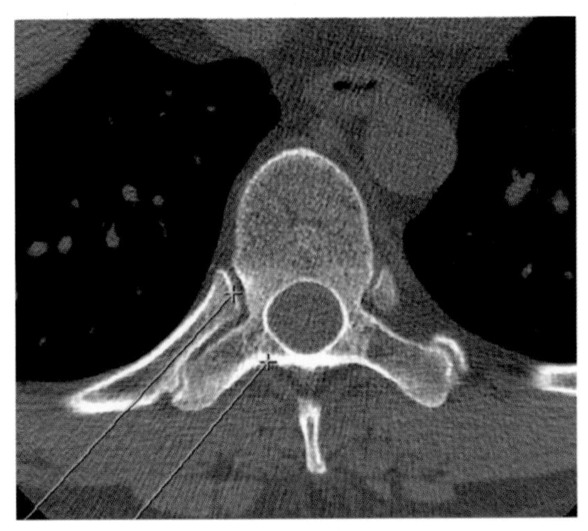

图 20.3 轴位 CT，平行的绿色线代表倾斜工作通道的位置。手术部位的骨性结构包括横突和肋横关节

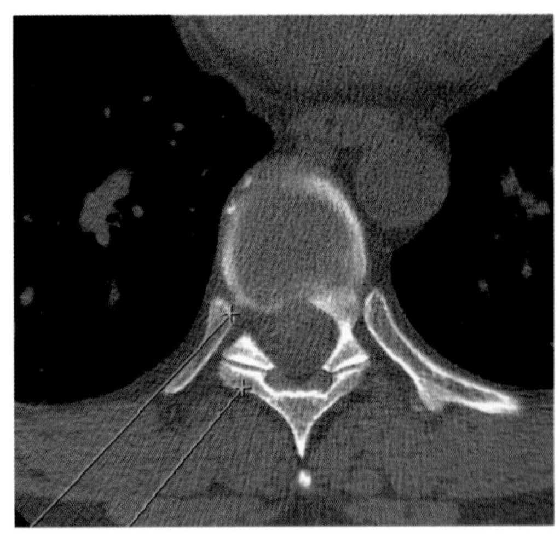

图 20.4 轴向 CT，平行的绿色线代表倾斜工作通道的位置。最佳的通道固定位置下，需要部分切除肋骨头

外侧压迫部位切开纤维环。用钝头显微剥离子轻轻地分离椎间盘碎片与硬膜囊，然后用髓核钳和枪钳取出突出的椎间盘碎片。Woodson 剥离子可用于探知并确认突出的椎间盘组织被完全切除。如果椎间盘突出在中央较多的话，可以在脊髓—椎间盘界面前约 1 cm 处切开纤维环，掏出部分椎间盘而形成空隙，用 Woodson 剥离子或向下倾斜的刮匙把突出椎间盘推向椎间盘空隙处，然后用髓核钳和枪钳摘除[12]。减压后可以发现腹侧硬膜囊向椎间盘切除处隆起，提示减压充分[10]。用抗生素盐水冲洗手术区，用双极烧灼止血。然后取出通道并缝合筋膜层。缝合皮下和皮肤后使用无菌敷料覆盖。

术后患者通常可以不戴支具立即活动。在某些情况下，如椎间盘大块突出、骨化和缩进脊髓，建议通过经胸胸膜后椎间盘切除术，切除椎间隙上、下椎体的后角，对脊髓进行直接减压。这项技术在本书的其他地方有介绍（见第 19 章）。

固定

根据椎间盘切除空隙的大小和完成完整神经减压所需的椎弓根切除量，可能需要或不需要行椎间融合。许多生物力学研究已经注意到胸椎间盘切除术后显著的生物力学变化（活动和旋转的范围），包括脊柱后凸和病理骨折的风险增加。因此，许多作者建议在胸椎间盘切除术后行椎间融合以预防脊柱后凸畸形、骨折和背痛[13~16]。如果椎间盘突出更靠近中央，则椎间盘切除范围要大，形成较大的椎间盘切除空隙，确保减压完全。在这种情况下，在不牵拉脊髓的前提下去除任何可见和可触及的椎间盘组织，刮除、粗糙化暴露的终板，并准备用于椎间融合。

在显露过程中收集自体骨（从横突、椎弓根、椎板和 / 或肋骨头切除的骨）填充椎体间融合器，可实现椎体间融合。把融合器（聚醚醚酮、钛环或碳纤维等）斜向敲至椎间盘切除处，双平面透视下确定其最终位置。如果椎间盘空间严重塌陷不适合放置椎间融合器，可用自体骨和异体骨填充椎间盘切除部位，以实现椎间融合。

用抗生素盐水冲洗手术区域，用双极电凝止血。取出通道并缝合筋膜。可以使用经皮椎弓根螺钉固定以提供进一步的节段稳定性。缝合皮下和皮肤。切口用无菌敷料覆盖。通常情况下，患者术后可以不佩戴支具，立刻活动。

并发症

Khoo 等[11]报道了 13 例接受微创椎间盘切除加椎体间融合术治疗 TIDH 继发胸椎脊髓病变的患者随访 1 年的结果，未发现严重的围术期并发症。轻微并发症包括：浅表性缝合处脓肿（7.7%，1/13 例）、暂时性单侧神经根麻木（15.3%，2/13 例）、暂时性腹壁感觉过敏（7.7%，1/13 例）、术中硬膜撕裂修补后无后遗症（7.7%，1/13 例）、松弛性腹壁麻痹（7.7%，1/13），均在 6 周后自行消失。

与此相似，lidar 等报告了微创胸椎间盘切除术后没有手术或术后并发症。所有患者在 4 周内恢复工作，疼痛评分和神经功能得到改善，并在 1 年的随访中持续改善[12]。

在微创手术（MIS）与开胸手术（11 例）的队列比较中，Khoo 等注意到 81.8%（9/11）的患者在 1 年随访时仍有持续性神经根性痛。并发症包括：肋间神经痛（36.3%，4/11 例）；持续性腹壁无力（18.18%，2/11 例）；硬膜撕裂伴脑脊液漏，行一期缝合修补术，无后遗症（27.27%，3/11 例）。开胸组住院时间更长、失血量大，术后出现深静脉血栓形成（DVT）（27.27%，3/11）、肺炎（27.27%，3/11）、心肌梗死（9%，1/11）、血胸（9%，1/11）、肠麻痹时间延长（18%，2/11）等内科并发症（比 MIS 组高 4.2 倍）[11]。

术后康复

鼓励患者在手术后立即活动，以降低发生血管、胃肠道和心肺并发症的风险。对于多数患者来说，椎间盘切除手术可以在门诊进行；如果需要融合，患者可以入院过夜或进行 24 小时的观察。术后通常不需要支具支持，根据患者的活动水平和神经状态，可能需要住院康复和积极的门诊物理治疗。

结果和循证医学

一项人类尸体的研究显示，行微创外侧部分小关节切除术（3~4 mm，约 35% 侧的小关节）后，为获得满意的椎间盘切除，减压平均 73.5%（椎间盘切除水平缺损宽度除以在同一水平的椎弓根间距离）[17]。Khoo 等治疗伴有不同程度胸椎脊髓病患者，多数患者（10/13）受累神经功能完全恢复，2/13 患者神经损伤维持稳定。这些结果与传统的开胸椎间盘切除术相当。然而，如果比较术后 1 年口服止痛药和麻醉药品的使用情况时，1/13 的微创和 5/11 的切开手术患者因持续背痛而需要口服止痛药。Lidar 和 Colleagues[12]报道，所有接受治疗的患者在 4 周内恢复工作，疼痛评分和神经功能有所改善，并在 1 年的随访中继续改善。

小结

微创胸椎间盘切除术从腰椎间盘微创切除术发展而来，是一种保留软组织和骨的手术方法，有助于实现胸髓的充分减压，改善神经和功能，同时避免了与开胸手术相关的并发症。外科医生对胸部解剖的熟悉程度、手术舒适程度以及 MIS 技术的经验，对手术的成功和满意的疗效至关重要。

多数关于微创胸椎间盘切除术的报告都是短期的结果，涉及患者数量有限。因此，仍然需要大样本的长期研究。

参考文献

1. Arce CA, Dohrmann GJ. Herniated thoracic disks. Neurol Clin. 1985;3(2):383–392.
2. Okada Y, Shimizu K, Ido K, et al. Multiple thoracic disc herniations: case report and review of the literature. Spinal Cord. 1997;35(3):183–186.
3. Sekhar LN, Jannetta PJ. Thoracic disc herniation: operative approaches and results. Neurosurgery. 1983;12(3):303–305.

4. Wood KB, Garvey TA, Gundry C, et al. Magnetic resonance imaging of the thoracic spine: evaluation of asymptomatic individuals. J Bone Joint Surg Am. 1995;77(11):1631–1638.
5. Benson MK, Byrnes DP. The clinical syndromes and surgical treatment of thoracic intervertebral disc prolapse. J Bone Joint Surg Br. 1975;57(4):471–477.
6. Rosenbloom SA. Thoracic disc disease and stenosis. Radiol Clin North Am. 1991;29(4):765–775.
7. Xiong Y, Lachmann E, Marini S, et al. Thoracic disk herniation presenting as abdominal and pelvic pain: a case report. Arch Phys Med Rehabil. 2001;82(8):1142–1144.
8. Morandi X, Crovetto N, Carsin-Nicol B, et al. Spontaneous disappearance of a thoracic disc hernia. Neurochirurgie. 1999;45(2):155–159.
9. Brown CW, Deffer PA Jr, Akmakjian J, et al. The natural history of thoracic disc herniation. Spine (Phila Pa 1976). 1992;17(6, suppl):S97–S102.
10. Jho HD. Endoscopic transpedicular thoracic discectomy. Neurosurg Focus. 2000;9(4):e4.
11. Khoo LT, Smith ZA, Asgarzadie F, et al. Minimally invasive extracavitary approach for thoracic discectomy and interbody fusion: 1-year clinical and radiographic outcomes in 13 patients compared with a cohort of traditional anterior transthoracic approaches. J Neurosurg Spine. 2011;14(2):250–260.
12. Lidar Z, Lifshutz J, Bhattacharjee S, et al. Minimally invasive, extracavitary approach for thoracic disc herniation: technical report and preliminary results. Spine J. 2006;6(2):157–163.
13. Broc GG, Crawford NR, Sonntag VK, et al. Biomechanical effects of transthoracic microdiscectomy. Spine (Phila Pa 1976). 1997;22(6):605–612.
14. Currier BL, Eismont FJ, Green BA. Transthoracic disc excision and fusion for herniated thoracic discs. Spine (Phila Pa 1976). 1994;19(3):323–328.
15. Korovessis PG, Stamatakis MV, Baikousis A, et al. Transthoracic disc excision with interbody fusion: 12 patients with symptomatic disc herniation followed for 2–8 years. Acta Orthop Scand Suppl. 1997;275:12–16.
16. Otani K, Yoshida M, Fujii E, et al. Thoracic disc herniation: surgical treatment in 23 patients. Spine (Phila Pa 1976). 1988;13(11):1262–1267.
17. Isaacs RE, Podichetty VK, Sandhu FA, et al. Thoracic microendoscopic discectomy: a human cadaver study. Spine (Phila Pa 1976). 2005;30(10):1226–1231.

第 21 章 微创技术治疗胸椎损伤

作者 Kevin Khalsa, Gloribel Le, Tristan B.Weir, Steven C. Ludwig, Kelley E. Banagan

译者 张海龙

据估计，每年每 10 万人中约有 64 人发生脊柱骨折[1]，其中约有 12 500 人会因此导致脊髓损伤[2]。38% 因脊柱骨折入院的患者都有相关损伤[1]。在多发性创伤患者中，原发性损伤（“一次打击”）可能会使患者更容易发生生理衰竭，往往使患者手术时间增加或失血量增多[3~6]。此外，开放手术固有的肌肉剥离可能造成肌肉损伤和瘢痕形成，最终导致肌肉萎缩、肌肉耐力和力量下降，并阻碍术后康复[7~11]。“损伤控制”脊柱手术如微创技术应用于这一人群，可以降低手术的潜在死亡率，有助于避免灾难性的“二次打击”[12]。本章讨论了采用脊柱微创手术（MISS）治疗胸椎骨折的相关指征、后路技术和并发症。

胸腰段脊柱损伤分类和严重度（TLICS）评分最初是为了对胸腰段脊柱损伤进行描述和分类，并协助外科医生决定是否需要手术治疗（表 21.1）[13,14]。该分类系统并不涉及需要采用何种手术方法。作者认为，以下骨折类型可能从微创手术中受益：①后路微创减压和微创椎弓根螺钉固定治疗有神经损伤的压缩性骨折和 / 或爆裂性骨折；②微创椎弓根螺钉固定治疗后方韧带复合体断裂的机械不稳定性损伤；③由于患者相关因素和合并症不能使用支具治疗的神经功能完好的压缩性和 / 或爆裂性骨折；④需要微创椎弓根螺钉治疗的屈曲—牵张性或过伸—牵张性损伤[15]。

胸椎后路微创手术的禁忌证包括：无法忍受俯卧位，手术部位有广泛的软组织损伤，以及椎弓根显示不良。然而，最关键的禁忌证是外科医生缺乏微创手术经验。时间对于多发性创伤患者来说是至关重要的。缺少经验的外科医生试图在没有经过训练的情况下进行脊柱微创手术，可能会导致潜在的灾难性并发症发生[15]。

微创技术治疗胸椎损伤

解剖

外科医生往往需要在透视引导下才能完成脊柱微创手术，因此必须熟悉脊柱的 X 线影像解剖学。如果未意识到解脊柱解剖的复杂性，会从椎弓根内侧进入椎管或从外侧穿破，损伤脊神经。在开放手术中，胸椎椎弓根穿破发生率从 16% 到 54% 不等[16、17]，最常见的是从外侧穿破[18]。与放射技术人员的有效沟通是理解脊柱解剖和获得正确的术中 X 线影像的关键，沟通不良会使患者、外科医生和手术室工作人员受到不必要的过量辐射。据报道，脊柱微创手术的辐射暴露是传统开放手术的 10~12 倍（mrem/min）[19]。

表 21.1 胸腰段损伤分类和严重度（TLICS）评分

胸腰椎脊柱损伤的 TLICS 评分	
评分标准	分数
形态学	
压缩性骨折	1
爆裂性骨折	2
位移 / 旋转	3
分离	4
神经功能状态	
无损伤	0
神经根损伤	2
脊髓 / 圆锥损伤	
不完全性	3
完全性	2
马尾神经损伤	3
后方韧带复合体	
无损伤	0
损伤可疑 / 不确定	2
损伤	3
总分	
非手术	0-3
非手术或手术	4
手术	>4
按三个类别评分并计算总分。总分 < 4 分通常提示非手术治疗，>4 分提示手术治疗，4 分可考虑手术或非手术治疗	

Kim 和 Lenke 阐述了胸椎弓根的解剖特点，并描述了其解剖标志以辅助开放手术中椎弓根螺钉的置入[20]。然而，经皮穿刺置入椎弓根螺钉时并没有触觉反馈和可用的形态标志。依据轴位 CT 扫描结果的术前规划至关重要，外科医生应根据椎弓根的长度和宽度选择螺钉，有助于避免由于螺钉太粗或太长，穿破椎弓根侧壁伤及脊神经，或穿破椎体前方皮质损伤血管结构。最后，小心注意保持螺钉的内侧—外侧轨迹将其引导至椎弓根解剖结构，降低椎弓根穿破的发生率[21]。

从头端到尾端，胸椎的椎弓根解剖有重要差异（图 21.1）。椎弓根宽度从 T1 到 T4 急剧下降，又从 T4 到 T12 逐渐增加。根据 Lien 等的尸体研究[22]，T1 椎弓根的平均宽度为 7.7 mm，T4 为 3.6 mm，T12 为 7.4 mm。总的来说，胸椎弓根宽度范围为 3.6~7.7 mm，高度从 T1 的平均 8 mm 逐渐增加到 T12 的 15 mm。外科医生应熟识每个椎弓根的横向和矢状角度，有助于调整椎弓根螺钉的轨迹，以避免任何方向的穿破。T1 有着最大的内倾角度 28°，T12 下降到 8°。从矢状面角度看，胸椎距离上终板平行线从 10° 到 16° 不等。因此，了解不同水平胸椎弓根的解剖特点，是正确和安全地微创置入椎弓根螺钉的关键。

除了上述胸椎弓根特征外，多项研究表明椎弓根宽度与年龄、性别和种族有关。McLain 等[23]发现，椎弓根大小与性别或种族无关；而 Yu 等[24]发现，男性的椎弓根面积明显大于女性。这些研究还表明，椎弓根宽度随年龄增加而增加，特别是在 50~70 岁的患者中。骨密度下降和孔隙增加可能导致脊椎变形，是椎弓根变宽的原因。然而，对椎弓根变宽的这一发现应谨慎对待，因为老化也会导致椎弓根的拉伸性能下降，以及接纳和维持内置物能力的下降[24]。

经后路微创减压手术

外科医生可以利用微创减压技术来治疗导致椎管狭窄并损伤脊髓的压缩性或爆裂性椎体骨折。虽然这些技术主要是从治疗脊柱肿瘤的文献中获得的，但作者认为，有经验的外科医生可以使用这些技术，迅速有效地为外伤患者进行脊髓减压。

	椎弓根宽度（mm）	椎弓根高度（mm）
T1	7.65	8.65
T2	5.45	10.3
T3	4.0	10.4
T4	3.5	10.3
T5	3.8	10.55
T6	3.95	10.2
T7	4.4	10.4
T8	4.8	10.85
T9	5.25	12.35
T10	5.65	13.65
T11	7.2	15.1
T12	7.55	15.1

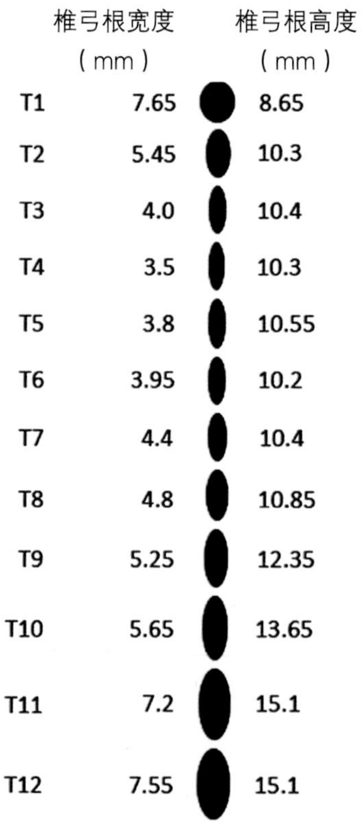

图 21.1　注意椎弓根解剖从头端到尾端的关系。椎弓根宽度从 T1 到 T4 缩小，又从 T4 到 T12 增加；椎弓根高度则从 T1 到 T12 增加

Kim 等[25]描述了对 6 具尸体标本进行后外侧入路脊柱微创手术，对椎管进行减压并广泛切除椎体。虽然该手术不能减压对侧和腹侧椎体，但理论上通过保留胸椎韧带的后方张力带结构，避免了对受损软组织的额外损伤。Smith 等[26]详细介绍了侧方入路胸腔外微创胸椎体切除术的技术复杂性。他们在 1 例 T11 爆裂性骨折伴神经功能缺损的患者和 2 例病理性骨折患者中使用了这种技术，术前和术后 CT 扫描显示平均切除 72% 椎体，所有患者术后神经功能改善。作者建议仅采用这种方法治疗单侧椎管占位，因为用这种方法对对侧进行减压是很有挑战性的，有损伤脊髓的风险。

对于双侧椎管压迫，Deutsch 等采用的直接后方经椎弓根入路更为可行。作者描述了微创经椎弓根入路椎骨切除治疗胸椎转移性肿瘤的技术[27]。Zairi 等[28]以及 Chou 和 Lu[29]进行了类似的减压手术，并强烈建议在切除椎体前放置椎弓根螺钉；如果在减压过程中由于大量出血而必须终止手术，外科医生可以快速放置连接棒来稳定脊柱。

微创后路椎弓根螺钉置入

微创置入椎弓根螺钉的方法有 4 种：全前后位（AP）定位、Magerl（“鹰眼”）技术、双平面透视和影像导航[30]。与“鹰眼”技术通过同侧椎弓根“正前位”影像来引导椎弓根螺钉置入相比，全前后位定位方法在两侧椎弓根同时置入螺钉而无须移动 C 臂。我们更喜欢使用如下所述的全前后位定位方法。

多个参照点将帮助外科医生确定透视影像的前后位角度。影像应显示上终板阴影与椎体前后缘重叠，棘突位于两侧椎弓根中间，椎弓根应低于上终板（图 21.2）。从侧面看，上终板应该是平的，椎体后缘应该表现为一条阴影线。由于胸椎后凸的生理特点，C 臂必须向头端（T1）或尾端（T12）倾斜才能获得合适的角度。用克氏针定位进行透视，在患者的皮肤上沿椎弓根外侧画线，随后将克氏针水平置于上、下椎弓根之间。

在椎弓根外侧缘外侧 1 cm 切开皮肤和筋膜，分别在左、右椎弓根的 9 点和 3 点的位置置入 Jamshidi 针。然后，调整 Jamshidi 针的头尾方向，使其与椎体上终板平行。敲击 Jamshidi 针使其尖端进入皮质骨几毫米，针的位置需要行前后位透视确定。为了追踪进进针的深度，Jamshidi 针在 20 mm 处有标记，以 10° ~15° 的内倾角度敲击 Jamshidi 针直到其进入达到标记的深度。在这个深度，在理论上针尖应该通过了椎弓根峡部。通过侧位放射影像确定 Jamshidi 针在适当位置，随后将克氏针插入 Jamshidi 针，并前进 5~10 mm 到达椎体松质骨。最后移除 Jamshidi 针。在每个椎体重复所有上述步骤[31]。

所有的导针放置到位以后，正确的侧位影像应该是椎弓根重叠，上、下终板平行。可用电刀

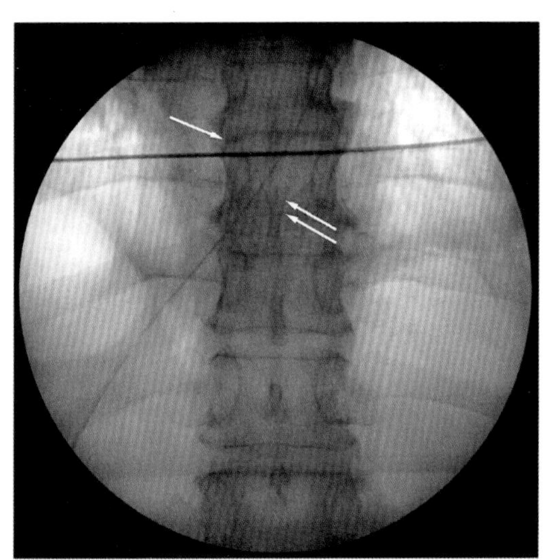

图 21.2　正确的前后位透视显示上端板重叠（单箭头），棘突居中把椎弓根分开（双箭头），低于上终板；克氏针是放置在皮肤上的标志，用来标记椎弓根的位置

切开筋膜，以容纳一枚较粗直径的椎弓根螺钉。然后，在侧位透视引导下经导引针进行攻丝。手术医生需特别注意，为了防止导引针脱落或松动，丝攻不要超过导引针的头端。通过导引针置入螺钉，侧位透视确认进钉深度。当椎弓根螺钉进到椎体一半时，拔除导引针。当螺钉头端到达小关节外侧缘时，手术医生会感觉到轻微的阻力，这一反馈提示术者停止继续旋入螺钉。

微创后路连接棒置入

螺钉在冠状面和矢状面的位置，对于经皮置入连接棒是很重要的。螺钉应该在冠状面对齐，在矢状面的深度相同，便于连接棒通过。选择合适的连接棒后，需要适当折弯以匹配胸椎后凸。置入连接棒应从最近端的椎弓根头端开始。将连接棒从头端向尾端推进，利用椎板的叠瓦效应保护脊髓和神经[31]。双手操作可以在连接棒置入过程中有更好的反馈。在调整持棒器的同时，谨慎地旋转螺钉延伸器来实现精确的多节段连接棒置入。如果螺钉延伸器可以 360° 旋转，说明连接棒未在椎弓根螺钉延伸器里。

技术要点

手术室设置与传统开放手术相同：患者俯卧于可透射 X 线的手术台上，腹部悬空，所有的骨突起和重要结构用衬垫保护。对于伸展—牵张性损伤，使用 Wilson 框架有时可以帮助减小前方的间隙。Wilson 框架可手动调整，以获得更多或更少的后凸，通过侧位 X 线片确认复位。在作者所在医院，在患者由仰卧位翻转到俯卧位前，我们应用神经监测仪获得基线的体感诱发电位和运动诱发电位。此外，我们应用“三明治和翻转”技术进行翻身，在将患者翻转到俯卧位时，这是最好的稳定患者身体的方法。翻转到俯卧位后，用神经监测仪重新进行监测，确保基线没有变化。我们建议在准备和消毒前获取骨折部位的前后位和侧位影像，有助于评估骨折情况，

以及是否需要对骨折进行复位，并有助于显示椎弓根。未能显示椎弓根解剖是脊柱微创椎弓根螺钉内固定的禁忌证。在通过 Jamshidi 针插入导针时，我们将导针向前推进，直到顶端遇到松质骨的阻力。此时，我们在导针进入 Jamshidi 针柄上 10~15 mm 位置放一把有齿血管钳，然后用小锤子敲击血管钳，将导针牢固地固定在椎体内。这确保了在移除 Jamshidi 针时不会在无意中拔出导针。当插入导针时，如果突然失去阻力，则应立即进行侧位透视，确认导针没有穿出椎体腹侧。如果导针穿出椎体腹侧，应拉回导针至适当的深度。外科医生和助手必须一起协作，用手握住导针，将丝攻或螺钉放在导针上，以防止导针位置改变。需要频繁进行侧位透视确保克氏针没有向前移动。对于有明显前间隙的拉伸—牵张性损伤，为了给骨折提供压缩力，可以用轻微“过弯”连接棒先从近端锁定连接棒，以此来促进骨折复位。

临床病例

一位 18 岁的女性被摩托车撞伤后在我们的一级创伤中心就诊。该患者出现了多发骨折损伤，包括不稳定的 T12 骨折（图 21.3A，B）。合并伤包括不稳定性骨盆环损伤、左桡骨和尺骨骨干骨折、右桡骨远端骨折、多根肋骨骨折、

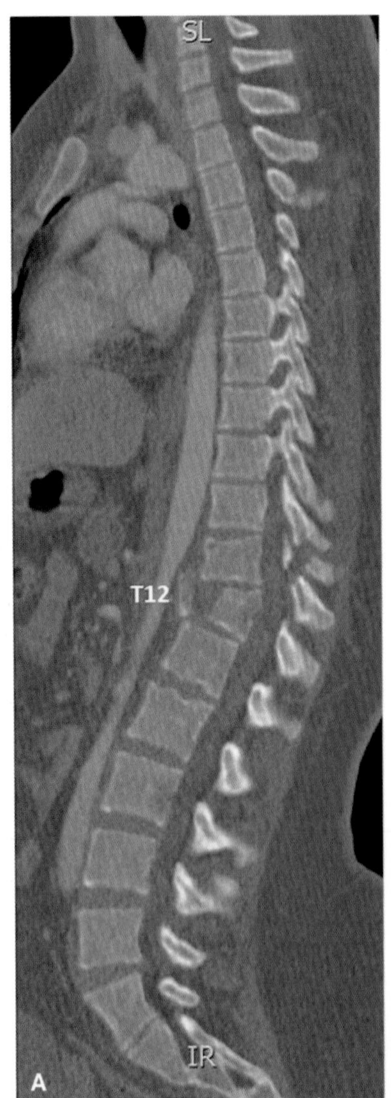

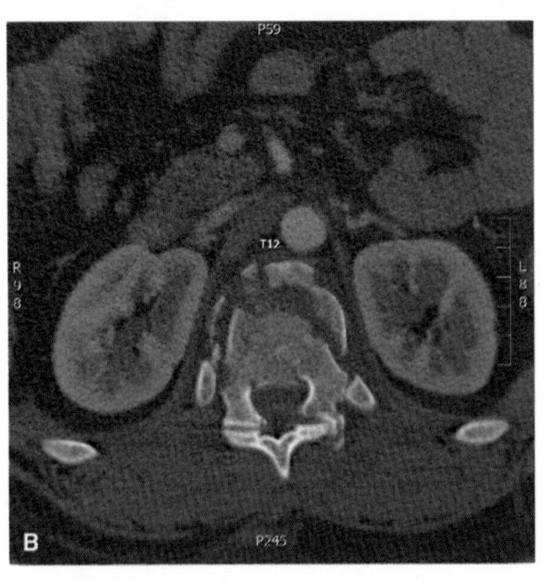

图 21.3 胸椎矢状位 CT 扫描（A）显示 T12 的 Chance 骨折，前部椎体腹侧脱位碎片和后方骨折，导致椎管 20%~30% 的狭窄。T12 轴位 CT 扫描（B）显示骨折经左侧椎弓根延伸至棘突和右侧小关节后脱位

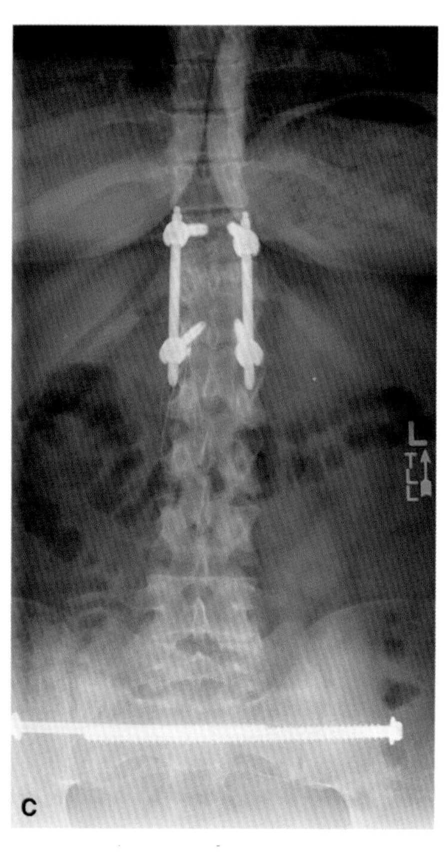

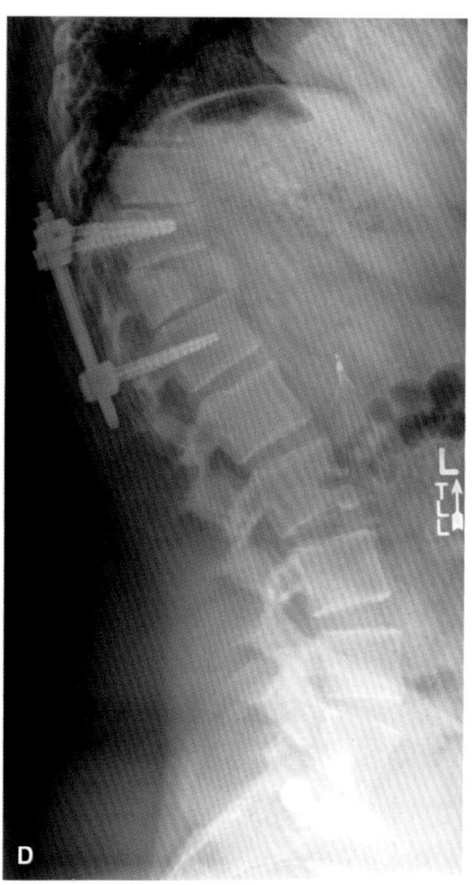

图 21.3（续） 术后前后位（C）和侧位（D）片显示 T11–L1 内置物位置良好。治疗患者双侧肺栓塞的下腔静脉过滤器也有显示

气胸和肺挫伤。患者肥胖，无其他重要的既往史。体格检查显示她的下肢神经功能完好。我们使用护具稳定骨盆，直到骨盆血流动力学稳定，允许进行手术。手术时先进行脊柱稳定手术，于 T11 和 L1 节段行双侧后路经皮椎弓根螺钉和钉棒内固定术（图 21.3C，D）。在脊柱稳定后，手术小组能够安全地处理患者的其他骨科损伤。此外，她在术后第 4 天接受下腔静脉（IVC）过滤器治疗双侧肺栓塞。

并发症

尽管脊柱微创手术在胸腰椎外伤的治疗中有许多优点，但该技术也存在一些缺点。缺乏脊柱微创手术的经验可能会导致手术时间增加。在某些情况下，脊柱解剖可视范围的缩小会增加骨折复位和稳定的难度。复位和畸形矫正所需的压缩和牵张在脊柱微创手术中更为困难[19]。

对于那些需要融合以强化稳定的患者，脊柱微创手术可能不是太合适。用于融合脊柱的时间过长可能会导致浪费宝贵的抢救时间。更重要的是，在胸腰椎骨折治疗中，补充后路融合内固定术仍是一个有争论的话题。Dai 等[32]进行了随机对照试验以确定在胸腰段行脊柱融合对患者相关的功能性临床结果的疗效，共有 73 例单节段爆裂性骨折患者，随机接受后路椎弓根螺钉固定伴或不伴后外侧融合术。5 年随访数据显示，两组患者的放射学或临床结果均无明显差异。非融合组手术时间短、出血量少，有利于创伤患者的治疗。

正如前面提到的，椎弓根螺钉位置不当是另一个挑战。Raley 和 Mobbs 回顾性分析了 424 枚经皮置入的椎弓根螺钉，术后 CT 扫描确认的准确率为 90.3%。在总共 18 例患者、74 枚胸椎椎弓根螺钉中，只有 7 例发生椎弓根穿破，其中 6 例为二级穿破（严重破裂：>2 mm，无神经损伤）[33]。

作者所在医院最近进行了一项胸腰椎骨折的回顾性分析，对脊柱微创手术（*n*=99）和传统的开放手术（*n*=157）进行了对比。我们发现，脊柱微创手术的手术时间和失血量明显减少。与开放组相比，即使排除了微创组内固定取出的病例，微创组的翻修率仍然较高。这些发现与 Vanek 等[34]的发现有明显差异，但是与接受经皮短节段内固定治疗胸腰椎骨折 2 年随访的翻修率相比，并没有显著差异。有必要进行更大的随机对照试验，以阐明脊柱微创手术的优点和缺点，因为目前多数为回顾性数据。

循证医学

对于需要脊柱稳定和 / 或减压的多发伤患者，脊柱微创手术提供了一个很好的选择，因为开放手术有时会增加并发症[35]。然而，不应该为了加快手术干预而放弃创伤复苏 ABC。目前，关于脊柱微创手术的结果报告显示术后感染率降低。O' Toole 等[36]最近报告了脊柱微创手术后手术部位感染率为 0.22%，包括从减压手术的 0.1% 到固定和融合手术的 0.74%。与传统的开放手术相比，脊柱微创手术广泛和破坏性的肌肉剥离较少，可以改善围术期和术后的结果，如减少失血和感染，减轻术后疼痛；减少肌肉的切开和损伤可能加快恢复。

虽然与传统脊柱开放手术相比脊柱微创手术具有许多优点，但仍需要有更长随访时间的基于临床结果的数据。虽然有强有力的证据表明脊柱微创手术可以减少术中失血和手术时间，但文献并未证实其长期临床疗效。多发性创伤患者既存在骨科损伤又存在非骨科损伤，难以建立与传统开放方法比较的基线。

脊柱微创手术是有丰富经验外科医生的一个具有价值的工具，可以快速稳定脊柱，并尽早地运送到重症监护病房。外科医生也应该熟悉手术中使用的内置物，因为有些系统可能无法进行脊柱矫形和 / 或骨折复位操作。随着先进器械的发展，这些矫形手法将在减少创伤性畸形方面变得更加重要[15]。

小结与要点

多发性创伤患者的治疗目标按优先次序排列如下：复苏；危及生命的损伤的处理；开放性骨折、长骨和骨盆骨折的早期清创和稳定；脊柱骨折的早期明确 / 临时稳定以便于活动。目前，脊柱微创手术治疗胸椎损伤的适应证包括累及椎管的不稳定性骨折，屈曲—牵张性损伤、伸展—牵张性损伤、骨折脱位，以及不能耐受矫形器患者的稳定性骨折。

脊柱微创手术治疗胸腰段外伤的初步资料显示，与开放手术相比，手术时间更短、出血更少。这两个因素使濒危患者能获得最佳的治疗。但在改变创伤患者的治疗标准前，还需要进行更多的随机对照试验。微创手术治疗胸椎创伤是一种很有前途的治疗方法，可以减少手术并发症，提高术后护理和康复水平。不过仍然存在很多挑战，上述技术的细微差别就证明了这一点。与任何依靠技术和先进仪器的外科领域一样，脊柱微创手术也随着内置物的发展而不断发展。未来，在前瞻性研究证实其安全性和有效性后，脊柱微创手术可能成为多发性创伤患者的治疗标准。

争鸣：反对胸椎骨折微创内固定的病例

作者 Kirkbam wood

译者 张海龙

Khalsa 等提供了一篇关于治疗胸椎创伤性疾病的“微创”实践方法和决策的论文，不仅包括椎弓根螺钉和连接棒的置入，也包括减压手术。他们的病例是 T12 的屈曲—牵张性损伤，人们可能会猜想，在经验丰富的医生手里，这些技术也可以不局限于胸腰段。上述微创手术技术是非常重要的，优点包括只剥离较少的肌肉、失血更少、手术时间更短、术后康复更快，那些治疗创伤患者的外科医生应该考虑，尤其针对多发性创伤患者。

然而，采用较传统的方法治疗相似患者时，应考虑一些要点。

（1）脊柱微创胸椎后路手术的一些禁忌证，包括无法耐受俯卧位、由于身体原因的椎弓根显像不良。这一点十分重要，因为这项技术的学习曲线公认是比较陡峭的，“缺乏经验的外科医生试图在没有受过训练的情况下进行脊柱微创手术，可能会导致潜在的灾难性并发症”[15]。因此，适应合适的定位和可视化技术是比较困难的。例如，穿棒是一种相对盲目的操作——只在影像引导下进行。如果螺钉及其头端没有正确对齐，并在放射学影像上显示——冠状面和矢状面——可能会使原本快速的过程变为一个更慢并可能导致损伤的过程。

（2）将任何器械置于胸髓区域都有损伤神经的风险。开放手术病例中椎弓根壁破裂的发生率为 50%[18]；很难想象，在没有直接的视觉、触觉反馈和形态标志的情况下，通过一个小切口进行手术会变得更容易。

此外，在透视下将一根导针插入椎体，然后在导针上进行攻丝和螺钉置入。如果导针向前移动，特别是在骨量减少的较软的椎体，有损伤重要血管结构的风险，导针应该与进钉的工具关联在一起。

（3）使用双平面透视、X 线透视或者其他设备，与开放手术相比，置入螺钉会带来较高的辐射暴露[19]。

（4）作者还指出，在脊柱微创手术中进行减压是可能的；然而，尤其是在胸椎水平，对对侧和前部的减压可能会造成脊髓损伤。因此，总的来说适应证比较有限。

（5）融合，尤其是多节段融合，会十分困难。需要融合的情况是其禁忌证。

（6）最后，在绝大多数病例中，采用胸椎入路时的剥离比在更靠近尾端的腰椎区域要少得多。经验丰富的外科医生通常可以在几个小时内暴露并完成该区域的多节段手术。由于这个区域肌肉覆盖较少，出血量通常并不太多，如果需要融合或双侧减压，也可以在直视情况下轻松完成。

因此，总而言之，我同意 Khalsa 等的建议——在业务繁忙的一级创伤中心工作的经验丰富和能干的医生——认识和了解并能熟练开展这项技术是很重要的。特别是对于多发性创伤患者，或者可能不需要融合的患者，它可以成为一种很有价值的手术稳定工具，而且并发症要少得多。然而，到目前为止，仍然缺乏可信证据证明其优于所有脊柱外科医生都很熟悉的高效和良好的开放性手术。

参考文献

1. Hu R, Mustard CA, Burns C. Epidemiology of incident spinal fracture in a complete population. Spine (Phila Pa 1976). 1996;21(4):492–499.
2. National Spinal Cord Injury Statistical Center. Facts and Figures at a Glance. Birmingham, AL: University of Alabama at Birmingham; 2015.
3. Gertzbein SD; Scoliosis Research Society. Multicenter spine fracture study. Spine (Phila Pa 1976). 1992;17(5):528–540.
4. Rechtine GR, Bono PL, Cahill D, et al. Postoperative wound infection after instrumentation of thoracic and lumbar fractures. J Orthop Trauma. 2001;15(8):566–569.
5. Verlaan JJ, Diekerhof CH, Buskens E, et al. Surgical treatment of traumatic fractures of the thoracic and lumbar spine: a systematic review of the literature on techniques, complications, and outcome. Spine (Phila Pa 1976). 2004;29(7):803–814.
6. Moore FA, Moore EE. Evolving concepts in the pathogenesis of postinjury multiple organ failure. Surg Clin North Am. 1995;75(2):257–277.
7. Kawaguchi Y, Matsui H, Tsuji H. Back muscle injury after posterior lumbar spine surgery, Part 1: histologic and histochemical analyses in rats. Spine (Phila Pa 1976). 1994;19(22):2590–2597.
8. Kawaguchi Y, Matsui H, Tsuji H. Back muscle injury after posterior lumbar spine surgery, Part 2: histologic and histochemical analyses in humans. Spine (Phila Pa 1976). 1994;19(22):2598–2602.
9. Styf JR, Willen J. The effects of external compression by three different retractors on pressure in the erector spine muscles during and after posterior lumbar spine surgery in humans. Spine (Phila Pa 1976). 1998;23(3):354–358.
10. Macnab I, Cuthbert H, Godfrey C. The incidence of denervation of the sacrospinales muscles following spinal surgery. Spine (Phila Pa 1976). 1977;2(4):294–298.
11. Rantanen J, Hurme M, Falck B, et al. The lumbar multifidus muscle five years after surgery for a lumbar intervertebral disc herniation. Spine (Phila Pa 1976). 1993;18(5):568–574.
12. Scalea TM, Boswell SA, Scott JD, et al. External fixation as a bridge to intramedullary nailing for patients with multiple injuries and with femur fractures: damage control orthopedics. J Trauma. 2000;48(4):613–621; discussion 621–623.
13. Patel AA, Vaccaro AR. Thoracolumbar spine trauma classification. J Am Acad Orthop Surg. 2010;18(2):63–71.
14. Lee JY, Vaccaro AR, Lim MR, et al. Thoracolumbar injury classification and severity score: a new paradigm for the treatment of thoracolumbar spine trauma. J Orthop Sci. 2005;10(6):671–675.
15. Rampersaud YR, Annand N, Dekutoski MB. Use of minimally invasive surgical techniques in the management of thoracolumbar trauma: current concepts. Spine (Phila Pa 1976). 2006;31(11, suppl):S96–S102; discussion S104.
16. Vaccaro AR, Rizzolo SJ, Balderston RA, et al. Placement of pedicle screws in the thoracic spine, Part II: an anatomical and radiographic assessment. J Bone Joint Surg Am. 1995;77(8):1200–1206.
17. Weinstein JN, Spratt KF, Spengler D, et al. Spinal pedicle fixation: reliability and validity of roentgenogram-based assessment and surgical factors on successful screw placement. Spine (Phila Pa 1976). 1988;13(9):1012–1018.
18. Mirza SK, Wiggins GC, Kuntz CT et al. Accuracy of thoracic vertebral body screw placement using standard fluoroscopy, fluoroscopic image guidance, and computed tomographic image guidance: a cadaver study. Spine (Phila Pa 1976). 2003;28(4):402–413.
19. Rampersaud YR, Foley KT, Shen AC, et al. Radiation exposure to the spine surgeon during fluoroscopically assisted pedicle screw insertion. Spine (Phila Pa 1976). 2000;25(20):2637–2645.
20. Kim YJ, Lenke LG. Thoracic pedicle screw placement: free-hand technique. Neurol India. 2005;53(4):512–519.
21. Tannous O, Shiu B, Koh EY. Minimally invasive spine surgery for thoracolumbar fractures: damagecontrol spine stabilization. Paper presented at: Seminars in Spine Surgery, 2013.
22. Lien SB, Liou NH, Wu SS. Analysis of anatomic morphometry of the pedicles and the safe zone for through-pedicle procedures in the thoracic and lumbar spine. Eur Spine J. 2007;16(8):1215–1222.
23. McLain RF, Ferrara L, Kabins M. Pedicle morphometry in the upper thoracic spine: limits to safe screw placement in older patients. Spine (Phila Pa 1976). 2002;27(22):2467–2471.
24. Yu CC, Bajwa NS, Toy JO, et al. Pedicle morphometry of upper thoracic vertebrae: an anatomic study of 503 cadaveric specimens. Spine (Phila Pa 1976). 2014;39(20):E1201–E1209.
25. Kim DH, O'Toole JE, Ogden AT, et al. Minimally invasive posterolateral thoracic corpectomy: cadaveric feasibility study and report of four clinical cases. Neurosurgery. 2009;64(4):746–752; discussion 752–743.
26. Smith ZA, Li Z, Chen NF, et al. Minimally invasive lateral extracavitary corpectomy: cadaveric evaluation model and report of 3 clinical cases. J Neurosurg Spine. 2012;16(5):463–470.
27. Deutsch H, Boco T, Lobel J. Minimally invasive transpedicular vertebrectomy for metastatic disease to the thoracic spine. J Spinal Disord Tech. 2008;21(2):101–105.
28. Zairi F, Arikat A, Allaoui M, et al. Minimally invasive decompression and stabilization for the management of thoracolumbar spine metastasis. J Neurosurg Spine.

2012;17(1):19–23.
29. Chou D, Lu DC. Mini-open transpedicular corpectomies with expandable cage reconstruction: technical note. J Neurosurg Spine. 2011;14(1):71–77.
30. Harris EB, Massey P, Lawrence J, et al. Percutaneous techniques for minimally invasive posterior lumbar fusion. Neurosurg Focus. 2008;25(2):E12.
31. Wang MY, Anderson DG, Ludwig SC, et al. Handbook of Minimally Invasive and Percutaneous Spine Surgery. St. Louis, MO: Quality Medical Publishing; 2011.
32. Dai LY, Jiang LS, Jiang SD. Posterior short-segment fixation with or without fusion for thoracolumbar burst fractures: a five to seven-year prospective randomized study. J Bone Joint Surg Am. 2009;91(5):1033–1041.
33. Raley DA, Mobbs RJ. Retrospective computed tomography scan analysis of percutaneously inserted pedicle screws for posterior transpedicular stabilization of the thoracic and lumbar spine: accuracy and complication rates. Spine (Phila Pa 1976). 2012;37(12):1092–1100.
34. Vanek P, Bradac O, Konopkova R, et al. Treatment of thoracolumbar trauma by short-segment percutaneous transpedicular screw instrumentation: prospective comparative study with a minimum 2-year follow-up. J Neurosurg Spine. 2014;20(2):150–156.
35. McHenry TP, Mirza SK, Wang J, et al. Risk factors for respiratory failure following operative stabilization of thoracic and lumbar spine fractures. J Bone Joint Surg Am. 2006;88(5):997–1005.
36. O'Toole JE, Eichholz KM, Fessler RG. Surgical site infection rates after minimally invasive spinal surgery. J Neurosurg Spine. 2009;11(4):471–476.

第 22 章 椎体后凸成形术与椎体成形术

作者 Sergey Mlyavykh, Andrey Bokov

译者 曾至立

椎体成形术和椎体后凸成形术是一类微创手术，通过活检针将聚甲基丙烯酸甲酯（PMMA）注入椎体。椎体成形术于 1987 首次被报道，目前已经在临床广泛应用于治疗低能量椎体骨折、椎体肿瘤及瘤样病变。椎体后凸成形术是椎体成形术的创新和改进，在塌陷的椎体内通过球囊进行扩张，理论上可恢复椎体高度并为 PMMA 水泥的注入提供一个空腔。由于这个空腔的存在，椎体后凸成形术可以在较低的压力下向椎体内注入骨水泥，从而降低发生骨水泥渗漏的风险。

椎体后凸成形术和椎体成形术的临床治疗有效机制包括：PMMA 注射后恢复椎体承重能力；化学和热效应导致局部组织的去神经支配；由于未聚合的甲基丙烯酸甲酯已被证实是强有力的细胞毒性剂，因此椎体后凸成形术或椎体成形术可以抑制肿瘤细胞的增殖[1]。

椎体成形术 / 椎体后凸成形术的适应证包括多发性骨髓瘤、淋巴瘤、溶骨性转移瘤等所致骨破坏，低能量损伤所 致的骨质疏松性椎体骨折。如果低能量损伤所致椎体骨折经过至少 1 个月保守治疗仍有顽固性疼痛，可采用椎体成形术或后凸成形术进行治疗[1,2]。

微创是骨水泥强化技术的最主要优势。与开放手术相比，这类手术住院时间更短，死亡率和术后并发症发生率较低，尤其是老年患者。此外，即使存在多发椎体病变，椎体成形术和椎体后凸成形术也不需要全身麻醉[3]。

椎体成形术和椎体后凸成形术的禁忌证包括活动性感染、骨水泥过敏、凝血障碍和伴有椎体后方结构破坏的骨折。相对禁忌证包括：具有高风险的水泥泄漏的骨折（如椎体后缘皮质断裂）；在严重椎体塌陷（高度丢失 80% 以上）和成骨性椎体转移瘤，椎体成形术可能并不适用；因转移瘤硬膜外压迫所致脊髓和神经根压迫症状的，不适合进行椎体成形术和后凸成形术[1]。

椎体成形术手术技术

接受椎体成形术或椎体后凸成形术的患者的凝血机制应正常。椎体成形术和椎体后凸成形术应在具有无菌条件手术室或透视机房进行，整个手术过程必须在影像监视下完成。根据患者和医生的情况，手术可在局部麻醉合并镇静麻醉或全身麻醉下进行。

患者俯卧在软垫子上，手臂向前或在肩部水平。在手术开始前预防性使用抗生素[1]。

在前后位（AP）透视下，穿刺针的进针点应位于椎弓根外侧缘外 1.5~3 cm。从皮肤进针点一直到椎弓根穿刺点的骨膜表面进行局部麻醉。椎体成形术或椎体后凸成形术采用斜面针或套管针，腰椎一般选用 8~10 G 穿刺针，胸椎常规选择 10~13 G 穿刺针。可以采用经椎弓根、椎弓根旁或经肋椎关节入路进行穿刺，但最安全和最常用的方法是经椎弓根穿刺。采用这种方法，椎弓根的皮质骨不会被损伤。在前后位（正位）透视下，椎体成形穿刺针尖在椎弓根皮质骨投影的外侧边缘。然后用无菌锤或徒手轻轻地将穿刺针插入前后位透视下椎弓根投影的中部，侧位透视以确保穿刺针尖靠近椎弓根和椎体的交界处。如图 22.1 所示，正位影像中穿刺针尖位于椎弓根投影内侧皮质前，侧位影像中穿刺针尖必须到达椎体后缘，才能保证穿刺安全。当穿刺针穿过椎弓根时，如果遇到阻力增大，应再次透视，以确保穿刺针尖没有穿到椎弓根内侧皮质。通过椎弓根后，将椎体成形穿刺针插入椎体前三分之一处。根据需治疗病变部位的情况，选择单侧或双侧穿刺。手术治疗的目的是加强由于肿瘤或病理性骨折破坏的椎体区域。为达到这个目的，有时需要选择其他的穿刺入路。因此，医生应该掌握穿刺针沿椎弓根外侧缘进入椎体的椎弓根旁穿刺技术。对于特定的胸椎病变，可采用经肋椎关节入路，穿刺针沿肋骨后面经肋椎关节进入椎体。这些方法有时也用于椎弓根太小不能经椎弓根穿刺的情况。经椎弓根旁入路最大的风险在于穿刺针尖损伤节段血管或其他相邻结构。

穿刺针到达椎体后，有作者推荐行椎体静脉造影，造影剂注射到椎体后能显示局部的静脉回流情况，以预测骨水泥发生椎旁静脉渗漏的风险[1,4]。如果存在渗漏高风险，手术医生可采用调整穿刺针的位置或先注射少量骨水泥，然后等待凝固一段时间后再注射剩余的骨水泥的方法。

放好穿刺针以后，将不透射线的骨水泥粉末和甲基丙烯酸甲酯水剂混合。多数作者推荐在骨水泥混合后达到面团期时进行注射。使用高压力注射器、特殊的注射器或液压注射装置，允许骨水泥在高黏性状态下注射而降低发生骨水泥渗漏风险[2,5,6]。PMMA 注射应该缓慢，并在透视监视下确保骨水泥弥散到椎体的安全部位（见图 22.2）。

如有证据表明骨水泥有渗漏，术者必须立刻停止注射，调整针尖的位置并等待 1~2 分钟。在这个过程中，已经渗漏的骨水泥可以堵住骨质渗漏处或血管破口，避免继续注射骨水泥后发生再渗漏。当椎体缺损部分被骨水泥完全填充后，停止注射骨水泥。

骨水泥注射完成后，术者需等待 1~2 分钟后再取出穿刺活检针，通过旋转或沿穿刺道轻微晃动以便顺利取出穿刺针，同时避免将骨水泥遗留在穿刺通道内。

术后患者需要卧床休息 1 小时让 PMMA 完全聚合。如果患者有任何并发症迹象，必须进一

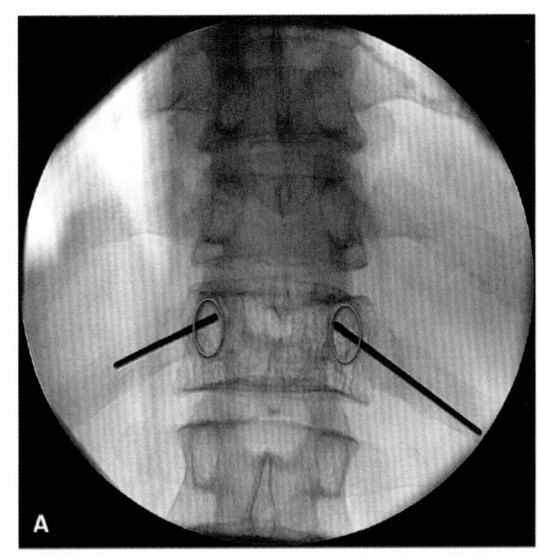

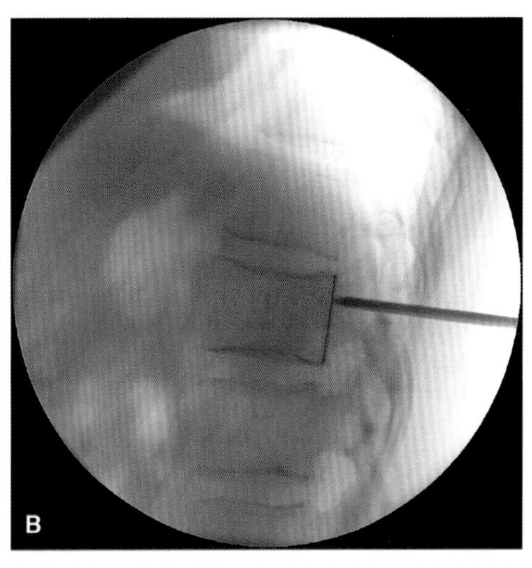

图 22.1 T12 穿刺针的正确位置——前后位透视见穿刺针尖不能越过椎弓根（红色椭圆形）内侧皮质（图 A），侧位透视见穿刺针尖到达椎体后缘（红线）（图 B）

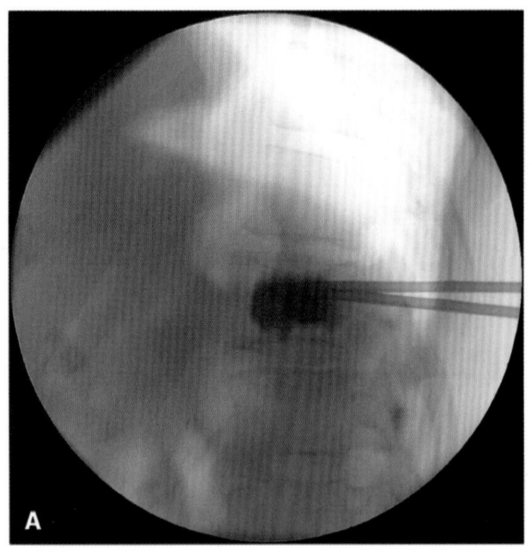

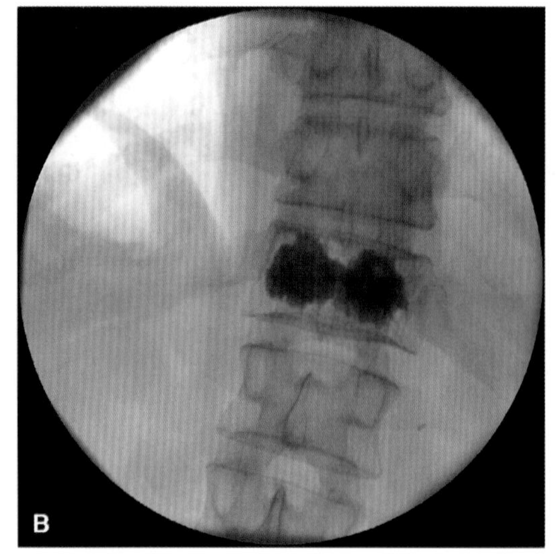

图 22.2 侧位透视（A）和前后位透视（B）所见，T12 病理性骨折经双侧椎弓根的 PMMA 注射

步检查；如果患者一切正常，可以出院回家。绝大部分患者可以在门诊完成这样的手术。

虽然多数作者推荐双侧椎弓根穿刺入路，但没有证据表明双侧椎弓根穿刺技术的结果优于单侧椎弓根穿刺技术[7]。一项研究表明，骨水泥充填一半椎体即可获得足够的稳定性[8]。也有研究表明，对于骨质疏松性骨折患者，如果骨水泥完全填满椎体可增加邻椎骨折的风险[9~11]。还有研究表明，如果穿刺针位于椎体中央，可增加发生椎管内骨水泥渗漏的风险[12]。

椎体后凸成形术手术技术

行椎体后凸成形术时，患者取俯卧位，局麻加镇静或全身麻醉。穿刺方法与椎体成形术相同。虽然有些作者推荐双侧椎弓根入路，但很少有证据表明双侧穿刺具有绝对优势[13]。将穿刺针置于目标椎体，用手钻创建一个通道进入椎体。然后，置入球囊并扩张，在椎体内形成空腔（图 22.3）。某些情况下，将球囊置于椎体前 2/3，可通过扩张球囊来进行终板复位。在球囊扩张前必须通过不透射线的放射学标志来确定球囊位置是否正确。在侧位透视的监视下，通过注入造影剂来扩张球囊，使用数字压力计在球囊扩张期间监测球囊内的压力。当骨折复位、球囊与椎体皮质任何表面接触或球囊内压力达到 220 psi 时停止扩张球囊。抽出造影剂后取出球囊放置骨水泥注射套管。

骨水泥的准备与椎体成形术相似，当骨水泥调制到面团期时将骨水泥注入椎体空腔内，当球囊扩张形成的椎体空腔被骨水泥填满或观察到骨水泥进入邻近的骨小梁骨时停止注入骨水泥。因骨水泥会渗透到周围的松质骨内，标准的

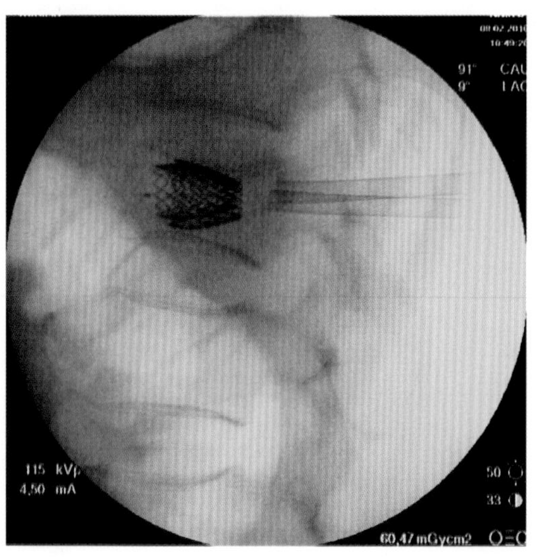

图 22.3 T12 椎体经双侧椎弓根球囊扩张后侧位透视影像

PMMA 的注入量应大于球囊扩张容积的 1~2 ml。骨水泥注入后，将穿刺针轻轻地退到骨水泥腔后缘，但在骨水泥充分固化之前仍保持原位，这样可以避免骨水泥沿穿刺通道渗漏。骨水泥固化后取出穿刺针，关闭和包扎穿刺伤口（图 22.4）。术后患者卧床 1 小时以便 PMMA 充分固化。与椎体成形术一样，椎体后凸成形术患者可以根据患者的具体情况早期出院。

椎体成形术和椎体后凸成形术的并发症

最常见的并发症包括无症状的骨水泥渗漏、软组织血肿、哮喘加重以及血管迷走神经反应（全身毒性反应）等。如果骨水泥注射量超过 20 ml，可发生血管迷走神经反应。椎体成形术的骨水泥渗漏的发生率为 11%~76%，椎体后凸成形术为 4.8%~39%[14,15]。Yeom 等将骨水泥渗漏分为三种类型：B 型，通过椎—基底静脉系统的椎管内渗漏（图 22.5）；C 型，骨水泥通过椎体皮质破裂处发生渗漏；S 型，骨水泥渗漏到节段静脉[16]。B 型渗漏是最危险的，因为这类渗漏导致神经功能受损的风险最大[11,17]。骨水泥漏入节段静脉有发生肺栓塞的危险（图 22.6）。尽管大部分的骨水泥渗漏是无症状的，但也有发生严重的肺部并发症，甚至致命性肺栓塞的病例报道[18,19]。动脉栓塞是一种罕见的并发症，可导致严重的神经功能障碍[20]。严重的并发症的总发生率约为 1%，包括伴神经根损害的症状性骨水泥渗漏、症状性肺栓塞和炎症并发症。其他文献报道的其他罕见并发症包括骨髓炎，由骨水泥或者脂肪导致的症状性肺栓塞，血管损伤，肋骨、椎弓根或椎体骨折，心肌功能减退，气胸（发生于胸椎节段的病例），心血管功能衰竭及变态反应[14,15]。

术后处理

作者建议术后 2 周内避免开车。术后可低强度锻炼包括步行，1~2 周可进行轻体力工作，但重体力工作最好在 12 周之后。

椎体成形术和椎体后凸成形术的比较

椎体成形术和椎体后凸成形术后 Oswestry 功能障碍指数（ODI）评分测定，短期和长期的

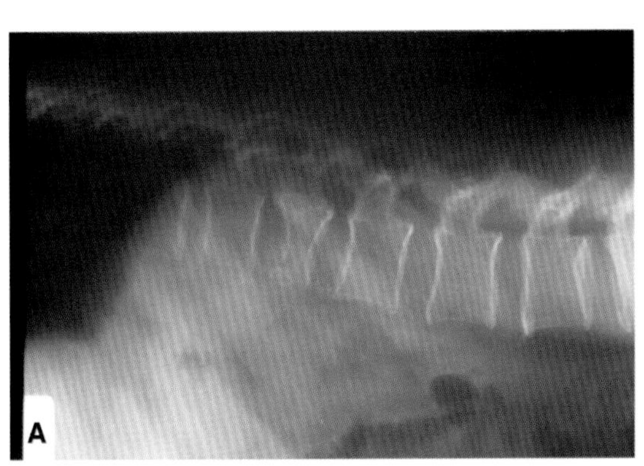

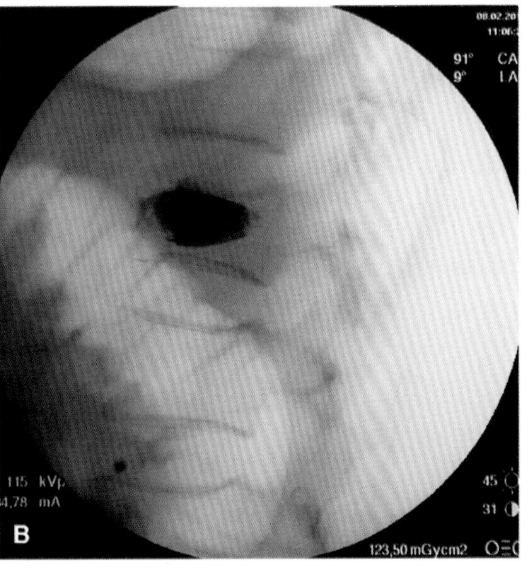

图 22.4 58 岁的女性患者无神经损伤的低能量损伤所致稳定性 T12 骨折的侧位片（A）和椎体后凸成形术中 X 线片（B）

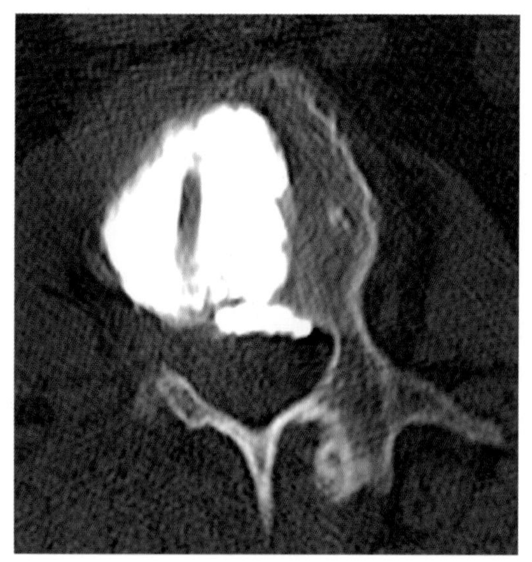

图 22.5　椎体成形术后 CT 横断面影像：骨水泥通过椎—基底静脉系统发生椎管内骨水泥渗漏

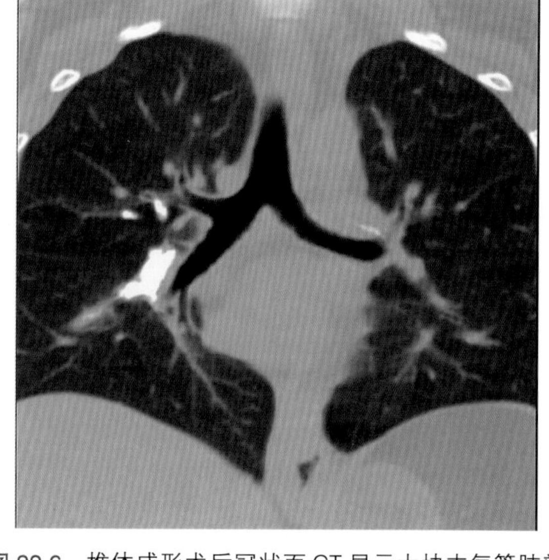

图 22.6　椎体成形术后冠状面 CT 显示大块支气管肺部栓塞

SF-36 评分均获得相似的满意疗效[15]。两者之间骨水泥渗漏发生率差异很大，但如果使用高黏度骨水泥，则两者差异不显著。两者间邻近节段的骨折发生率差异不明显。影像学随访结果显示，接受后凸成形术患者获得脊柱后凸矫形结果更佳[14,15]。相对于椎体成形术，椎体后凸成形术的手术时间较长，手术耗材成本较高[14]。

骨水泥强化手术疗效

尽管大量研究已经证明椎体成形术和椎体后凸成形术在减轻疼痛强度、减少残疾以及提高生活质量方面是安全有效的，但最近的空白对照研究对治疗的效果产生了怀疑，两项双盲临床试验研究证明椎体成形相比假手术组疗效并无差异[15]。

参考文献

1. Guglielmi G, Andreula C, Muto M, et al. Percutaneous vertebroplasty: indications, contraindications, technique, and complications. Acta Radiol. 2005;46(3):256–268.
2. Wang CH, Ma JZ, Zhang CC, et al. Comparison of high-viscosity cement vertebroplasty and balloon kyphoplasty for the treatment of osteoporotic vertebral compression fractures. Pain Physician. 2015;18(2):E187–E194.
3. Fourney DR, Schomer DF, Nader R, et al. Percutaneous vertebroplasty and kyphoplasty for painful vertebral body fractures in cancer patients. J Neurosurg. 2003;98(1, suppl):21–30.
4. Vasconcelos C, Gailloud P, Beauchamp NJ, et al. Is percutaneous vertebroplasty without pretreatment venography safe? Evaluation of 205 consecutives procedures. AJNR Am J Neuroradiol. 2002;23(6):913–917.
5. Georgy BA. Feasibility, safety and cement leakage in vertebroplasty of osteoporotic and malignant compression fractures using ultra-viscous cement and hydraulic delivery system. Pain Physician. 2012;15(3):223–228.
6. Zhang L, Wang J, Feng X, et al. A comparison of high viscosity bone cement and low viscosity bone cement vertebroplasty for severe osteoporotic vertebral compression fractures. Clin Neurol Neurosurg. 2015;129:10–16.
7. Zhang L, Liu Z, Wang J, et al. Unipedicular versus bipedicular percutaneous vertebroplasty for osteoporotic vertebral compression fractures: a prospective randomized study. BMC Musculoskelet Disord. 2015;16:145.
8. Knavel EM, Rad AE, Thielen KR, et al. Clinical outcomes with hemivertebral filling during percutaneous vertebroplasty. AJNR Am J Neuroradiol. 2009;30(3):496–499.
9. Nieuwenhuijse MJ, Bollen L, Van Erkel AR, et al. Optimal intravertebral cement volume in percutaneous vertebroplasty for painful osteoporotic vertebral compression fractures. Spine. 2012;37:1747–1755.
10. Kim DJ, Kim TW, Park KH, et al. The proper volume and distribution of cement augmentation on percutaneous

vertebroplasty. J Korean Neurosurg Soc. 2010;48:125–128.

11. Mehbod A, Aunoble S, Le Huec JC. Vertebroplasty for osteoporotic spine fracture: prevention and treatment. Eur Spine J. 2003;12(suppl 2):S155–S162.
12. Kasó G, Horváth Z, Szenohradszky K, et al. Comparison of CT characteristics of extravertebral cement leakages after vertebroplasty performed by different navigation and injection techniques. Acta Neurochir. 2008;150:677–683.
13. Yang LY, Wang XL, Zhou L, et al. A systematic review and meta-analysis of randomized controlled trials of unilateral versus bilateral kyphoplasty for osteoporotic vertebral compression fractures. Pain Physician. 2013;16(4):277–290.
14. Ruiz Santiago F, Santiago Chinchilla A, Guzmán Álvarez L, et al. Comparative review of vertebroplasty and kyphoplasty. World J Radiol. 2014;6(6):329–343.
15. Chandra RV, Yoo AJ, Hirsch JA. Vertebral augmentation: update on safety, efficacy, cost effectiveness and increased survival? Pain Physician. 2013;16(4):309–320.
16. Yeom JS, Kim WJ, Choy WS, et al. Leakage of cement in percutaneous transpedicular vertebroplasty for painful osteoporotic compression fractures. J Bone Joint Surg Br. 2003;85:83–89.
17. Schmidt R, Cakir B, Mattes T, et al. Cement leakage during vertebroplasty: an underestimated problem? Eur Spine J. 2005;14:466–473.
18. Luetmer MT, Bartholmai BJ, Rad AE, et al. Asymptomatic and unrecognized cement pulmonary embolism commonly occurs with vertebroplasty. AJNR Am J Neuroradiol. 2011;32(4):654–657.
19. Rothermich MA, Buchowski JM, Bumpass DB, et al. Pulmonary cement embolization after vertebroplasty requiring pulmonary wedge resection. Clin Orthop Relat Res. 2014;472:1652–1657.
20. Matouk CC, Krings T, Ter Brugge KG, et al. Cement embolization of a segmental artery after percutaneous vertebroplasty: a potentially catastrophic vascular complication. Interv Neuroradiol. 18(3):358–362.

第4部分 腰椎

第23章 经椎板微创（MIS）减压

作者 Joe Y. B. Lee, Neil Badlani
译者 谢 宁

症状性腰椎管狭窄症（LSS）手术治疗的“金标准”，是广泛椎板切除减压，包括内侧小关节切除和椎间孔切开。在标准开放手术中，首先做正中切口，随后进行骨膜下剥离以显露头端和尾端椎骨的棘突、椎板、小关节突内侧和峡部。放置自动牵开器后，切除棘上和棘间韧带以显露椎板间隙。用磨钻或Kerrison咬骨钳切除中央椎板，从而进入椎管。然后扩展椎板切除的范围至侧隐窝，分离和切除黄韧带。确定硬膜囊侧面，用刮匙和/或Kerrison咬骨钳在双侧实施椎间孔切开术。充分减压以后，以深筋膜覆盖椎板切除的骨缺损。

适应证

椎板切除术对于神经减压有效，但可能导致感染、伤口并发症、术后疼痛、长期康复和瘢痕形成等。与传统的开放手术相比，已证明微创手术减压可以缩短患者的恢复时间，减少失血[1~3]。作者认为，从微创手术（MIS）获益最多的通常是腰椎手术固有并发症风险最高的患者。特别是肥胖患者，通常需要更大的切口和更多的软组织解剖，这会导致范围更广的死腔形成、肌肉坏死、出血和疼痛等。然而，如果采用微创手术术式，则无论患者体型如何，切口和解剖都是一样的。

与椎板切除术相关的最重要的并发症之一就是腰椎活动节段不稳定[4]。多个系列报道提示，保留小关节的椎板切除术后会有4%~31%的椎管狭窄复发或滑脱[5~8]。为了解决与椎板切除相关的医源性不稳定风险问题，可采用椎板间微创手术作为替代方法。应用微创手术减压，可以将对软组织剥离减至最少，仅切除局部的后方韧带和骨，能够更好地维持正常稳定结构[9]。保留更多的棘突、棘间韧带和棘上韧带，可减轻对脊柱内在稳定性的影响。生物力学研究表明，微创手术减压可更好地维持节段的正常运动[10,11]。一项尸体研究发现，与标准开放椎板切除术相比，经微创手术减压的脊柱，其稳定性显著提高[2]。这些研究结果均支持微创手术减压，认为其可以减轻术后不稳定，降低相邻节段退变的风险。

手术技术

仔细阅读术前资料（X 线片、MRI 或 CT 脊髓造影），精确定位病变部位，便于局部减压。在麻醉诱导后，患者俯卧于可透射 X 线的手术床上，便于透视。作者更倾向于使用 Jackson 手术床，因为手术床配有悬带，可以防止 Wilson 框架过度屈曲。如果没有过度屈曲，可以通过通道更容易地观察下上椎板，充分减压更加可靠。使用标准的无菌准备和消毒铺巾。作者倾向于将用于通道的固定臂和夹钳骨干手术入路对侧，将 C 臂置于手术医生的对侧，而显微镜（选配）应置于手术医生的同侧（图 23.1）。

在做手术切口之前，应在背部标记骨性标志，包括棘突，作为参考。获取恰当的脊柱前后位（AP）和侧位透视影像，以确定手术切口的水平和通道的径路（图 23.2）。然后在中线旁开 1~2 指处做切口，长度与管状牵开器的直径相等。切开筋膜，打开多裂肌间室。如果要探查对侧或者对于较肥胖患者，切口应该更靠外侧。初级扩张器穿过多裂肌置于并固定在上椎板下缘，在棘突与椎板间交界处。定位可以在前后位或侧位透视下完成。扩张器从内侧移动到外侧，探索棘突和椎板的拐点，以及上椎板的下缘。扩张器上下游走，直接推开下方椎板上的软组织。由此确定通道所需的固定位置，从而将实施此步骤程序所需的软组织切除减至最少。在置入扩张器前插入克氏针，可能会无意中刺破硬膜，应避免使用。然后使用连续扩张器轻轻扩张并形成手术通路。此时，将适当长度的通道固定于手术床并移除扩张器。通道的方向应稍微向内，并与腰椎间盘空间一致（图 23.3）。根据医生的偏好，通常使用直径 18~22 mm 的通道。然后通过 C 臂透视确认通道的位置（图 23.4）。减压前应该根据需要做适当的调整，从而确保以最优方式到达目标病变。

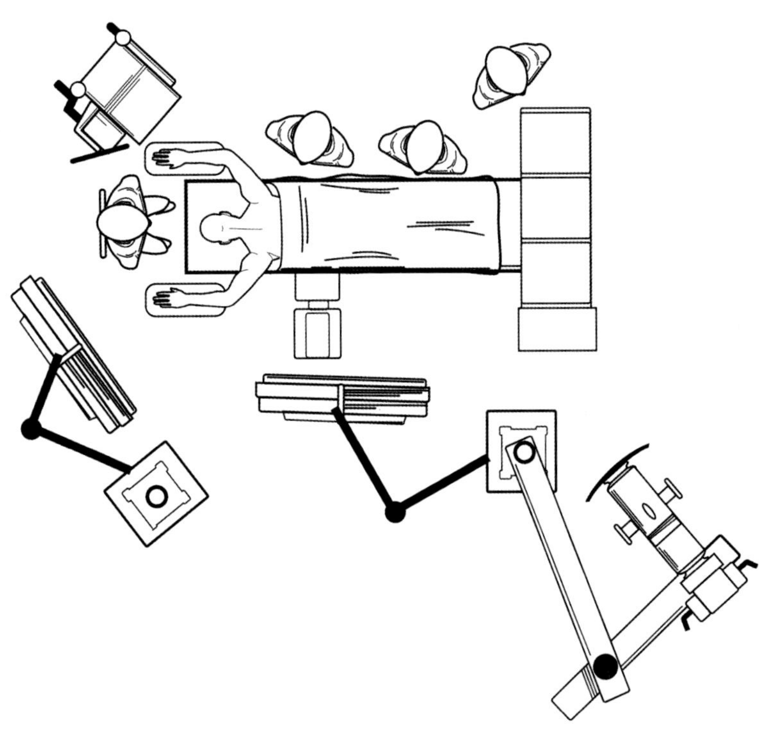

图 23.1 患者俯卧于 Jackson 手术床上，夹钳放在手术入路的对侧，C 臂置于手术医生的对侧，而显微镜（选配）应置于手术医生的同侧

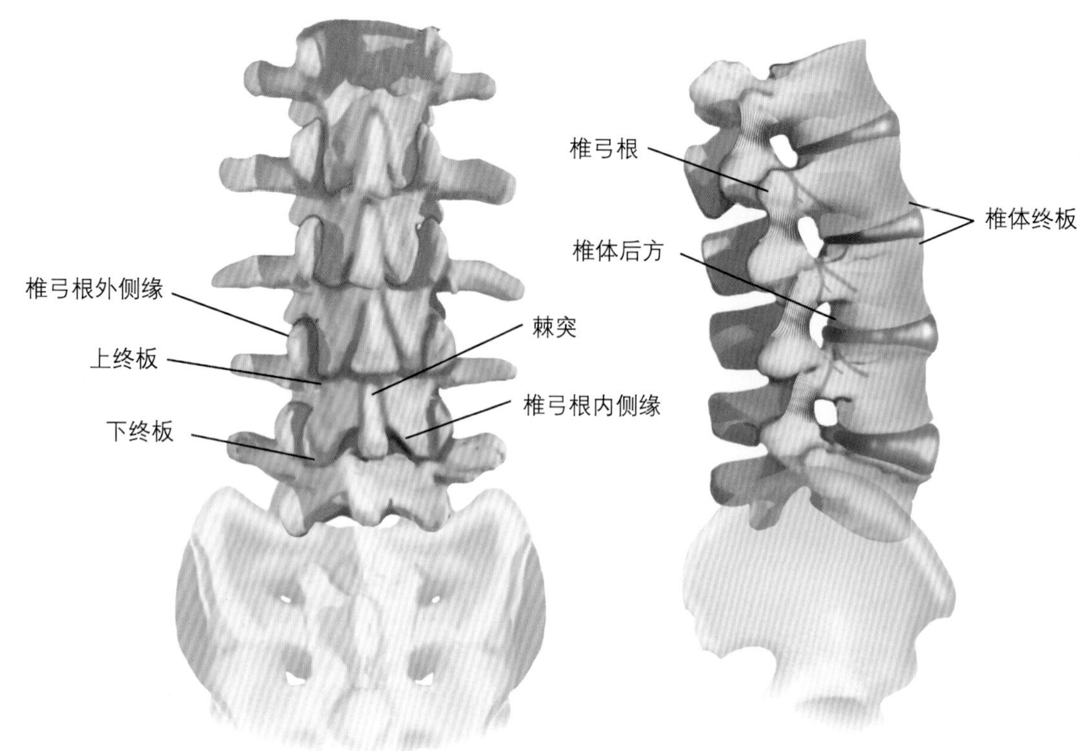

图 23.2　获得适当的正侧位 X 线片，以明确相关的解剖标志

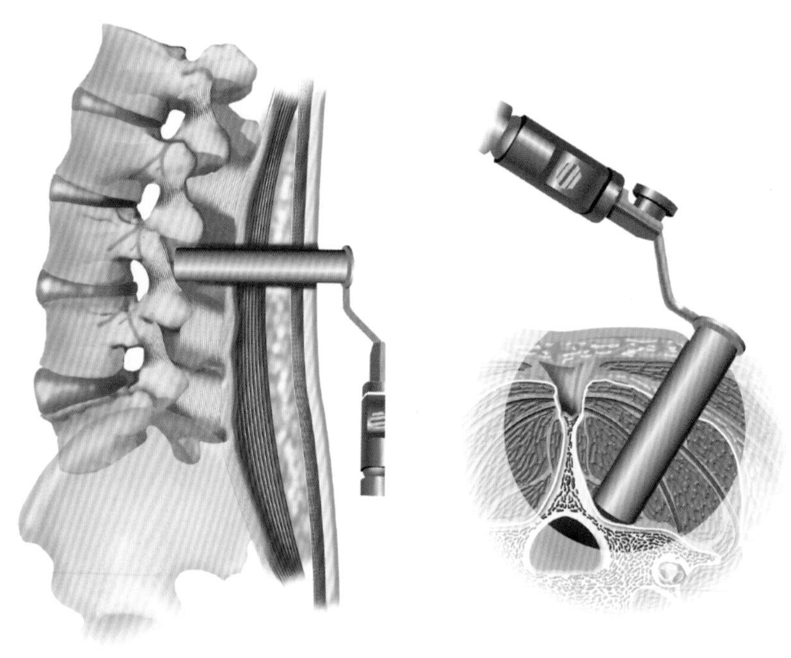

图 23.3　连续扩张，沿着椎间隙方向连接通道并向内倾斜

可使用手术显微镜观察手术区。使用电凝清除残留的软组织，以便更好地观察骨骼标志，包括椎板下缘、黄韧带和小关节内侧部分（图 23.5）。

放好通道后，减压技术与标准开放性手术相似。进行同侧椎板开窗，保持黄韧带完好[3]（图 23.6）。如果需要的话，通道可以向内侧“摆动”，并且潜行切除棘突基底区。如果通道放置正确，手术医生应该能够看到棘突基部和同侧椎板的交界处。将手术床向外科医生对侧倾斜以减小显微镜的角度，有助于改善在整个中线的视野。然后用高速磨钻 / 骨钻磨除对侧棘突和椎板的下表面。最初，会碰到棘突基部松质骨，可能会出现骨面出血，应该用骨蜡或止血剂来止血，接下来，会碰到对侧椎板的皮质骨，通常来说出血极少。当外科医生开始磨入对侧关节突时，会碰到更多的松质骨。将对侧小关节磨薄，直到 Kerrison 咬骨钳可以进入，咬除小关节的剩余内侧部分以完成减压。磨除必要的骨性结构后，用弯曲刮匙把黄韧带从骨性附着上刮下来切除（图 23.7）。去除黄韧带后，可以直接观察硬膜结构，并且可以完成对侧侧隐窝和椎间孔的彻底减压。对侧减压完成后，按上述方法进行同侧减压（图 23.8）。在减压结束时，使用球头探子确认神经根已充分减压。在充分止血后，取出通道关闭切口。

间断缝合胸腰筋膜。如果无法触及肥胖患者的筋膜，则可拉紧深层皮下组织再缝合皮肤。用长效局部麻醉剂沿切口皮下组织浸润，以尽可能

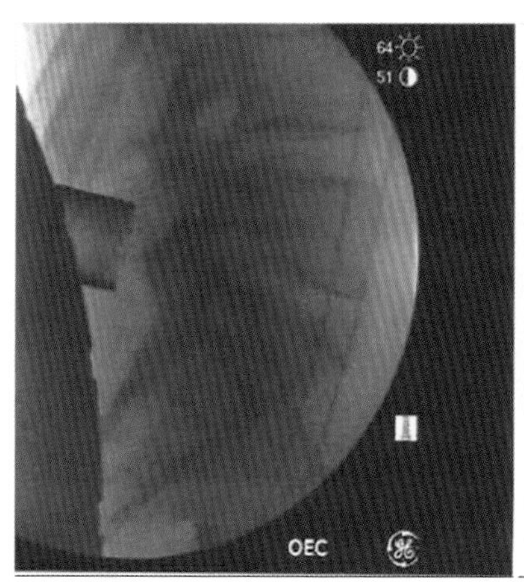

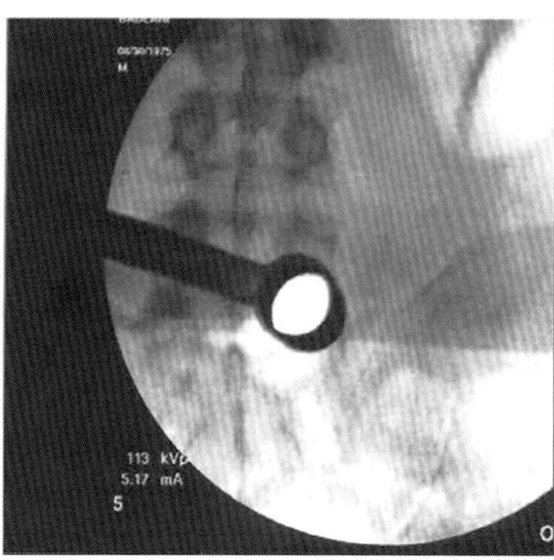

图 23.4　将 22 mm 通道固定在腰椎间盘 L5–S1 右侧椎板—关节突结合部，并固定在手术床上

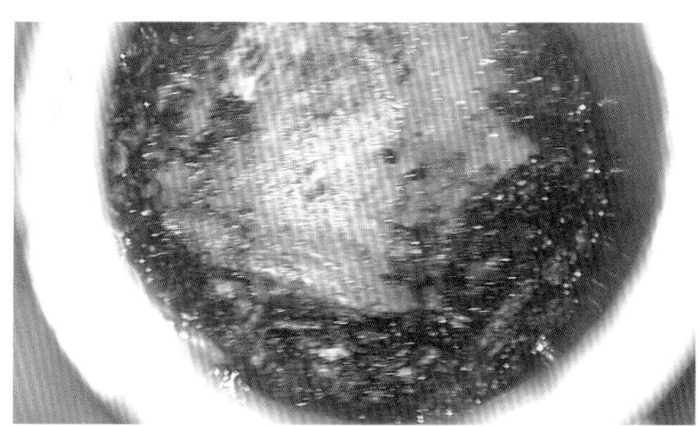

图23.5　确定通道位置后，明确熟悉的标志，如棘突底部、小关节和椎间盘

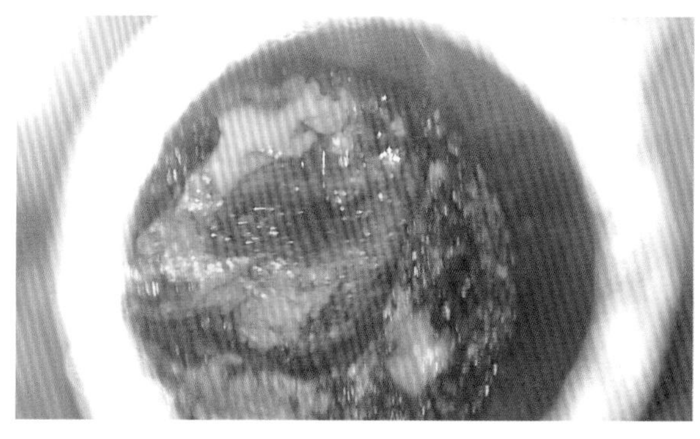

图 23.6　椎板开窗，显露黄韧带

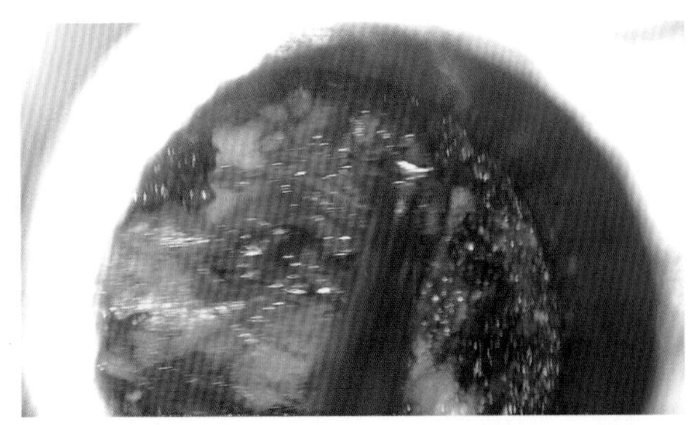

图 23.7 使用刮匙将黄韧带与下面的硬膜和上面的椎板分开

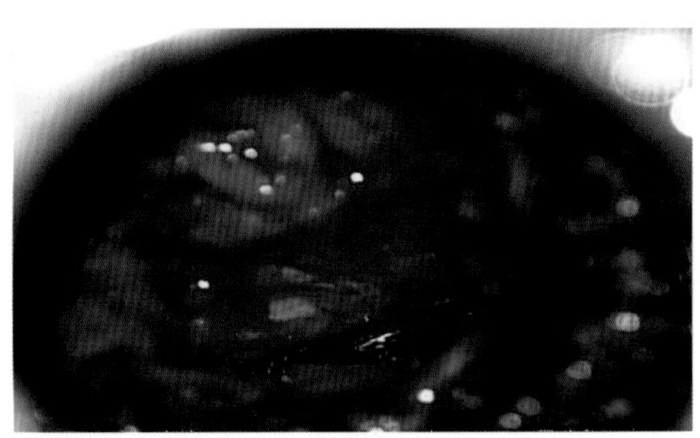

图 23.8 完成解压，可以看见硬膜和神经根

减轻术后早期的疼痛。手术者可以根据自己的偏好使用敷料。微创手术减压后，应把早期活动作为目标。多数患者可以在手术当天出院。鼓励患者在手术后每天步行几次。术后 4~6 周允许剧烈活动。

要点与难点

如果可能，尽量减少通道的“摆动”，因为这会导致肌肉挤入，影响手术视野。因此，开始时必须花时间在 C 臂透视引导下将通道置于最佳位置。如果必须进行“摆动”或改道，可以将最大的扩张器插入通道进行摆动，以获得更多的作用力，减少肌肉挤入视野。为避免医源性骨折，峡部和下关节突过薄时应小心。使用 4 号神经剥离子在峡部探触骨，从而确保在该区域留下足够的骨。磨骨结束前应保持黄韧带完好，以减少硬膜或神经根损伤的风险。我们更倾向于使用 3 mm 的火柴头骨钻。黄韧带切除后，应经常探触硬膜与上覆组织之间的间隙，以减少硬膜撕裂的风险。可以在骨缘敷骨蜡和在减压侧施敷液体止血剂来控制出血。

循证医学

微创手术的潜在优点包括避免开放手术固有的缺陷和硬膜外瘢痕形成，并且尽可能减少术后腰痛的发生。Weiner 等[13]对于微创手术减压的患者进行了前瞻性评估，发现其满意率高达 87%。多系列报道成功率接近 90%；即使对于退行性腰椎滑脱患者，术后半脱位也没有增加[14,15]。Costa 等[16]回顾性总结了 374 例接受微创手术减压治疗的 LSS 患者，发现临床有效率高达 87.9%，而术后不稳定发生率仅为 0.8%。Khoo 和 Fessler[1]比较了微创手术减压与开放性椎板切除术，发现短期结果相当，但微创手术组并发症发生率较低。同样，Thome 等[17]也开展了一项前瞻性随机研究，比较了微创手术减压与标准椎板切除术，发现接受微创手术减压患者的好转率最高，并且并发症发生率最低。在另一项研究中，Rahman 等[18]比较了微创手术减压与开放性椎板切除术，发现采用微创手术减压，手术失血较少，手术时间 / 住院时间较短并且并发症更少。

保留小关节、椎旁肌肉附着以及后方韧带结构（棘上棘间韧带），可以防止术后不稳定。Hatta 等[19]报道了 105 例患者，其中 30 例患有微创手术减压治疗后退变性腰椎滑脱。尽管随访时间较短，但根据作者报道，所有患者的神经症状均得到了改善，并且无并发症。Sasai 等[14]报道了腰椎滑脱和非腰椎滑脱的微创手术减压效果。微创手术减压可以保留中线韧带结构以及对侧椎旁肌肉附着。根据作者报道，滑脱患者的滑脱百分比增加，但在中期随访期间（平均 46 个月，范围为 24~71 个月）临床或神经疗效无差异。

并发症和处理

尽管取得了令人鼓舞的结果，但仍缺乏微创手术减压安全性和有效性的一级数据。多数研究仅针对小型或异质性患者群体，缺乏对照或短期随访。Kelleher 等[20]调查了采用微创手术减压治疗的 LSS 患者，发现畸形患者的翻修手术率明显较高。Ikuta 等[21]比较了微创手术椎板切开术与开放性椎板切开术，发现短期效果类似，但微创手术组的并发症发生率更高。微创手术减压对于病变观察不清，可能会影响神经减压效果，在技术上更具挑战性，并延长了手术时间。并发症包括减压不充分 / 残余狭窄、骨折 / 进行性不稳定、神经损伤、硬膜撕裂、硬膜外血肿以及伤口感染等[22]。任何微创手术均有明显的学习曲线。最近的一项系统性回顾显示，对于微创减压和融合，经过 20~30 个连续病例的学习曲线后，在手术时间和并发症方面均得到了改善。减压手术最常见的学习曲线并发症是硬膜撕裂。对于融合手术，最常见的并发症是置入位置不良、神经损伤和骨不连。术后总体并发症发生率为 11%（966 例中有 109 例）[23]。

在椎板切除术尤其是微创减压术中，硬膜撕裂仍然是一个挑战。一份报告表明，医源性硬膜撕裂发生率为 16%[1]。对于较小的撕裂，采用硬膜片和 / 或密封剂处理即可。微创手术中无明显的伤口“死腔”，能够产生更好的止血效果，并减少硬膜—皮肤瘘的可能性。对于较大的撕裂，可能需要缝合修复，这在技术上具有挑战性。使用微型垂体钳作为持针器和关节镜下推结器，可以成功实现通道下的缝合修复[24]。

作者观点

与传统的开放性手术相比，通过微创手术进行椎板切除可以减轻疼痛，减少失血量，降低感染率，让患者更快恢复和回归活动。微创手术疗法已将椎板切除术的适应证扩大至狭窄以及轻度脊柱滑脱或畸形患者，这些患者采用切开手术的话可能需要进行融合。此外，微创手术疗法还使得手术过程更加安全，减少了肥胖症和有其他合并症患者的并发症。

作者认为，对于需要双侧椎间孔彻底切开减压的患者，应避免使用微创手术。由于通道方向是向内的，因此进行同侧椎间孔切开比较困难。同理，单侧微创手术减压无法有效解决涉及腰椎间盘的双侧病变，如一侧有小关节囊肿，而另一侧有椎间盘突出的情况。此类患者虽可能应用双侧微创手术治疗，但如果选择标准开放手术，暴露更加方便，手术时间更短。

进一步的研究可以更多地关注微创椎板切除术与切开手术长期疗效的比较，充分理解微创手术在减少医源性脊柱不稳定、邻近节段退变，以及改善患者长期功能结果方面的优势。

小结

总体而言，椎板间微创减压手术可以获得与切开手术类似的临床结果，并发症发生率更低并且功能改善程度更高。但是，微创手术不应以减压不充分为代价。有必要开展其他长期前瞻性随机临床试验，以比较微创手术减压手术的安全性和有效性。

争鸣：反驳不适于微创腰椎减压的病例

作者 Howard An, Alem Yacob
译者 谢 宁

脊柱微创手术并不新颖，但越来越受脊柱外科医生、患者、支付方、医院和器械公司的欢迎。与传统脊柱手术相比，颈椎和腰椎微创手术的优点常被反复宣传，包括手术时间和住院时间更短、失血更少、术后疼痛更少，以及恢复更快。在支持微创脊柱手术的热情中，许多人对微创手术与当前开放性手术“金标准”比较的充分性提出了质疑。

在本文中，我们简要回顾微创和开放性椎间盘手术之间的比较数据。椎板间微创减压的适应证包括中央和侧隐窝狭窄，最常见的是需要进行显微椎间盘切除术的腰椎间盘突出。在审查数据后，我们认为，可以明确的是开放性手术和微创椎板间脊柱手术的功能和临床差异很小，在现有研究的基础上，微创手术的好处很可能被夸大了。

经通道显微椎间盘切除术

显微椎间盘切除术是临床最常见的开放性或微创脊柱手术之一。在第一项传统腰椎间盘切除与传统显微椎间盘切除术的随机对照对比研究[25]中，研究人员发现术后 8 周时 Roland-Morris 残疾问卷（RMDQ）无差异，但 1 年时传统手术组的RMDQ评分在统计学上有显著改善。他们还发现术后 1 年时传统手术组的背痛和腿部疼痛的视觉模拟评分（VAS）在统计学上更具优越性。作者发现，在 1 年时，69% 的接受微创通道椎间盘切除术的患者恢复良好，而传统组中恢复良好的患者比例达 79%（$P = 0.05$）。因此得出如下结论，与传统的显微椎间盘切除术相比，微创椎间盘切除术对患者自述腿痛、背痛和恢复有负面影响。随后，继续评估术后 2 年的结果，发现了两组患者功能和临床结果相似[26]。他们发现，虽然差异没有统计学意义，但是接受微创椎间盘切除术的患者需要忍受更多的腰痛和腿痛。此外，他们发现，2 年时，微创椎间盘切除术组中恢复良好的患者较少（71% ： 77%，$P = 0.35$）、再手术率较高（15% ： 10%，$P = 0.22$），但都没有统计学差异。有趣的是，微创椎间盘切除术组的并发症更多（39 ： 27，$P > 0.05$），但这也没有统计学差异。这增加了发生 2 型错误的可能，增加患者数量可能会有助于消除此类错误。

其他研究质疑微创腰间盘切除术的时间是否较短。2008 年发表的另一项前瞻性随机临床多中心试验发现，微创与开放性显微椎间盘切除术在参与单位里没有差异，但牵头单位的微创手术的手术时间更短[27]。他们将其归因于参与单位的学习曲线，并得出结论，使用微创手术疗法需要 25 例以上的手术操作才能够显著缩短手术时间。

Cochrane 评价[28]认为，微创腰椎间盘切除术在缓解腿痛、腰痛和再住院方面可能较差，但是差异很小，并质疑它们是否具有临床相关性。微创手术的手术部位感染率较低，可能与住院时间较短有关，但是证据并不一致。

内镜辅助腰椎间盘切除术

微创通道显微椎间盘切除术的另一种方法就是内镜手术，有椎板间和经椎间孔全内镜手术两种型式。20 世纪 90 年代末和 21 世纪初开始采用了经椎板间入路[29,30]。本文只讨论经椎板间入路。Ruetten 等[31]总结了他们在全内镜腰椎间盘切除术的经验，通过随机对照研究比较了经椎板间全内镜手术和常规显微外科技术治疗退变性侧隐窝狭窄患者的手术结果。两位全内镜和开放手术经验丰富的外科医生进行了所有的手术，包括 161 例患者（80 例开放性和 81 例内镜），随访时间 2 年，到访率 83%，应用 VAS、NASS 和 ODI 问卷评估临床结果。患者、外科医生或所有检查员均不了解采用了哪种手术方法。他们发现内镜组的手术时间（34 分钟）明显比开放性手术组（48 分钟）短（$P < 0.05$）。他们注意到内镜组有 1 例硬膜损伤，开放组有 2 例硬膜损伤（无统计学意义）。开放组的总体并发症发生率（如硬膜撕裂、需要修正的硬膜外血肿、伤口愈合延迟，软组织感染）为 8.8%，内镜组为 1.2%，（$P < 0.05$）。在临床结果上，VAS（腿痛和腰痛）、NASS 或 ODI 评分的结果无统计学差异。89% 的开放手术患者和 92% 的内镜手术患者声称其将再次进行手术。

虽然这些结果表明内镜技术不劣于开放技术，但有几个限制因素。尽管患者被随机分配到一个研究组，但患者、外科医生和评估者是知情的。在任何手术研究中这种偏倚都很难克服。研究中进行内镜手术的医生“非常有经验”。因此，研究结果并不适用于内镜手术的新手医生。作者并未说明他们在对内镜技术进行研究之前已经完成了多少病例，但是学习曲线对于理解这一点至关重要。作者指出，与开放手术相比，内镜手术时间更短。尽管没有说明，但假定在每种情况下吸引器和照明设备均能正常工作。尽管我们并不清楚，但这也提出了一个现实问题：机械设备是偶尔还是经常发生故障？需要多少员工培训来纠正和维护设备？如果重视开放手术 48 分钟和内镜手术 34 分钟之间的差异，这些问题将至关重要。虽然超出了本研究的范围，但购买和维护内镜设备的费用未予以讨论，这可能是该技术的非临床方面的限制。最终也是最重要的是，作者未发现临床差异。

Ruetten 等指出，新技术的目标必须是达到与当前结果相称的结果，同时尽量减少创伤和长期负面后果。内镜手术的长期后果仍有待证实。如果椎间盘突出的复发或再手术率比开放性手术高，则这将成为微创手术的重要限制。此外，尽管内镜微创技术的组织损伤较少，但已证实内镜手术在翻修手术方面没有明显益处。根据作者标准，现在说内镜技术比当前作为金标准的开放手术效果更好还为时尚早。

Teli 等[32]在随机临床试验中评估了腰椎间盘切除术，包括全内镜手术、显微腰椎间盘切除术（Caspar 牵开器和显微镜）和开放手术（Caspar 牵开器和放大镜）的三种方法。他们将约 70 例患者随机分配到每个组，并对 91% 的患者进行了为期 24 个月的随访。他们发现，在三个研究组的 6、12 和 24 个月随访中，临床结果评分没有统计学显著差异。

内镜下椎板间腰椎间盘切除术的学习曲线

许多作者提出了某些微创手术学习曲线陡峭的问题。Wang 等[33]前瞻性地回顾了两位外科医生在用全内镜椎板间手术治疗腰椎间盘突出的学习曲线方面的经验。他们将 30 例诊断为腰椎间盘突出的患者分为 3 组，每组 10 例，分别为 A、B 和 C 组。对于 A 组患者，外科医生的经验最少；对于 C 组患者，外科医生的经验最丰富。这些患者为单节段、软性椎间盘突出、L4–L5 或 L5–S1 中央型或旁中央型椎间盘突出，并且正位 X 线片上可见椎板间窗口至少为 7 mm。作者发现，手术时间从 A 组的 108 分钟明显下降到 C 组的 43 分钟。在 A 组中，20%（2/10）的患者转换为开放手术并且有一处硬膜撕裂，并发症发生率为 12.5%（1/8）。在 C 组中，没有中转开放性手术或出现并发症的患者。所有患者的 VAS 腿痛和腰痛评分均有所改善。虽然这是一个有趣的研究，但是研究样本太小而无法明确说明为什么学习曲线约为 30 例患者。A 组的转换率很高，并发症发生率远高于开放性手术的预期并发症发生率。

成本—效益关系

几位研究人员评估比较了微创与开放脊柱手术的成本—效益关系。Lubelski 等[34]发现了198 项有关腰椎的研究，最终纳入了 6 项比较微创手术与腰椎开放手术成本—效益的研究。他们得出结论，每种方法的成本—效益没有显著差异，需要进行更多的研究。他们认为有质量的研究数量有限。研究的缺点通常与随访期短有关，不包括间接费用、缺乏数据和结果的普遍适用性[34]。另一组也得出类似结论，没有足够的关于微创脊柱手术相关费用的研究报告进行确认比较[35]。尽管存在这样的限制，但他们认为微创手术可以大大节约成本，同时也需要开展更多研究。

Teli 等[32]在随机试验中发现显微内镜组的成本最高：每例的显微内镜手术费用约为 4 862 美元（3 010 欧元），每例显微椎间盘切除术的费用为 3 957 美元（2 450 欧元），每例开放椎间盘切除术的费用为 3 731 美元（2 310 欧元）。其中，仪器的固定成本包括采购 Caspar 牵开器、椎板切除术和椎间盘切除术工具，以及内镜设备、显微镜和放大镜。此外，还包括医院费用（手术室手术时间，任何硬膜撕裂黏胶和再手术费用）。他们发现成本与各自国家对初次腰椎间盘突出手术和腰椎间盘突出翻修手术的医疗服务报销比例一致。

Allen 和 Garfin 强调，尽管尚未证实，脊柱微创手术有望成为一种具有成本—效益的干预措施[36]。他们认为，微创手术临床结果是否持久将最终决定该方法是否具有成本—效益，有必要对此开展进一步研究[36]。

射线暴露

射线暴露和医护人员的安全仍然是微创手术讨论的重要组成部分。鉴于微创手术的经皮性质，脊柱解剖标志数量有限，患者在手术时会处于某种程度的辐射暴露之下，而工作人员则在每次手术时均处于辐射暴露下。有作者明确指出，与开放性脊柱手术相比，微创脊柱手术通常需要“更多地采用透视，增加放射线照射，但这可能导致放射性并发症，如白内障、皮肤红斑、白血病、甲状腺癌和其他恶性肿瘤”[37]。一项研究发现，与开放手术相比，在微创手术病例的每个身体层面，测得的辐射剂量明显更高[38]。在微创手术病例中，甲状腺 / 眼睛的暴露量为 1.72 mR，胸部为 3.08 mR 和手部为 4.45 mR[38]。而在开放手术病例中，现甲状腺 / 眼睛的暴露量为 0.16 mR，胸部为 0.21 mR 和手部为 0.20 mR[38]。目前正在使用多种限制辐射照射的方法，包括在胸部、甲状腺和手部盖上铅裙、使用放射安全眼镜以及诸如“放手技术”等方法。尽管进行了这些努力，但患者、外科医生和工作人员辐射量常到达令人担心的水平。

硬脊膜撕裂和并发症

一些作者对脊柱微创手术中比例较高的硬膜撕裂表示质疑。Teli 等[32]在随机对照试验中比较了使用放大镜、显微镜和内镜的椎间盘切除方法，发现内镜组的硬膜撕裂、神经根损伤和再突出的发生率更高（$P = 0.37$）。他们认为这可能是由“内镜手术深度感知不够所导致的”[32]。另一方面，在同一研究中，作者指出内镜组患者无感染现象，而其他组有约 5% 的患者术后发生感染（$P = 0.39$）[32]。内镜组感染率的降低是因为这种方法对软组织损伤最小[32]。在对 2007~2012 年的 1 023 例脊柱病例研究中，作者发现开放手术病例和微创病例发生硬膜撕裂的比例分别为 3.43% 和 6.21%。作者认为，微创手术的绝大多数硬膜撕裂都极小，并且没有形成大的死腔，因此可以旷置而无须直接修复。另一方面，如果出现大范围撕裂，作者提到可能需要中转开放手术（“腰椎微创手术的硬膜撕裂是否比开放手术的更被宽容？”，Kulkarni，SMISS 全球论坛，2014）。同样，Palmer 和 Davison[39] 应用单侧切口进行双侧减压，发现无脊椎滑脱的退行性椎管狭窄微创手术的硬膜撕裂发生率为 5.5%。Lee 等[40] 发现通道椎间盘切除术可能存在较高的硬膜撕裂、神经根损伤、伤口并发症和椎间盘突出复发的发生率，可能需要再次手术。

小结

总而言之，迄今为止，关于微创手术与开放性椎板间腰椎手术之间的功能结果差异，尚未有说服力的案例。有几项研究发现微创手术失血较少、切口较小，这种差异的临床意义不大。此外，对椎板间入路微创手术的学习曲线、发生硬膜撕裂和神经根损伤的风险还需要进一步研究。关于成本—效益，需要开展更多的研究。一些严重狭窄或翻修病例并未纳入讨论，对这些病例可能只适合行开放性手术。虽然椎板间微创手术方法可能对某些病例和适当的外科医生有特定的作用，但需要更多的研究来证明。与此同时，对于开放手术，脊柱外科医生应保有信心，因为它已经经受住了时间的考验。

参考文献

1. Khoo LT, Fessler RG. Microendoscopic decompressive laminotomy for the treatment of lumbar stenosis. Neurosurgery. 2002;51(5 suppl):S146–S154.
2. Asgarzadie F, Khoo LT. Minimally invasive operative management for lumbar spinal stenosis: overview of early and long-term outcomes. Orthop Clin North Am. 2007;38(3):387–399; abstract vi–vii.
3. Palmer S, Turner R, Palmer R. Bilateral decompression of lumbar spinal stenosis involving a unilateral approach with microscope and tubular retractor system. J Neurosurg. 2002;97(2, suppl):213–217.
4. Lee CK. Lumbar spinal instability (olisthesis) after extensive posterior spinal decompression. Spine (Phila Pa 1976). 1983;8(4):429–433.
5. Weinstein JN, Tosteson TD, Lurie JD, et al. Surgical versus nonsurgical therapy for lumbar spinal stenosis. N Engl J Med. 2008;358(8):794–810.
6. Fu YS, Zeng BF, Xu JG. Long-term outcomes of two different decompressive techniques for lumbar spinal stenosis. Spine (Phila Pa 1976). 2008;33(5):514–518.
7. Fox MW, Onofrio BM, Onofrio BM, et al. Clinical outcomes and radiological instability following decompressive lumbar laminectomy for degenerative spinal stenosis: a comparison of patients undergoing concomitant arthrodesis versus decompression alone. J Neurosurg. 1996;85(5):793–802.
8. Mullin BB, Rea GL, Irsik R, et al. The effect of postlaminectomy spinal instability on the outcome of lumbar spinal stenosis patients. J Spinal Disord. 1996;9(2):107–116.
9. Guiot BH, Khoo LT, Fessler RG. A minimally invasive technique for decompression of the lumbar spine. Spine (Phila Pa 1976). 2002;27(4):432–438.
10. Bresnahan L, Ogden AT, Natarajan RN, et al. A biomechanical evaluation of graded posterior element removal for treatment of lumbar stenosis: comparison of a minimally invasive approach with two standard laminectomy techniques. Spine (Phila Pa 1976). 2009;34(1):17–23.
11. Hamasaki T, Tanaka N, Kim J, et al. Biomechanical assessment of minimally invasive decompression for lumbar spinal canal stenosis: a cadaver study. J Spinal Disord Tech. 2009;22(7):486–491.
12. Lee MJ, Bransford RJ, Bellabarba C, et al. The effect of bilateral laminotomy versus laminectomy on the motion and stiffness of the human lumbar spine: a biomechanical comparison. Spine (Phila Pa 1976). 2010;35(19):1789–1793.
13. Weiner BK, Walker M, Brower RS, et al. Microdecompression for lumbar spinal canal stenosis. Spine (Phila Pa 1976). 1999;24(21):2268–2272.
14. Sasai K, Umeda M, Maruyama T, et al. Microsurgical bilateral decompression via a unilateral approach for lumbar spinal canal stenosis including degenerative spondylolisthesis. J Neurosurg Spine. 2008;9(6):554–559.
15. Pao JL, Chen WC, Chen PQ. Clinical outcomes of microendoscopic decompressive laminotomy for degenerative lumbar spinal stenosis. Eur Spine J. 2009;18(5):672–678.
16. Costa F, Sassi M, Cardia A, et al. Degenerative lumbar spinal stenosis: analysis of results in a series of 374 patients treated with unilateral laminotomy for bilateral microdecompression. J Neurosurg Spine. 2007;7(6):579–586.
17. Thome C, Zevgaridis D, Leheta O, et al. Outcome after less-invasive decompression of lumbar spinal stenosis: a randomized comparison of unilateral laminotomy, bilateral laminotomy, and laminectomy. J Neurosurg Spine. 2005;3(2):129–141.
18. Rahman M, Summers LE, Richter B, et al. Comparison of techniques for decompressive lumbar laminectomy: the minimally invasive versus the “classic” open approach. Minim Invasive Neurosurg. 2008;51(2):100–105.

19. Hatta Y, Shiraishi T, Sakamoto A, et al. Muscle-preserving interlaminar decompression for the lumbar spine: a minimally invasive new procedure for lumbar spinal canal stenosis. Spine (Phila Pa 1976). 2009;34(8):E276–E280.
20. Kelleher MO, Timlin M, Persaud O, et al. Success and failure of minimally invasive decompression for focal lumbar spinal stenosis in patients with and without deformity. Spine (Phila Pa 1976). 2010;35(19):E981–E987.
21. Ikuta K, Arima J, Tanaka T, et al. Short-term results of microendoscopic posterior decompression for lumbar spinal stenosis: technical note. J Neurosurg Spine. 2005;2(5):624–633.
22. Ikuta K, Tono O, Tanaka T, et al. Surgical complications of microendoscopic procedures for lumbar spinal stenosis. Minim Invasive Neurosurg. 2007;50(3):145–149.
23. Sclafani JA, Kim CW. Complications associated with the initial learning curve of minimally invasive spine surgery: a systematic review. Clin Orthop Relat Res. 2014;472(6):1711–1717. doi:10.1007/s11999-014-3495-z.
24. Chou D, Wang VY, Khan AS. Primary dural repair during minimally invasive microdiscectomy using standard operating room instruments. Neurosurgery. 2009;64(5, suppl 2):356–358; discussion 8–9.
25. Arts MP, Brand R, van den Akker ME, et al. Tubular diskectomy vs conventional microdiskectomy for sciatica: a randomized controlled trial. JAMA. 2009;302(2):149–158.
26. Arts MP, Brand R, van den Akker ME, et al. Tubular diskectomy vs conventional microdiskectomy for the treatment of lumbar disk herniation: 2-year results of a double-blind randomized controlled trial. Neurosurgery. 2011;69(1):135–144; discussion 144.
27. Franke J, Greiner-Perth R, Boehm H, et al. Comparison of a minimally invasive procedure versus standard microscopic discotomy: a prospective randomised controlled clinical trial. Eur Spine J. 2009;18(7):992–1000.
28. Rasouli MR, Rahimi-Movaghar V, Shokraneh F, et al. Minimally invasive discectomy versus microdiscectomy/open discectomy for symptomatic lumbar disc herniation. Cochrane Database Syst Rev. 2014;9:CD010328.
29. Brayda-Bruno M, Cinnella P. Posterior endoscopic discectomy (and other procedures). Eur Spine J. 2000;9(suppl 1):S24–S29.
30. Destandau J. A special device for endoscopic surgery of lumbar disc herniation. Neurol Res. 1999;21(1):39–42.
31. Ruetten S, Komp M, Merk H, et al. Surgical treatment for lumbar lateral recess stenosis with the full-endoscopic interlaminar approach versus conventional microsurgical technique: a prospective, randomized, controlled study. J Neurosurg Spine. 2009;10(5):476–485.
32. Teli M, Lovi A, Brayda-Bruno M, et al. Higher risk of dural tears and recurrent herniation with lumbar micro-endoscopic discectomy. Eur Spine J. 2010;19(3):443–450.
33. Wang B, Lu G, Patel AA, et al. An evaluation of the learning curve for a complex surgical technique: the full endoscopic interlaminar approach for lumbar disc herniations. Spine J. 2011;11(2):122–130.
34. Lubelski D, Mihalovich KE, Skelly AC, et al. Is minimal access spine surgery more cost-effective than conventional spine surgery? Spine (Phila Pa 1976). 2014;39(22, suppl 1):S65–S74.
35. Al-Khouja LT, Baron EM, Johnson JP, et al. Cost-effectiveness analysis in minimally invasive spine surgery. Neurosurg Focus. 2014;36(6):E4.
36. Allen RT, Garfin SR. The economics of minimally invasive spine surgery: the value perspective. Spine (Phila Pa 1976). 2010;35(26 suppl):S375–S382.
37. Srinivasan D, Than KD, Wang AC, et al. Radiation safety and spine surgery: systematic review of exposure limits and methods to minimize radiation exposure. World Neurosurg. 2014;82(6):1337–1343.
38. Mariscalco MW, Yamashita T, Steinmetz MP, et al. Radiation exposure to the surgeon during open lumbar microdiscectomy and minimally invasive microdiscectomy: a prospective, controlled trial. Spine (Phila Pa 1976). 2011;36(3):255–260.
39. Palmer S, Davison L. Minimally invasive surgical treatment of lumbar spinal stenosis: two-year follow-up in 54 patients. Surg Neurol Int. 2012;3:41.
40. Lee P, Liu JC, Fessler RG. Perioperative results following open and minimally invasive single-level lumbar discectomy. J Clin Neurosci. 2011;18(12):1667–1670.

微创 TLIF/PLIF

第 24 章

作者 Philip K. Louie, Dustin H. Massel, Benjamin C. Mayo, Grant D. Shifflet, William W. Long, Krishna Modi, Kern Singh

译者 黄 博

微创 TLIF/PLIF 简介

标准开放技术

经椎间孔腰椎椎间融合术（TLIF）需要完整切除小关节（包括上关节突），因而椎间隙暴露更偏外侧，减少了对神经的牵拉[1,2]。经后路腰椎椎间融合术（PLIF）利用更偏内侧的椎间隙入路，保留部分小关节（上关节突）。这可能需要牵拉神经结构，以安全地进行椎间盘切除和椎间融合。选择标准腰椎后方入路，如果外科医生选择做横突间植骨融合，则需要充分暴露横突（TP）尖部。在横突（TP）和上关节突交界处，于腰椎双侧置入多轴椎弓根螺钉。可利用钉棒系统或向后牵拉棘突，打开椎间隙后方。以手术刀在纤维环上开窗，然后以撑开器、铰刀、终板刮刀、刮匙和咬骨钳等相互配合处理椎间隙。测试不同尺寸的椎体间试模，直至确认合适的椎间融合器。最终，整个椎间隙应紧密堆积颗粒状骨移植材料。固定螺帽拧紧时，可对椎弓根螺钉结构适当加压。

适应证

微创手术（MIS）TLIF / PLIF 的适应证与开放手术的适应证相似。常见适应证包括腰椎滑脱（I/II 度）引起的机械性下腰痛和保守治疗无效的神经根性症状[3~6]。椎间固定还可能对以下疾患有效：退变性椎间盘疾病引起的腰椎不稳和有症状的神经根性痛，复发性椎间盘突出，脊柱创伤，假关节形成，滑膜囊肿，以及椎板切除术后的后凸不稳等[7~10]。

禁忌证

MIS TLIF / PLIF 几乎没有绝对禁忌证[3,8,11~13]。由于椎弓根之间距离较小、靠近脊髓圆锥和椎管较狭窄，L2 节段以上禁行 PLIF。如有必要，可在该节段行 TLIF 手术，以减少对硬膜囊的牵拉，从而降低损伤脊髓圆锥的风险。然而，PLIF 和 TLIF 都需要关注脊髓圆锥损伤的问题。相对禁忌证包括重度腰椎滑脱（Ⅲ / Ⅳ 级）、脊柱转移性病灶、急性脊柱骨折、脊柱前次手术的瘢痕组织增生和多节段脊柱疾病（超过 2 个节段）。一些非脊柱源性疾病如严重骨质疏松、全身性感染、妊娠或肥胖症等，也是该手术方式的相对禁忌证。

开放技术的潜在 / 理论上的问题

对手术操作和长时间牵拉所引起的医源性软组织损伤，是开放手术常见的并发症[4,8,14]。肌酸磷酸激酶 MM 同工酶是肌肉损伤的直接标志物。在开放 TLIF 术后即刻测量该同工酶，可发现其水平升高。腰椎开放手术后的患者也被发现有椎旁肌肉的长期性病理性改变[15]。接受腰椎开放融合手术患者的躯干力量明显弱于接受腰椎间盘切除术等创伤较小的开放手术患者。开放手术可能破坏椎旁肌的神经支配，导致肌肉支撑力减弱[8,17]。开放 TLIF / PLIF 手术也与手术时间延长和围术期的失血增加有关[6,18~20]。

手术技术

MIS-PLIF 和 MIS-TLIF 对椎间隙的处理步骤是相同的。PLIF 入路在方向上更靠中央，并且保留了部分小关节；而 TLIF 更偏外侧，并需完整切除小关节。

相关解剖

腰椎后方肌肉组织可分为三层：

- 浅表层：背阔肌，胸腰筋膜。
- 中间层：后锯肌，竖脊肌（髂肋肌，背最长肌，棘肌）。
- 深层：多裂肌，旋转肌。

脊旁（Wiltse）入路[7]所涉及的肌肉，包括多裂肌和骶棘肌的最长肌部分。用这种方法可以保留由棘间韧带和棘上韧带形成的后方张力带，棘突旁肌肉附着点也得以保留[20]。

解剖操作区域

主要操作区域的范围包括：远端边界为目标椎间盘的下位腰椎椎弓根，内侧为行走的神经根和硬膜囊，近端为上位腰椎峡部和出行神经根。横断面中，腰椎椎弓根从后向前的内倾角度较为固定，在 L1 为 10° ~15°，在 L5 约为 30°[13]。

术前计划

临床通常首先通过 X 线片来对下腰痛进行评估。正位（AP）和侧位片都可有助于确定矢状位序列、椎间隙高度和是否有骨赘形成，过伸—过屈位片可检测腰椎不稳。为了进一步评估狭窄，建议所有患者进行 MRI 检查。如果存在 MRI 禁忌，则采用 CT 或 CT 脊髓造影。CT 脊髓造影有助于识别骨骼与软组织的结构性病理改变和空间关系。

手术步骤

患者体位

患者俯卧于 Jackson 可透视手术床上（图 24.1）。C 臂和显示器置于手术者对面。在消毒铺单前拍摄正侧位片以测试 C 臂位置和显像效果[12]。患者的上肢外展，肘部屈曲至 90°。在腋窝、膝盖、胸部和大腿前方放置衬垫，以防止神经压迫（如臂丛神经麻痹）。连接设置体感诱发电位（SSEP）和肌电图（EMG）神经功能监测工具。

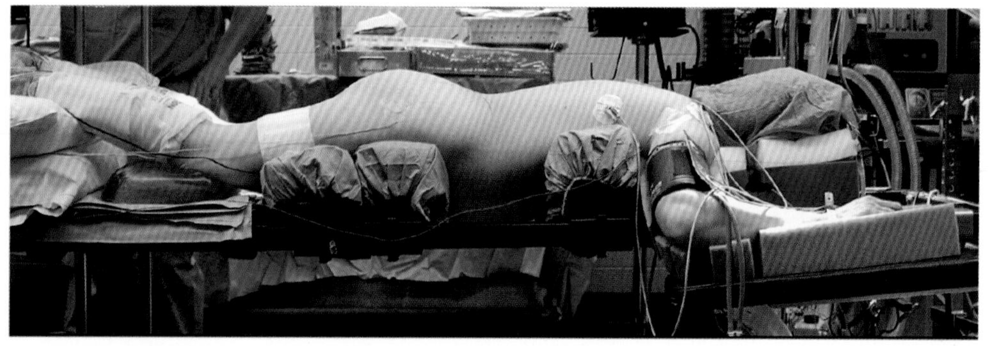

图 24.1 患者俯卧于 Jackson 手术床上。为了避免对臂丛的压迫，将胸垫放置于腋下。腹部悬空以防止静脉充血。凝胶垫放置在髌骨下方。臀部和大腿垫位于髂前上棘的下方

手术入路

正位透视辨识椎弓根，以确定入路。在患者有明显的神经根症状一侧，将 22G 针头插到病变椎间隙水平的皮肤表面进行定位。在中线旁开 4~5 cm 处，以此点为中心做一个 2~3 cm 的纵切口。

置入椎弓根螺钉导针

插入 Jamshidi 穿刺针，穿透筋膜至上关节突与横突（TP）之间。针位于 10 点或 2 点钟位置（12 点钟位于中线）（图 24.2）。针头以每次 5 mm 的速度缓慢向前推进 15~20 mm。在前后位透视下将导针再插入 10~15 mm, 注意确保不穿破椎弓根内侧壁。通过侧位透视确认克氏针已穿过椎弓根—椎体交界处。如果克氏针未通过椎体后壁或超过椎弓根内侧壁，则需在侧位片上重新定位 Jamshidi 针。在下位椎体的椎弓根上重复该过程。在切口外将克氏针轻柔向外折弯。

通道置入和扩张

通道扩张器置入上述导针之间（图 24.3）。逐级置入扩张器，直到置入最大直径的扩张器。

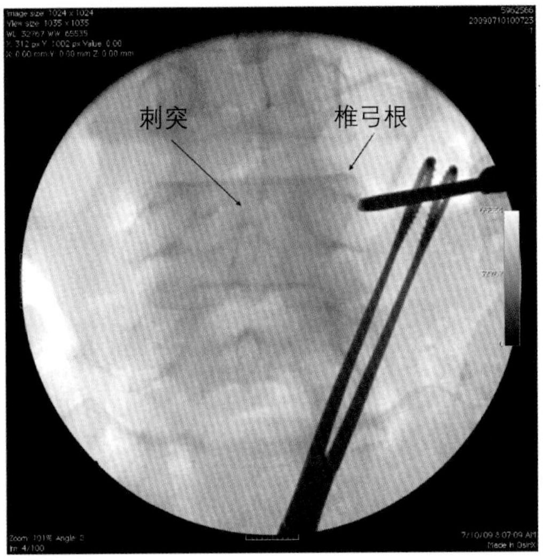

图 24.2 术中前后位透视显示正确的 Jamshidi 针穿刺点位于右侧椎弓根的 2 点钟位置

然后将直径 22 mm 的不可扩张通道置于扩张器上，平行于椎间盘将通道固定于峡部和小关节处的最终位置（图 24.4）。放置光源以供通道内照明，以头戴放大镜或显微镜获得更佳视野。

减压

以咬骨钳和电刀去除小关节上的残留软组织。以高速磨钻行小关节和椎板切除（图

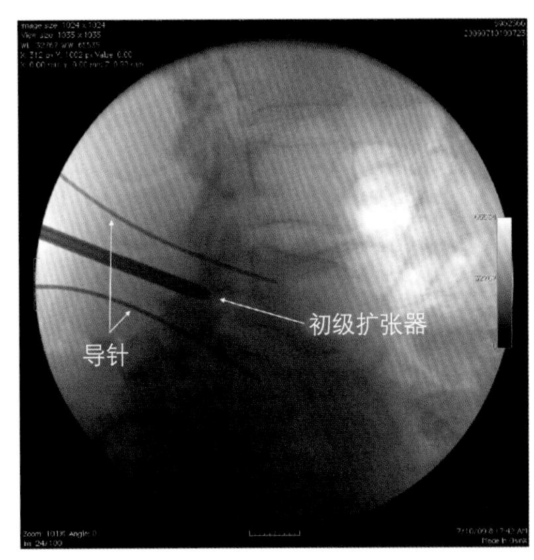

图 24.3 术中侧位透视显示导针之间置入初级扩张器，由此建立的工作通道最大限度地减少了软组织的剥离

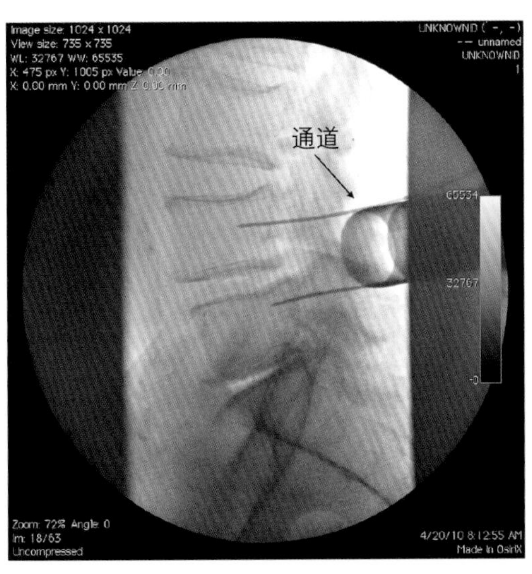

图 24.4 术中侧位透视显示在目标间隙通道的最终位置

24.5）。如有必要，减压可以扩展到对侧。使用磨钻完成小关节切除，截除上、下关节突，并向上减压至该节段峡部。小关节切除不足会降低椎间隙的可视性。将去除的关节突咬碎，放入椎间隙融合器中以备在椎间盘切除后使用。小关节切除后可行同侧中央椎管、关节下和椎间孔狭窄的减压。通过将通道向中线倾斜至椎板和棘突的交界处，也可以经同一切口对对侧进行减压[12]。使用弯的刮匙剥离黄韧带，黄韧带完全切除后，减压完成。

椎间隙和椎体间植骨准备

使用髓核钳、终板刮刀和弯刮匙去除椎间盘组织。在侧位透视下，用骨刀或15号手术刀切开纤维环。以撑开器和终板刮刀切除椎间盘，并确保终板不被刮破。放置不同尺寸的试模以恢复腰椎前凸和适当的椎间孔撑开。一旦确定了合适的尺寸，取出试模并大量灌洗椎间隙以清除任何残留的椎间盘碎片。椎间融合器中填充自体骨或自体骨加骨生物增强剂（图24.6）。将椎间融合器置于椎间隙中部，侧位透视检查以确认对出口神经根或背根神经节无压迫（图24.7）。

固定—椎弓根螺钉置入

椎间融合器到位后，透视引导下沿导针进行攻丝至椎体后壁。移除丝攻并沿导针置入适当尺寸的空心椎弓根螺钉。椎弓根螺钉就位后，置入适当尺寸的连接棒。通过脊椎中柱内椎弓根螺钉/棒和骨性结构适当加压，用扭力扳手最终锁死螺母（图24.8）。

伤口闭合

充分灌洗伤口。以骨蜡填于纤维环缺损和椎间融合器末端，以减少术后神经根炎和神经孔骨赘生长，然后逐层关闭切口[21]。

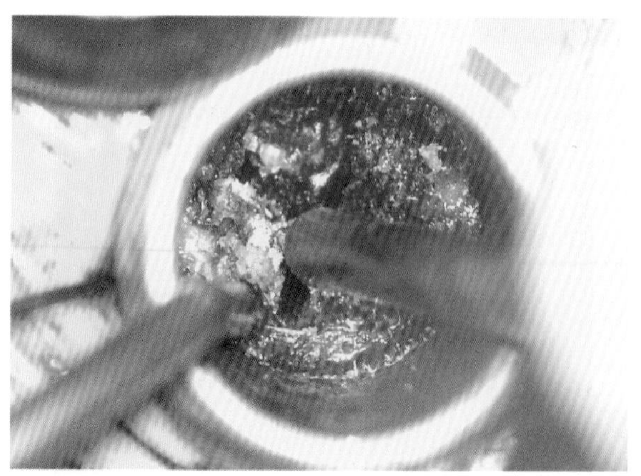

图24.5 以高速磨钻去除椎板、部分小关节和上位椎体的下关节突

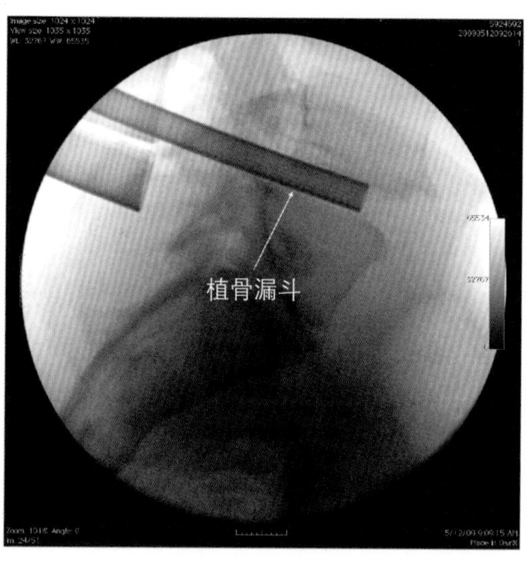

图24.6 术中侧位透视显示植骨漏斗放置在椎间隙，以准备植骨

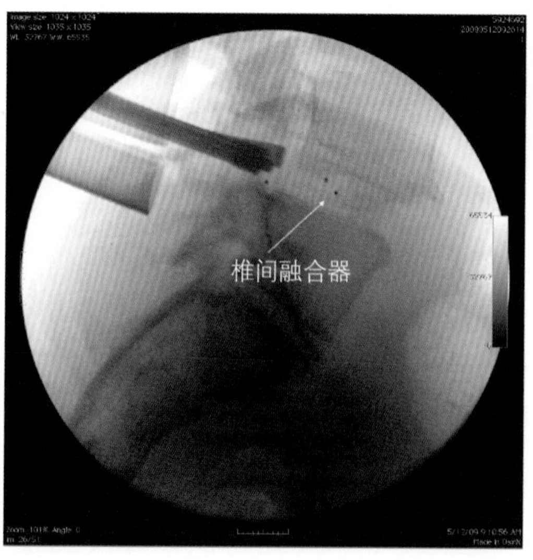

图24.7 术中侧位透视以及通过工作通道直视下置入椎间融合器

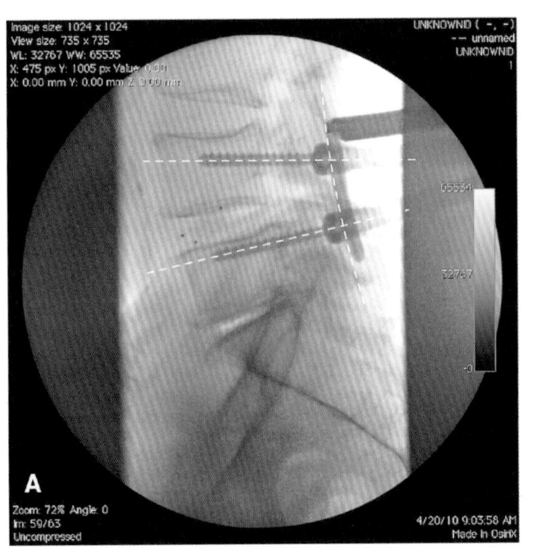

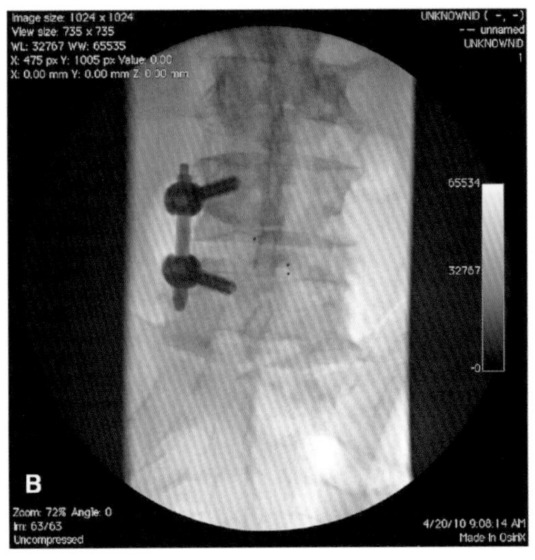

图 24.8　术中（A）侧位和（B）前后位透视确认连接棒穿过螺钉头部

术后处理

指导和训练患者在手术当天下地[2]。肌肉痉挛很常见，使用肌肉松弛剂可以得到较好的控制。通常不需要腰骶矫形器（LSO）。可根据医生的习惯和对个案的不同判断应用 LSO[9,2]。

并发症

脑脊液（CSF）漏仍然是翻修手术（特别是前次手术中使用 rhBMP-2 时）的主要并发症之一。脑脊液漏可先用明胶海绵和纤维蛋白胶治疗。如果这些方法不成功，可行修复硬膜或胶水封闭。两种方法均需卧床 24 小时。RhBMP-2 在 TLIF[21] 手术中的危害可能包括神经孔骨赘生长、假关节形成和椎体骨溶解，也可出现异位骨化，即在非预期的位置形成新骨，如放置 RhBMP-2 后的椎管。将 RhBMP-2 置入椎间隙前方，可以预防异位骨化的发生。

康复

术后患者应在医师的指导下进行物理治疗，不推荐使用支具。术后早期重点是安全下床和独立行走。术后 4 周，不要弯腰、扭腰，不要提大于 5 磅的物体。患者通常可在术后 1~2 周恢复轻强度工作，并在 1~2 个月内转为中等强度的工作和轻度休闲活动。手术后约 5 个月，如果身体允许，可参加所有活动。

要点与难点

如果椎弓根导针置入困难，或者不能确认椎弓根的完整性，可将临时通道置于上关节的克氏针上。对于减压，可能需要将较小直径的通道置于小关节内侧，以减少软组织进入创口。一旦工作通道就位，尽量减少移动通道，因为这可能导致肌肉挤入创口。有效使用透视对于减少辐射暴露是必要的。终板处理时的侧位透视，对于避免意外穿破终板和前纵韧带至关重要。

预期结果

研究显示，MIS-TLIF/PLIF 手术后早期融合率佳，术后 4 年患者融合率高达 99%[8,10,18,23,24]；术后临床结果评分显著改善，包括 Oswestry 功能障碍指数（ODI）和疼痛的 VAS 评分[6,8,10,20,25,26]。

循证医学（微创和开放手术的对比）

Karikari 和 Isaacs[25]对微创和开放 TLIF 手术的临床和影像学结果进行了文献回顾，发现两组之间的融合率和临床结果相似。然而，MIS-TLIF 在围术期（失血量，EBL）和术后（住院时间，LOS）并发症方面有所改善。一项荟萃分析比较了 Wu 等的 MIS 和开放 TLIF 融合率[26]，发现两种手术之间的融合率相似，但 MIS-TLIF 患者并发症更少。

Adogwa 等[18]对 MIS-TLIF 与开放 TLIF 进行了疗效比较分析，显示 MIS-TLIF 患者术后麻醉药物使用率较低，住院时间（LOS）缩短，术后 2 年误工天数减少。Peng 等[20]前瞻性分析比较了开放组和微创（MIS）TLIF 手术，得到了相似的结果。与接受开放 TLIF 的患者相比，接受 MIS-TLIF 的患者术后初始疼痛较少，住院时间较短，整体并发症较少，并且较早开始康复训练。然而，经过 2 年的随访，两组的临床和影像学结果相似。

Shunwu 等[6]的研究表明，接受 MIS-TLIF 治疗的患者尽管手术时间比开放手术长，但失血量（EBL）、输血量减少，血清肌酸激酶水平降低。他们还报告 MIS-TLIF 组术后腰背痛较少，下地行走时间早，住院时间短，并且随访时 ODI 和 VAS 评分显著改善。 在对翻修手术的回顾性分析中，Wang 等[27]发现与开放手术组相比，MIS-TLIF 组的失血量（EBL）减少，术后第 2 天腰痛评分改善。然而，在随后的随访中，作者发现两组临床结果和影像学表现相似。

术区感染是脊柱手术的关注点。Parker 等[28]回顾了 MIS 与开放 TLIF 手术的术后感染率，发现 MIS-TLIF 患者报告的术区感染较少。医疗保健费用也是所有医学专科共同探讨的主要课题，特别是在脊柱外科领域。Parker 等[29]将 MIS-TLIF 与开放 TLIF 手术进行比较，发现 MIS-TLIF 患者的 2 年支出节省了 8 371 美元。同样，Singh11 描述了尽管内置物支出相似，但 MIS-TLIF 患者的直接住院费用较低。

作者观点

有些 MIS-TLIF 的优点尚未得到文献强有力的支持。MIS-TLIF 有一定的学习曲线，初始手术时间通常较长。然而，文献报道随着外科医生手术经验增多，手术时间逐渐缩短[30,31]，当天出院的可能性也越来越大[22]。MIS -TLIF 也可以节省围术期费用。最新研究表明，与传统的开放 TLIF 手术相比，MIS -TLIF 手术也可以节约长期成本[11,29,32]。与需要较大范围显露的开放 TLIF 相比，MIS-TLIF 手术可减少医源性不稳定的发生[24,33]。

最近，肥胖患者进行手术的潜在风险和获益成为人们关注的焦点。在 MIS -TLIF 术后，肥胖和非肥胖患者之间疼痛和功能的改善相似[34]。

MIS 技术在一定程度上改变了目前的手术适应证/禁忌证。影响伤口愈合的术前危险因素（如糖尿病）是传统手术禁忌证，但由于 MIS 切口较小，微创后路腰椎融合现在也可作为一种选择。

两个有价值的未来研究方向包括通过前瞻性随机试验比较 MIS 与开放 TLIF 的长期成本效益，和通过长期疗效来评估 MIS 与开放 TLIF 患者之间的生活质量差异。

小结与要点

MIS-TLIF 已被证明是一种复杂但有效的方法，可用于脊柱前柱重建和稳定，以及缓解疼痛。大量临床和影像学研究表明，MIS-TLIF 是一种适用于多种退行性脊柱病变的实用技术。研究表明，与传统的开放手术相比，MIS-TLIF 技术具有许多优点，包括减少失血、术区感染和术后麻醉药物使用量，缩短住院时间等。考虑到与 MIS-

TLIF 技术相关的学习曲线，在早期使用时手术时间更长，但是随着外科医生操作的增多，研究表明 MIS-TLIF 可能比开放 TLIF 手术所需的时间更少。尽管有初步证据表明 MIS-TLIF 可降低医疗成本，但还需要进一步研究加以证明。

争鸣：反对 MIS TLIF / PLLIF 的病例

作者 Todd J. Albert
译者 黄 博

首先，我赞赏文献中作者对 MIS-TLIF / PLIF 技术进行了客观的评论和描述。就作者对开放技术的描述而言，需要强调的是，在 TLIF 手术中对手术节段下位椎弓根进行骨性显露是非常重要的。椎弓根的骨性显露，去除上关节面的任何多余部分，以便能达到椎间隙并明确地去除椎间隙内组织。此外，在 MIS 技术中，据我所知，尚没有出色的微创终板刮刀来有效进行椎间盘切除和软骨终板清除。椎间处理目前是通过改良的开放手术器械完成的。就适应证而言，我对 TLIF 适应证的掌握比文献中提及的更严格。我怀疑对于退变性腰椎滑脱，TLIF 手术是否优于完美的后外侧融合术。如果只有 MIS 手术一个选项，你就只能做好椎间融合，但也有学者质疑 MIS 手术椎间融合更加困难。我认为 TLIF 的最佳适应证是伴有退变性脊柱侧凸的退变性滑脱，可以通过椎间隙置入融合器来改善脊柱平衡，以及椎板切除术后椎体滑脱、假关节形成等，这样可以在椎间隙中获得新的融合床。我对文献中所提出前次手术瘢痕是手术禁忌证的说法表示异议。我认为伴有广泛瘢痕形成的复发性椎间盘突出是 TLIF 最好的适应证之一。TLIF 允许手术者从瘢痕组织外侧入路，更安全地进入椎间隙，并对行走和出口神经根进行广泛减压。

我完全同意 MIS-TLIF 在感染风险较高的患者中具有优势，以及较少剥离肌肉组织和较少瘢痕形成的潜在优势。虽然在描述中听起来很棒，但我相信这种优势的效果还有待证明。

我也完全同意 MIS 手术学习曲线所带来的风险。术者必须耐心并反复地做此类手术，而不是偶尔为之。术者必须有足够的手术量来一遍又一遍地重复，从而使该类手术的效果令术者和患者都满意。最后，当需要撑开椎间隙时，首选的技术是使用椎板撑开装置而不是通过椎弓根螺钉撑开。我担心椎弓根螺钉的重复撑开和加压会削弱固定。开放手术中较容易通过棘突和 / 或椎板间撑开，在微创手术中却不适用。通过这种撑开技术可以充分撑开椎间隙，更彻底地切除椎间盘并将椎间隙融合器向前方放置以增加该节段的脊柱前凸。作者描述在放置融合器后置入椎弓根螺钉，这将更难获得前凸矫形。我猜测 MIS 技术可能会导致手术节段的后凸，在选择使用 TLIF 技术时应该考虑这一点。总体而言，TLIF 和 PLIF 在脊柱手术中的作用除了融合外，还有前柱椎间支撑和短节段畸形矫正。我对作者的研究表示赞赏，同时建议他们能继续进一步的研究。

参考文献

1. Hackenberg L, Halm H, Bullmann V, et al. Transforaminal lumbar interbody fusion: a safe technique with satisfactory three to five year results. Eur Spine J. 2005;14(6):551–558.
2. Reiter MF, Chaudhary SB. 15 Transforaminal and posterior lumbar interbody fusion. In: Wiesel SW, ed. Operative Techniques in Orthopaedic Surgery. Vol 1. Philadelphia, PA: Lippincott Williams & Wilkins; 2011:4616–4627.
3. Ahn J, Tabaraee E, Singh K. Minimally invasive transforaminal lumbar interbody fusion. J Spinal Disord Tech. 2015;28(6):222–225.
4. Brodano GB, Martikos K, Lolli F, et al. Transforaminal lumbar interbody fusion in degenerative disc disease and spondylolisthesis Grade I. J Spinal Disord Tech. 2013:1–20.
5. Eck JC, Hodges S, Humphreys SC. Minimally invasive lumbar spinal fusion. J Am Acad Orthop Surg. 2007;15(6):321–329.
6. Shunwu F, Xing Z, Fengdong Z, et al. Minimally invasive transforaminal lumbar interbody fusion for the treatment of degenerative lumbar diseases. Spine. 2010;35(17):1615–1620.
7. Chaudhary KS, Groff MW. Minimally invasive transforaminal lumbar interbody fusion for degenerative spine. Tech Orthop. 2011;26(3):146–155.
8. Holly LT, Schwender JD, Rouben DP, et al. Minimally invasive transforaminal lumbar interbody fusion: indications, technique, and complications. Neurosurg Focus. 2006;20(3):1–5.
9. Pelton MA, Nandyala SV, Marquez-Lara A, et al. Minimally invasive transforaminal lumbar interbody fusion. In: Phillips FM, Lieberman IH, Polly DW Jr, eds. Minimally Invasive Spine Surgery. New York, NY: Springer; 2014:151–158.
10. Schwender JD, Holly LT, Rouben DP, et al. Minimally invasive Transforaminal Lumbar Interbody Fusion (TLIF). J Spinal Disord Tech. 2005;18(suppl 1):S1–S6.
11. Singh K. A perioperative cost analysis comparing single-level minimally invasive and open transforaminal lumbar interbody fusion. Spine J. 2014;14(8):1694–1701. doi:10.1016/j.spinee.2013.10.053.
12. Schwender JD, Foley KT, Holly LT. Minimally invasive posterior surgical approaches to the lumbar spine through tubular retractors. In: Vaccaro AR, Albert TJ, eds. Spine Surgery: Tricks of the Trade. 2nd. New York, NY: Thieme; 2009:245–249.
13. Marquez-Lara A, Ahn J, Singh K. Minimally invasive transforaminal lumbar interbody fusion. In: Singh K, Vaccaro AR, eds. Minimally Invasive Spine Surgery. 1st ed. New Delhi, India: Springer; 2016:85–95.
14. Lau D, Lee JG, Han SJ, et al. Complications and perioperative factors associated with learning the technique of minimally invasive Transforaminal Lumbar Interbody Fusion (TLIF). J Clin Neurosci. 2011;18(5):624–627.
15. Rantanen J, Hurme M, Falck B, et al. The lumbar multifidus muscle five years after surgery for a lumbar intervertebral disc herniation. Spine. 1993;18(5):568–574.
16. Mayer TG, Vanharanta H, Gatchel RJ, et al. Comparison of CT scan muscle measurements and isokinetic trunk strength in postoperative patients. Spine. 1989;14(1):33–36. doi:10.1097/00007632-198901000-00006.
17. Sihvonen T, Herno A, Paljarvi L, et al. Local denervation atrophy of paraspinal muscles in postoperative failed back syndrome. Spine. 1993;18(5):575–581.
18. Adogwa O, Parker SL, Bydon A, et al. Comparative effectiveness of minimally invasive versus open transforaminal lumbar interbody fusion. J Spinal Disord Tech. 2011;24(8):479–484.
19. Lee KH, Yue WM, Yeo W, et al. Clinical and radiological outcomes of open versus minimally invasive transforaminal lumbar interbody fusion. Eur Spine J. 2012;21(11):2265–2270. doi:10.1007/s00586-012-2281-4.
20. Peng CWB, Yue WM, Poh SY, et al. Clinical and radiological outcomes of minimally invasive versus open transforaminal lumbar interbody fusion. Spine. 2009;34(13):1385–1389. doi:10.1097/BRS.0b013e3181a4e3be.
21. Singh K, Nandyala SV, Marquez-Lara A, et al. Clinical sequelae after rhBMP-2 use in a minimally invasive transforaminal lumbar interbody fusion. Spine J. 2013;13(9):1118–1125. doi:10.1016/j.spinee.2013.07.028.
22. Eckman WW, Hester L, McMillen M. Same-day discharge after minimally invasive transforaminal lumbar interbody fusion: a series of 808 cases. Clin Orthop Relat Res. 2013;472(6):1806–1812.doi:10.1007/s11999-013-3366-z.
23. Deutsch H, Musacchio MJ Jr. Minimally invasive transforaminal lumbar interbody fusion with unilateral pedicle screw fixation. Neurosurg Focus. 2006;20(3):1–5. doi:10.3171/foc.2006.20.3.11.
24. Wong AP. Minimally Invasive Transforaminal Lumbar Interbody Fusion (MI-TLIF). Neurosurg Clin N Am. 2014;25(2):279–304. doi:10.1016/j.nec.2013.12.007.
25. Karikari IO, Isaacs RE. Minimally invasive transforaminal lumbar interbody fusion. Spine. 2010;35(26, suppl):S294–S301. doi:10.1097/BRS.0b013e3182022ddc.
26. Wu RH, Fraser JF, Härtl R. Minimal access versus open transforaminal lumbar interbody fusion. Spine. 2010;35(26):2273–2281. doi:10.1097/BRS.0b013e3181cd42cc.
27. Wang J, Zhou Y, Zhang ZF, et al. Minimally invasive or open transforaminal lumbar interbody fusion as revision surgery for patients previously treated by open discectomy and decompression of the lumbar spine. Eur Spine J. 2011;20(4):623–628.
28. Parker SL, Adogwa O, Witham TF, et al. Post-operative

infection after minimally invasive versus open Transforaminal Lumbar Interbody Fusion (TLIF): literature review and cost analysis. Minim Invasive Neurosurg. 2011;54(1):33–37. doi:10.1055/s-0030-1269904.
29. Parker SL, Adogwa O, Bydon A, et al. Cost-effectiveness of minimally invasive versus open transforaminal lumbar interbody fusion for degenerative spondylolisthesis associated low-back and leg pain over two years. World Neurosurg. 2012;78(1-2):178–184. doi:10.1016/j.wneu.2011.09.013.
30. Neal CJ, Rosner MK. Resident learning curve for minimal-access transforaminal lumbar interbody fusion in a military training program. Neurosurg Focus. 2010;28(5):E21–E24. doi:10.3171/2010.1.FOCUS1011.
31. Nandyala SV. Minimally invasive transforaminal lumbar interbody fusion: one surgeon's learning curve. Spine J. 2014;14(8):1460–1465. doi:10.1016/j.spinee.2013.08.045.
32. Lubelski D, Mihalovich KE, Skelly AC, et al. Is minimal access spine surgery more cost-effective than conventional spine surgery? Spine. 2014;39:S65–S74.
33. Phan K, Rao PJ, Kam AC, et al. Minimally invasive versus open transforaminal lumbar interbody fusion for treatment of degenerative lumbar disease: systematic review and meta-analysis. Eur Spine J. 2015;24(5):1017–1030. doi:10.1007/s00586-015-3903-4.
34. Terman SW, Yee TJ, Lau D, et al. Minimally invasive versus open transforaminal lumbar interbody fusion: comparison of clinical outcomes among obese patients. J Neurosurg Spine. 2014;20(6):644–652. doi:10.3171/2014.2.SPINE13794.

第 25 章 椎间孔外入路

作者 Tarek P. Sunna', Daniel Shedid, Fahed Zairi
译者 徐 峰

椎间孔外腰椎间盘突出占所有腰椎间盘突出的 7%~12%[1]。1944 年，Lindblom 通过尸体研究首先对此进行了描述；1971 年，Macnab 发表了最早的两例 L5–S1 椎间孔外突出患者 L5 神经受压的病例报告；1974 年，Abdullah 等首次描述了极外侧综合征（图 25.1）。

椎间孔外腰椎间盘突出更常见于上腰椎[2]和 50~60 岁的患者[2~5]，常表现为股前部和腹股沟疼痛[2,6~8]、股四头肌无力，并可能伴有股骨头拉伸试验阳性[9,10]。奇怪的是，腰痛通常很轻，Lasègue 征通常为阴性[2,12,13]。

多年来，外科手术方式的改变主要是因为两个要求：对椎间孔和椎间盘突出的良好暴露，以及保持脊柱稳定性的必要性。

目前，治疗此类椎间盘突出常采用两种手术入路：①传统的中线经椎板切开 / 开窗入路或其改良方法；②旁正中（椎间孔外）入路。通过中线入路切除真正的椎间孔外的突出的椎间盘，需要牺牲很大一部分小关节（如果不是全部的话），这可能导致不稳定。旁正中入路是在小关节水平上进行，可更直接地到达病变部位。

1959 年，Watkins 首次描述了椎旁或旁正中入路[2]。手术在骶棘肌外侧缘和腰方肌之间展开。Wiltse 描述了一种改良的椎旁经肌肉入路[3,4]，在多裂肌和最长肌之间纵向分离骶棘肌。这种方法最初被用于脊柱融合、腰椎滑脱的治疗[14]。通过此入路可以进行单节段或多节段融合，同时保持棘上和棘间韧带完整。目前它更常用于治疗极外侧椎间盘突出，本章将对此进行讨论。

微创椎间孔外入路治疗腰椎间盘突出

极外侧椎间盘突出主要发生在 L3–L4 和 L4–L5 水平，其次是 L5–S1[1,15,16]。据报道，近端 L1–L2 或 L2–L3 受累非常罕见；然而，An 等[3]指出，在这些节段的发病率高达 28%。

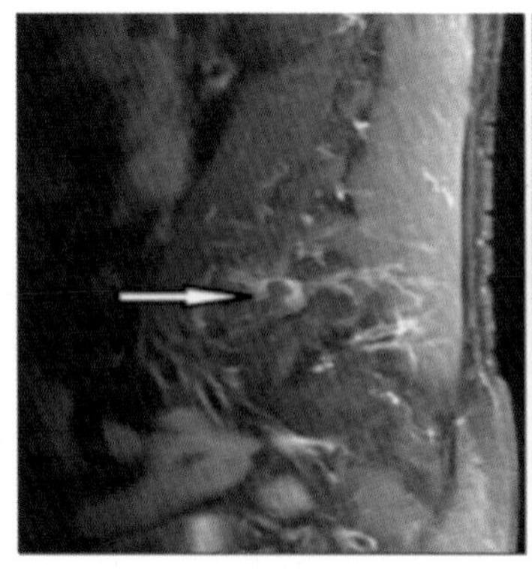
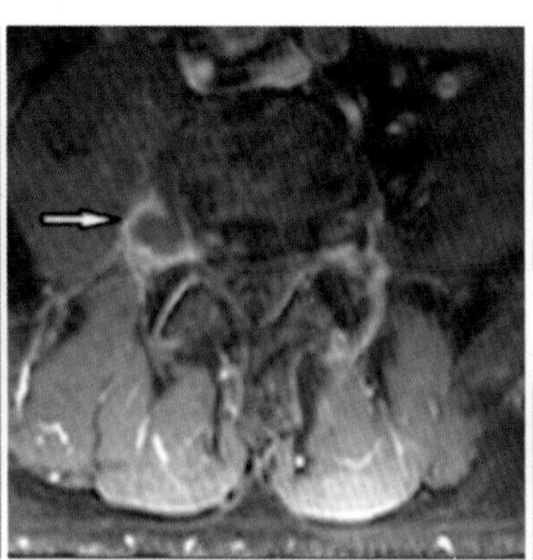
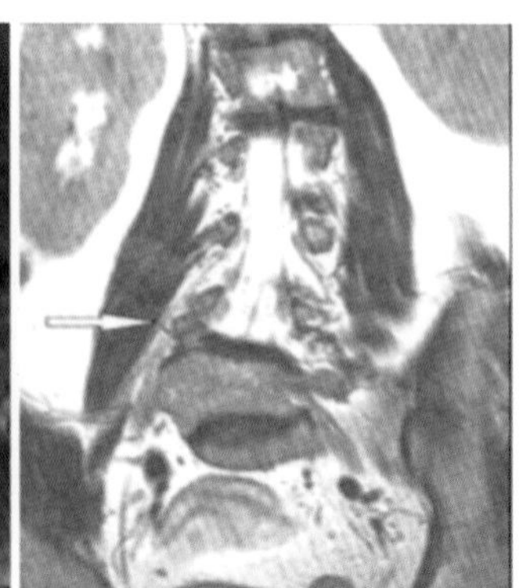

图 25.1 从左到右，矢状位、轴位和冠状位影像显示极外侧椎间盘突出

腰骶交界处的解剖具有独特的挑战。Reulen 等[17]描述了构成横突间手术通道的骨性解剖结构，该通道在腰椎尾端变窄。这是由 L5 峡部较宽，从尾端横突到下关节突上缘的距离较短，以及副突隆起的频率较高[17,18]造成的。有时，由于骶骨翼压迫 L5 神经根，在这个水平很难显露[18~20]。根据个体患者的解剖限制，有时有必要在骶骨翼上方钻孔，以建立一个功能性操作空间[21]。Pirris 等[21]对一个由 4 例患者组成的小系列进行了研究，得出结论认为，对于腰骶交界处复杂的椎间外椎间盘突出，可行的手术选择是使用通道和手术显微镜，通过微创的、劈开肌肉的微创入路进行神经减压和椎间盘切除。

很早之前已有报道[22,23]利用内镜辅助治疗椎间孔外腰椎间盘突出的微创入路[18]。本章中我们将逐步介绍显微镜辅助的微创椎间孔外入路。

手术技术

全身气管内麻醉诱导后，患者俯卧于手术台上，用胸垫或 Wilson 支架固定。腰骶部消毒和无菌铺巾。正位透视确定目标节段，插入导针后行侧位透视确定朝向椎间隙的轨迹。在中线旁开 4.0~4.5 cm 处做一个小切口（15~18 mm），可以安全地通过斜向轨迹到达目标节段的椎间孔外间隙（图 25.2）。然后，置入扩张器创建一个放置通道的劈开肌肉的入路，通过安装于手术台的柔性臂固定。术中行正、侧位透视，以确定通道的位置正确（在 L4–L5 椎间孔外椎间盘突出中，理想的通道位置在 L4 横突和 L4 上小关节下侧缘的交界处）（图 25.3，图 25.4）。然后将显微

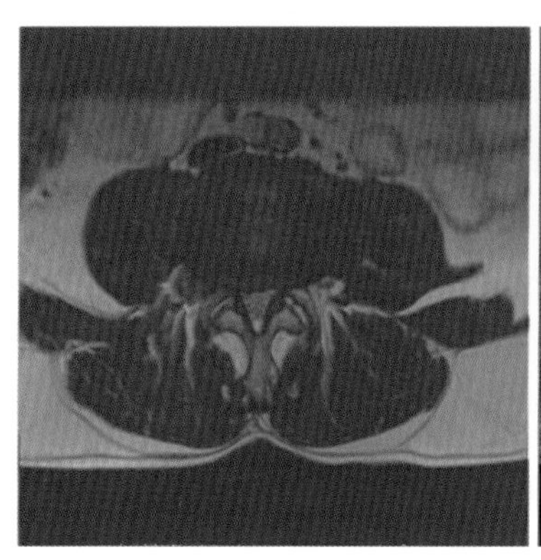
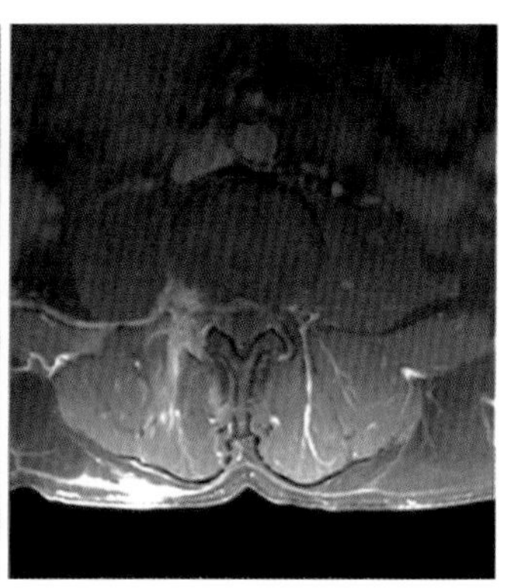

图 25.2 显微镜下显示孔外间隙的术中影像

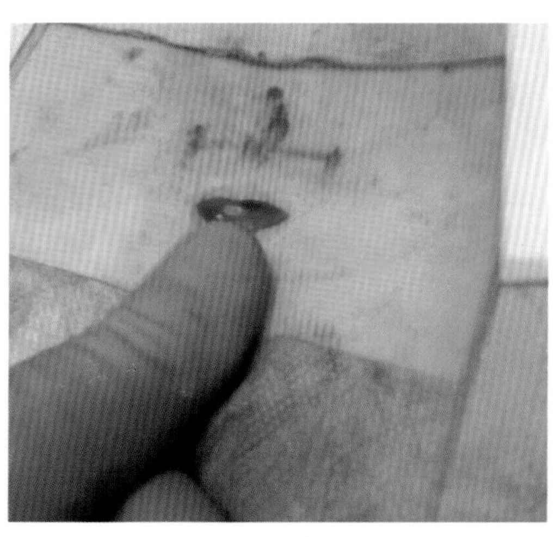

图 25.3 于中线旁开 4.5 cm 处做 2.5 cm 皮肤切口

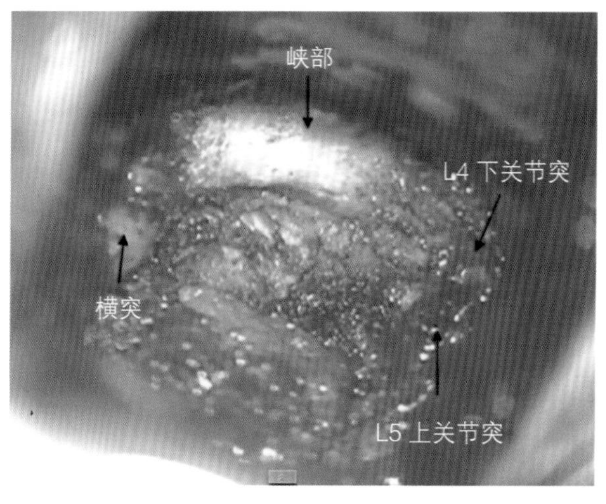

图 25.4 术中影像显示神经根在影像的上方，神经钩在下方寻找椎间孔外突出

镜置于通道上方，进行剩余的操作。通道视野内的组织都可以用双极电凝器电凝并用髓核钳取出，以暴露上、下横突以及小关节外侧缘和横突间韧带。使用双极电凝电凝横突间韧带 / 膜，用钩或成角刮匙将韧带膜劈开和分离，确认暴露出口神经根（图 25.5，图 25.6）。

确认椎间盘的纤维环，椎间盘突出物通常位于神经根的尾部。安全识别神经根至关重要。把神经根向头端轻轻牵开可以充分显露突出的椎间盘，用神经根拉钩将神经根牵开并加以保护，随后使用探钩寻找游离的椎间盘碎片；或者，可以使用尖刀在突出 / 疝出部位侧方切开纤维环，然后切除椎间盘。

止血，筋膜和皮下组织用薇乔线间断缝合关闭，并用灭菌封条覆盖皮肤切口。

术后处理与并发症

不同文献报道极外侧椎间盘手术的成功率有所不同。An 等报告了 64% 的患者结果优秀，28% 的患者结果良好[3]。同样，Siebner 和 Decker[24,25] 报告了 85% 的优良率，住院时间为手术后 0~8 天[25,26]。住院时间过长的原因包括肌肉剥离增加、术后早期疼痛、缺乏手术经验、患者年龄较大等[25]。Wiltse 入路对肌肉的分离很少，手术失血也很少。Darden[25] 报道了 25 例采用 Wiltse 入路手术的患者，术后出现 1 例深静脉血栓形成和 1 例伤口血肿；2 例患者有持续性腰痛；6 例患者疼痛与术前神经根疼痛不同，但术前皮肤感觉障碍持续存在。除了 2 例患者（仅伴有功能障碍性背痛）外，这项研究的所有患者在随后 2 年的随访中都表现良好。其他可能的并发症包括伤口感染、血肿、脑脊液漏、神经损伤和峡部骨折等[27]。

MIS 与开放技术

Greiner Perth 等[28] 描述了一种使用通道和显微镜辅助的经椎旁肌间入路的不同的微创手术。Doi 等使用了同样的技术，但将其称为“内

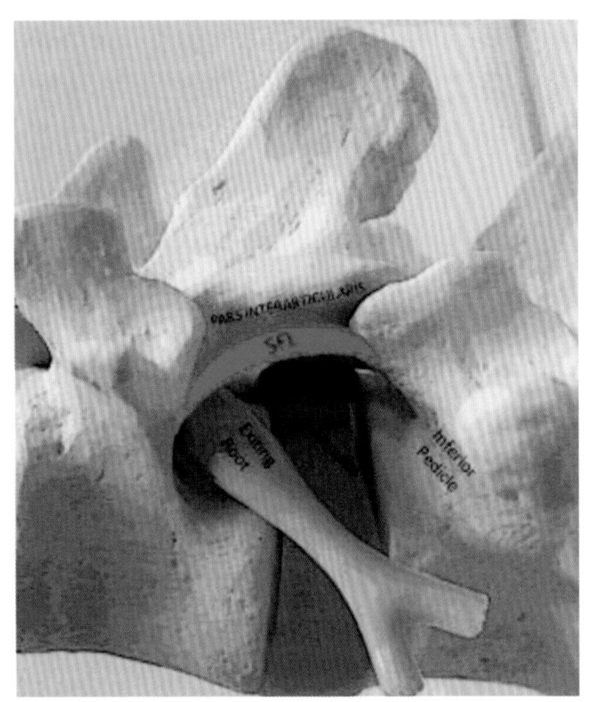

图 25.5　图 25.4 所示的术中影像的示意图

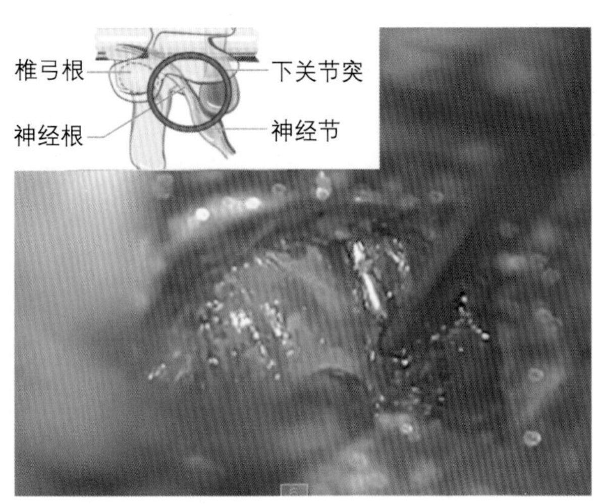

图 25.6　椎间孔外区域的影像，牵开神经根，椎间孔外椎间盘在图像的上方

镜技术”。

微创极外侧入路治疗椎间孔外椎间盘突出结合了常用的旁正中经肌肉入路和内镜 / 显微镜手术的优点。与传统的旁正中经肌肉入路相比，它也有一些独特的优点，如依次使用扩张器和通道，对瘦弱和肥胖患者都可以进行简单和有限的组织分离[29]（图 25.7）。然而，对于体型较大患者，内镜手术在技术上的要求很高，并且与学习曲线相关[21]。然而，与标准的 Wiltse 入路相比，微创手术后患者可早期活动，住院时间缩短[29]。此外，随着可视化（如手术放大镜，显微镜等）和照明（如光纤光源等）技术的发展，无论患者的体型如何，都能提供清晰的手术视野。

专家意见

椎间孔外入路是治疗远侧椎间盘突出的有效方法。该方法可以在骨切除最小化的情况下进入极外侧区域，减少了发生医源性不稳定的风险。

标准开放入路的困难主要体现在肥胖患者身上，广泛的肌肉剥离可能导致较多出血和软组织损伤。因此，在有限的软组织剥离后使用 MIS 通道，对体型较大患者更为有利。即使在非肥胖人群中，MIS 方法也有助于缩短手术时间和住院时间，减少失血和口服止痛药的使用。

但是，有限的手术通道、需要使用辅助显露和照明技术进行手术，同时外科医师和手术团队必须克服的陡峭的学习曲线，还可能增加医疗保健成本[21]。

小结

椎间孔外腰椎间盘突出较少见，以腿痛为典型表现，非手术治疗成功率低。

有不同的手术方法治疗这一疾病。标准的开放正中和椎旁入路需要软组织剥离和骨切除，可能导致瘢痕形成和医源性不稳定。使用通道的微创椎间孔外入路，尽管有较陡的学习曲线，但越来越受欢迎，可在减少侧方肌肉和骨损伤的同时与开放入路同样有效。

不管选择何种手术方式，术中仔细分离和熟悉解剖是确保手术安全和良好结果的关键。

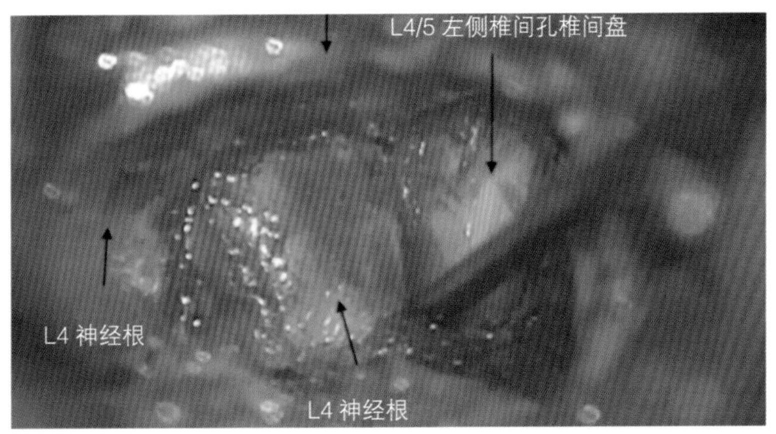

图 25.7　术前 L3–L4 右侧极外侧椎间盘突出（左）。椎间盘切除术后椎旁肌损伤最小（右）

参考文献

1. Epstein NE. Evaluation of varied surgical approaches used in the management of 170 far-lateral lumbar disc herniations: indications and results. J Neurosurg. 1995;83(4):648–656.
2. Abdullah AF, Ditto EW III, Byrd EB, et al. Extreme-lateral lumbar disc herniations. Clinical syndrome and special problems of diagnosis. J Neurosurg. 1974;41(2):229–234.
3. An HS, Vaccaro A, Simeone FA, et al. Herniated lumbar disc in patients over the age of fifty. J Spinal Disord. 1990;3(2):143–146.
4. Maroon JC, Kopitnik TA, Schulhof LA, et al. Diagnosis and microsurgical approach to far-lateral disc herniation in the lumbar spine. J Neurosurg. 1990;72(3):378–382.
5. Patrick BS. Extreme lateral ruptures of lumbar intervertebral discs. Surg Neurol. 1975;3(6):301–304.
6. Abdullah AF, Wolber PG, Warfield JR, et al. Surgical management of extreme lateral lumbar disc herniations: review of 138 cases. Neurosurgery. 1988;22(4):648–653.
7. Porchet F, Fankhauser H, de Tribolet N. Extreme lateral lumbar disc herniation: clinical presentation in 178 patients. Acta Neurochir (Wien). 1994;127(3–4):203–209.
8. Motateanu M, Fankhauser H, Mansouri B, et al. [Extreme lateral lumbar disk herniation. Apropos of a series of 25 cases]. Neurochirurgie. 1986;32(1):74–80.
9. Blower PW. Neurologic patterns in unilateral sciatica. A prospective study of 100 new cases. Spine (Phila Pa 1976). 1981;6(2):175–179.
10. Ebeling U, Mattle H, Reulen HJ. [Extreme lateral lumbar intervertebral disk displacement. Incidence, symptoms and therapy]. Nervenarzt. 1990;61(4):208–212.
11. Kurobane Y, Takahashi T, Tajima T, et al. Extraforaminal disc herniation. Spine (Phila Pa 1976). 1986;11(3):260–268.
12. Godersky JC, Erickson DL, Seljeskog EL. Extreme lateral disc herniation: diagnosis by computed tomographic scanning. Neurosurgery. 1984;14(5):549–552.
13. Sprangfort E. Lasègue's sign in patients with lumbar disc herniation. Acta Orthop Scand. 1971;42(5):459.
14. Wiltse LL, Hutchinson RH. Surgical treatment of spondylolisthesis. Clin Orthop Relat Res. 1964;35:116–135.
15. Ebeling U, Reulen HJ. Are there typical localisations of lumbar disc herniations? A prospective study. Acta Neurochir (Wien). 1992;117(3–4):143–148.
16. Epstein NE. Different surgical approaches to far lateral lumbar disc herniations. J Spinal Disord. 1995;8(5):383–394.
17. Reulen HJ, Muller A, Ebeling U. Microsurgical anatomy of the lateral approach to extraforaminal lumbar disc herniations. Neurosurgery. 1996;39(2):345–350; discussion 350–351.
18. O'Toole JE, Eichholz KM, Fessler RG. Minimally invasive far lateral microendoscopic discectomy for extraforaminal disc herniation at the lumbosacral junction: cadaveric dissection and technical case report. Spine J. 2007;7(4):414–421.
19. Kotil K, Akcetin M, Bilge T. A minimally invasive transmuscular approach to far-lateral L5–S1 level disc herniations: a prospective study. J Spinal Disord Tech. 2007;20(2):132–138.
20. Perves A, Morvan G. [L5–S1 herniated disk migrated to the anterior part of the right sacral wing with compression of the right lumbosacral roots]. Rev Chir Orthop Reparatrice Appar Mot. 1996;82(6):557–560.
21. Pirris SM, Dhall S, Mummaneni PV, et al. Minimally invasive approach to extraforaminal disc herniations at the lumbosacral junction using an operating microscope: case series and review of the literature. Neurosurg Focus. 2008;25(2):E10.
22. Cervellini P, De Luca GP, Mazzetto M, et al. Micro-endoscopic-discectomy (MED) for far lateral disc herniation in the lumbar spine. Technical note. Acta Neurochir Suppl. 2005;92:99–101.
23. Foley KT, Smith MM, Rampersaud YR. Microendoscopic approach to far-lateral lumbar disc herniation. Neurosurg Focus. 1999;7(5):e5.
24. Siebner HR, Faulhauer K. Frequency and specific surgical management of far lateral lumbar disc herniations. Acta Neurochir (Wien). 1990;105(3–4):124–131.
25. Darden BV II, Wade JF, Alexander R, et al. Far lateral disc herniations treated by microscopic fragment excision: techniques and results. Spine (Phila Pa 1976). 1995;20(13):1500–1505.
26. Epimenio RO, Giancarlo D, Giuseppe T, et al. Extraforaminal lumbar herniation: "far lateral" microinvasive approach retrospective study. J Spinal Disord Tech. 2003;16(6):534–538.
27. Hassler W, Brandner S, Slansky I. Microsurgical management of lateral lumbar disc herniations: combined lateral and interlaminar approach. Acta Neurochir (Wien). 1996;138(8):907–910; discussion 910–911.
28. Greiner-Perth R, Bohm H, Allam Y. A new technique for the treatment of lumbar far lateral disc herniation: technical note and preliminary results. Eur Spine J. 2003;12(3):320–324.
29. Eicker SO, Rhee S, Steiger HJ, et al. Transtubular microsurgical approach to treating extraforaminal lumbar disc herniations. Neurosurg Focus. 2013;35(2):E1.

侧路腰椎椎间融合术 第26章

作者 Hamid Hassanzadeh, Varun Puvanesarajah, Frank M. Phillips

译者 梁 裕

简介

经腰椎侧路椎间融合术（LLIF）是一种微创手术，直接通过侧方腹膜后间隙和腰大肌从前方完成椎间融合。侧方入路旨在减少手术对于椎旁肌肉的创伤，减少对于神经和血管组织的直接激惹。此外，这一入路本身又具备前路椎间融合术的一般优点，如较大的融合界面、恢复椎间隙和椎间孔的高度、对脊柱冠状面和矢状面畸形矫正的潜在作用等。本术式主要适用于 L5–S1 以上节段需要进行椎间融合、前方支撑和重建的患者。常见的手术指征有：腰椎滑脱伴节段失稳，脊柱矢状面和冠状面畸形，椎间隙塌陷伴椎间孔狭窄，退变性椎间盘疾病，邻近节段病和假关节形成等。对那些节段状况稳定、假关节形成风险低的患者，可单独应用 LLIF 而不附加内固定。对于节段失稳、畸形和需要复杂重建的患者，LLIF 可与后路器械固定结合使用。由于本手术要经过腹膜后，所以腹膜后瘢痕形成和有腹膜后手术史的患者应列为相对禁忌证。由于髂嵴的解剖特点，LLIF 一般不能在 L5–S1 水平进行操作。

手术技术

解剖

LLIF 技术通过腹部斜肌进入腹膜后间隙，需要分离腹外斜肌、腹内斜肌、腹横肌、腰方肌以及腰大肌。穿过腰大肌时，存在损伤腰丛的风险。

腰丛由 L1–L4 的前支和 T12 发出的肋下神经组成（图 26.1）。运动支包括股神经和闭孔神经，感觉支包括生殖股神经、股外侧皮神经和髂腹下神经。约 20% 的个体腰丛存在解剖变异[1]。大量解剖研究致力于研究腰丛神经在腰大肌内的走行路径与侧方经腰大肌入路的关系[2~5]。如果将椎间盘的侧面从前到后分为 4 区，Uribe 等认为“安全工作区”位于 L1–L2 到 L3–L4 的椎间盘 3 区的中点。在 L4–L5 椎间隙进行操作时，安全区前移至 2 区和 3 区的交点[5]。生殖股神经在 L3 和 L4 水平出现于腰大肌内侧，在该区域进行操作时存在相应的损伤神经的风险。

与前路椎间融合术相比，除了神经结构以外，本术式中其他腹膜后结构如肾脏、输尿管和血管结构的损伤风险相对较低。

手术步骤

患者体位

手术时患者取侧卧位（图 26.2A），在决定从哪一侧进入时，应充分考虑相关解剖和脊柱畸形的存在。一般而言，对于脊柱侧凸病例，选择凹侧入路可以比较容易地到达髂嵴以上的 L4–L5 椎间隙。

将髂嵴定位于手术床的裂隙部位，折顶手术床以获得从肋下到髂嵴的最大工作空间（图 26.2B）。下肢保持屈髋屈膝位以降低腰大肌的

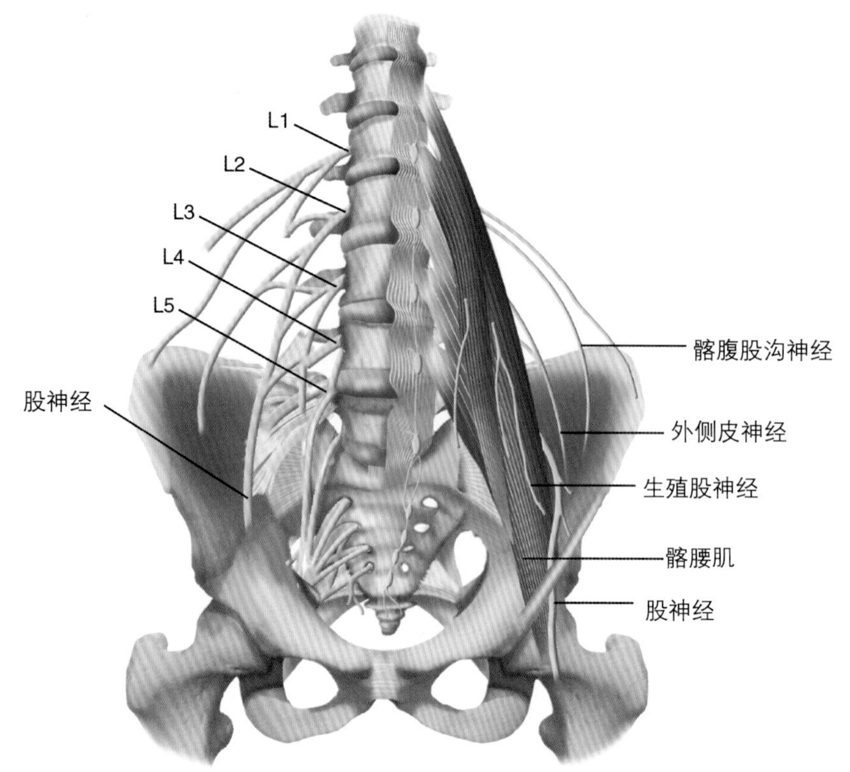

图 26.1 相关神经解剖。腰神经出行根合并形成腰丛神经。注意腰大肌内和周围的神经位置

张力（图 26.2A）。在皮肤压力点放置软垫，确认固定患者的固定可靠。然后，在 C 臂透视下调整手术床的方向，获得“真正”的脊柱正侧位影像；在真正的脊柱正位影像上，棘突应位于双侧椎弓根之间的中点；在侧位影像上，椎体终板和椎弓根应无重叠。应用影像增强透视辨别椎间隙方向。

手术入路

建立 LLIF 入路时，先做一个偏后的切口，通过该切口用手指进行分离，到达腹膜后间隙；然后在目标节段侧面的垂直方向做第二个切口。近来，LLIF 也通过单一侧方切口来完成。

做好手术切口标记后，进行消毒铺巾和抗生素的术前准备。在椎旁肌侧缘做一个 2 cm 的后方切口（切口 1）。经腹横肌进行钝性分离达到腹膜后间隙（图 26.3A）。进一步进行钝性分离，将壁腹膜推向前方，此时手指触摸到腰大肌，获得置入逐级扩张器和拉钩的路径（图 26.3B）。完成足够的钝性分离后，术者可以触摸到髂嵴的内侧面、第 12 肋的下方和后方的横突。然后前移手指到目标节段椎间隙投影处，做主切口（切口 2）。沿腹外斜肌纤维方向以手指分离并延伸至皮下脂肪，触及腹壁肌肉结构。

将第一级扩张管置入侧方切口。在术者的手指引导下将扩张器置入腹膜后间隙，确保扩张器不穿破腹膜腔（图 26.3C）。扩张器应轻柔地放在腰大肌上而不是穿透肌肉。侧位 C 臂透视确认扩张器的位置位于先前所描述的“安全区”。确认位置后，以肌电图刺激扩张管并将其旋转使之穿透腰大肌到达椎间隙水平（图 26.4）。肌电图显示兴奋提示接近腰丛神经时，必须调整扩张管位置，一般可将扩张管的位置稍向前方调整。

当扩张管安全放置于椎间盘侧方后，将导

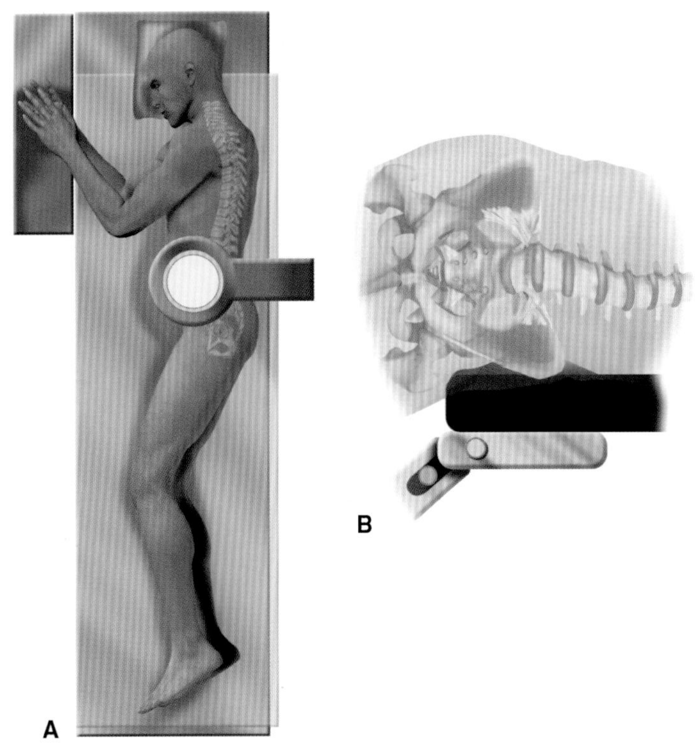

图 26.2　患者体位。A. 左侧卧位，屈髋屈膝。B. 髂嵴应置于手术床的间断部位。折顶手术床可以增加从肋下到髂嵴的手术区域

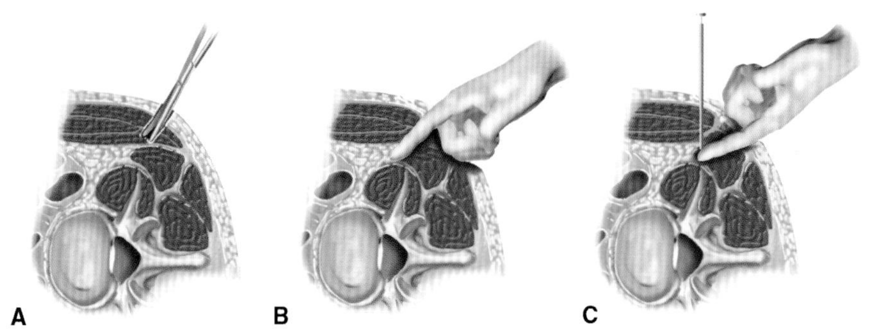

图 26.3　进入腹膜后间隙。A. 经腹壁前外部分的切口进入。B. 以手指钝性分离将腹膜后间隙内组织向前推挤。C. 手指引导扩张器穿过最初的腹壁切口

针通过第一级扩张管穿入肌间隙。C 臂正位透视确认导针位置。放入逐级扩张导管，每一步都进行相应的肌电刺激。在最后一级扩张导管外置入拉钩并锁定。用肌电图电极探测手术野，确认手术野区域无神经组织。在椎间盘侧方进行椎间盘切除术，注意不要损伤后方和前方的纤维环。松解对侧纤维环有助于改善节段的活动度。应用刮匙、髓核钳和铰刀行椎间盘切除和终板准备（图 26.5）。完成以上步骤后，撑开椎间隙，并逐级应用试样测量椎间隙。以植骨材料和 / 或生物材料填充融合器，并在 C 臂透视下将融合器置入椎间隙。冲洗椎间隙，取出拉钩，然后关闭切口。以可吸收缝线关闭腹横筋膜，然后关闭皮下结构。

以上手术技术的描述主要聚焦于经侧方融合器的置入，实际上很多患者需要附加后方器械固定以提高节段稳定性[6]。

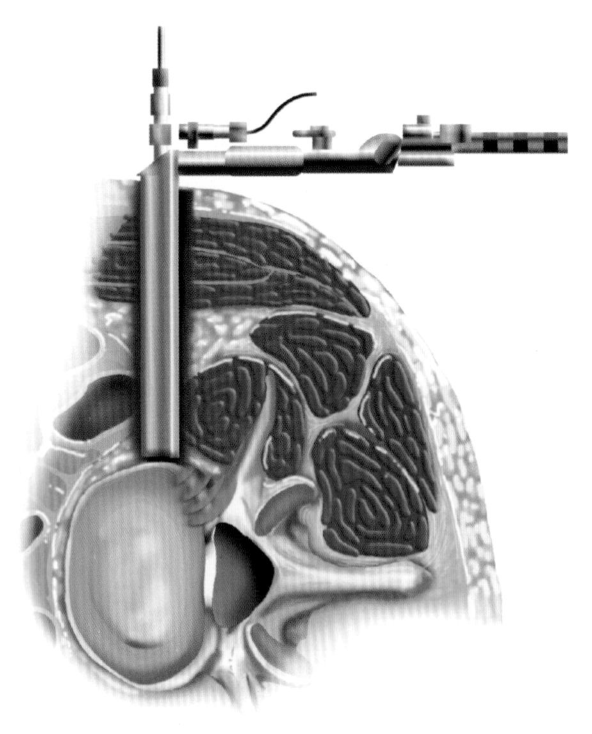

图 26.4　对扩张器进行电刺激，并将最后的扩张器锚定于椎间隙

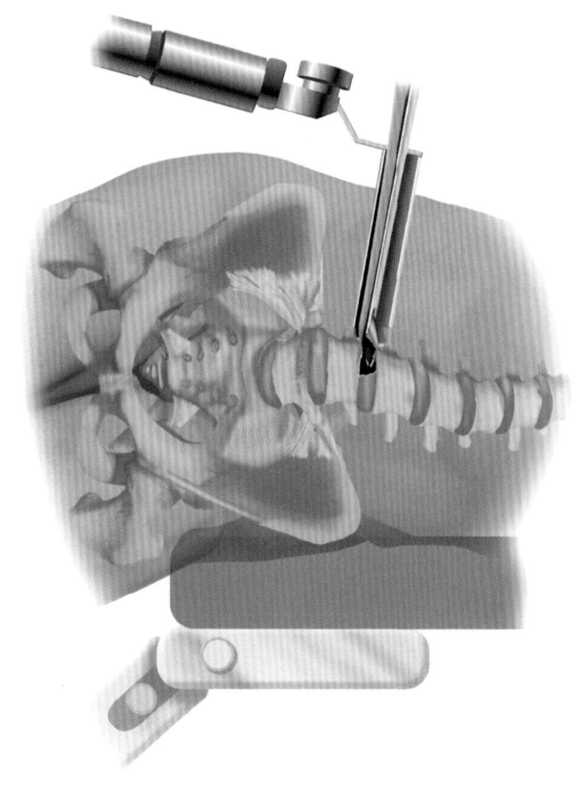

图 26.5　侧位图示以长髓核钳完成椎间盘切除

并发症

总体来说，LLIF 并发症的发生率为 1.9%[7]~3.7%[8]。神经并发症最受关注[9]，已报道的包括下肢无力感觉麻木或缺失。一项包括 600 例、741 个节段的 XLIF 结合实时神经监护的回顾性研究显示，围术期并发症发生率为 6.2%。在这些患者中，4 例（0.7%）有术后一过性神经功能障碍[8]。Lykissas 等进行了一项包括 919 例 LLIF 的回顾性分析，显示 9.3% 的患者有与手术相关的感觉损害，3.2% 的患者表现为肌力异常，而这些患者术前已排除神经损伤。一项包括 87 例患者的回顾性研究，经过至少 18 月的随访发现，持续感觉异常和运动异常的发生率分别为 9.6% 和 2.3%[10]。其他少见的并发症包括腹壁肌肉轻瘫（Paresis）[11]、横纹肌溶解和肾功能衰竭[12]，以及融合器下沉[13]。

疗效

总体而言，LLIF 的疗效是肯定的。Rodgers 的一项包括 8 100 例患者的应用 LLIF 治疗各种退变性疾病的早期研究中，68% 的患者视觉模拟评分（VAS）获得改善。在一项应用 XLIF 治疗脊柱侧凸的前瞻性研究中，Phillips 等发现在 24 个月随访时，患者的 ODI（Oswestry Disability Index）、腰痛和下肢痛的 VAS 评分以及 SF-36（Short Form-36）反映其精神和身体状况均获得显著改善。从总体上来说，85% 的患者对手术疗效满意。在影像学方面，术前腰椎前凸不足的患者通过手术使前凸得到显著改善，在末次随访中冠状面畸形也获得了可靠矫正[14]。同样的影像学结果也见于其他报道[15~17]。最近，Dahdahleh 等[18]和 Phan 等[19]所作的系统评价表明，LLIF 治疗退变性脊柱侧凸，可以显著改善患者的影像学表现和功能情况。此外，大量报道显示，与开放手术相比，LLIF 术中出血少、住院时间短、手术并发症发生率低[20~23]。值得一提的是，近期的研究显示，与单纯后路手术相比，LLIF 结合后路器械固定可显著改善疗效且并发症少[17,24]。图 26.6 提供了一个相关病例。

循证医学

直接比较 LLIF 技术和开放椎间融合技术的研究不多。Watkins 在 2014 年报道了一项比较 LLIF 与 ALIF 和 TLIF 技术的研究。在 309 个节段中，184 个应用前路开放入路，86 个应用微创侧方入路，39 个进行开放 TLIF 手术。总体而言，前方入路和侧方入路可以显著改善腰椎前凸，但 TLIF 对前凸改善作用有限。与经椎间孔入路和侧方入路相比，前方入路改善脊柱前凸的作用最为显著。最后，与椎间孔入路相比，前方入路和侧方入路可以显著改善椎间高度。三种技术的影像学结果各有不同，但在治疗腰椎滑脱时都表现出良好的复位作用。这一观点随后得到 Sembrano 等研究的进一步支持[26]。这一回顾性研究比较了治疗脊柱退变性疾患的 4 项技术，包括 ALIF 和 LLIF[8]。他们发现，ALIF 和 LLIF 均可改善脊柱矢状面序列，但 ALIF 对前凸的矫正作用最显著。

作者观点

微创入路的椎间融合技术为脊柱外科医生提供了这样一种机会，即在获得与传统开放手术相似的影像学和功能改善的前提下，降低手术并发症的发生率和死亡率。LLIF 是一种比较独特的入路，绕开了一些重要解剖结构，这些解剖结构的处理在前路和后路手术中非常具有挑战性。LLIF 减少了对于血管、神经的操作以及对肌肉的分离，从而也减少了术后并发症，如疼痛、无力、血管栓塞等。侧方入路也特有的风险，如腰丛神经损伤，但可通过可靠的实时神经监测来规避和降低相关风险。

虽然 LLIF 的临床疗效良好，但是它也存在着一些特别的禁忌证。由于髂嵴阻挡了手术径路，采用这项技术难以对 L5–S1 间隙进行处理。某些患者的髂嵴比较突出并向头端伸展，在这种情形下，有时 L4–L5 也难以企及。此外，患者先前接受过腹膜后手术或有腹膜后瘢痕形成者不宜采用本术式。一般认为，这种技术对严重脊柱畸形的矫正能力有限。但是，最近的研究报道，将其应用于微创前柱重建（ACR）取得了不错效果[27~29]。前柱重建（ACR）是应用侧方经腰大肌入路松解前纵韧带，并放置椎间融合器以重建矢状面平衡。影像学研究显示，应用该项技术可以获得显著的矢状面矫正[29]。

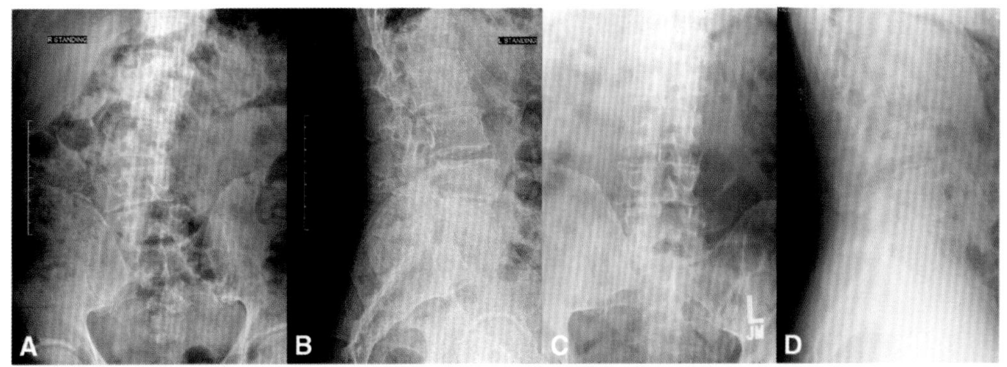

图 26.6　术前正位（A）和侧位（B）影像，腰椎冠状面畸形（–25°）伴前凸不足。术后正位（C）和侧位（D）影像，冠状面畸形被矫正至 10°，前凸增加

争鸣：反对微创 LLIF 的病例

作者 Susan Lammers, Douglas A. Hollern, Gregory D. Schroeder, Worawat Limthongkul, Kris E. Radcliff, Alexander R. Vaccaro

译者 梁 裕

侧路经腰大肌的手术，虽然是脊柱外科医生常用的一种效果不错的手术，但是应该充分了解这一技术的相关并发症和局限性。这一技术依赖间接减压，因此对腰椎管狭窄严重的患者有可能会减压不充分。另外，这一技术一般需要辅以后柱固定，尤其是采用这项技术治疗脊柱畸形时。再有，侧路椎间融合一般不能形成显著的前凸。如果是后凸畸形患者需要重建前凸，侧方入路就必须结合前纵韧带切断、松解，增加了这一技术的复杂性和风险。前纵韧带切断的操作常围绕大血管进行，并且由于增加了不稳定性，融合器滑出的机会增加。经腰大肌入路的另一个局限是难以采用本项技术处理腰骶交界部（L5–S1）疾患。由于骨盆、血管和神经的解剖结构的问题，L5–S1 节段不适于采用侧路技术。针对延伸至 L5–S1 的疾患，术者必须将经腰大肌侧方入路与另外一种技术相结合，或者考虑另一种重建选项，将固定延伸至骨盆[30,31]。经腰大肌侧方入路的其他缺点是术后大腿疼痛和麻木的发生率高。虽然这些症状多为暂时的，但据报道，少数患者会持续存在。经腰大肌入路需要特殊的神经监护，以确保在经过腰大肌时不损伤腰丛神经。即使应用了神经监护，腰丛神经的损伤仍有可能发生[32–34]。并且，如果术中侧方拉钩移位，有可能伤及节段血管和大血管。一旦出现大血管损伤，很难在微创通路中进行处理，有可能危及生命[35,36]。其他经腰大肌侧路少见的并发症还有椎体骨折[37]、裂口疝[38]和肾脏撕裂伤等。

结论

侧路经腰大肌入路对合适的患者而言是非常实用的技术。但是，必须充分考虑这一入路的局限性和风险，并将其与其他入路相比较，以针对具体脊柱疾病患者选择最合适的技术。

参考文献

1. Samudrala S, Khoo LT, Rhim SC, et al. Complications during anterior surgery of the lumbar spine: an anatomically based study and review. Neurosurg Focus. 1999;7:e9.
2. Davis TT, Bae HW, Mok JM, et al. Lumbar plexus anatomy within the psoas muscle: implications for the transpsoas lateral approach to the L4–L5 disc. J Bone Joint Surg Am. 2011;93:1482–1487.
3. Moro T, Kikuchi S, Konno S, et al. An anatomic study of the lumbar plexus with respect to retroperitoneal endoscopic surgery. Spine. 2003;28:423–428; discussion 7–8.
4. Park DK, Lee MJ, Lin EL, et al. The relationship of intrapsoas nerves during a transpsoas approach to the lumbar spine: anatomic study. J Spinal Disord Tech. 2010;23(4):223–228.
5. Uribe JS, Arredondo N, Dakwar E, et al. Defining the safe working zones using the minimally invasive lateral retroperitoneal transpsoas approach: an anatomical study. J Neurosurg Spine. 2010;13:260–266.
6. Khajavi K, Shen A, Lagina M, et al. Comparison of clinical outcomes following minimally invasive lateral interbody fusion stratified by preoperative diagnosis. Eur Spine J. 2015;24(suppl 3):322–330.
7. Isaacs RE, Hyde J, Goodrich JA, et al. A prospective, nonrandomized, multicenter evaluation of extreme lateral interbody fusion for the treatment of adult degenerative

scoliosis: perioperative outcomes and complications. Spine. 2010;35(26 suppl):S322–S330.

8. Rodgers WB, Gerber EJ, Patterson J. Intraoperative and early postoperative complications in extreme lateral interbody fusion: an analysis of 600 cases. Spine. 2011;36:26–32.
9. Knight RQ, Schwaegler P, Hanscom D, et al. Direct lateral lumbar interbody fusion for degenerative conditions: early complication profile. J Spinal Disord Tech. 2009;22:34–37.
10. Lykissas MG, Aichmair A, Hughes AP, et al. Nerve injury after lateral lumbar interbody fusion: a review of 919 treated levels with identification of risk factors. Spine J. 2014;14:749–758.
11. Dakwar E, Le TV, Baaj AA, et al. Abdominal wall paresis as a complication of minimally invasive lateral transpsoas interbody fusion. Neurosurgical focus. 2011;31:E18.
12. Dakwar E, Rifkin SI, Volcan IJ, et al. Rhabdomyolysis and acute renal failure following minimally invasive spine surgery: report of 5 cases. J Neurosurg Spine. 2011;14:785–788.
13. Le TV, Baaj AA, Dakwar E, et al. Subsidence of polyetheretherketone intervertebral cages in minimally invasive lateral retroperitoneal transpsoas lumbar interbody fusion. Spine. 2012;37(14):1268–1273.
14. Phillips FM, Isaacs RE, Rodgers WB, et al. Adult degenerative scoliosis treated with XLIF: clinical and radiographical results of a prospective multicenter study with 24-month follow-up. Spine. 2013;38:1853–1861.
15. Acosta FL, Liu J, Slimack N, et al. Changes in coronal and sagittal plane alignment following minimally invasive direct lateral interbody fusion for the treatment of degenerative lumbar disease in adults: a radiographic study. J Neurosurg Spine. 2011;15:92–96.
16. Johnson RD, Valore A, Villaminar A, et al. Pelvic parameters of sagittal balance in extreme lateral interbody fusion for degenerative lumbar disc disease. J Clin Neurosci. 2013;20(4):576–581.
17. Tormenti MJ, Maserati MB, Bonfield CM, et al. Complications and radiographic correction in adult scoliosis following combined transpsoas extreme lateral interbody fusion and posterior pedicle screw instrumentation. Neurosurgical focus. 2010;28(3):E7.
18. Dahdaleh NS, Smith ZA, Snyder LA, et al. Lateral transpsoas lumbar interbody fusion: outcomes and deformity correction. Neurosurg Clin N Am. 2014;25:353–360.
19. Phan K, Rao PJ, Scherman DB, et al. Lateral lumbar interbody fusion for sagittal balance correction and spinal deformity. J Clin Neurosci. 2015;22(11):1714–1721.
20. Deluzio KJ, Lucio JC, Rodgers WB. Value and cost in less invasive spinal fusion surgery: lessons from a community hospital. SAS J. 2010;4:37–40.
21. Rodgers WB, Gerber EJ, Rodgers JA. Lumbar fusion in octogenarians: the promise of minimally invasive surgery. Spine. 2010;35:S355–S360.
22. Smith WD, Christian G, Serrano S, et al. A comparison of perioperative charges and outcome between open and mini-open approaches for anterior lumbar discectomy and fusion. J Clin Neurosci. 2012;19(5):673–680.
23. Uddin OM, Haque R, Sugrue PA, et al. Cost minimization in treatment of adult degenerative scoliosis. J Neurosurg Spine. 2015;23(6):798–806.
24. Tempel ZJ, Gandhoke GS, Bonfield CM, et al. Radiographic and clinical outcomes following combined lateral lumbar interbody fusion and posterior segmental stabilization in patients with adult degenerative scoliosis. Neurosurgical focus. 2014;36(5):E11.
25. Watkins RG, Hanna R, Chang D, et al. Sagittal alignment after lumbar interbody fusion: comparing anterior, lateral, and transforaminal approaches. J Spinal Disord Tech. 2014;27:253–256.
26. Sembrano JN, Yson SC, Horazdovsky RD, et al. Radiographic comparison of lateral lumbar interbody fusion versus traditional fusion approaches: analysis of sagittal contour change. Int J Spine Surg. 2015;9:16.
27. Turner JD, Akbarnia BA, Eastlack RK, et al. Radiographic outcomes of anterior column realignment for adult sagittal plane deformity: a multicenter analysis. Eur Spine J. 2015;24(suppl 3):427–432.
28. Akbarnia BA, Mundis GM Jr, Moazzaz P, et al. Anterior column realignment (ACR) for focal kyphotic spinal deformity using a lateral transpsoas approach and ALL release. J Spinal Disord Tech. 2014;27:29–39.
29. Berjano P, Cecchinato R, Sinigaglia A, et al. Anterior column realignment from a lateral approach for the treatment of severe sagittal imbalance: a retrospective radiographic study. Eur Spine J. 2015;24(suppl 3):433–438.
30. Glassman SD, Carreon LY, Djurasovic M, et al. Lumbar fusion outcomes stratified by specific diagnostic indication. Spine J. 2009;9:13–21.
31. Ozgur BM, Aryan HE, Pimenta L, et al. Extreme Lateral Interbody Fusion (XLIF): a novel surgical technique for

anterior lumbar interbody fusion. Spine J. 2006;6:435–443.

32. Rapid Response Service CADTH. Direct Lateral Interbody Fusion in Patients Requiring Surgery for Spinal Instability: A Review of the Comparative Clinical and Cost-Effectiveness, and Guidelines. Ottawa, Canada: Canadian Agency for Drugs and Technologies in Health; 2015:1–58.
33. Bach K, Ahmadian A, Deukmedjian A, et al. Minimally invasive surgical techniques in adult degenerative spinal deformity: a systematic review. Clin Orthop Relat Res. 2014;472(6):1749–1761.
34. Rodgers WB, Gerber EJ, Patterson J. Intraoperative and early postoperative complications in extreme lateral interbody fusion: an anlysis of 600 cases. Spine. 2010;36:26–33.
35. Balsano M, Carlucci S, Ose M, et al. A case report of a rare complication of bowel perforation in extreme lateral interbody fusion. Eur Spine J. 2015;24(suppl 3):405–408.
36. Kueper J, Fantini GA, Walker BR, et al. Incidence of vascular complications during lateral lumbar interbody fusion: an examination of the mini-open access technique. Eur Spine J. 2015;24:800–809.
37. Rodgers WB, Lehmen JA, Gerber EJ, et al. Grade 2 spondylolisthesis at L4–5 treated by XLIF: safety and midterm results in the "worst case scenario". TheScientificWorldJournal. 2012;2012:356712.
38. Galan TV, Mohan V, Klineberg EO, et al. Case report: incisional hernia as a complication of extreme lateral interbody fusion. Spine J. 2012;12:e1–e6.

经腰椎前外侧保留腰大肌入路

第 27 章

作者 Tony Tannoury, Akhil Tawari, Chadi Tannoury

译者 梁 裕

腰椎椎间融合术适用于各种腰椎退变性疾患和脊柱畸形，陆续推出的很多术式取得了满意的疗效，其中包括后路（PLIF）、经椎间孔入路（TLIF）、极外侧（XLIF-DLIF）入路以及直接前路（ALIF）椎间融合术。

传统的开放前路椎间融合是一种畸形矫正效果可靠的术式，融合率高，神经减压在直视下进行[1~4]。但是，相关的重大并发症（如血管、内脏损伤和逆行射精等）屡见报道，并且该术式需要入路医生来进行术野显露[5~7]。

微创侧方经腰大肌入路（MIS-LLIF）近年来发展迅速，早期疗效令人满意[8~11]。但是，经腰大肌手术有较高的相关并发症发生率，如腰丛神经损伤（36%）、股神经损伤、肠穿孔、肾脏撕裂，以及对中、重度脊柱畸形矫正不足，在腰骶结合部不能安全进行操作等[9,12~16]。

为了克服经腰大肌手术和传统开放 ALIF 手术的缺点，资深医生开发了一种小切口经腹膜后腰大肌前（ATP）术式，将在随后详细描述。

适应证

腰椎融合适用于经长期保守治疗无效的创伤性和退变性脊柱疾病患者，保守治疗无效的腰痛、下肢痛或神经性间歇性跛行，全脊柱冠状面或矢状面失平衡等，都是本技术的最佳手术指征。术前应该将手术的优点和风险告知患者并与其进行充分讨论[17~22]。

体位

良好的体位对微创腹膜后手术入路至关重要，左右两侧入路均可以采用，取决于畸形的凹侧所在和受累节段。通常患者取侧卧位，骨盆和胸廓垂直于手术床，以软垫支撑：一个髋托置于骨盆后方 (图 27.1A)，另一个置于胸廓前方胸骨剑突部，用宽胶带维持患者体位的准确和稳定（图 27.1B）。

作者建议采用以下手术步骤：

- 切口位置的选择取决于融合节段的位置，以及骨盆的深度和解剖（图 27.2）。
- 对脊柱畸形患者，切口设计在凹侧，显露会更容易（图 27.3）。
- 做 4~6 cm 的手术切口，然后分离腹外斜肌、腹内斜肌和腹横筋膜。在分离腹横筋膜时，注意要从后向前分离，以降低穿破壁腹膜的风险。
- 进入腹膜后间隙后，钝性分离显露腰大肌肌腹。注意不要把腰方肌误认为腰大肌。在腰方肌的前方、腰大肌后方的不经意的分离，会增加出血、神经损伤的机会，并且失去安全可辨别的解剖层面。
- 在腰大肌和大血管脂肪之间继续扩大操作空间（图 27.4）。
- 为进入 L5-S1 椎间隙，根据右侧进入或左侧进入的不同，需要游离和结扎 L5 节

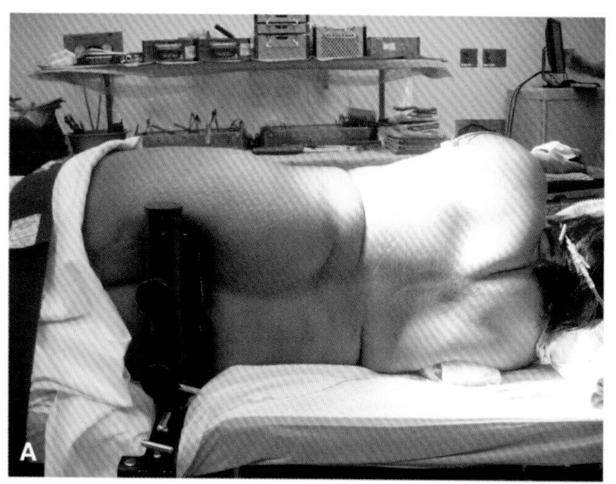

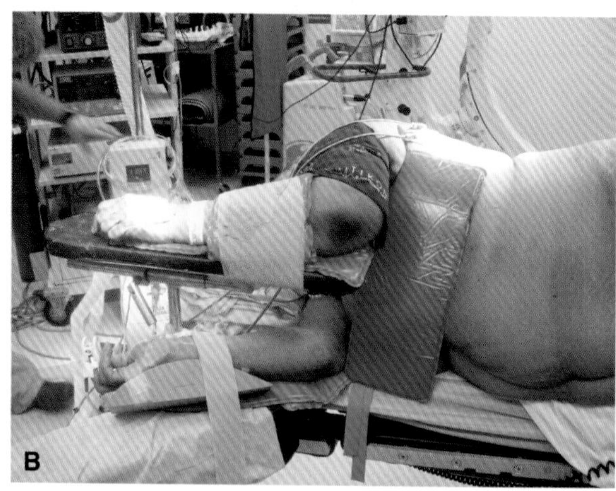

图 27.1　患者取侧卧位，髋部软垫保护（A）和胸部软垫（B）以确保患者体位

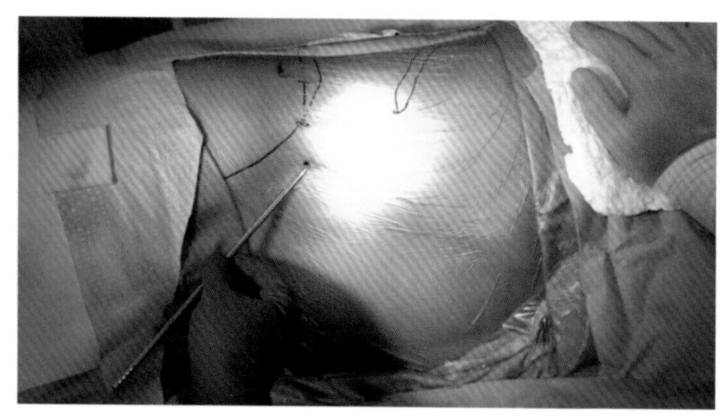

图 27.2　切口部位取决于目标节段和手术间隙的数目

段血管或髂腰静脉（图 27.5）。

- 应用钝性可调节拉钩维持手术显露。
- 多数情况下不必强力牵拉髂腰肌，除非腰大肌过于发达或脊柱存在严重的轴向旋转，一般只需轻柔牵拉腰大肌腹即可。
- 完成节段显露并经透视确认后，进行序贯的椎间盘切除，注意不要误伤椎体终板。
- 一般需要切除前方和后方纤维环。
- 根据矢状面平衡矫正的需要，部分或完全松解前纵韧带（图 27.6）。
- 前方直接减压：切除后方纤维环，然后切除后方骨赘复合物，直视硬膜囊和两侧的神经根，以便直接减压，过程与颈椎的前路椎间盘切除融合术（ACDF）相似（图 27.7）。这部分操作在需要进行环周松解、完全的椎管和神经减压以及安全的脊柱畸形矫正时特别有用。从骨性终板的表面去除所有软骨和椎间盘组织，终板要仔细准备，又要加以保护。
- 将椎间融合器充实以植骨（术者决定用何种生物类型的植骨材料），然后以无创伤的方式放置到位。
- 根据融合器的设计，放置支持螺钉 / 螺栓、侧方接骨板—螺钉或侧方螺钉—金属杆，以防融合器滑移（图 27.8）。
- 最后透视并摄片，确认内置物位置良好。
- 直接观察腹膜后间隙的情况，然后取出牵开器页片。在确认血管、腹膜和内脏安全后，关闭切口。

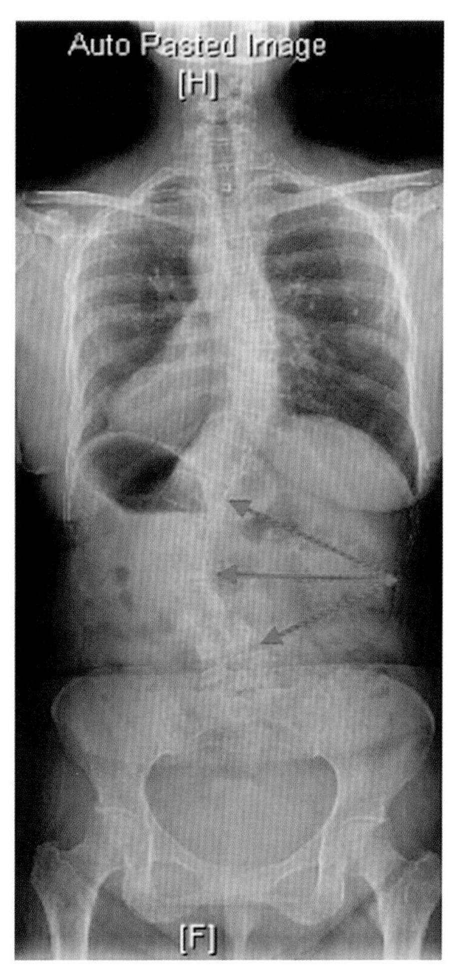

图 27.3　手术切口和入路选在侧凸的凹侧，以获得最大的冠状面矫形

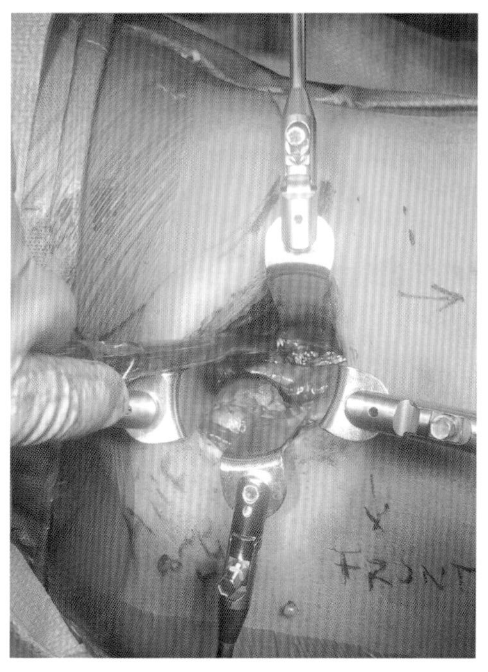

图 27.4　将腰大肌轻轻向后牵开，在腰大肌和前方大血管之间扩大手术区域

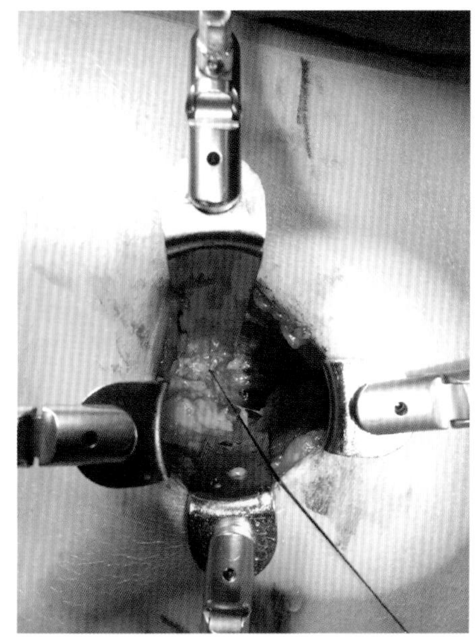

图 27.5　显露腰骶连接部时，通常应辨识 L5 节段血管并结扎切断，以安全进行椎间盘切除。图为对右侧 L5 节段血管行打结结扎

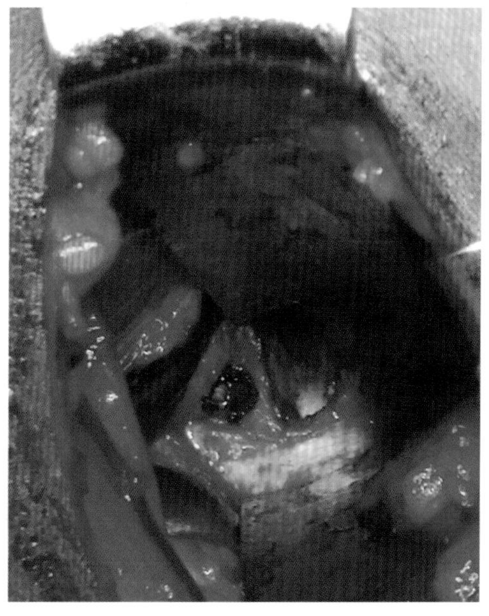

图 27.6　在这张术中图片中，前纵韧带（ALL）清晰可见。如果需要，可在直视下安全松解 ALL

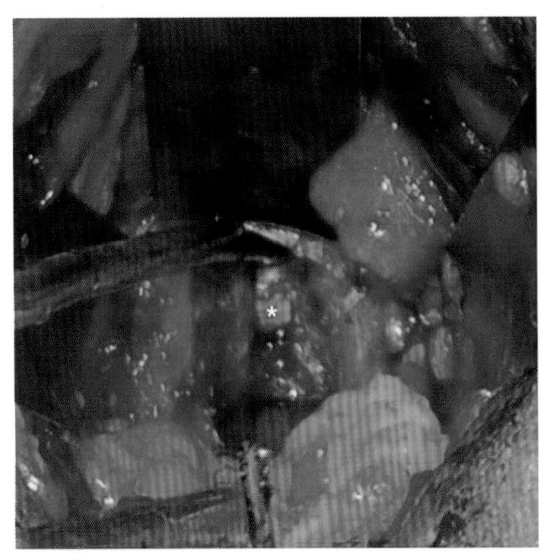

图 27.7　完成椎间盘切除术和松解术后，腹侧硬膜囊完全减压并清晰可见（* 标记）。此外，这一技术还可以直接对椎间孔进行减压

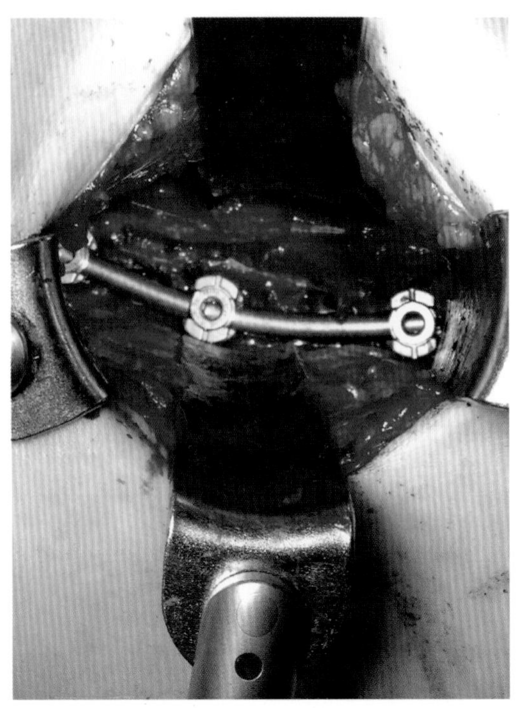

图 27.8　切除椎间盘和置入 Cage 后，放置固定器械，通常为螺钉—垫圈、钢板—螺钉，和 / 或螺钉—金属杆装置。这张图片显示前外侧螺钉—金属杆装置，用以治疗邻近节段疾病

- 腹壁肌肉尽可能分层对合缝合，以防腹壁疝的发生。

后方椎弓根螺钉系统固定

一般来说，经腰大肌前路融合需要辅以后路椎弓根螺钉—杆系统固定；单纯融合可用于某些病例（如邻近节段病，图 27.8）。本章中我们不讨论经皮椎弓根钉—杆放置技术，将于另章叙述。

术后的活动和康复

术后，鼓励患者尽早下床活动。所有的患者都应给予康复评估，无需任何生理性限制或腰围 / 支具等。对所有患者都应采用应对深静脉栓塞（DVT）的预防措施。

疗效

与其他技术相比，保留腰大肌的经前外侧腹膜后入路具有很多优点，是一种独有的治疗腰椎疾患的手术方法，有效，安全，可复制。

作者在一项研究中，对应用 ATP 技术的 1 060 例手术病例（3 650 个节段）随访 6 年，结果表明，这是一种安全、可复制和有效的技术：

- 无须持续术中透视，只在手术开始时确定手术节段和手术结束时确认融合器的位置是否合适即可。
- 没有血管损伤发生。
- 763 例 L5–S1 病例（占全部病例的 72%）中仅有 2 例终止手术，都是在医生开展手术的早期。

- 仅有 2 例出现融合器向后移位，需要进行椎板减压和重新放置融合器。
- 4 例出现椎体劈裂性骨折，导致融合器下沉至骨折椎体中。1 例在椎体骨折后出现了融合器的侧方移位。
- 未出现直肠、尿道和其他内脏损伤。
- 出现 11 例神经损伤：8 例胫前肌无力和足下垂，5 例踇长伸肌无力，3 例腓肠肌和比目鱼肌无力，3 例股四头肌无力。大部分神经损伤表现为自限性，只有 4 例的足下垂为永久性。
- 因腰丛神经损伤导致大腿前方烧灼感和疼痛的的发生率较低，术后 6 周内 193 例（18%），4 个月内 74 例（7%），一年内 25 例（2%）。
- 腰椎前凸的改善平均每节段改善 8.2°，显著高于其他同类技术（2 年随访时平均改善 6.23°）。
- 冠状面矫正每节段为 2.4°，初始成角矫正率 82%。
- 本项技术的禁忌证与以下因素直接有关：术者的学习曲线，合适的节段以及术者对于腹膜后间隙解剖的熟悉程度。与标准的前后腰椎融合手术相似，极度肥胖、腹主动脉瘤、腹膜炎史、腹膜后放疗史以及其他腹膜后操作史的患者，都应考虑采用其他手术方法[24,25]。

小结

保留腰大肌的腰椎前外侧入路已被证明是安全、有效的腰椎融合入路。与其他方法不同，本技术可以根据需要对 L4/5 和 L5/S1 进行手术操作，提供可靠的矢状面和矢状面畸形矫正。通过本技术，可以显著减少腰骶部并发症的发生，如假关节形成、远端内固定失败以及残留腰背痛等。

学习曲线虽然陡峭，但是仍然可以掌握，重点是安全的手术操作，实现持续学习和提高手术技能。本技术的价值是多方面的，可以应用于脊柱疾病的各个领域。

争鸣：反对经腰椎前外侧保留腰大肌入路的病例

作者　Douglas A. Hollern, Tristan B. Fried, Gregory D. Schroeder, Worawat Limgthongkul, Kris E. Radcliff, Alexander R. Vaccaro

译者　梁　裕

本章作者对腰椎保留腰大肌的前外侧技术的优点作了深入阐述。这是一种相对较新的技术，与其他融合技术相比，也有一定的优势[26]。但是，决定是否接受一种新技术或新术式时，对于其并发症的深入了解是至关重要的。令人遗憾的是，由于相关文献和临床报道的短缺，有关本技术的并发症以及长期临床随访的结果目前还不甚清楚。

在一份迄今为止样本量最大（179 例）的关于 OLIF 手术的临床报道中，最常见的并发症是切口痛。交感链的医源性损伤发生率为 1.7%。这一回顾性研究还报道了其他神经并发症，如

L4的感觉异常以及L4–5和S1的感觉缺失[26]。可能发生的并发症还包括髂静脉损伤、肠梗阻和腹膜撕裂伤、脑血管意外、深静脉栓塞、周围缺血、食管麻痹以及腹股沟麻木等[26]。但是，由于文献有限，这些并发症都有待于进一步细化。

作为备选的 ALIF

前路腰椎椎间融合术（ALIF）可以作为保留腰大肌的腰椎前外侧手术的备选技术。ALIF具有许多优点，如改善了神经结构、血管和脊柱的可视性，为到达中央椎管提供了极佳入路，同时可获得更为完整的椎间盘切除[27,28]。越来越多的医生接受了前路小切口腹膜后入路，这一切口提供足够宽度的椎间隙直视窗口，减少了腹膜损伤，而后者在经腹膜入路时非常多见。这一小切口技术有着优良的临床疗效，手术时间短，费用低廉[29]。此外，ALIF是一种相对成熟的手术，临床报道已在超过1 000例患者身上得以实施，使得临床医生能够充分理解ALIF的优点和不足。而迄今最大样本的OLIF研究总共只有179例患者[26,29]。

作为备选的 TLIF 手术

经椎间孔腰椎椎间融合术（TLIF）也可以作为OLIF手术的备选技术。和OLIF和ALIF不同，TLIF通过一个单一后路切口进行[30]，这样就降低了ALIF和OLIF手术中血管损伤的风险。并且，TLIF手术无须牵拉腰丛和交感链，因此就避免了损伤这些神经的风险[5]。另外，TLIF通过椎间融合的方式提高节段融合率，但是不需要通过不同切口来实现椎间融合和后路器械固定。同样，由于TLIF是一种基于后方入路的技术，需要完整切除一侧小关节，可以进行彻底的直接减压。最后，基于术者的经验，TLIF可以通过开放和微创的方式来进行，长期临床疗效优良，并发症发生率低[30]。

小结

保留腰大肌的腰椎前外侧入路椎间融合是一种疗效肯定的新技术，但应当谨慎应用，因为尚未有关于该技术的长期随访的风险和优点的数据。标准的ALIF手术提供椎间隙的完整显露和直视操作，TLIF可通过单一切口进行神经组织的直接减压、椎间融合和后路器械固定。在保留腰大肌的前外侧腰椎椎间融合技术及其并发症得到足够研究之前，当患者需要进行椎间融合时，应首先考虑标准ALIF和TLIF手术。

参考文献

1. Rao PJ, Loganathan A, Yeung V, et al. Outcomes of anterior lumbar interbody fusion surgery based on indication: a prospective study. Neurosurgery. 2015;76(1):7–23; discussion 23–24.
2. Mobbs RJ, Phan K, Thayaparan GK, et al. Anterior lumbar interbody fusion as a salvage technique for pseudarthrosis following posterior lumbar fusion surgery. Global Spine J. 2016;6(1):14–20.
3. Rao PJ, Maharaj MM, Phan K, et al. Indirect foraminal decompression after anterior lumbar interbody fusion: a prospective radiographic study using a new pedicle-to-pedicle technique. Spine J. 2015;15(5):817–824.
4. Takahashi K, Kitahara H, Yamagata M, et al. Long-term results of anterior interbody fusion for treatment of degenerative spondylolisthesis. Spine (Phila Pa 1976). 1990;15(11):1211–1125.
5. Rothenfluh DA, Koenig M, Stokes OM, et al. Access-related complications in anterior lumbar surgery in patients over 60 years of age. Eur Spine J. 2014;23(suppl 1):S86–S92.
6. Burkus JK, Dryer RF, Peloza JH. Retrograde ejaculation following single-level anterior lumbar surgery with or without recombinant human bone morphogenetic protein-2 in 5 randomized controlled trials: clinical article. J Neurosurg Spine. 2013;18(2):112–121.
7. Nourian AA, Cunningham CM, Bagheri A, et al. Effect of anatomic variability and level of approach on perioperative vascular complications with anterior lumbar interbody fusion. Spine (Phila Pa 1976). 2016;41(2):E73–E77.
8. Anand N, Baron EM, Khandehroo B, et al. Long-term 2- to 5-year clinical and functional outcomes of minimally

invasive surgery for adult scoliosis. Spine (Phila Pa 1976). 2013;38(18):1566–1575.

9. Isaacs RE, Hyde J, Goodrich JA, et al. A prospective, nonrandomized, multicenter evaluation of extreme lateral interbody fusion for the treatment of adult degenerative scoliosis: perioperative outcomes and complications. Spine (Phila Pa 1976). 2010;35(26, suppl):S322–S330.
10. Deukmedjian AR, Ahmadian A, Bach K, et al. Minimally invasive lateral approach for adult degenerative scoliosis: lessons learned. Neurosurg Focus. 2013;35(2):E4.
11. Tormenti MJ, Maserati MB, Bonfield CM, et al. Complications and radiographic correction in adultscoliosis following combined transpsoas extreme lateral interbody fusion and posterior pedicle screw instrumentation. Neurosurg Focus. 2010;28(3):E7.
12. Heary RF, Mummaneni PV. Editorial: Vascular injury during spinal procedures. J Neurosurg Spine. 2016;24(3):407–408.
13. Assina R, Majmundar NJ, Herschman Y, et al. First report of major vascular injury due to lateraltranspsoas approach leading to fatality. J Neurosurg Spine. 2014;21(5):794–798.
14. Anand N, Baron EM, Khandehroo B. Limitations and ceiling effects with circumferential minimally invasive correction techniques for adult scoliosis: analysis of radiological outcomes over a 7-year experience. Neurosurg Focus. 2014;36(5):E14.
15. Wang MY, Mummaneni PV, Fu KM, et al. Less invasive surgery for treating adult spinal deformities: ceiling effects for deformity correction with 3 different techniques. Neurosurg Focus. 2014;36(5):E12.
16. Costanzo G, Zoccali C, Maykowski P, et al. The role of minimally invasive lateral lumbar interbody fusion in sagittal balance correction and spinal deformity. Eur Spine J. 2014;23(suppl 6):699–704.
17. DeWald CJ, Stanley T. Instrumentation-related complications of multilevel fusions for adult spinal deformity patients over age 65: surgical considerations and treatment options in patients with poor bone quality. Spine (Phila Pa 1976). 2006;31(19, suppl):S144–S151.
18. Drazin D, Shirzadi A, Rosner J, et al. Complications and outcomes after spinal deformity surgery in the elderly: review of the existing literature and future directions. Neurosurg Focus. 2011;31(4):E3.
19. Emami A, Deviren V, Berven S, et al. Outcome and complications of long fusions to the sacrum in adult spine deformity: luque-galveston, combined iliac and sacral screws, and sacral fixation. Spine (Phila Pa 1976). 2002;27(7):776–786.
20. Lapp MA, Bridwell KH, Lenke LG, et al. Long-term complications in adult spinal deformity patients having combined surgery a comparison of primary to revision patients. Spine (Phila Pa 1976). 2001;26(8):973–983.
21. Urban MK, Jules-Elysee KM, Beckman JB, et al. Pulmonary injury in patients undergoing complex spine surgery. Spine J. 2005;5(3):269–276.
22. Pateder DB, Kostuik JP. Lumbar nerve root palsy after adult spinal deformity surgery. Spine (Phila Pa 1976). 2005;30(14):1632–1636.
23. Phillips FM, Isaacs RE, Rodgers WB, et al. Adult degenerative scoliosis treated with XLIF: clinical and radiographical results of a prospective multicenter study with 24-month follow-up. Spine (Phila Pa 1976), 2013;38(21):1853–1861.
24. Mogannam A, Bianchi C, Chiriano J, et al. Effects of prior abdominal surgery, obesity, and lumbar spine level on anterior retroperitoneal exposure of the lumbar spine. Arch Surg. 2012;147(12):1130–1134.
25. Osler P, Kim SD, Hess KA, et al. Prior abdominal surgery is associated with an increased risk of postoperative complications after anterior lumbar interbody fusion. Spine (Phila Pa 1976). 2014;39(10):E650–E656.
26. Silvestre C, Mac-Thiong JM, Hilmi R, et al. Complications and morbidities of mini-open anterior retroperitoneal lumbar interbody fusion: oblique lumbar interbody fusion in 179 patients. Asian Spine J. 2012;6(2):89–97.
27. Lee CS, Chung SS, Pae YR, et al. Mini-open approach for direct lateral lumbar interbody fusion. Asian Spine J. 2014;8(4):491–497.
28. Arnold PM, Anderson KK, McGuire RA Jr. The lateral transpsoas approach to the lumbar and thoracic spine: a review. Surg Neurol Int. 2012;3(suppl 3):S198–S215.
29. Bateman DK, Millhouse PW, Shahi N, et al. Anterior lumbar spine surgery: a systematic review and meta-analysis of associated complications. Spine J. 2015;15(5):1118–1132.
30. Wong AP, Smith ZA, Nixon AT, et al. Intraoperative and perioperative complications in minimally invasive transforaminal lumbar interbody fusion: a review of 513 patients. J Neurosurg Spine. 2015;22(5):487–495.

第 28 章 脊柱手术中的微创骨盆螺钉固定

作者 Tony Tannoury, Akhil Tawari, Chadi Tannoury

译者 吴文坚

脊柱的轴向负荷引起骶髂关节处骶骨的腹侧旋转倾向，旋转中心靠近 S2 椎体中心。骶嵴和骶结节韧带抵抗这种旋转并将枢轴点(旋转中心)转移到第一活动节段——L5-S1。作者发现，如果内固定从髂骨皮质之间向下至髋臼上骨，失败负荷最大[1]。

随着脊柱内固定向近端延伸，杠杆效应变得越来越明显，需要额外的远端固定。在过去的 20 年中，骨盆和骶盆固定越来越流行。文献中描述了许多技术，手术难度和生物力学特性各有不同[2,3]。髂骨或骶骨固定的机械强度的一个主要决定因素，是远端固定物的末端与位于 L5-S1 盘的后三分之一处的旋转中心的关系：螺钉越长，越靠前部，固定越好[1]。O'Brien 等[4]把骶盆分为 3 个区：I 区由 S1 椎体和骶骨翼上端缘组成，Ⅱ区从骶骨翼下缘延伸至 S2 至尾骨尖，Ⅲ区包括髂骨。固定强度从 I 区到Ⅲ区依次增加。

Galveston 技术包含髂骨内、外板之间的固定点，随着各种技术的发展，骨盆固定器械逐渐得到普及[5,6]。

在过去的几十年中观察到传统髂骨栓的缺点，包括内置物突起引起的疼痛、伤口裂开、假关节形成、髂骨螺钉松动、内置物断裂、与近端腰椎内固定对线困难以及需要偏距连接装置等[7]。目前，其他的固定技术例如 S2- 骶骨翼—髂骨（SAI）螺钉和微创髂骨螺钉可减少传统骨盆固定相关的并发症，如软组织开裂、内固定突起和内固定排列等[8~11]。

本章将介绍一种由作者开发的经皮髂骨固定技术，使用髂骨连接杆增加了长节段固定和髂骨固定的自由度，这对于其他骶骨固定可能具有挑战性，因而这种经皮髂骨螺钉固定的效果优于 S2 或 S2Alar 螺钉。

适应证

腰椎—骨盆固定适用于腰骶假关节、远端内固定失败和潜在的腰椎—骶骨—骨盆不稳定的患者。对于腰骶部融合患者来说，实现和维持矢状面序列始终是一种挑战，腰骶交界处的生物力学负荷和应力可能使交界处的固定失败。因此，以下情况都会从附加的盆腔固定中受益[12~17]：

- 延伸至 L3 以上或者延伸至胸腰交界处的长节段融合；
- L5-S1 椎板切除术后，合并脊柱畸形或严重椎间盘退变；
- 接受腰椎三柱截骨术或脊柱切除术的患者；
- 脆性骨折患者；
- 创伤性骶盆骨折患者；
- 广泛脊柱转移患者需要长节段固定；
- L5–S1 高度滑脱；
- 腰椎畸形，L5 倾斜脱位和/或骨盆倾斜。

体位

一般情况下，进行骨盆固定的患者俯卧于可透视手术床(如Jackson手术架)上，透视(前后位，侧位，斜位，入口，出口位透视)应无阻挡。患者的腹部无压力，以防止静脉瘀血和术中出血。透视下，在双侧髂后上棘(PSIS)处的皮肤做标记。如果髂后上棘容易触及，可以无须透视引导即可直接标记皮肤切口部位。

手术技术和固定

SAI 固定

该技术由 Sponseller 于 2007 年首先进行阐述，进钉点为 S1 和 S2 背侧孔外侧缘连线中间，该技术的优点包括[18~20]：

- SAI 螺钉与腰骶部螺钉对齐；
- 无须额外剥离软组织、椎旁肌肉和覆盖髂嵴的筋膜；
- SAI 螺钉头比传统髂骨螺钉突起更小(平均 15 mm)[20]；
- 可以经皮置入，更微创[18]；
- 可以安全用于成人和儿童患者[20]。

SAI 螺钉的手术步骤包括：

- 在透视下标记手术部位后，切开皮肤和筋膜；
- 进钉点：为 S1 和 S2 背侧孔外侧缘连线中点(图 28.1A, B)；
- 使用高速磨钻或咬骨钳打开进钉点，然后使用开路器或 Jamshidi 针；
- 术者可以触摸大转子突起部位，螺钉对准这个部位置入，径路朝向髂前下棘；
- “泪滴”位(向尾端倾斜 20°~30°，向外侧倾斜 20°~30°)透视确认螺钉路径满意；
- 插入导针，然后进行攻丝，置入空心螺钉(图 28.2–4)。

作者推荐的固定技术

在双侧髂嵴和髂后上棘做好标记以后，用局麻药(含或不含肾上腺素的马卡因溶液)沿手术径路浸润。做两个旁正中垂直皮肤切口(2~3 cm)，锐性分离浅部和深部皮下组织。确定腰骶部背面筋膜，用手指触摸髂后上棘。电刀切割，显露髂后嵴的内侧壁和外侧壁。完成显

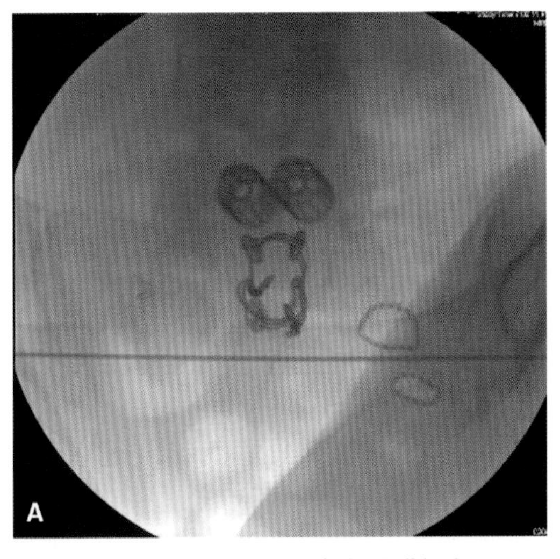

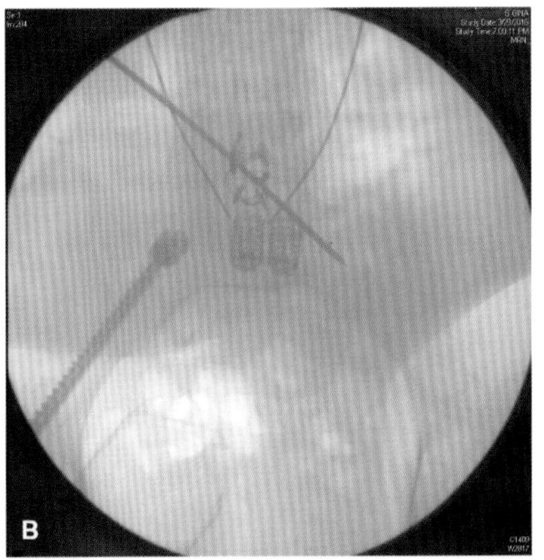

图 28.1　术中透视显示 SAI 螺钉的进钉点

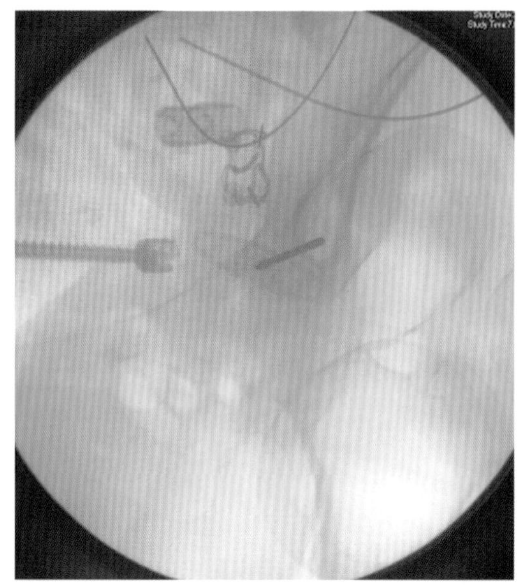

图 28.2　术中影像显示 Jamshidi 针的头端恰好在“泪滴”中

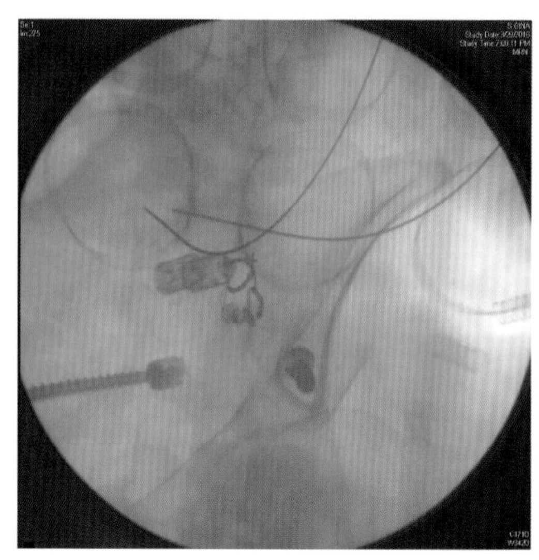

图 28.3　术中闭孔位透视显示螺钉在“泪滴”中，位置良好

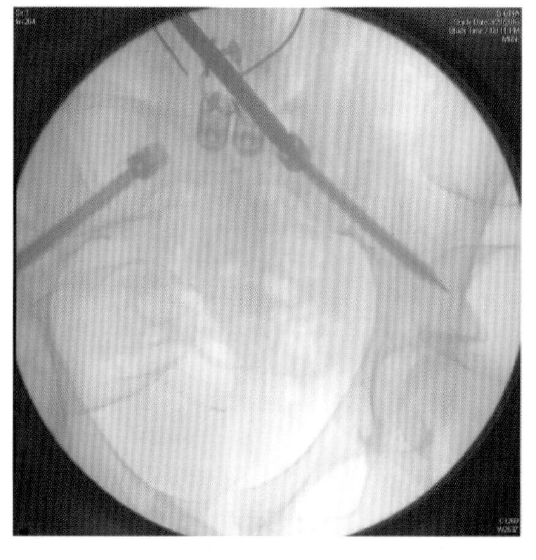

图 28.4　术中入口位透视显示螺钉朝向髂前下棘，位置良好

露后，用咬骨钳咬开后髂骨，形成凹陷（宽、深各 1~2 cm），确认松质骨皮质间隙和骨盆内固定隧道入口。采集的骨髓保存为自体骨移植物（图 28.5）。使用开路器（建议使用扁平和有弹性的）从髂后上棘进钉点开始，在髂骨内外侧板之间的松质骨处朝向股骨大转子钻取一个隧道。扁平和弹性开路器有助于安全地在松质骨内钻取隧道，最大限度地避免穿透皮质骨。用球头探子确认骨皮质完整、隧道满意，并将导孔加深至约 100 mm。两侧插入软性导针，调节C 臂获得双侧髂嵴的“泪滴”位（向尾部倾斜 20°~30°，侧旋 20°~30°）影像。在闭孔位透视中，导针应位于“泪滴”中心，并在骨盆出口透视中位于髋臼的上表面。透视下进行攻丝，置入髂骨螺钉（图 28.6）。多数患者可以置入较大直径的螺钉（螺钉直径≥ 7.5 mm，长 80~100 mm）[21]。螺钉向前推进到螺钉头部坐在髂嵴内且不突出/可触及。置入螺钉前，先把髂骨连接器安装于纵向连接棒上（图 28.7，图 28.8）。纵向连接棒置入后，从近端到远端置入锁定螺母，矫正畸形后

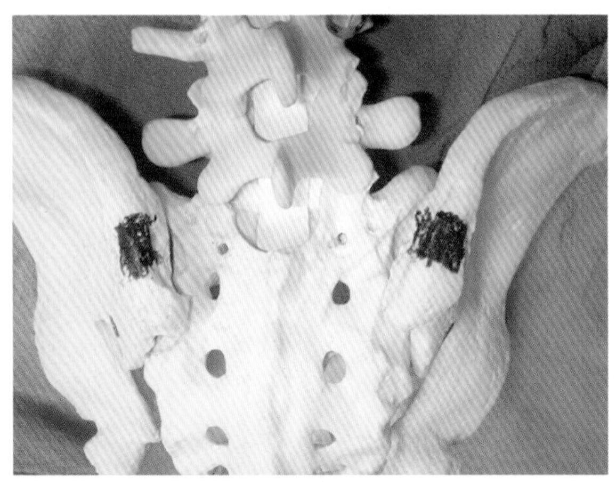

图 28.5　模型中髂嵴部分用黑色突出显示用咬骨钳咬除形成凹陷，然后将咬下的骨用于植骨

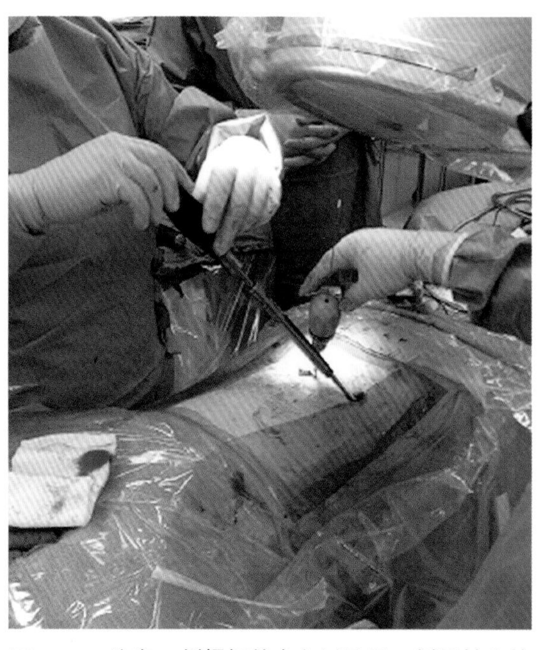

图 28.6　注意一侧螺钉的方向以及另一侧导针上的丝攻，C 臂交替获得闭孔位和髂骨位透视影像

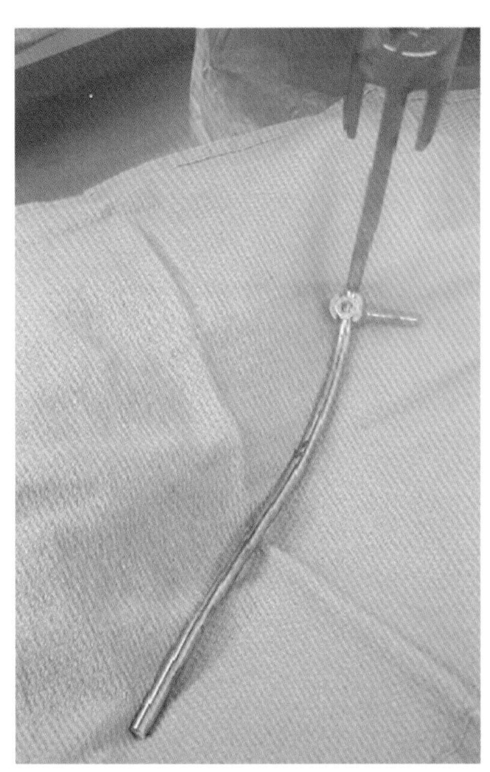

图 28.7　带有侧面连接器的棒可容纳非线性髂骨螺钉

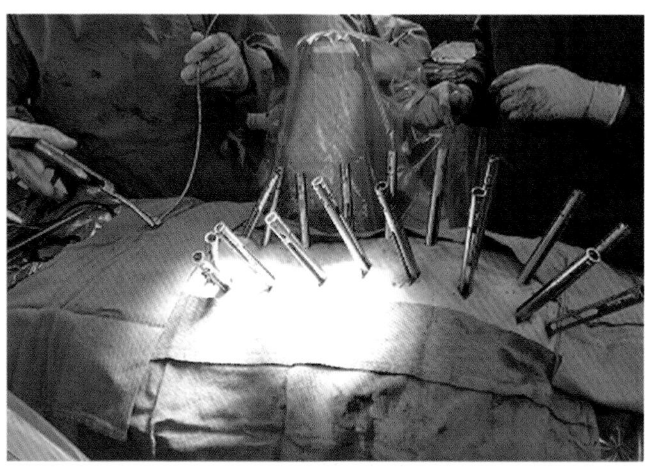

图 28.8　将带有侧方连接器的棒插入经皮螺钉前

去除螺钉延伸器。将髂骨连接器（30 mm）插入髂骨螺钉的郁金香钉头上，直视下置入锁定螺母（图 28.9）。

术后活动和康复计划

鼓励患者在手术后尽早下床行走，所有患者均由物理治疗师进行评估，通常不需要物理限制或支具 / 矫形器。所有患者均使用机械和 / 或化学措施预防深度静脉血栓形成。

并发症

传统的切开髂骨螺钉固定技术需要广泛筋膜下剥离，可能因此造成疼痛和切口并发症[22]。现有文献显示，利用微创技术治疗创伤、退变性疾病或转移性疾病的并发症明显减少（图 28.10）[17,23,24]。

多项研究报道了由于髂后上棘进钉点选择不当造成的内置物突出问题。一项为期 5 年的随访研究显示，因内置物突出导致疼痛而需要拔出螺钉的比例达 35%[8]。SAI 技术可以减少这种情况。应用我们的技术，也可以通过使用 Leksell 咬骨钳在髂后上棘咬骨形成凹陷来降低这一风险。根据我们的实践，5 年内因髂骨螺钉引起疼痛而拔除的比例为 3/143（2%），因髂骨连接器脱钩而翻修的比例为 1/143（0.8%）。在我们的实践中没有出现髂骨螺钉断裂的情况。这种并发症发生率低的可能原因可能是我们在大部分腰椎和腰骶椎间隙使用了大面积的椎间融合器，减轻了远端固定的负荷。

因为髂骨螺钉头不与腰骶螺钉头线性对齐，在插入纵向连接棒时可能有技术困难。人们可以通过不使用骶骨螺钉来避开这一问题，但这可能会导致结构弱化。在我们的技术中，通常于双侧置入 S1 椎弓根，并推荐使用侧方偏距连接器将髂骨螺钉连接纵向连接棒。实际上，S1 螺钉与髂骨螺钉置入使用的是同一个手术切口。

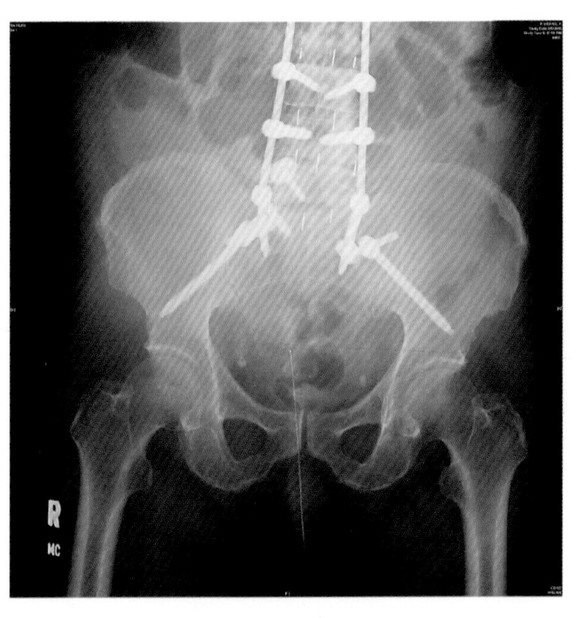

图 28.9　X 线片显示带髂骨连接器的后方连接棒

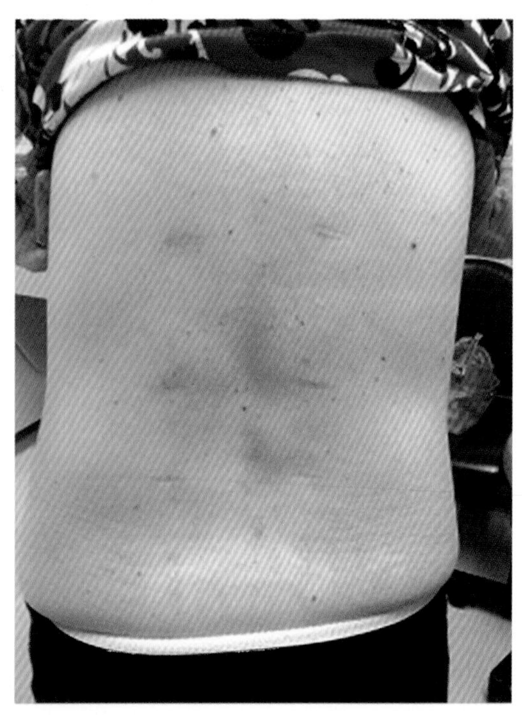
图 28.10　术后照片显示进行经皮后路固定和髂骨螺钉置入后的患者外观美观

小结

腰椎固定的历史和传统方法，对于脊柱畸形矫形手术后减少假关节形成、远端内固定失败，以及保持足够的矢状平衡发挥了主要作用。这一技术也有许多可能的并发症，包括但不限于技术困难、伤口问题、内置物突出、内固定失败以及需要再手术等。经皮微创置入髂骨螺钉具有较低的切迹、较少的突出、更好的生物力学特性（长度和直径更大），并可减少软组织损伤，因而可能获得更好的结果。目前仍然缺乏支持 MIS 骨盆固定的高水平数据。

参考文献

1. McCord DH, Cunningham BW, Shono Y, et al. Biomechanical analysis of lumbosacral fixation. Spine (Phila Pa 1976). 1992;17(8, suppl):S235–S243.
2. Lebwohl NH, Cunningham BW, Dmitriev A, et al. Biomechanical comparison of lumbosacral fixation techniques in a calf spine model. Spine (Phila Pa 1976). 2002;27(21):2312–2320.
3. Cunningham BW, Sefter JC, Hu N, et al. Biomechanical comparison of iliac screws versus interbody femoral ring allograft on lumbosacral kinematics and sacral screw strain. Spine (Phila Pa 1976). 2010;35(6):E198–E205.
4. O'Brien MF, Kuklo TR, Lenke LG. Sacropelvic instrumentation: anatomic and biomechanical zones of fixation. Semin Spine Surg. 2004;16(2):76–90.
5. Allen BL Jr, Ferguson RL. The Galveston experience with L-rod instrumentation for adolescent idiopathic scoliosis. Clin Orthop Relat Res. 1988;(229):59–69.
6. Allen BL Jr, Ferguson RL. The Galveston technique of pelvic fixation with L-rod instrumentation of the spine. Spine (Phila Pa 1976). 1984;9(4):388–394. Mazur MD, Ravindra VM, Schmidt MH, et al. Unplanned reoperation after lumbopelvic
7. fixation with S-2 alar-iliac screws or iliac bolts. J Neurosurg Spine. 2015;23(1):67–76.
8. Jain A, Hassanzadeh H, Strike SA, et al. Pelvic fixation in adult and pediatric spine surgery: historical perspective, indications, and techniques: AAOS exhibit selection. J Bone Joint Surg Am. 2015;97(18):1521–1528.
9. Tsuchiya K, Bridwell KH, Kuklo TR, et al. Minimum 5-year analysis of L5–S1 fusion using sacropelvic fixation (bilateral S1 and iliac screws) for spinal deformity. Spine (Phila Pa 1976). 2006;31(3):303–308.
10. Kim YJ, Bridwell KH, Lenke LG, et al. Results of lumbar pedicle subtraction osteotomies for fixed sagittal imbalance: a minimum 5-year follow-up study. Spine (Phila Pa 1976). 2007;32(20):2189–2197.
11. Kebaish KM. Sacropelvic fixation: techniques and complications. Spine (Phila Pa 1976). 2010;35(25):2245–2251.
12. Gitelman A, Joseph SA Jr, Carrion W, et al. Results and morbidity in a consecutive series of patients undergoing spinal fusion with iliac screws for neuromuscular scoliosis. Orthopedics. 2008;31(12).
13. Myung KS, Lee C, Skaggs DL. Early pelvic fixation failure in neuromuscular scoliosis. J Pediatr Orthop. 2015;35(3):258–265.
14. Phillips JH, Gutheil JP, Knapp DR Jr. Iliac screw fixation in neuromuscular scoliosis. Spine (Phila Pa 1976). 2007;32(14):1566–1570.
15. Liu G, Hasan MY, Wong HK. Minimally invasive iliac screw fixation in treating painful metastatic lumbosacral deformity: a technique description and clinical results. Eur Spine J. 2016;25(12):4043–4051.
16. O'Brien JR, Matteini L, Yu WD, et al. Feasibility of minimally invasive sacropelvic fixation: percutaneous S2 alar iliac fixation. Spine (Phila Pa 1976). 2010;35(4):460–464.
17. El Dafrawy MH, Kebaish KM. Percutaneous S2 alar iliac fixation for pelvic insufficiency fracture. Orthopedics. 2014;37(11):e1033–e1035.
18. Sponseller PD. The S2 portal to the ilium. Roundtables Spine Surg. 2007;2(2):83–87.
19. Chang TL, Sponseller PD, Kebaish KM, et al. Low profile pelvic fixation: anatomic parameters for sacral alar-iliac fixation versus traditional iliac fixation. Spine (Phila Pa 1976). 2009;34(5):436–440.
20. Sponseller PD, Zimmerman RM, Ko PS, et al. Low profile pelvic fixation with the sacral alar iliac technique in the pediatric population improves results at two-year minimum follow-up. Spine (Phila Pa 1976). 2010;35(20):1887–1892.
21. Berry JL, Stahurski T, Asher MA. Morphometry of the supra sciatic notch intrailiac implant anchor passage. Spine (Phila Pa 1976). 2001;26(7):E143–E148.
22. Martin CT, Witham TF, Kebaish KM. Sacropelvic fixation: two case reports of a new percutaneous technique. Spine (Phila Pa 1976). 2011;36(9):E618–E621.
23. Strike SA, Hassanzadeh H, Naef F, et al. Sacro-pelvic fixation using the S2 arla-iliac (SAI) screws in adult deformity surgery: a prospective study with minimum five-year follow-up. Paper presented at: 48th Annual Meeting of the Scoliosis Research Society; September 18–21, 2013; Lyon, France.
24. Ould-Slimane M, Miladi L, Rousseau MA, et al. Sacropelvic fixation with iliosacral screws: applications and results in adult spinal deformities. J Spinal Disord Tech. 2013;26(4):212–217.

第 29 章 微创手术治疗腰椎滑脱

作者 Dustin H. Massel, Benjamin C. Mayo, Krisbna D. Modi, William W. Long, Pbilip K. Louie, Kern ingb

译者 张文志

腰椎滑脱即头端脊椎相对于尾端脊椎向前滑移：

- 包括发育性和获得性（退变性、发育不良性、医源性、峡部裂性、创伤性和病理性腰椎滑脱）；
- 最常见的腰椎滑脱类型是峡部裂性和退变性腰椎滑脱；
    - 峡部裂性腰椎滑脱的发病率高达 5%~8%[1~5]。

腰椎滑脱的发病年龄通常呈现双峰分布，最常见的症状为机械性下腰痛和下肢根性痛[1,2,6]。峡部裂性腰椎滑脱通常出现在 5~7 岁或青少年早期[1,6]。退变性腰椎滑脱一般发生在 40~60 岁，多于腰椎间盘退行性改变后[2]。

评估腰椎滑脱严重程度时，应该结合患者的症状、滑脱椎体的稳定性和影像学 Meyerding 分级（滑脱椎体向前滑移程度）进行[7]。用于治疗腰椎滑脱的手术方法有前路腰椎间融合术（ALIF）、侧方腰椎间融合术（LLIF）和经椎间孔腰椎间融合术（TLIF）[8]。对于严重腰椎滑脱患者（3~4 级），由于有滑脱进展的风险，在融合前需要先使滑脱复位，通常采用开放手术而不是微创手术进行治疗。

本章的目的是介绍腰椎滑脱的手术方法和复位技术，以及相关的适应证、并发症和临床结果。

手术技术

单纯前路腰椎椎体间融合术（ALIF）

适应证 / 禁忌证

ALTF 适应证包括慢性椎间盘源性腰痛、退变性椎间盘疾病引起的脊柱不稳、退变性脊柱侧凸、轻度峡部裂性或退变性腰椎滑脱、邻近节段退变、假关节、肿瘤或感染（图 29.1~4）[9~13]。

ALIF 的禁忌证包括：主动脉或髂血管钙化、肥胖、近期感染或因骨质疏松而不能行 ALIF [10,11]。

相对禁忌证包括：有腹膜后手术史，腹部、骨盆或腹膜后放疗后，有腹腔镜疝修补术、输尿管手术史，或具有严重血管闭塞性疾病，因其均会增加患者术后并发症[10,12,13]。

并发症

- 最常见的并发症包括腹部肌肉、血管和泌尿系统损伤，浅表感染，以及优势侧下腹部神经丛损伤导致膀胱颈括约肌去神经支配或发生逆行射精[10,12,13]；
- 其他风险包括腹膜穿孔，大血管损伤或血栓形成，输尿管、淋巴管和神经系统损伤，融合器移位和沉降[12,13]；

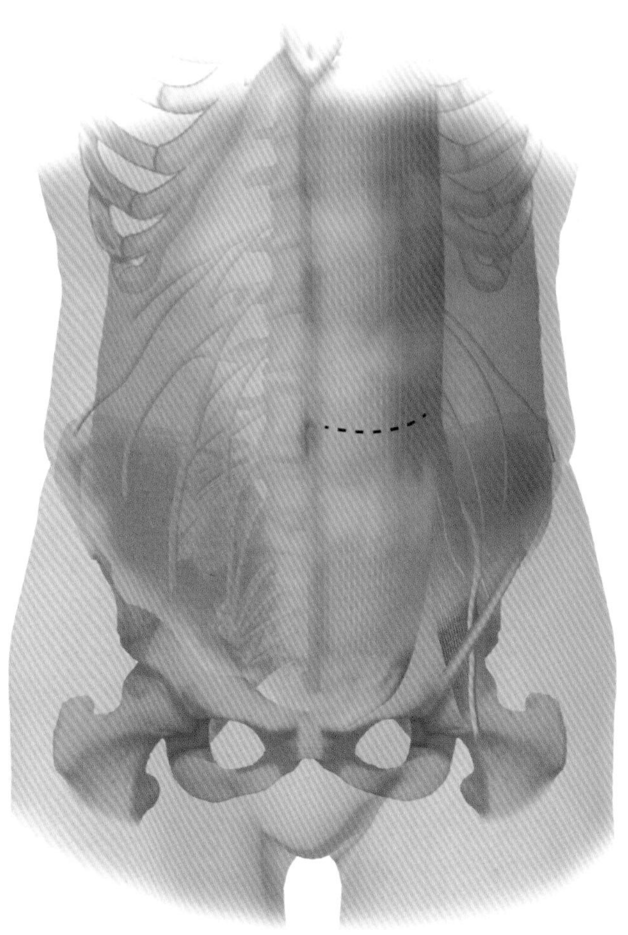

图 29.1　单纯前路腰椎椎间融合切口。患者取仰卧位，双臂固定于胸部，皮肤切口位于中线外侧

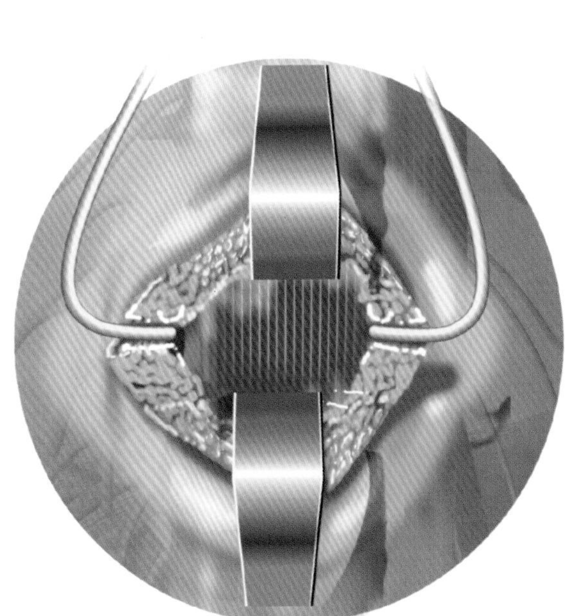

图 29.2　横切口和下方的腹直肌纤维

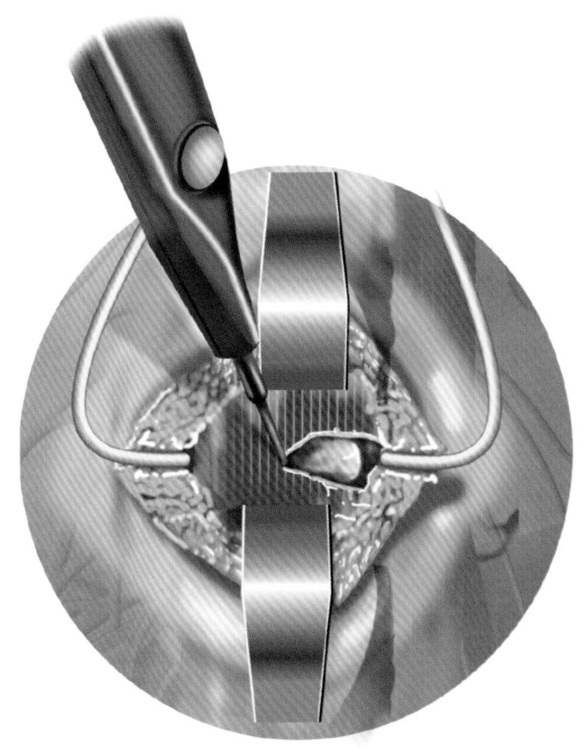

图 29.3　为显露手术视野，切断左侧腹直肌

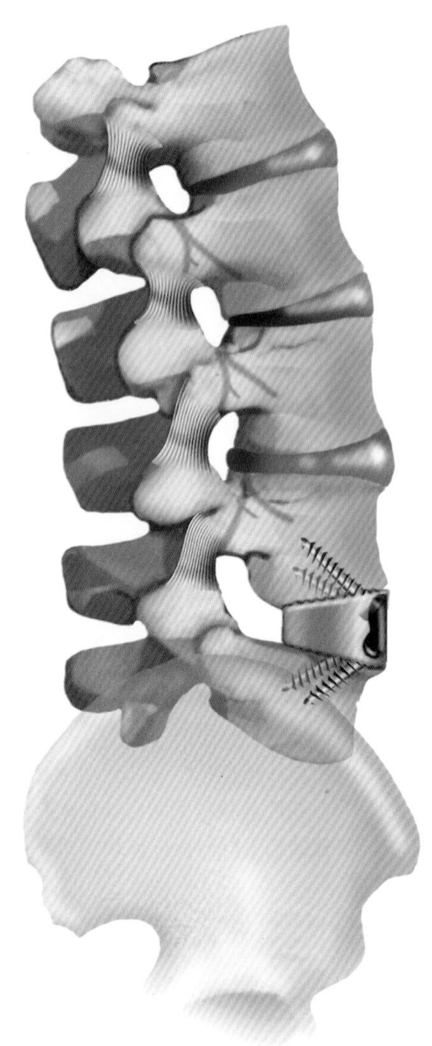

图 29.4 脊柱侧位示意图，表明单纯前路腰椎椎间融合术后椎间融合器在椎间隙内位置良好

- 多项研究报道 ALIF 术后假关节形成，可能需要行后路固定并完成 360 度融合[9]。

结果

- 据报道 ALIF 融合率达 47%~100%[9,11,14~18]。
- ALIF 手术视野更大，便于直接观察椎体前方，可以更好地处理椎间隙，直接进行腹侧硬膜外间隙减压和放置更大的椎体间融合器，其重量载荷的生物力学性能较普通融合器更好。
  - 较大的椎间融合器可以更好地矫正腰椎前凸、冠状面和矢状面排列以及恢复椎间隙高度，最终可以扩大椎间孔并对出口神经根进行减压[9,11,19,20]。

侧方腰椎椎间融合（LLIF）

适应证/禁忌证

- 适应证包括：轻度腰椎滑脱、节段不稳、邻近节段退变、椎弓崩裂合并椎管狭窄、退变性椎间盘疾病以及 T7~L4 椎体水平椎板切除后的后凸畸形（图 29.5~29.11）。
  - 患者的肋骨可能会将手术暴露限制于 L2 水平及以下。
- 禁忌证为高度滑脱，严重椎管狭窄和血管解剖异常患者。
- 因为髂嵴阻挡，手术通常不能暴露 L5–S1 椎间隙水平；但对于平卧位低髂嵴患者，可以暴露到 L4–L5 椎间隙水平。
  - 通过术前影像学评估决定适当的进入椎间隙的路径。

并发症

- 腰丛分支包括腰大肌浅表支（生殖股神经）和深支（股神经），有被损伤的风险；
  - 必须注意正确牵拉腰大肌，因为牵开器放置不恰当可能会导致腰大肌或腰丛损伤，导致最常见的并发症——髂腰肌无力（L1-L3）[10,21]。
  - 在 LLIF 手术中，神经损害并发症率为 6%~52%[10,22]。
- 术后 6 个月内大腿前方感觉迟钝和股四头肌无力通常会改善[10,21]。
- 发生率近于 10% 的几种并发症，包括神经根病变（7%）、足下垂（2%）以及血管损伤（2%）和腹膜穿孔（2%）。
- 症状通常是暂时性的。

结果

- 据报道融合率为 88%~98%[21,23,24]。

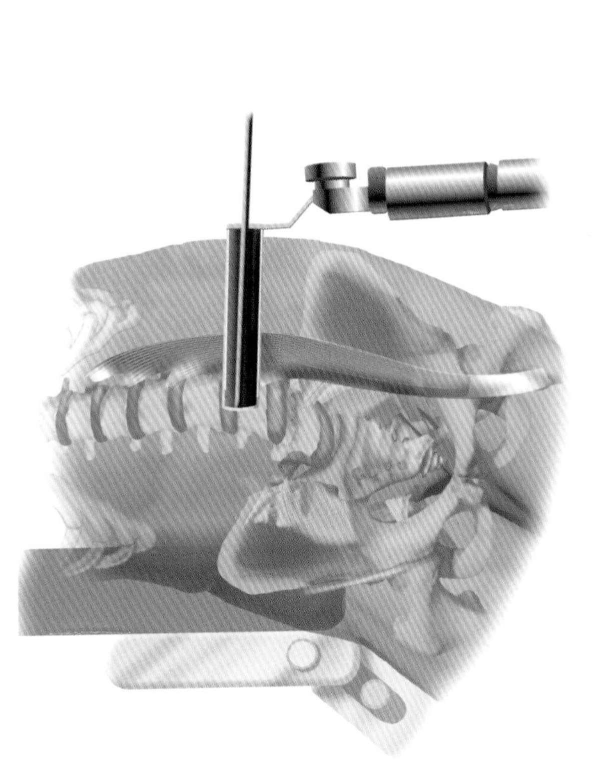

图 29.5 行侧方入路腰椎椎间融合术时，患者侧卧于手术床上，手术部位与手术床的可折弯处对齐。适当折弯手术床，使髂嵴和下肋间的空间最大

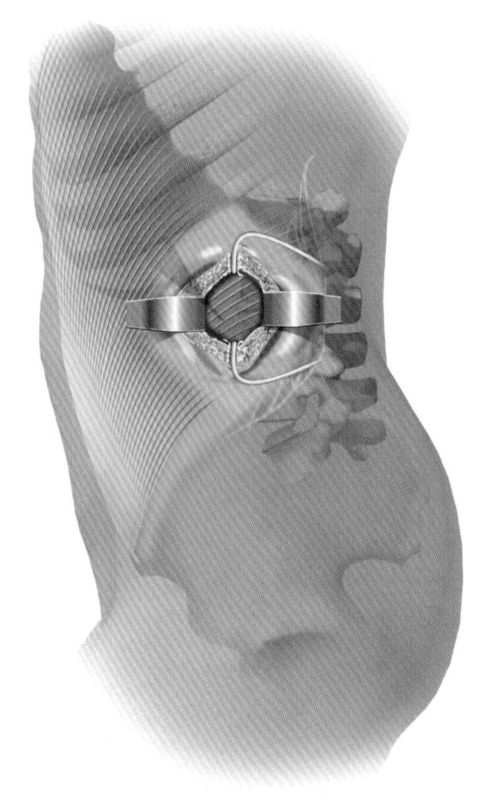

图 29.6 在透视引导下，明确椎间盘水平并进行标记。标记处切开皮肤，暴露下面的腹外斜肌纤维

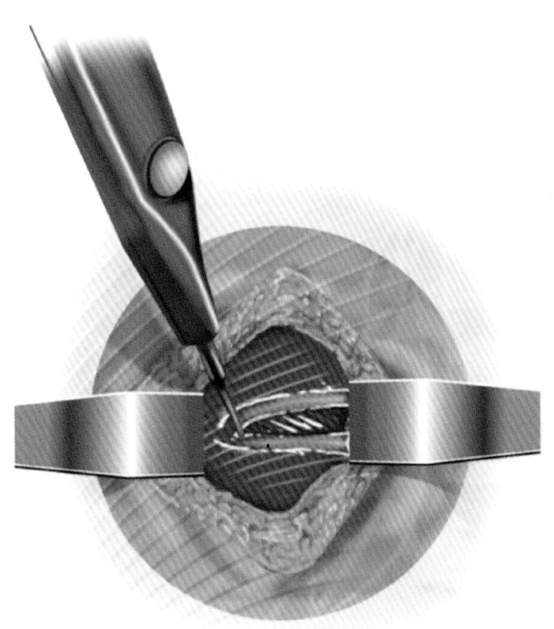

图 29.7 沿平行肌纤维方向切开腹外斜肌，暴露下方的腹内斜肌纤维

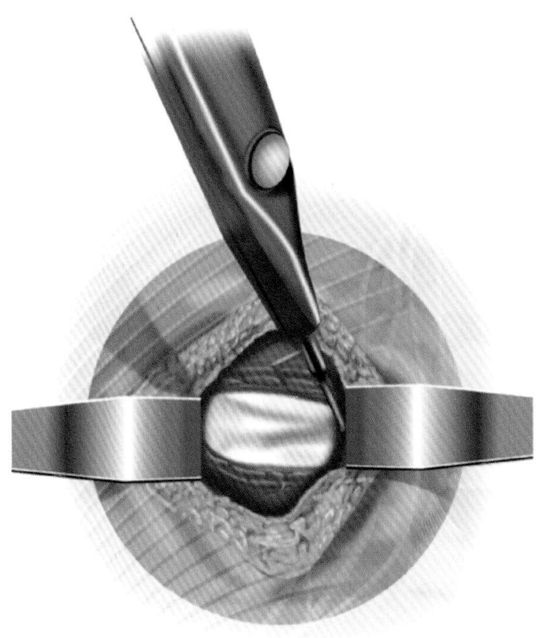

图 29.8 切开腹内斜肌，暴露腹横筋膜

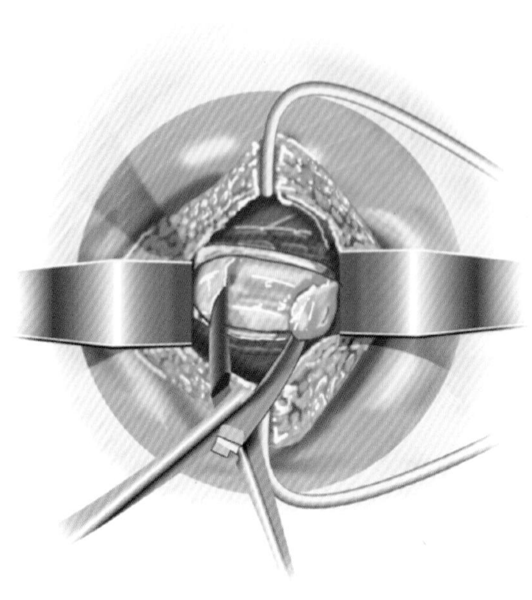

图 29.9　使用 Kocher 钳钝性分离腹横筋膜，进入腹膜后间隙并暴露腹膜后脂肪

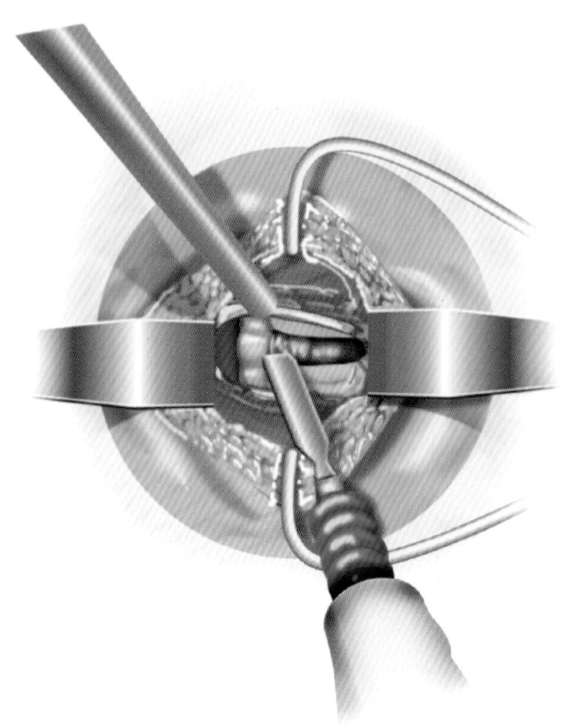

图 29.10　在向后牵拉腰大肌保护神经结构的同时切开侧方纤维环

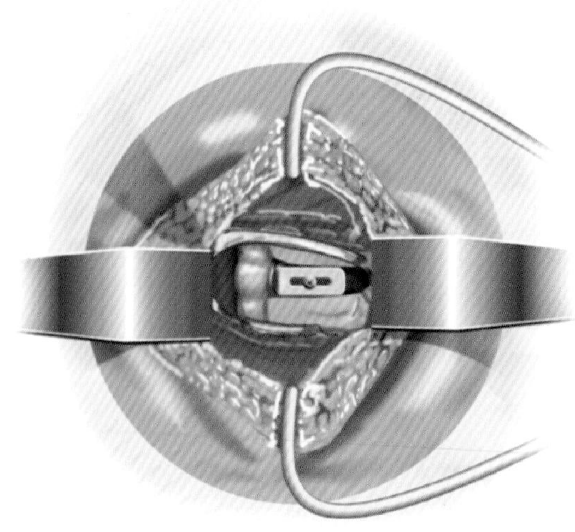

图 29.11　将内置物塞入椎间隙

- LLIF 避免了其他融合技术入路相关并发症，如主动脉、髂血管或内脏器官损伤[10,21,25]。
- 能够使用更大的椎间融合器，更容易到达骨骺环，增加稳定性并降低沉降风险[21,26]。
  - 由于保留了前纵韧带和后纵韧带，该入路也间接保持了脊柱稳定性。
- 报告显示，LLIF 术后 2 年时，Ⅰ级和Ⅱ级滑脱患者的腰椎滑脱明显复位，椎间隙高度和节段前凸指数水平明显恢复。
- 与其他微创手术相比，LLIF 由于能够在直视下分离切除组织，学习曲线更短。

经椎间孔微创腰椎椎间融合术(MIS–TLIF)

适应证 / 禁忌证

- 由轻度峡部和退变性腰椎滑脱、椎间孔狭窄、椎间盘突出、退变性节段性不稳、退变性椎间盘疾病、椎板切除术后不稳以及假关节形成导致的机械性腰痛、椎间盘源性疼痛或神经根性疼痛[27,28]。
- 严重腰椎滑脱在历史上被认为是微创手术的相对禁忌证。然而，目前的文献已经报道了 MIS–TLIF 术在治疗严重腰椎滑脱中的应用[2,29]。
- 对发生椎间隙塌陷且在动态 X 线片上椎体间无活动的严重滑脱，需要进行多节段减压、关节融合，和 / 或合并明确需要手术治疗的侧后凸畸形，需要进行滑脱复位或有较高的并发症的患者，应该进行传统开放 TLIF 手术。
- 其他相对禁忌证包括脊柱手术史、多节段脊柱病变、急性骨折、脊柱肿瘤以及严重的骨质疏松、全身感染、妊娠和肥胖。

并发症

- 最常见的风险包括偶发的硬膜撕裂和术中透视次数增加导致放射线照射暴露增多[31,32]。
- 其他风险包括螺钉误置，椎弓根内壁破裂，硬膜外血肿，融合器移位和残留神经根性疼痛[10,32]。

结果

- 融合率平均约为 95%，多项研究报道术后 4 年融合率高达 99%[10,33~37]。
- 患者报告的 Oswestry 功能障碍指数和视觉模拟疼痛评分结果有明显改善[34,38,39]。
- 与 ALIF 和 LLIF 相比，较小的手术窗限制了所使用椎间融合器的尺寸，同时也限制了椎间隙高度和腰椎前凸的恢复以及椎间融合面积[10]。
- 允许 360° 融合，而没有与 ALIF 相关的并发症。
- TLIF 无须过度牵拉硬膜或神经根，减少了术中出血、硬膜外瘢痕形成和神经损伤的风险[30,33]。
- MIS–TLIF 手术学习曲线表明，最初的 30~40 例患者临床结果较差，并发症发生率更高[40~42]。

手术技术的比较

针对不同的患者，根据患者合并症、病史和手术史，以及脊柱外科医生的经验、腰椎滑脱的病因和病程、滑脱椎体节段等，来选择适合的手术方案。与其他 MIS 手术一样，上述三种 MIS 操作手术时间、住院时间短，出血和麻醉药使用减少，术后患者疼痛轻，患者报告的功能结果评分高，术后康复快[10,20,22]。为了避免采用并发症较多同时也较复杂的前路手术，或因患者髂嵴妨碍对 L4–L5 和 L5–S1 采用侧方入路时，可行 TLIF 手术[8,30]。因为能够插入更大的椎间融合器，承重应力分布更好，与 TLIF 相比，ALIF 和 LLIF 能更大限度地恢复椎间隙高度和腰椎前凸。与其他融合技术相比，ALIF 可在加强重量再分布的情况下最大程度地恢复腰椎前凸[8,10,43]。研究表明，以上详述的三种手术均能使腰椎滑脱获得满意复位，滑脱复位差异在 X 线片上不明显。

复位技术

轻度腰椎滑脱被定义为滑脱小于椎体前后直径的50%[44]，通常可通过微创手术进行原位固定融合来治疗。严重滑脱被定义为滑脱大于椎体前后直径的50%以上[44]，通常需要行开放手术提供足够的工作空间以复位滑脱椎体，恢复腰椎前凸、冠状面和矢状面序列，增加椎间融合面积。理论上来说，滑脱椎体复位会减少节段不稳定性，减轻椎间孔对神经根的压迫，并恢复原始的解剖负重和脊柱——骨盆参数。然而，由于滑脱复位会增加神经损伤的风险，对是否进行复位仍然存在争议[1,44~46]。尽管如此，据报道矢状面脊柱序列的恢复可降低相邻椎间盘的剪切应力，减少邻近椎间盘退变[1,45,47]。然而，后路撑开复位技术可导致严重神经损伤，不能充分恢复腰椎前凸，限制了其应用[48]。椎间撑开装置旋转复位技术使用腰椎前凸间隙垫（碳纤维，钛网或聚醚醚酮）插入清理干净的椎间隙，旋转90°以支撑椎体终板并恢复腰椎前凸[49]。

循证医学

Wang等[44]为具有平衡骨盆（Ⅳ度滑脱）和不平衡骨盆（Ⅲ度滑脱）的2例患者创建了三维生物力学模型，以检查复位和融合对邻近椎间盘应力的影响。作者指出，对不平衡骨盆患者进行腰椎滑脱复位，会加重腰骶部畸形并增加邻近椎间盘应力集中。然而，这在平衡骨盆患者中并没有发生。长期应力集中的增加可能会导致椎间盘退变[44]。Scheer等[46]报道，在接受微创TLIF治疗的患者中，脊柱前移减少的患者腰椎融合率增加。通过置入椎间内置物和椎弓根螺钉来完成滑脱复位。令人鼓舞的是，对多数轻度滑脱的患者来说，通过原位融合和内固定即可使患者获益。Floman[1]报道了在10例Ⅱ度和2例Ⅲ度峡部裂性滑脱患者中，95%的患者可以复位。SOCON（Solid Connection）滑脱复位组合技术可有效地纠正滑脱和矢状面畸形，同时减少神经损伤[1]。Lamartina等[48]详细介绍了25例严重发育不良性腰椎滑脱患者的滑脱复位，这些患者为L5-S1水平Ⅲ度或Ⅳ度腰椎滑脱。对于此类患者，复位的主要目的是恢复骨盆原来的位置，减小腰骶椎后凸。手术通过广泛后路减压，置入骶椎椎弓根螺钉和2枚L5双皮质固定Schanz螺钉，以减少拔出来获得复位。随后，用2根连接棒连接骶椎椎弓根螺钉和Schanz螺钉。最初的复位操作通过使用Schanz螺钉将L5平移到S1水平。接下来完成椎间盘切除后，使用双螺纹Schanz螺钉完成其余复位操作。作者证实，平均复位程度从73.2%至13.6%，腰骶段后凸畸形、骨盆后旋和矢状面序列显著改善。

作者观点

微创手术具有潜在的优势，若干融合技术可以充分矫正腰椎滑脱。手术治疗腰椎滑脱的目的是恢复解剖学位置、腰椎前凸、矢状面序列，以及实现椎间隙高度最大化，从而间接/直接对神经根进行减压。然而，微创手术也有禁忌证。一般而言，MIS-TLIF不应用于严重滑脱（Ⅲ度及以上）患者[10]。患者的解剖变异和合并症，如主动脉或髂血管钙化、肥胖、当前感染、骨质疏松、严重滑脱等[10,12,13]，为相对禁忌证。MIS技术改变目前的适应证/禁忌证的事实不应被夸大。过去因伤口愈合风险而不能接受广泛手术的患者，现在可以接受微创手术，并可减少手术并发症。严重腰椎滑脱以前是开放手术的指征，然而，随着技术的进步，根据外科医生的经验，Ⅲ度和Ⅳ度腰椎滑脱的微创治疗已成为可能。未来两个有价值的研究方向是：通过前瞻性随机试验来明确采用各种复位技术治疗严重腰椎滑脱的长期影像学和临床结果是什么，以及单纯ALIF、

LLIF 与 MIS-TLIF 治疗腰椎滑脱的费用和效用分析。

小结与要点

上面讨论的手术与其他微创手术具有类似的优点，包括手术时间、住院时间短，出血、麻醉药用量少，术后疼痛轻、康复快和并发症少[46]。有多种明确的手术方案可用于治疗腰椎滑脱，每种手术都有其优势和并发症。如前路手术复杂性高且易出现相关并发症，或患者因髂嵴高阻碍 L5-S1 的侧方入路，通常可以选择 TLIF 来处理。然而，与 TLIF 相比，ALIF 和 LLIF 能更大程度地恢复椎间隙高度和腰椎前凸。外科医生和患者应该探索各种治疗方案，并根据患者的病史、腰椎滑脱严重程度和解剖结构来选择最佳手术方案。

争鸣：反对应用微创手术治疗腰椎滑脱的病例

作者　Douglas A. Hollern, Tristan B. Fried, Gregory D. Schroeder, Worawat Limgthongkul, Kris E. Radcliff, Alexander R. Vaccaro

译者　张文志

也许脊柱手术最令人困惑的方面是腰椎滑脱的诊断、分类和手术治疗的理解。这主要是由于腰椎滑脱类型差异大，从极为常见的成人 L4-5 退变性滑脱到严重的青少年 L5-S1 滑脱。严重青少年 L5-S1 滑脱通常表现为脊柱不平衡、垂直骨盆、心形臀部、股后肌群紧张、腰椎前凸过大以及经典的 Phalen-Dixon 蹒跚步态。简单来说，不是所有腰椎滑脱都是一样的，理解腰椎滑脱的不同类型及其差异，有助于选择适当的手术治疗方案。

本章作者在描述微创手术治疗轻度腰椎滑脱和严重腰椎滑脱方面做了很好的工作。然而，本章没有讨论不同类型腰椎滑脱的重要区别及其与脊柱—骨盆参数的关系。尽管在本章中偶然提到，Marchetti 和 Bartolozzi 描述的分类系统侧重于获得性和发育性腰椎滑脱的病因和预后（表 29.1），认识这些类型的差异对于使用微创手术进行治疗的轻度腰椎滑脱患者可能并不重要，但对于严重腰椎滑脱患者来说则是必不可少的。例如，认识发育性腰椎滑脱的发育异常的严重程度十分必要，因为严重发育不良腰椎滑脱的脊柱不稳定程度较高，可能无法通过微创手术获得充分稳定。

表 29.1　Marchetti Bartolozzi 分型

分型
发育性
严重发育不良
有 / 无峡部裂
轻度发育不良
有 / 无峡部裂
获得性
外伤
术后
病理性
退变性

对于脊柱外科医生来说，获得性腰椎滑脱，包括退变性腰椎滑脱和轻度峡部裂性腰椎滑脱，比严重腰椎滑脱更常见。手术通常需要对获得性腰椎滑脱患者受压神经进行减压并对脊柱进行固定。一般来说，获得性腰椎滑脱的椎体移位程度很少超过 50%，并且由于腰椎滑脱更易于复位和稳定，无论腰椎滑脱的严重程度如何，这些类型的腰椎滑脱都是进行 MIS 手术的最佳选择。

然而，发育性腰椎滑脱会在儿童期发生并在青春期进展。发育性腰椎滑脱有多种类型，包括从轻度发育不良到严重发育不良性腰椎滑脱，合并或不合并峡部裂性腰椎滑脱。事实上，在青年或成年期，许多轻度发育不良性腰椎滑脱表现为轻度峡部裂性腰椎滑脱，可通过前路、后路、开放或 MIS 手术进行治疗。但是，对于发育不良的严重程度需要进行区分，发育不良严重程度越高，腰椎滑脱机械不稳定性越高，这在腰椎滑脱病例中最为明显（图 29.12）。因此，轻度腰椎滑脱也可能存在严重的发育不良因素。

发育不良的因素包括滑脱角度（滑移角度）、穹隆样骶骨终板，椎弓根、关节面或 / 和峡部细小或缺如。在发育性腰椎滑脱中，考虑需要其他因素包括矢状面序列和脊柱—骨盆参数，如骨盆入射角（pelvic incidence，PI）[50,51]。PI 定义为骶骨终板的垂线与股骨头中心连线的中点到骶骨终板中点连线的夹角（图 29.13）。PI 被认为是一个解剖参数，在生长完成后恒定，与骨盆的位置、方向无关。Labelle 等通过研究认为较高

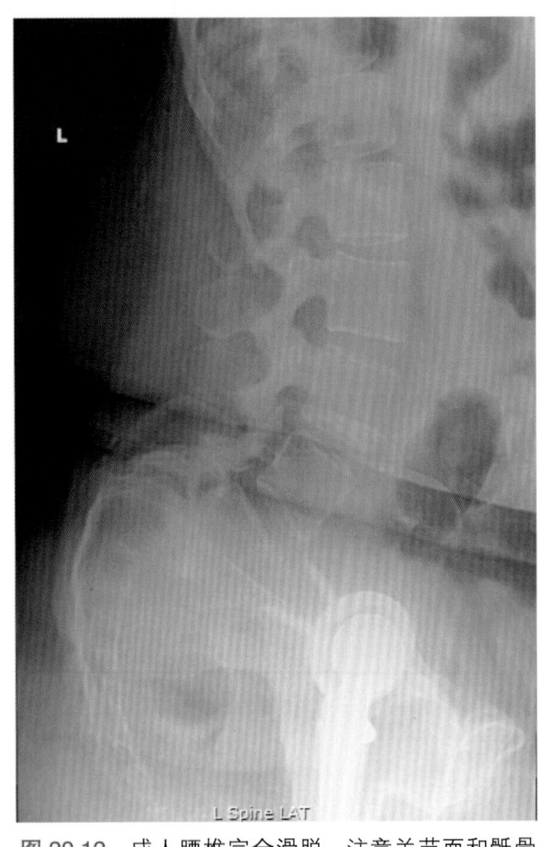

图 29.12 成人腰椎完全滑脱。注意关节面和骶骨穹隆在发育不良性腰椎滑脱中的变化

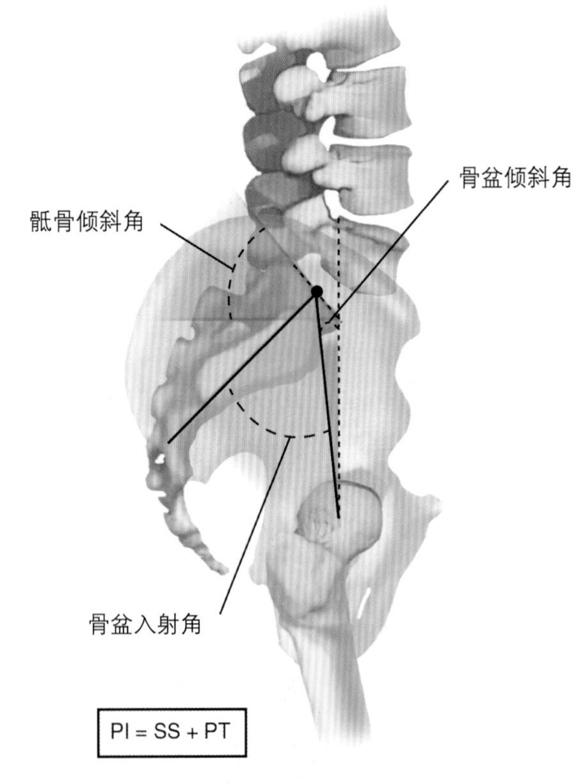

图 29.13 柱骨盆参数测量。骨盆入射角（pelvic incidence，PI）与骶骨倾斜角（sacral slope，SS）和骨盆倾斜角（pelvic tilt，PT）的关系：PI = SS + PT。PI 是一个常数，而 SS 和 PT 根据患者的骨盆位置改变而改变

的 PI 与较高的腰椎滑脱等级相关[52]。

最后，所有严重腰椎滑脱的病例，特别是严重发育不良性腰椎滑脱，都需要稳定其脊柱结构。历史上，严重腰椎滑脱患者行无内固定脊柱融合术后，由于后路骨移植物处的张力，可能会出现脊柱屈曲或滑脱进展[53]。脊柱内固定改善了腰椎滑脱术后脊柱融合，但缺乏可靠的椎间融合，单纯内固定手术不能解决应力问题。单独依靠有限的椎体间植骨和置入椎间融合器，而未认识到高 PI 发育不良性腰椎滑脱患者中腰骶椎间盘对抗垂直剪切应力的需求增加，手术注定会失败(图 29.14)。有时需通过髂骨螺钉、椎间融合器和椎间或后外侧植骨与脊柱内固定组合的方式获得脊柱稳定。

因此，尽管 MIS-TLIF 可能成为单侧神经根受压的轻度腰椎滑脱患者的标准术式，但对于少见的严重的获得性峡部裂性腰椎滑脱患者，我们必须认识到改善腰椎稳定性（有或无部分复位）以及需要最大化植骨环境才能获得手术成功（图 29.15）。

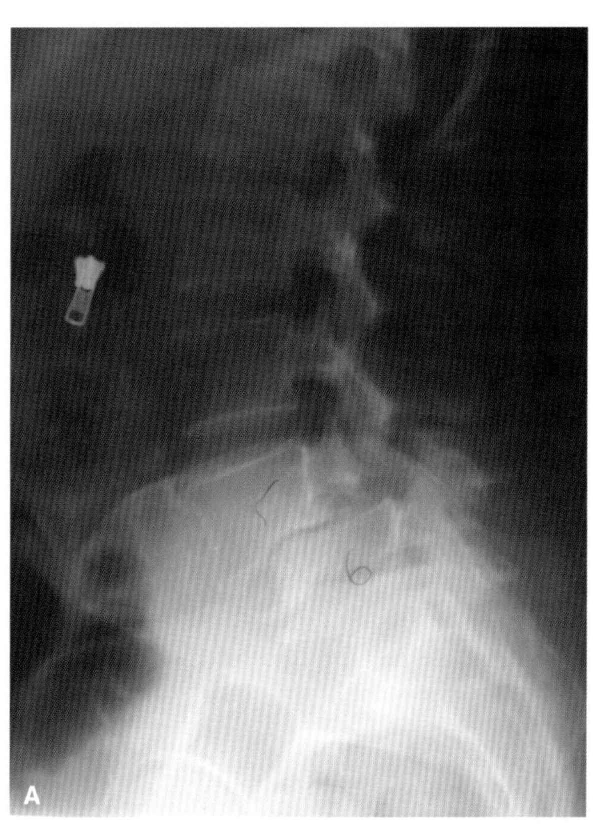

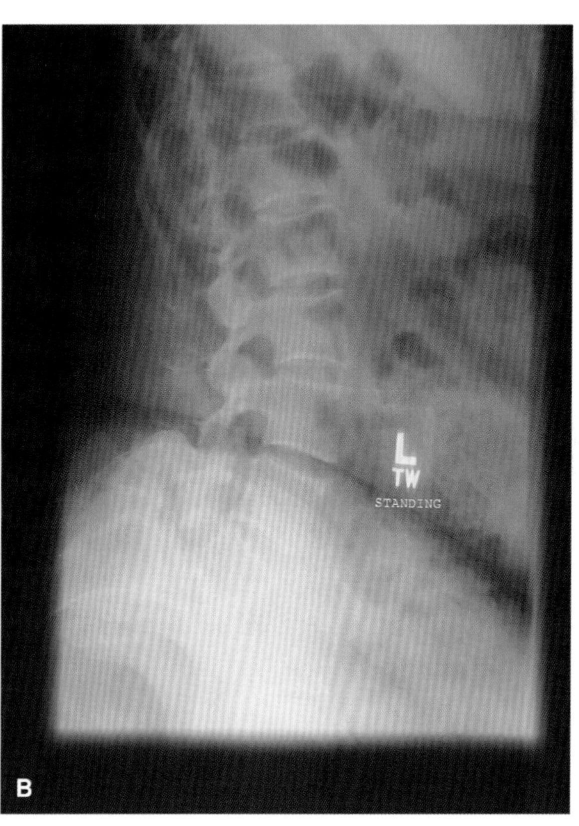

图 29.14　2 例严重腰椎滑脱病例，具有显著差异。A. 严重峡部型腰椎滑脱。 B. 具有大骨盆入射角（PI）的严重峡部裂发育不良性（轻度发育不良）腰椎滑脱。大 PI 和垂直的腰骶椎间盘表明需要更安全的脊柱固定

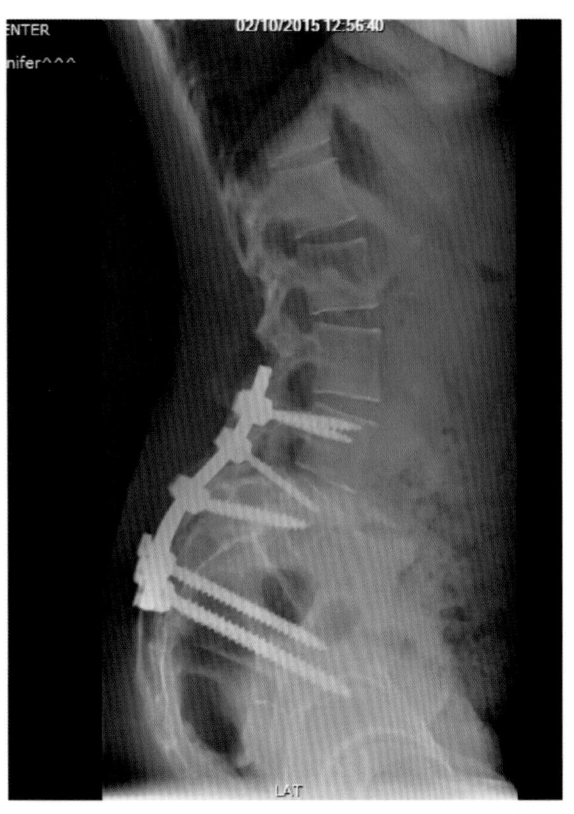

图 29.15 通过开放手术治疗高度发育不良性腰椎滑脱时，使用经骶骨螺钉和髂骨螺钉以获得更大程度的脊柱固定。此外，还包括后外侧横突间植骨和经骶骨腓骨植骨以获得可靠的骨融合。注意垂直的 L5-S1 椎间盘、大骨盆入射角、骶骨穹隆和发育不良 L5 椎弓根（仅允许使用一枚 L5 椎弓根螺钉固定）

参考文献

1. Floman Y. Progression of lumbosacral isthmic spondylolisthesis in adults. Spine. 2000;25:342–347.
2. Quraishi NA, Rampersaud YR. Minimal access bilateral transforaminal lumbar interbody fusion for high-grade isthmic spondylolisthesis. Eur Spine J. 2013;22:1707–1713.
3. Faldini C, Di Martino A, Perna F, et al. Changes in spino-pelvic alignment after surgical treatment of high-grade isthmic spondylolisthesis by a posterior approach: a report of 41 cases. Eur Spine J. 2014;23(suppl 6):714–719.
4. Osterman K, Schlenzka D, Poussa M, et al. Isthmic spondylolisthesis in symptomatic and asymptomatic subjects, epidemiology, and natural history with special reference to disk abnormality and mode of treatment. Clin Orthop Relat Res. 1993;(297):65–70.
5. Herman MJ, Pizzutillo PD. Spondylolysis and spondylolisthesis in the child and adolescent: a new classification. Clin Orthop Relat Res. 2005;(434):46–54.
6. Shah SA, Mahmood F, Nagraju KD, et al. Spondylolysis and spondylolisthesis. In: Herkowitz HN, Garfin SR, Eismont FJ, et al. eds. Rothman-Simeone The Spine: Expert Consult. 6th ed. Philadelphia, PA: Elsevier; 2011:2096.
7. Kim R, Singla A, Samdani AF. Classification of spondylolisthesis. In: Wollowick AL, Sarwahi V, eds. Spondylolisthesis: Diagnosis, Non-Surgical Management, and Surgical Techniques. New York, NY: Springer; 2015:95–106.
8. Watkins RG, Hanna R, Chang D, et al. Sagittal alignment after lumbar interbody fusion: comparing anterior, lateral, and transforaminal approaches. J Spinal Disord Tech. 2014;27:253–256.
9. Mobbs RJ, Loganathan A, Yeung V, et al. Indications for anterior lumbar interbody fusion. Orthop Surg. 2013;5(3):153–163.
10. Singh K, Vaccaro AR, eds. Minimally Invasive Spine Surgery: Advanced Surgical Techniqueed. Philadelphia, PA: Jaypee Brothers Medical Publishers Ⓟ Ltd.; 2016.
11. Rao PJ, Loganathan A, Yeung V, et al. Outcomes of anterior lumbar interbody fusion surgery based on indication: a prospective study. Neurosurgery. 2015;76:7–23; discussion 4.
12. Chung WM, Rhee JM. Anterior Lumbar Interbody Fusion (With Plating). In: Wang J, ed. Advanced Recontsruction: Spine. Rosemont, IL: American Academy of Orthopaedic Surgeons; 2011:405–414.

13. Brau SA. Anterior Approaches to the Lumbar Spine. In: Wang JC, ed. Advanced Reconstruction: Spine. Rosemont, IL: American Academy of Orthopaedic Sugeons, 2011:395–404.
14. Christensen FB, Hansen ES, Eiskjaer SP, et al. Circumferential lumbar spinal fusion with Brantigan cage versus posterolateral fusion with titanium Cotrel-Dubousset instrumentation: a prospective, randomized clinical study of 146 patients. Spine. 2002;27(23):2674–2683.
15. Kim NH, Lee JW. Anterior interbody fusion versus posterolateral fusion with transpedicular fixation for isthmic spondylolisthesis in adults. A comparison of clinical results. Spine. 1999;24:812–816; discussion 7.
16. Muschik M, Zippel H, Perka C. Surgical management of severe spondylolisthesis in children and adolescents. Anterior fusion in situ versus anterior spondylodesis with posterior transpedicular instrumentation and reduction. Spine. 1997;22:2036–2042; discussion 43.
17. Satomi K, Hirabayashi K, Toyama Y, et al. A clinical study of degenerative spondylolisthesis. Radiographic analysis and choice of treatment. Spine. 1992;17:1329–1336.
18. Takahashi K, Kitahara H, Yamagata M, et al. Long-term results of anterior interbody fusion for treatment of degenerative spondylolisthesis. Spine. 1990;15:1211–1215.
19. Rao PJ, Ghent F, Phan K, et al. Stand-alone anterior lumbar interbody fusion for treatment of degenerative spondylolisthesis. J Clin Neurosci. 2015;22:1619–1624.
20. Kim JS, Kim DH, Lee SH, et al. Comparison study of the instrumented circumferential fusion with instrumented anterior lumbar interbody fusion as a surgical procedure for adult low-grade isthmic spondylolisthesis. World Neurosurg. 2010;73:565–571.
21. Waddell B, Briski D, Qadir R, et al. Lateral lumbar interbody fusion for the correction of spondylolisthesis and adult degenerative scoliosis in high-risk patients: early radiographic results and complications. Ochsner J. 2014;14:23–31.
22. Ahmadian A, Verma S, Mundis GM Jr, et al. Minimally invasive lateral retroperitoneal transpsoas interbody fusion for L4-5 spondylolisthesis: clinical outcomes. J Neurosurg Spine. 2013;19:314–320.
23. Marchi L, Abdala N, Oliveira L, et al. Stand-alone lateral interbody fusion for the treatment of low-grade degenerative spondylolisthesis. ScientificWorldJournal. 2012;2012:456346.
24. Kotwal S, Kawaguchi S, Lebl D, et al. Minimally invasive lateral lumbar interbody fusion: clinical and radiographic outcome at a minimum 2-year follow-up. J Spinal Disord Tech. 2015;28:119–125.
25. Ozgur BM, Aryan HE, Pimenta L, et al. Extreme lateral interbody fusion (XLIF): a novel surgical technique for anterior lumbar interbody fusion. Spine J. 2006;6:435–443.
26. Sharma AK, Kepler CK, Girardi FP, et al. Lateral lumbar interbody fusion: clinical and radiographic outcomes at 1 year: a preliminary report. J Spinal Disord Tech. 2011;24:242–250.
27. Ahn J, Tabaraee E, Singh K. Minimally invasive transforaminal lumbar interbody fusion. J Spinal Disord Tech. 2015;28:222–225.
28. Timon S. Transforaminal Lumbar Interbody Fusion. In: Wang J ed. Advanced Reconstruction: Spine. Rosemont, IL: American Academy of Orthopaedic Surgeons, 2011:485–492.
29. Shedid D, Weil AG, Lieberman I. A novel minimally invasive technique for the treatment of high-grade isthmic spondylolisthesis using a posterior transsacral rod. J Spinal Disord Tech. 2014;27:E41–E48.
30. Park Y, Ha JW, Lee YT, et al. Minimally invasive transforaminal lumbar interbody fusion for spondylolisthesis and degenerative spondylosis: 5-year results. Clin Orthop Relat Res. 2014;472:1813–1823.
31. Wang J, Zhou Y, Zhang ZF, et al. Comparison of one-level minimally invasive and open transforaminal lumbar interbody fusion in degenerative and isthmic spondylolisthesis grades 1 and 2. Eur Spine J. 2010;19:1780–1784.
32. Seng C, Siddiqui MA, Wong KP, et al. Five-year outcomes of minimally invasive versus open transforaminal lumbar interbody fusion: a matched-pair comparison study. Spine. 2013;38:2049–2055.
33. Kim JY, Park JY, Kim KH, et al. Minimally invasive transforaminal lumbar interbody fusion for spondylolisthesis: comparison between isthmic and degenerative spondylolisthesis. World Neurosurg. 2015:84(5):1284–1293.
34. Wu RH, Fraser JF, Hartl R. Minimal access versus open transforaminal lumbar interbody fusion: meta-analysis of fusion rates. Spine. 2010;35(26):2273–2281.
35. Adogwa O, Parker SL, Bydon A, et al. Comparative effectiveness of minimally invasive versus open transforaminal lumbar interbody fusion: 2-year assessment of narcotic use, return to work, disability, and quality of life. J Spinal Disord Tech. 2011;24(8):479–484.
36. Deutsch H, Musacchio MJ Jr. Minimally invasive transforaminal lumbar interbody fusion with unilateral pedicle screw fixation. Neurosurg Focus. 2006;20:E10.
37. Wong AP, Smith ZA, Nixon AT, et al. Intraoperative and perioperative complications in minimally invasive transforaminal lumbar interbody fusion: a review of 513 patients. J Neurosurg Spine. 2015;22(5):487–495.
38. Peng CW, Yue WM, Poh SY, et al. Clinical and radiological outcomes of minimally invasive versus open transforaminal lumbar interbody fusion. Spine. 2009;34:1385–1389.
39. Karikari IO, Isaacs RE. Anterior thoracic approaches for

disk disease, tumor, or trauma. In: Sandhu FA, Voyadzis JM, Fessler RG, eds. Decision Making for Minimally Invasive Spine Sirgery. New York, NY: Thieme; 2011:50–59.

40. Silva PS, Pereira P, Monteiro P, et al. Learning curve and complications of minimally invasive transforaminal lumbar interbody fusion. Neurosurg Focus. 2013;35(2):E7.

41. Lee JC, Jang HD, Shin BJ. Learning curve and clinical outcomes of minimally invasive transforaminal lumbar interbody fusion: our experience in 86 consecutive cases. Spine. 2012;37(18):1548–1557.

42. Lee KH, Yeo W, Soeharno H, et al. Learning curve of a complex surgical technique: minimally invasive transforaminal lumbar interbody fusion (MIS TLIF). J Spinal Disord Tech. 2014;27:E234–E240.

43. Melgar MA, Tobler WD, Ernst RJ, et al. Segmental and global lordosis changes with two-level axial lumbar interbody fusion and posterior instrumentation. Int J Spine Surg. 2014;8.

44. Wang W, Aubin CE, Cahill P, et al. Biomechanics of high-grade spondylolisthesis with and without reduction. Med Biol Eng Comput. 2016;54(4):619–628.

45. Liu ZD, Li XF, Qian L, et al. Lever reduction using polyaxial screw and rod fixation system for the treatment of degenerative lumbar spondylolisthesis with spinal stenosis: technique and clinical outcome. J Orthop Surg Res. 2015;10:29.

46. Scheer JK, Auffinger B, Wong RH, et al. Minimally Invasive Transforaminal Lumbar Interbody Fusion (TLIF) for spondylolisthesis in 282 patients: in situ arthrodesis versus reduction. World Neurosurg. 2015;84:108–113.

47. Harrington PR, Tullos HS. Spondylolisthesis in children. Observations and surgical treatment. Clin Orthop Relat Res. 1971;79:75–84.

48. Lamartina C, Zavatsky JM, Petruzzi M, et al. Novel concepts in the evaluation and treatment of high-dysplastic spondylolisthesis. Eur Spine J. 2009;18(suppl 1):133–142.

49. Sears W. Posterior lumbar interbody fusion for degenerative spondylolisthesis: restoration of sagittal balance using insert-and-rotate interbody spacers. Spine J. 2005;5:170–179.

50. Legaye J, Duval-Beaupère G, Hecquet J, et al. Pelvic incidence: a fundamental pelvic parameter for 3-D regulation of spinal sagittal curves. Eur Spine J. 1998;7(2):99–103.

51. Berthonnaud E, Dimnet J, Roussouly P, et al. Analysis of the sagittal balance of the spine and pelvis using shape and orientation parameters. J Spinal Disord Tech. 2005;18(1):40–47.

52. Labelle H, Roussouly P, Berthonnaud E, et al. Spondylolisthesis, pelvic incidence, and spinopelvic balance: a correlation study. Spine. 2004;29:2049–2054.

53. Boxall D, Bradford DS, Winter RB, et al. Management of severe spondylolisthesis in children and adolescents. JBJS(A). 1979:61:479–495.

经腰大肌前方入路治疗腰椎退变性侧凸

第 30 章

作者 Tony Tannoury, Chadi Tannoury

译者 吴文坚

由于技术困难和常见的并发症，退变性脊柱侧凸的手术治疗具有挑战性。手术并发症主要与手术范围，以及与患者相关的合并症等有关。许多作者报告各种并发症的总体发生率为 35%。与此类似，脊柱侧弯研究学会数据显示，5 980 例患者的严重并发症的发生率为 10.5%[1~6]。

另外一些微创手术治疗方案，如直接经腰椎侧方椎间融合术（MIS LLIF）正被越来越多地应用。早期的报告令人鼓舞，学习曲线很短[7~10]。然而，经腰大肌技术有其自身的并发症，包括腰丛损伤（36%）、股神经损伤、肠穿孔、肾裂伤、血管损伤等[8,11,12]。此外，MIS-LLIF 对畸形矫正有天花板效应，采用这一技术无法安全地到达 L5-S1 水平，有时候甚至无法到达 L4-L5[13,14]。难以显露腰骶交界区域，是经腰大肌手术的一个众所周知的局限性；而适当处理经常被忽视的 L4-S1 病变，对于畸形矫正、关节融合以及降低内固定失败风险至关重要[15,16]。随着经腰大肌入路越来越多地被采用，仅仅因为技术的局限性而导致 L5-S1（有时是 L4-L5）前方椎体间融合被忽略，这种情况令人担忧。据公开文献报道，约 70% 的退变性疾病累及 L5-S1；然而，它在微创经腰大肌入路的文献中的报道较少（20%）[8]。此外，MIS-LLIF 矫正中重度成人腰椎畸形的能力有限[13,17]。

适应证

腰椎融合术适用于经长期保守治疗失败的退变性脊柱侧凸患者。如果患者有顽固性腰痛、神经根性或神经源性跛行，以及整体矢状面失平衡，可以考虑进行手术。术前应该向患者明确告知和讨论手术风险和利益，并取得患者的同意。传统的后路开放矫形手术和后外侧融合可能造成严重的并发症[1~6]。

我们坚信，任何替代标准开放手术的方法都必须是安全、有效和可重复的。资深作者开发了一种在腰大肌前方进入、保留腰大肌的微创前外侧手术入路，已经在作者的实践中实施了至少 10 年。应用此技术外科医生可以做到：

- 保留腰大肌，因此减少经腰大肌融合手术后常见的大腿疼痛和无力。
- 避免腰丛神经损伤。
- 直接显露并保护节段血管和大血管。
- 直接显露前纵韧带，安全地进行前柱松解，这对于矢状面和冠状面矫形是必需的。
- 直接减压腰椎管和椎间孔。
- 仔细保护和处理终板，安全置入椎间融合器，并降低沉降风险。
- 通过同一切口安全显露 T12-S1 之间的整个腰椎。

该技术的禁忌证取决于外科医生的学习曲线、舒适程度以及他们对腹膜后空间解剖的熟悉程度。与标准腰椎前路融合术相似，病理性肥胖、腹膜炎病史、腹主动脉瘤、腹膜后放疗以及其他后腹膜大手术患者，可能需要考虑采用其他的手术技术[18,19]。

体位

适当的体位对于微创后腹膜入路是必不可少的。根据畸形的凹侧和所累及的节段，可以选择腰椎左侧或右侧入路。患者侧卧于手术床上，骨盆和胸部垂直于手术床，用固定器支撑固定（图 30.1）：一个髋部固定器放在骨盆后面，另一个放在胸前胸骨—剑突水平。术前确认患者固定适当和稳定。

作者推荐的手术技术

保留腰大肌的腰椎前外侧椎体间融合

- 根据融合节段、骨盆深度和解剖选择切口位置（图 30.2）。
- 对于冠状畸形，切口选在在凹侧（图 30.3）。
- 做 4~6 cm 的皮肤切口，劈开腹外斜肌、腹内斜肌和腹横肌。注意从后向前分离腹横肌，以减少损伤腹膜的风险。
- 进入腹膜后间隙后，钝性分离暴露腰大肌肌腹。注意不要将其与腰方肌相混淆。如果不小心进入腰方肌和腰大肌之间，可能导致更多出血、神经损伤以及缺乏安全可识别的平面。
- 分离腰大肌和大血管脂肪之间的间隙（图 30.4）。
- 显露 L5-S1 时，根据左侧或者右侧入路常需要分离和结扎 L5 节段血管或髂腰静脉。
- 使用牵开器拉钩维持显露。
- 多数情况下，除非腰大肌特别肥大或有脊柱旋转，没有必要强力牵拉腰大肌，一般轻轻牵开腰大肌肌腹即可。
- 依次切除椎间盘，特别注意保护终板。

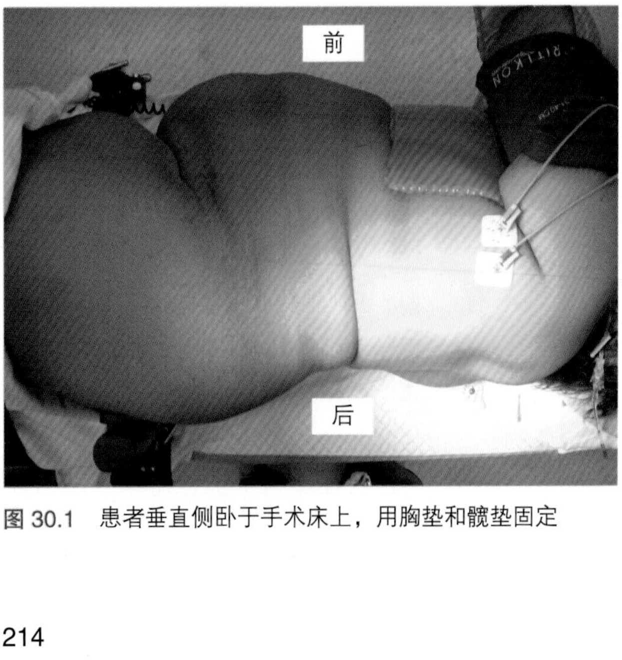

图 30.1　患者垂直侧卧于手术床上，用胸垫和髋垫固定

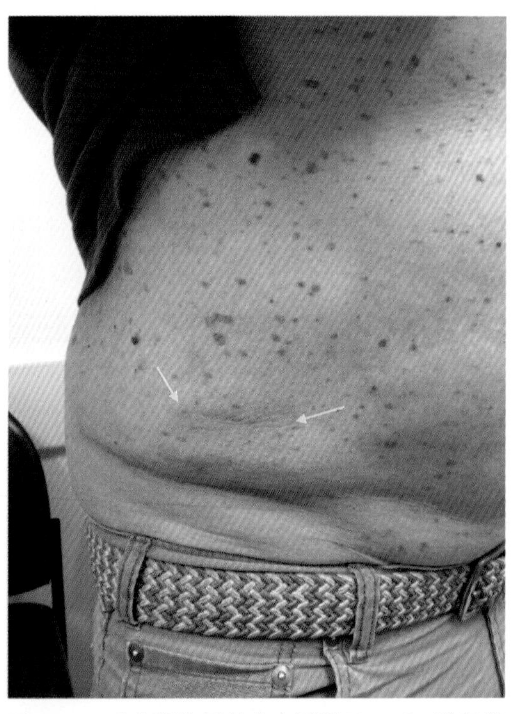

图 30.2　成人脊柱侧凸患者显露 T12-S1 进行前路融合的切口瘢痕（黄色箭头之间）

- 切除前方和后方的纤维环。
- 根据所需的矢状面平衡矫形的程度，部分或完全松解前纵韧带（ALL）（图 30.5）。
- 前路直接减压：切除后方纤维环，去除椎间盘后方骨赘，显露硬膜和双侧神经根并直接减压（图 30.6）。为了保证周围完全松解，应对椎管和神经完全减压，并允许脊柱有一定的活动度，这对于退变性脊柱侧凸的手术来说经常是必需的。保留并彻底清理骨性终板，去除所有软骨和椎间盘。
- 以无创的方式置入椎间融合器。多节段融合时，切除椎间盘后先在最周边（通常最头端/尾端，最不易显露和角度最大）水平置入 Cage，然后在手术区的中心（可直接显露水平）置入 Cage。
- 术中透视确认 Cage 位置良好。
- 取出牵开器后，直接检查腹膜后间隙，确认血管、腹膜和内脏完整，关闭伤口。
- 连续缝合腹壁肌肉，有助于降低神经瘤形成的风险并避免腹壁疝。

后路椎弓根螺钉固定

- 患者俯卧位置于可透视手术床上。
- 根据病情和手术医生的选择，后路螺钉可经皮或切开置入。
- 我们认为，微创置入椎弓根螺钉可减少创伤，尤其是在前外侧减压、融合和畸形矫正后（图 30.7）。
- 透视下，在固定节段上做皮肤标记。
- 调整 C 臂透视的方向至关重要，以获得椎体真正的正位（AP）透视影像：棘突位于中间（椎弓根之间），终板完全重叠。对于脊柱畸形，需要频繁调整 C 臂的方向。

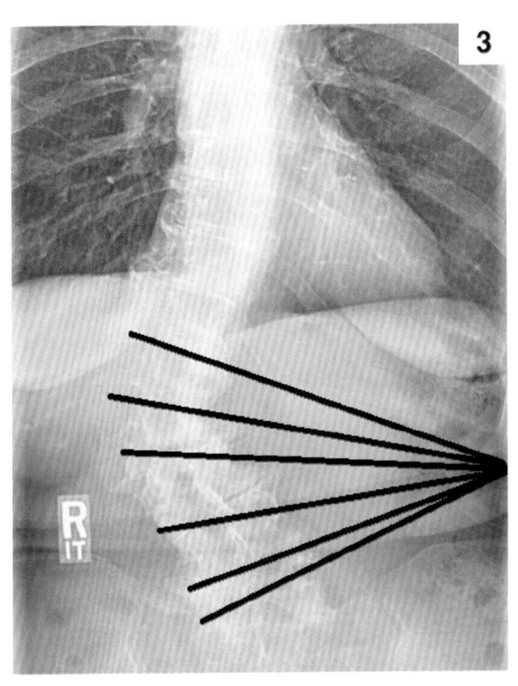

图 30.3　对于成人畸形，建议从凹侧显露脊柱，因为单个切口可以处理整个腰椎，如 X 线片所示

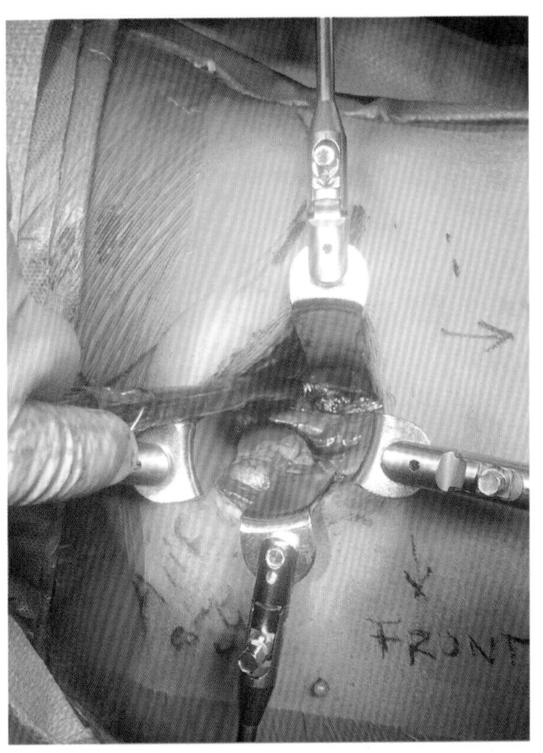

图 30.4　术中照片显示在腰大肌（后方）和大血管（腹侧）之间进行钝性分离

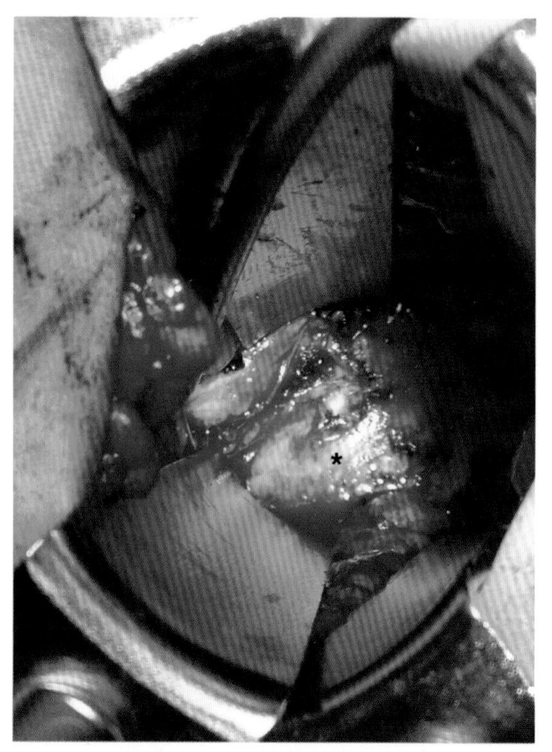

图 30.5　覆盖 L5–S1 的前纵韧带（ALL，* 标记），可部分或完全松解

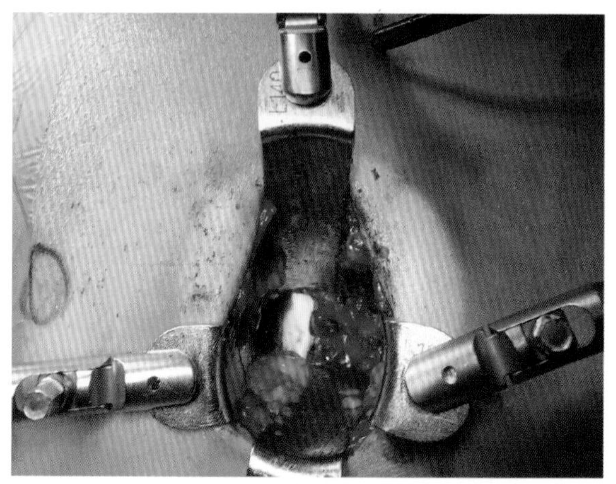

图 30.6　完整切除 L5–S1 椎间盘，置入 Cage 前在椎间隙内塞入明胶海绵

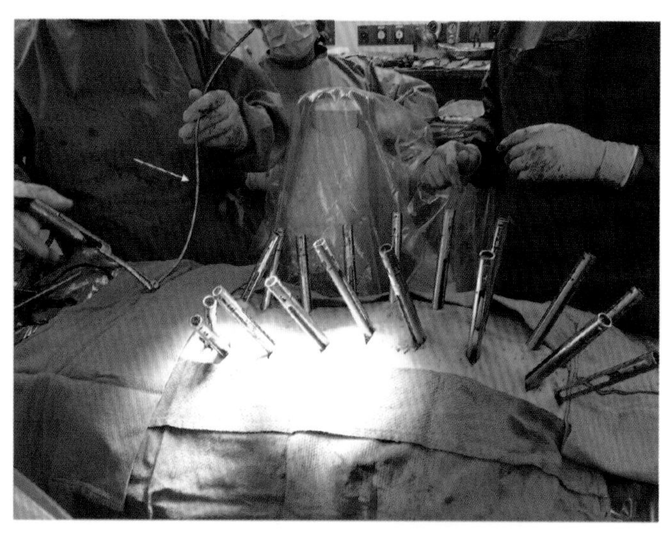

图 30.7　在长节段后方胸—腰—骶骨固定中，经皮置入椎弓根螺钉。注意连接棒在放入之前预弯（黄色箭头）

- 在椎弓根上做横向皮肤切口，用锐刀垂直切开胸背筋膜，然后用手指钝性分离椎旁肌，触及后方骨性结构（横突、小关节等）。
- 在正位透视下把空心（Jamshidi）针和内芯插在椎弓根入口处，然后在透视引导下穿入椎弓根。
- 取下内芯，插入导针，使用空心器械处理好椎弓根，然后置入空心椎弓根螺钉。
- 安装连接棒（图 30.7）。
- 手术医生决定置入椎弓根螺钉的数量和分布，作者倾向于尽可能地进行跳跃和交替固定；这样便于放棒并可降低总费用。但是对于严重畸形，建议固定凹侧大部分（如果不是全部）椎弓根，建立多个锚点以进行多平面和旋转畸形矫正。

- 对于棒的尺寸和刚度，建议对骨质量较差/骨质疏松患者使用柔软曲线钛棒，钛合金的弹性使得棒更容易放入椎弓根螺钉的郁金香钉头开口；但是对于僵硬的曲线，可使用钴铬棒。如果怀疑骨质量不佳而担心螺钉拔出，也可以使用骨水泥（聚甲基丙烯酸甲酯）强化。
- 先行凸侧置棒通常更容易，可以部分矫正畸形，然后再放入凹侧棒。
- 将两根棒放在筋膜下后，可以在多枚螺钉处使用复位器械，根据需要进行推—拉—去旋转操作而获得畸形的微调矫正。
- 确认复位满意后，锁紧固定螺母，维持复位。
- 对于长节段固定，可能需要骨盆固定来保护 L5–S1 融合。可以应用本书另一章描述的微创置入骨盆螺钉并连接于棒的技术（图 30.8，图 30.9）。

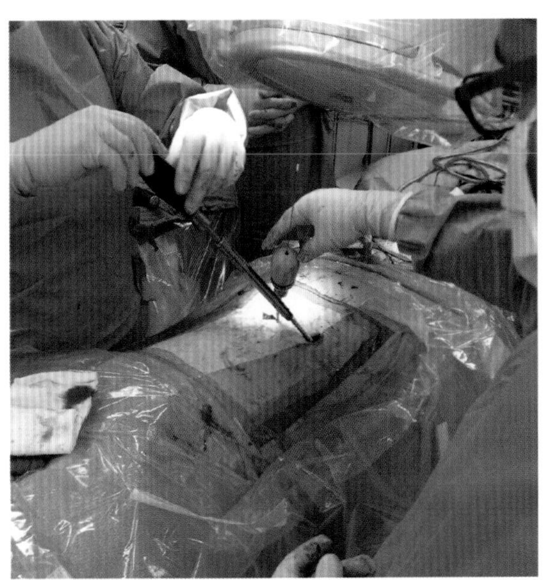

图 30.8 经皮置入髂骨螺钉

- 完成后路固定和畸形矫正后，使用高速磨钻对后方小关节和骨性结构进行去皮质，放入植骨块。
- 逐层缝合切口，覆盖无菌敷料。

术后活动与康复

- 要求患者在手术后尽快下地行走。
  - 所有患者都由物理治疗师进行评估。
- 多数患者需要限制活动或使用支具/矫形器。
- 所有患者均采用机械和/或化学方法预防深静脉血栓形成。

结果

与其他技术相比，保留腰大肌的前外侧腹膜后入路具有许多优点，能够以有效、安全和可重复的方式治疗退变性脊柱侧凸。这些优点包括：

- 通过一个切口显露 T12–S1，对于需要融合的节段数（包括最有价值的椎间隙：L4–L5 和 L5–S1）不会打折扣。
- 直视下操作，降低终板损伤的风险，并可获得充分的前方松解。
- 除了对侧隐窝狭窄进行减压外，必要时可以对椎管和椎间孔直接进行减压[20]（图 30.10）。
- 由于工作空间位于腰大肌前部并远离腰丛，因而损伤神经的风险较低。在 L5–S1，由于 L5 神经根走行于骶骨前外侧，应特别注意。对于深部骨盆和 L5–S1 滑脱患者，应特别注意 L5 神经根的走行。
- 血管损伤风险低。该技术可以直接显露主要血管及其分支，清楚辨识血管后可以安全地牵拉、结扎和保护。在 L5 以上水平不需要牵拉任何血管；如果手术节段包括 L5–S1，先分离 L5 节段/髂腰静脉之后，将髂总静脉向前轻轻牵开。

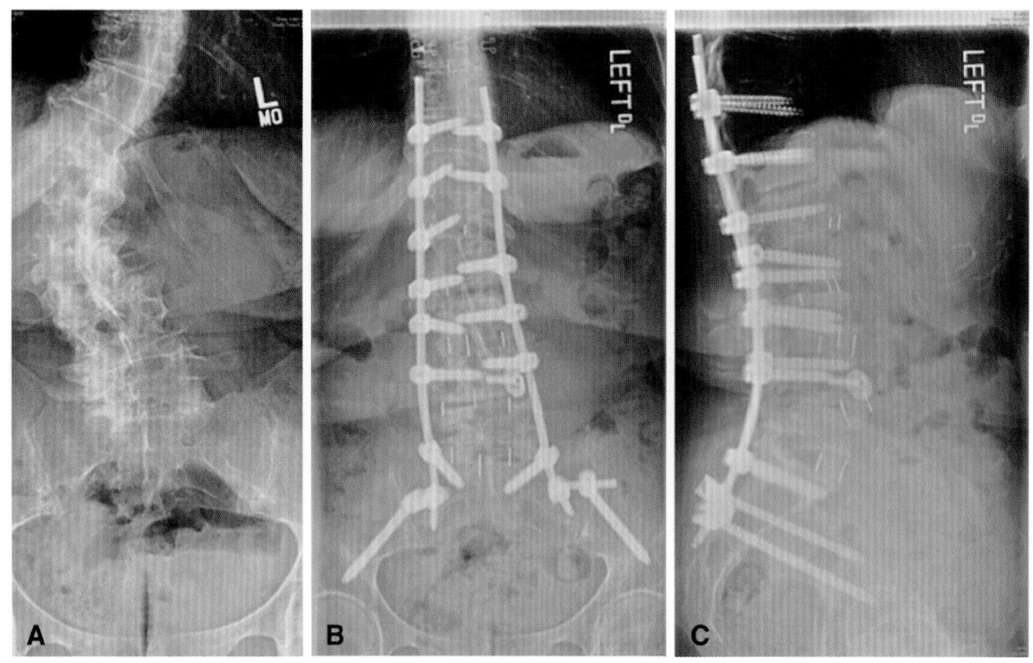

图 30.9　1 例有严重脊柱畸形的成人患者，应用腰大肌前方融合术和后路经皮椎弓根螺钉固定术治疗，术前（A. 正位）和术后（B. 正位；C. 侧位）X 线片

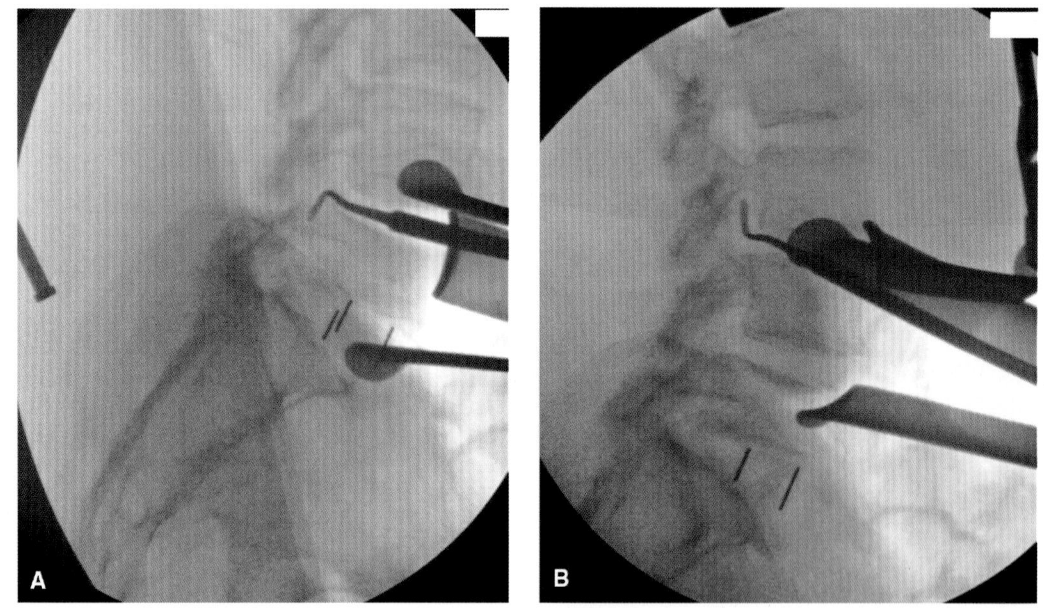

图 30.10　术中透视影像显示置于椎间孔内的 Woodson 剥离子（A. L4–L5；B. L3–L4），提示椎管前方和椎间孔减压满意

- 解剖学和尸体研究表明，髂腰静脉自距离下腔静脉约 3.5 cm 处的髂总静脉处分出[21]。
- 髂腰静脉损伤可能导致致命性的大出血[22]。

- 许多研究比较了“传统切开后路椎弓根螺钉置入加后外侧融合术”与“开放腰椎前路融合术和小切口腰椎侧方融合术后行经皮椎弓根螺钉固定术”两种术式。尽管两组患者报告结果相近，但经皮内固定组的并发症发生率较低，住院时间较短[23,24]。

小结

保留腰大肌的腰椎前外侧入路可以安全而充分地显露脊柱；如有需要，可以显露 T12–S1 节段，因此可获得稳定的矢状面和冠状面畸形矫正，并减少腰骶交界处的并发症。

手术医生采用合理的手术原则，熟悉后腹膜间隙解剖，开始阶段先将这种技术用于较简单的病例以逐渐积累经验，克服学习曲线。这项技术的作用将在手术医生的学习曲线中逐渐显现出来，并可能最终被用于许多腰椎疾病的手术治疗。

参考文献

1. DeWald CJ, Stanley T. Instrumentation-related complications of multilevel fusions for adult spinal deformity patients over age 65: surgical considerations and treatment options in patients with poor bone quality. Spine (Phila Pa 1976). 2006;31(19,suppl):S144–S151.
2. Drazin D, Shirzadi A, Rosner J, et al. Complications and outcomes after spinal deformity surgery in the elderly: review of the existing literature and future directions. Neurosurg Focus. 2011;31(4):E3.
3. Emami A, Deviren V, Berven S, et al. Outcome and complications of long fusions to the sacrum in adult spine deformity: luque-galveston, combined iliac and sacral screws, and sacral fixation. Spine (Phila Pa 1976).2002;27(7):776–786.
4. Lapp MA, Bridwell KH, Lenke LG, et al. Long-term complications in adult spinal deformity patients having combined surgery a comparison of primary to revision patients. Spine (Phila Pa 1976).2001;26(8):973–983.
5. Urban MK, Jules-Elysee KM, Beckman JB, et al. Pulmonary injury in patients undergoing complex spine surgery. Spine J.2005;5(3):269–276.
6. Pateder DB, Kostuik JP. Lumbar nerve root palsy after adult spinal deformity surgery. Spine (Phila Pa 1976).2005;30(14):1632–1636.
7. Anand N, Baron EM, Khandehroo B, et al. Long-term 2- to 5-year clinical and functional outcomes of minimally invasive surgery for adult scoliosis. Spine (Phila Pa 1976). 2013;38(18):1566–1575.
8. Isaacs RE, Hyde J, Goodrich JA, et al. A prospective, nonrandomized, multicenter evaluation of extreme lateral interbody fusion for the treatment of adult degenerative scoliosis: perioperative outcomes and complications. Spine (Phila Pa 1976). 2010;35(26, suppl):S322– S330.
9. Deukmedjian AR, Ahmadian A, Bach K, et al. Minimally invasive lateral approach for adult degenerative scoliosis: lessons learned. Neurosurg Focus.2013;35(2):E4.
10. Tormenti MJ, Maserati MB, Bonfield CM, et al. Complications and radiographic correction in adult scoliosis following combined transpsoas extreme lateral interbody fusion and posterior pedicle screw instrumentation. Neurosurg Focus.2010;28(3):E7.
11. Heary RF, Mummaneni PV. Editorial: Vascular injury during spinal procedures. J Neurosurg Spine. 2016;24(3):407–408; discussion408.
12. Assina R, Majmundar NJ, Herschman Y, et al. First report of major vascular injury due to lateral transpsoas approach leading to fatality. J Neurosurg Spine.2014;21(5):794–798.
13. Anand N, Baron EM, Khandehroo B. Limitations and ceiling effects with circumferential minimally invasive correction techniques for adult scoliosis: analysis of radiological outcomes over a 7-year experience. Neurosurg Focus.2014;36(5):E14.
14. Wang MY, Mummaneni PV, Fu KM, et al. Less invasive surgery for treating adult spinal deformities: ceiling effects for deformity correction with 3 different techniques. Neurosurg Focus.2014;36(5):E12.
15. Kim YJ, Bridwell KH, Lenke LG, et al. Pseudarthrosis in

long adult spinal deformity instrumentation and fusion to the sacrum: prevalence and risk factor analysis of 144 cases. Spine (Phila Pa 1976).2006;31(20):2329–2336.

16. Weistroffer JK, Perra JH, Lonstein JE, et al. Complications in long fusions to the sacrum for adult scoliosis: minimum five-year analysis of fifty patients. Spine (Phila Pa 1976). 2008;33(13):1478–1483.
17. Costanzo G, Zoccali C, Maykowski P, et al. The role of minimally invasive lateral lumbar interbody fusion in sagittal balance correction and spinal deformity. Eur Spine J. 2014;23(suppl6):699–704.
18. Mogannam A, Bianchi C, Chiriano J, et al. Effects of prior abdominal surgery, obesity, and lumbar spine level on anterior retroperitoneal exposure of the lumbar spine. Arch Surg. 2012;147(12):1130–1134.
19. OslerP,KimSD,HessKA,etal.Priorabdominalsurgeryisassociatedwithanincreasedriskof postoperative complications after anterior lumbar interbody fusion. Spine (Phila Pa 1976). 2014;39(10):E650–E656.
20. Oliveira L, Marchi L, Coutinho E, et al. A radiographic assessment of the ability of the extreme lateral interbody fusion procedure to indirectly decompress the neural elements. Spine (Phila Pa 1976). 2010;35(26,suppl):S331–S337.
21. Jasani V, Jaffray D. The anatomy of the iliolumbar vein. A cadaver study. J Bone Joint Surg Br.2002;84(7):1046–1049.
22. Baker JK, Reardon PR, Reardon MJ, et al. Vascular injury in anterior lumbar surgery. Spine (Phila Pa 1976).1993;18(15):2227–2230.
23. Phillips FM, Isaacs RE, Rodgers WB, et al. Adult degenerative scoliosis treated with XLIF: clinical and radiographical results of a prospective multicenter study with 24-month follow-up. Spine (Phila Pa 1976).2013;38(21):1853–1861.
24. Kepler CK, Yu AL, Gruskay JA, et al. Comparison of open and minimally invasive techniques for posterior lumbar instrumentation and fusion after open anterior lumbar interbody fusion. Spine J.2013;13(5):489–497.

脊柱肿瘤的微创手术选择

第 31 章

作者　Fahed Zairi, Tarek P. Sunna', Daniel Shedid

译者　银和平

简介

脊柱肿瘤可分为原发肿瘤和远处肿瘤的脊柱转移。原发性脊柱肿瘤占所有脊柱肿瘤的不足10%，与继发性肿瘤相比较为罕见。在各种治疗手段中，手术仍然是治疗多数脊柱肿瘤的主要方法，以达到消融、切除肿瘤和/或使其稳定的目的。然而，常规手术需要大切口，常损伤健康软组织并导致大量出血，术后疼痛剧烈，感染风险增高。传统手术的并发症是需要考虑的重要问题，特别是对于体弱的癌症患者。因此，为了减少与手术相关的病痛，脊柱肿瘤患者可能从新发展的微创手术中获益。本章阐述了可用于治疗脊柱肿瘤的主流微创手术（MIS）。

椎体成形术 / 后凸成形术

目前，椎体成形术和后凸成形术是治疗症状性脊柱转移瘤、多发性骨髓瘤和血管瘤常用的方法。这两种方法均采用经皮穿刺注射聚甲基丙烯酸甲酯（PMMA）骨水泥到病损椎体内，被证明可以有效缓解疼痛，因为骨水泥聚合的放热反应破坏了疼痛受体[1]。尽管缺乏生物力学研究，但可以合理推论：骨水泥能增加被肿瘤破坏的椎体的强度，是一种治疗或预防脊椎病理性骨折的合理方法。椎体成形术包括在透视引导下将PMMA 骨水泥直接注入椎体。后凸成形术通过球囊的扩张恢复椎体高度，同时降低骨水泥渗漏的风险，因为骨水泥是在较低的压力下注入的。必须慎重掌握后凸成形术的相关适应证，因为这种方法比椎体成形术更为昂贵。这两种技术都有骨水泥渗漏的风险，10%~70% 的病例可在 X 线片上发现骨水泥渗漏，而 CT 扫描可发现多达 93% 的病例出现上述情况[2]。虽然多数病例均无症状，但骨水泥渗漏到椎管会导致神经结构的机械性压迫和热损伤[2]。为了避免这些并发症，必须了解这些技术的局限性。症状性脊髓压迫和明显的不稳定，是椎体成形术和后凸成形术的主要禁忌证。有些病例存在技术困难，但并不是禁忌证，如硬膜外受累的椎体后壁破裂[3,4]。对于高位颈椎肿瘤的椎体成形术，因在该区域为多向受力区域，因而也存在争议[5]。由于缺乏生物力学研究，一些研究小组认为枕颈固定等开放式手术更为可取[5]。我们认为，预期寿命有限的虚弱癌症患者不适合常规开放手术，微创手术治疗是一种很有价值的选择（图 31.1）。考虑到这些限制，许多系列报告证实了极佳的结果，并发症的发生率低，这也在随机对照试验中得到了证明[1,6]。

经皮固定

脊柱肿瘤引起的骨质破坏增加了发生难治性机械性疼痛和椎体骨折的风险，可导致突然的和不可逆转的神经损伤。在这种情况下，放疗前必须就稳定手术进行系统讨论[7]。许多稳定技术可用来改善与脊柱肿瘤相关的不稳定患者的预

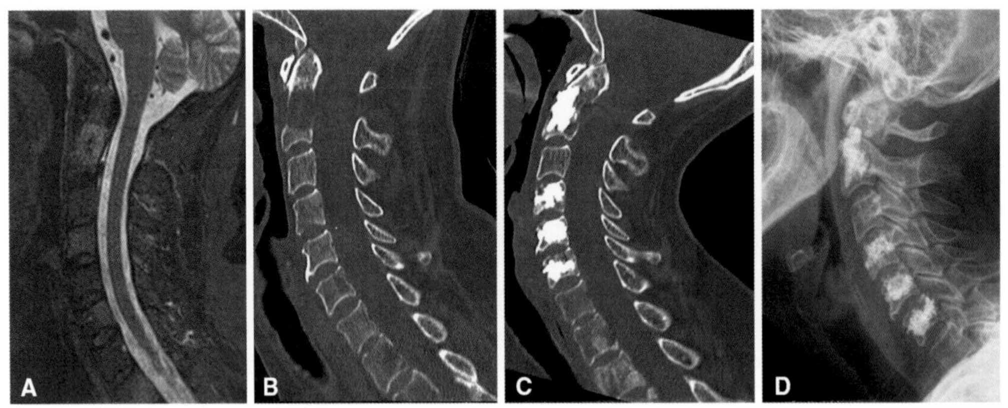

图 31.1　CT 扫描显示 L4 左侧椎弓根骨样骨瘤（箭头），（A）矢状位图和（C）轴位扫描。微创手术，（B）矢状位图和（D）轴位图。（E）使用 C 臂导航系统放置通道

后，但多需要广泛暴露，导致出血量增加、频繁输血、术后疼痛增加、住院时间延长[8]。此外，这些侵袭性治疗需要等数周完全愈合后方可进行辅助治疗，可能不适合那些医疗条件差和预期寿命有限的患者。事实上，癌症患者往往营养不良、免疫力低下，增加了术后并发症的风险。

此外，如前所述，当骨质破坏和变形导致骨水泥渗漏，危及附近的神经血管结构时，椎体成形术是不合适的。因此，最初为治疗退变性疾病而采用的经皮椎弓根螺钉固定技术，作为治疗脊柱肿瘤不稳定的一种治疗方法越来越受欢迎。在全麻下，患者俯卧于可行前后位（AP）和侧位透视的手术床上。首先定位椎弓根，然后在透视引导下置入螺钉。预弯内固定棒使其与脊柱曲度相符，并经皮穿入。从生物力学的角度来看，长节段固定似乎更安全，因为牵张力分散作用于全部被固定的椎体[10]。恢复脊柱的负重作用通常能减轻机械性疼痛（图 31.2）。的确有许多研究报告临床效果非常好，并发症发生率低[10~13]。然而，这项技术仍有一定的局限性。首先，虽然大量文献中已经证明了经皮置入螺钉的安全性，但在某些转移性肿瘤扩散的情况下[10,11]，椎弓根在透视监控下的可视化可以因椎弓根的破坏而改变，这一限制可以通过应用导航系统来克服。其次，由于常需要长节段固定，术后短期内仍有疼痛，需要住院 3~4 天。这种短暂性疼痛与肌肉损伤有关，应在决定手术时加以考虑。第三，虽然这种技术可以治疗椎体机械性不稳定，但对肿

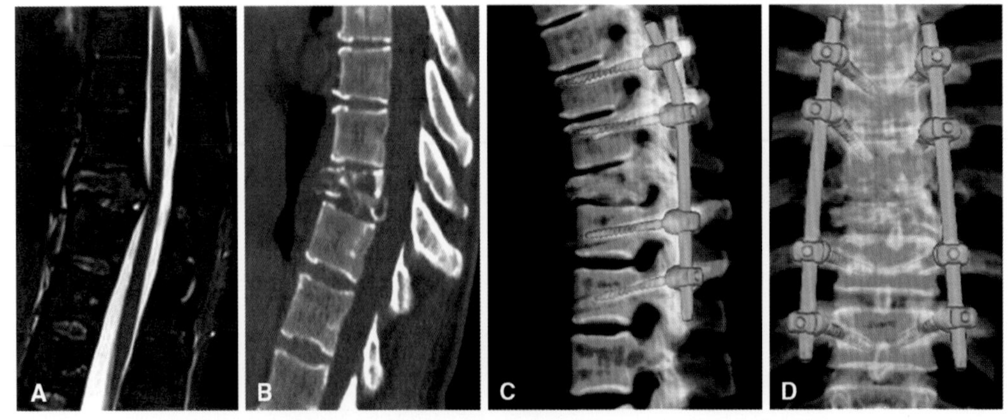

图 31.2　矢状面 MRI（A）和 CT 扫描（B）显示 T10（A，B）的转移。为确保稳定性（C，D），进行了长段经皮椎弓根螺钉内固定

瘤没有直接影响，因此需要辅助治疗才能实现对局部肿瘤的控制。在实践中，从术后第 7 天开始放疗[12,13]，可以治疗与肿瘤有关的局部疼痛，防止肿瘤生长，从而预防神经结构受压。最后，缺乏骨融合也是需要全面考虑的一个问题。这对于预期寿命有限的患者来说并不是一个重要的问题，因为患者很可能在坚强内固定失效发生前已死亡。然而，随着抗癌治疗的改进，许多肿瘤患者有望有较长的生存期。这些患者可能会受益于融合手术（开放），因为经皮内固定的长期疗效还没有得到充分评估。

消融技术：射频 / 冷冻成形术

射频消融（RFA）是指在 CT 引导下，经皮将 1 mm 探头置入肿瘤，利用热能破坏电极周围的组织，导致组织高温凝固性坏死。RFA 通常需要在 90℃下持续 2~5 分钟。RFA 最初用于治疗肾、肝转移瘤，在过去的几年里越来越多地被用于治疗肿瘤的骨转移。对疼痛敏感的神经纤维受热破坏，停止了痛觉信号的传递，从而产生了快速的止痛效果。此外，肿瘤体积的减少可以降低对疼痛敏感的骨膜的张力，从而持久地缓解疼痛。最初的经验显示了良好的肿瘤控制率和显著的止痛效果。直到最近，脊柱病灶的处理还被认为是 RFA 的禁忌，因为放热反应可能导致神经损伤。技术的进步使可导航探针的研制得以实现，从而提高了精度，降低了风险[14]。尽管缺乏长期的随访，但有大量报道支持 RFA 用于治疗骨样骨瘤[15]，这项技术在治疗脊柱转移瘤方面也越来越流行。有足够的证据支持这种治疗方法可以用于缓解脊柱转移瘤的症状，特别是对耐放射肿瘤或已达到辐射剂量极限的患者。

与 RFA 一样，经皮冷冻术也可以通过打入氩气产生的降温效果和随后形成的冰球来减轻疼痛，细胞脱水和细胞死亡是造成破坏肿瘤的主要机制。这项技术已经被用于治疗椎骨外转移。对于训练有素的治疗团队，该技术显示出良好的疼痛缓解效果和对局部肿瘤的有效控制，避免了手术切除骨转移的需要[16]。这两种技术是专为控制局部疼痛而发展出来的，但在脊髓受压的情况下，由于靠近脊髓而可能造成不可逆转的热损伤。另外，不应单独使用这些技术来处理有明确脊柱不稳定的情况[17]，此时应考虑在缓解机械疼痛的同时施以必要的稳定手术，以防止发生骨折（图 31.3）。虽然最早报道的一系列病例的结果是令人鼓舞的，但这一方法的治疗效果仍值得商榷[18]。

通道系统

选择性应用通道可以减少与入路相关的周围结构的损伤，同时也能很好地显露手术目标。视肿瘤的位置，做一个 2~3 cm 的旁正中切口。在透视下，置入逐级扩张器，并将一根 18~24 mm 的工作通道置于受累椎骨后面，并用安装在手术台上的支架固定在适当的位置。确认通道的位置正确后，通过手术显微镜暴露相关解剖结构从而安全地到达肿瘤。已经证明了这项技术在各种脊柱肿瘤治疗中的有效性。

脊柱转移

对于侵袭性原发肿瘤和单发转移瘤，“整块”切除最合适，最好通过开放手术而非微创手术来完成。然而，脊柱转移瘤的手术基本上是姑息性的，目的是减轻疼痛、确保稳定，保持或恢复行走能力。神经结构的受压是一种常见而严重的并发症，需要及时干预。放疗对放射敏感的肿瘤有效，但见效缓慢，对快速进展的神经功能损害患者并不十分合适。虽然大范围减压仍然是可选的治疗方法，但这一手术的并发症发生率很高，并不适用于所有患者。许多研究表明，通道微创手术对实现有效的神经根和脊髓减压是有用的（图 31.4），可在显微镜下钻孔，刮除经椎弓根切除部分椎体。该手术的目的不是切除所有肿瘤，而是部分切除肿瘤[11,19]，通过在脊髓周围建立至

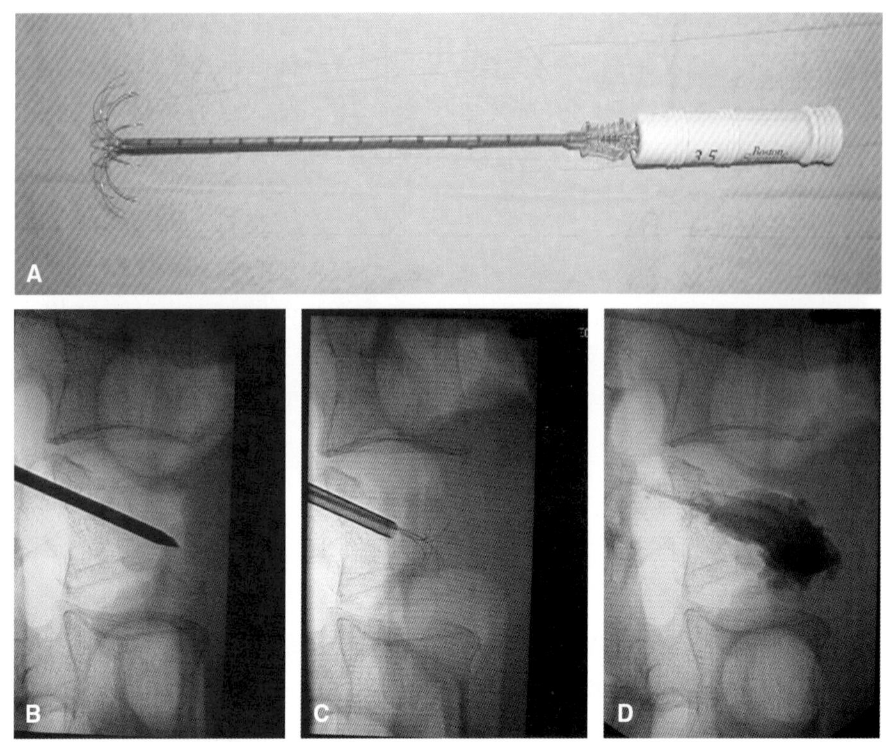

图 31.3　L2 射频消融。A. 一个可扩展的射频探头。B. 导线经皮经椎弓根置入病灶。C. 插入探头并展开。D. 在手术结束时行椎体成形术，强化椎体

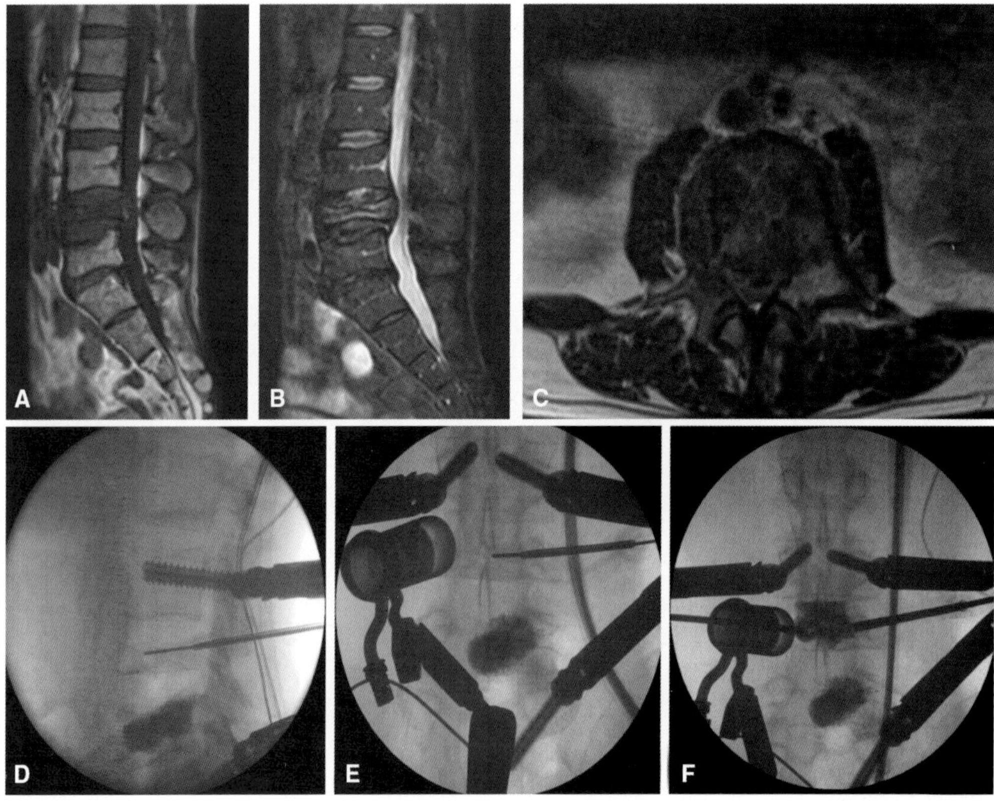

图 31.4　矢状位（A，B）和轴位（C）影像，显示脊柱转移位于 L4 和 L5，造成马尾压迫。通过通道进行微创减压以改善神经功能缺损。（D~F）在 L4 和 L5 行后凸成形术，以加强受累的椎体，并对邻近椎体进行经皮螺钉固定以增强稳定性

少几毫米的减压区，在选定的病例中可以看到神经功能恢复良好。根据报道的经验，这一过程是合理的，因为辅助治疗（如放疗）可以从术后第 7 天起迅速启动。由于脊髓周围的安全范围有限，多数患者应尽早接受术后放疗，这需要与放射肿瘤学医生密切协调[11]。

良性骨肿瘤

对于良性骨肿瘤，"整块"切除并不是强制性的。至于骨样骨瘤，边缘全切是外科治疗骨良性肿瘤的主要手段，以减轻症状和防止复发。手术时应注意保护邻近的神经结构，防止可能导致脊柱不稳定进而需要脊柱融合的广泛骨切除。RFA 被认为是治疗脊柱骨样骨瘤的首选方法。然而，术野显露不清可能会导致电极放错位置，从而可能导致附近神经结构的意外热损伤。因此，对位于椎管附近、椎管内、椎间孔内的肿瘤不应使用 RFA 治疗。最近的一组病例报道显示[20]，通道微创手术为良性肿瘤的治疗提供了一种有效的选择，同时最大限度地减少了对椎管旁软组织、椎体和韧带结构的破坏。注意，导航系统，如 O 臂，可用于肿瘤定位和更准确地放置通道（图 31.5）。然而，这一手术的证据水平仍然很低，有必要通过精心设计的研究来对 RFA 和通道微创切除进行探讨。

硬膜外肿瘤（哑铃状神经瘤）

手术仍然是治疗大的、进展性的或有症状的哑铃形肿瘤的主要治疗手段。据报道，多数成人哑铃形肿瘤是良性的。然而，在儿童、有癌症病史或在放射学检查发现其他类型肿瘤需要进行鉴别诊断时，可以考虑在 CT 引导下进行活检。骨性良性肿瘤不需要整块切除，可以通过通道进行大块切除。了解相关解剖是至关重要的，术中需要监测，尤其是在颈椎和腰椎，以保留运动神经根。在胸椎，可以经肋横突入路用高速磨钻扩大术野，以扩大手术范围。暴露肿瘤后，利用术中神经监测识别神经根。用小针尖腔内超声手术吸引器（CUSA）以标准的显微手术方式（从肿瘤中心开始，向边缘延伸）进行肿瘤切除，直到肿瘤被完全切除为止。肿瘤包膜提供了一个安全屏障，有助于防止邻近结构的损伤。手术结束时，

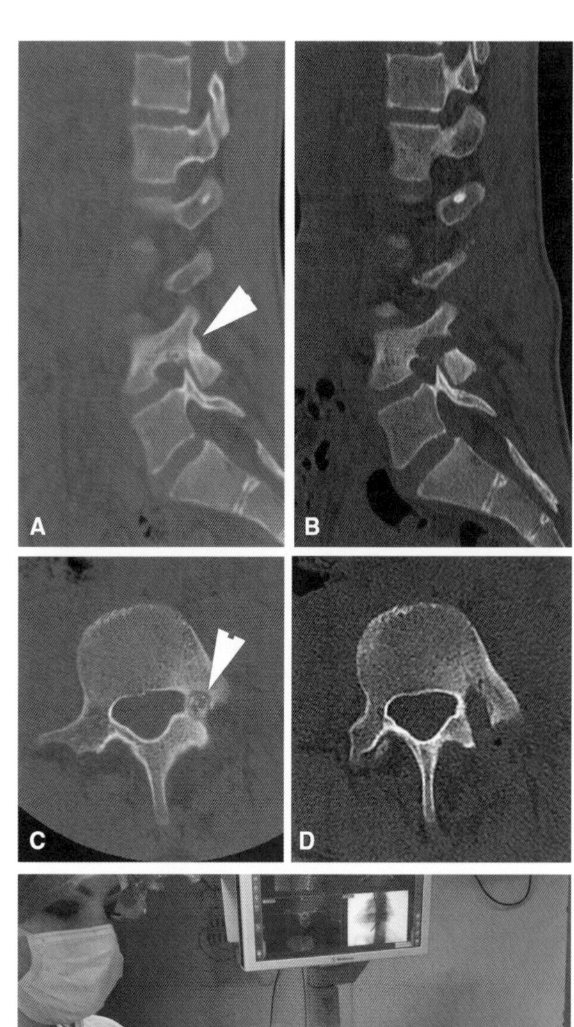

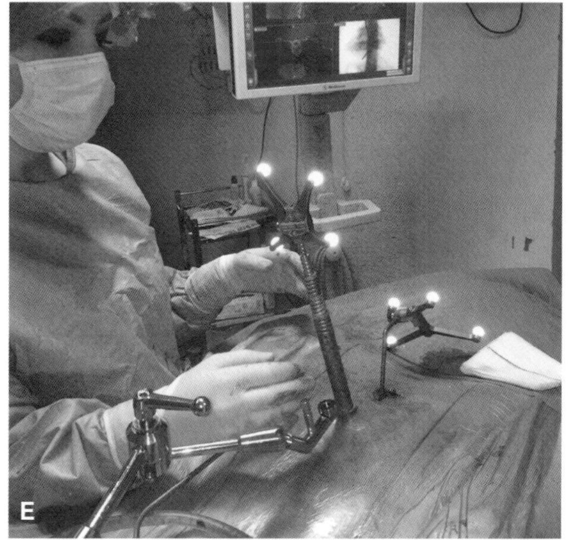

图 31.5 CT 扫描显示 L4 左侧椎弓根（A，C）的骨样骨瘤（箭头）。对其行微创切除（B，D）。（E）在 O 臂导航系统引导下放置通道

可以切除包膜。要确保在影像上切除区内没有大的血管靠近肿瘤。在腰椎，腰肌是一个安全屏障，有助于防止损伤肠、输尿管或大血管。然而，器械的位置应定期行透视检查。作者认为，无论肿瘤大小如何，对哑铃形肿瘤可以通过改变通道的方向显露瘤体的不同边缘，进而进行切除[21]。

硬膜内肿瘤

同样，通道也被用于1~2级硬膜内肿瘤的微创切除。在中线旁开约2 cm的位置做2~3 cm的切口。透视确认通道放置，确保节段正确。用Kerrison咬骨钳潜行切除棘突基底下椎板和黄韧带，广泛显露硬膜囊。从于中线处切开硬膜囊，然后用标准显微外科技术在显微镜下切除肿瘤（神经鞘瘤或脑膜瘤）。术中硬膜破损修复对于MIS手术来说更具挑战性。然而，联合使用Castroviejo针头与线结推结器或钛夹进行缝合，或使用结合纤维蛋白胶封闭，可获得良好的水密性闭合。结合文献的经验表明，采用该技术时，假性脊膜膨出和脑脊液（CSF）漏的发生率较低[22~25]。无论出版的系列文献报告还是我们自己的经验都表明此手术难度不大[22~25]。尽管缺乏长期随访，但多数系列报道的大体切除率和肿瘤控制率相似。我们认为，通道下切除髓外硬膜内肿瘤仍然是首选治疗方法。

由于缺乏发表的数据，没有足够的证据支持对髓内肿瘤采用微创手术进行治疗。

作者观点

在考虑微创切除脊柱肿瘤时，必须排除侵袭性原发肿瘤或孤立转移的患者，因其更适合进行整块切除。在这种情况下，标准的开放手术更合适，因为微创的选择尚未显示其对这类病例的有效性。

另一方面，对于脊柱转移瘤和多发性骨髓瘤的姑息治疗，应首先考虑微创手术。由于临床和放射学表现多样，需要通过多学科合作的方法来为每例患者提供及时和个性化的治疗选择。微创手术是最好的选择，以尽量减少手术的医源性影响，并防止在身体虚弱的情况下延迟辅助治疗。对于癌症患者，如果需要等待更大的伤口痊愈才能进行下一步治疗，可能会对其生存产生负面影响。目前，对治疗方案的选择还没有达成共识，而且每个机构所采用的微创手术有所不同。对治疗脊柱肿瘤的外科医生来说，微创仍然是一种非常有价值的选择，因此应该熟练掌握这些技术，为患者提供最佳的个体化治疗方案。

对于硬膜内、外的良性肿瘤，MIS是一种有价值的治疗方法。然而，一项精心设计的比较研究有助于将其与标准开放手术进行对比评估，探讨在实现类似肿瘤控制的同时是否能降低总的发病率。同样，与良性骨肿瘤进行比较研究有助于阐明各自切除范围的大小和RFA的位置选择。

小结

关于脊柱肿瘤的最理想的治疗方法，目前尚无共识。开放手术是有效的，但并发症发生率较高。微创手术旨在实现与开放手术相同的目标，同时减少治疗相关的并发症。应该看到，每种微创手术方案都有其优点和局限性，目前仍缺乏比较研究来确定每一种治疗方案的作用。

参考文献

1. Berenson J, Pflugmacher R, Jarzem P, et al. Balloon kyphoplasty versus non-surgical fracture management for treatment of painful vertebral body compression fractures in patients with cancer: a multicentre, randomised controlled trial. Lancet Oncol. 2011;12:225–235.
2. Tancioni F, Lorenzetti MA, Navarria P, et al. Percutaneous vertebral augmentation in metastatic disease: state of the art. J Support Oncol. 2011;9(1):4–10.
3. Stoffel M, Wolf I, Ringel F, et al. Treatment of painful osteoporotic compression and burst fractures using

kyphoplasty: a prospective observational design. J Neurosurg Spine. 2007;6:313–319.
4. Eleraky M, Papanastassiou I, Setzer M, et al. Balloon kyphoplasty in the treatment of metastatic tumors of the upper thoracic spine. J Neurosurg Spine. 2011;14:372–376.
5. Ahmadi SA, Slotty PJ, Munoz-Bendix C, et al. Early surgical occipitocervical stabilization for plasma cell neoplasms at the craniocervical junction: systematic review and proposal of a treatment algorithm. Spine J. 2016;16(1):91–104. doi:10.1016/j.spinee.2015.09.032.
6. Fourney DR, Schomer DF, Nader R, et al. Percutaneous vertebroplasty and kyphoplasty for painful vertebral body fractures in cancer patients. J Neurosurg. 2003;98:21–30.
7. Sahgal A, Whyne CM, Ma L, et al. Vertebral compression fracture after stereotactic body radiotherapy for spinal metastases. Lancet Oncol. 2013;14:e310–e320.
8. Sundaresan N, Steinberger AA, Moore F, et al. Indications and Results of combined anteriorposterior approaches for spine tumor surgery. J Neurosurg. 1996;85:438–446.
9. Harel R, Angelov L. Spine metastases: current treatments and future directions. Eur J Cancer. 2010;46:2696–2070.
10. Logroscino CA, Proietti L, Tamburrelli FC. Minimally invasive spine stabilisation with long implants. Eur Spine J. 2009;18:75–81.
11. Zairi F, Arikat A, Allaoui M, et al. Minimally invasive decompression and stabilization for the management of thoracolumbar spine metastasis. J Neurosurg Spine. 2012;17:19–23.
12. Miscusi M, Polli FM, Forcato S, et al. Comparison of minimally invasive surgery with standard open surgery for vertebral thoracic metastases causing acute myelopathy in patients with short-or mild-term life expectancy: surgical technique and early clinical results. J Neurosur Spine. 2015;27:1–8.
13. Zairi F, Vieillard MH, Bouras A, et al. Long-segment screw fixation for thoracolumbar spine metastases: single centre experience［published online October 6, 2015］.
14. J Neurosurg Sci. 2015. Hillen TJ, Anchala PR, Friedman MV, et al. Treatment of metastatic posterior vertebral body osseous tumors by using a targeted bipolar radiofrequency ablation device: technical note. Radiology. 2014;273:261–267.
15. Lindner NJ, Ozaki T, Roedl R, et al. Percutaneous radiofrequency ablation in osteoid osteoma. J Bone Joint Surg Br. 2001;83:391–396.
16. Meller I, Weinbroum A, Bickels J, et al. Fifteen years of bone tumor cryosurgery: a singlecenter experience of 440 procedures and long-term follow-up. Eur J Surg Oncol. 2008;34:921–927.
17. Pezeshki PS, Davidson S, Murphy K, et al. Comparison of the effect of two different bonetargeted radiofrequency ablation (RFA) systems alone and in combination with percutaneous vertebroplasty (PVP) on the biomechanical stability of the metastatic spine. Eur Spine J. 2016;25(12):3990–3996.
18. Anchala PR, Irving WD, Hillen TJ, et al. Treatment of metastatic spine lesions with a navigational radiofrequency ablation device: a multicenter retrospective study. Pain Physician. 2014;17(4):317–327.
19. Deutsch H, Boco T, Lobel J. Minimally invasive transpedicular vertebrectomy for metastatic disease to the thoracic spine. J Spinal Disord Tech. 2008;21:101–105.
20. Regev GJ, Salame K, Keynan O, et al. Resection of benign tumors by minimally invasive techniques. Spine J. 2015;15(11):2396–2403.
21. Weil AG, Obaid S, Shehadeh M, et al. Minimally invasive removal of a giant extradural lumbar foraminal schwannoma. Surg Neurol Int. 2011;2:186.
22. Tredway TL, Santiago P, Hrubes MR, et al. Minimally invasive resection of intraduralextramedullary spinal neoplasms. Neurosurgery. 2006;58(1 suppl):ONS52–ONS58.
23. Nzokou A, Weil AG, Shedid D. Minimally invasive removal of thoracic and lumbar spinal tumors using a nonexpandable tubular retractor: clinical article. J Neurosurg Spine. 2013;19:708–715.
24. Mannion RJ, Nowitzke AM, Efendy J, et al. Safety and efficacy of intradural extramedullary spinal tumor removal using a minimally invasive approach. Neurosurgery. 2011;68:208–216.
25. Afathi M, Peltier E, Adetchessi T, et al. Minimally invasive transmuscular approach for the treatment of benign intradural extramedullary spinal cord tumors: technical note and results. Neurochirurgie. 2015;61(5):333–338.

第 32 章 腰椎损伤的微创手术选择

作者 Alexandra Miller, Daniel Cavanaugh, Tristan B. Weir, Kelley E. Banagan, Steven C. Ludwig

译者 李立钧

微创手术治疗腰椎损伤

近十余年来，微创脊柱手术技术发展迅速，不仅在退变性腰椎疾患的治疗中成为首选，而且在脊柱畸形、肿瘤、感染、创伤的治疗中也显示了较高的治疗价值。微创技术对那些伴有危及生命的创伤的患者提供了重要的治疗选择，能够快速稳定脊柱，允许患者早期活动，而这些都是危重创伤处理中的重要原则。

新手术技术的出现，如现代的影像透视、空心椎弓根钉系统的应用等，推动了微创手术在脊柱创伤领域的开展。在美国的钝性创伤患者中，脊柱损伤的发生率高达 6.3%，也就是说北美每年约有 150 000 例脊柱损伤患者。最常见的损伤机制是车祸、高处坠落和家庭暴力，最常见的损伤部位是胸腰段脊柱，50% 的胸腰椎骨折发生于 T12–L3[1]。这些损伤可能导致长期的后遗症，给患者个人和社会都造成巨大的经济压力。据美国国家脊髓损伤统计中心估计，一位 25 岁的患者，根据创伤的严重程度而不同，一生的直接医疗花费高达 2.1~5.4 百万美元。花费主要来自于护理水平进步带来的脊髓损伤患者预期寿命的延长，恢复期间高于平均水平的再入院率以及脊髓损伤后的康复治疗[2,3]。

在过去，甚至直到 20 世纪 90 年代，像牵引、石膏、卧床休息还是治疗骨折最常采用的手段。由于不能提供确切的稳定，此类保守治疗的并发症发生率很高。随着微创技术的进步，早期对脊柱进行稳定已经成为治疗标准，可以方便患者早期活动和术后护理。1992 年，SRS 的一项大样本的荟萃分析显示，与非手术治疗相比，手术更能够促进神经功能改善，特别是神经功能严重受损的患者；同时，病例研究还显示，如实施手术稳定，患者残留畸形更轻，疼痛改善更好[4]。

“伤害控制骨科”（damage control orthopedics）的概念是由 Scalea 于 2000 年提出，主要指对于长骨骨折进行急诊外固定，能够使骨折复位和固定，同时又具有并发症少的优势——手术时间短，失血少，可以早期活动和康复。早期外固定手术可为最终治疗创造条件，能在患者遭受创伤的重大生理打击后，将较大手术所造成的生理负担减至最小[5]。脊柱创伤的早期固定能够稳定损伤部位，减少进一步的神经损害，避免开放手术造成的继发性生理负荷。再者，早期活动仍然是治疗多发性创伤患者的关键[6]。McHenry 等[7]的研究显示，胸腰椎骨折早期稳定（<48 小时）能够降低多发性创伤患者发生呼吸衰竭的风险。一级创伤中心的 1 032 例患者中有 140 例发生了肺功能衰竭，实施手术固定前的时间是唯一的确定危险因素，而该因素是由医生所决定的。微创脊柱手术手术具有时间短、失血少、可早期活动、可促进快速康复的优点[8~11]，同时可避免给已经因创伤而很脆弱的患者再增加负担。

脊柱创伤的处理

分类、适应证和微创手术的目标

关于脊柱损伤和骨折稳定性的概念目前仍然不甚确定。当我们评估脊柱损伤时，必须要考虑到脊柱的稳定性。脊柱的稳定性是指脊柱在承受生理载荷作用下不发生明显的移位或畸形。为了阐明这一问题，许多研究者开发了各种骨折的分类量表，目的是根据损伤的影像学表现来推断脊柱的稳定性。如，Denis 三柱理论认为，脊柱中、后柱的损伤意味着不稳定[12~14]。AO 和改良 Magerl 分类也与 Denis 分类一样得到大家的推崇，但是这几个分型都忽略了一个决定是否手术治疗最重要的因素：神经功能状态。

因此，2005 年脊柱创伤研究小组提出了胸腰椎损伤分类和严重指数评分（TLICS）系统。除了考虑骨折形态、损伤机制的重要性外，TLICS 还增加了神经功能状态和后方韧带复合体完整性的分类权重，希望通过计算得分明确手术适应证（关于 TLICS 评分，详见本书第 21 章）。根据 TLICS 评分，是否手术治疗取决于以下三个方面的因素：①损伤的形态学与即刻稳定性；②后方韧带复合体完整性与相关的长期稳定性；③患者神经功能状态与并发症。作者认为，以下几种胸腰椎创伤损伤类型比较适合通过微创手术进行稳定，包括：不稳定的胸腰椎骨折；稳定的爆裂骨折，由于患者相关因素或者伴发疾病不能佩戴支具；不稳定的屈曲—牵张性损伤；不稳定的过伸—牵张性损伤；骨折脱位；不稳定的骶骨骨折需要腰—骨盆固定者[8~11,15]。

不管采用哪种方式进行处理创伤性胸腰椎损伤，治疗的目的是一致的：防止神经功能恶化，促进神经功能恢复，稳定脊柱便于康复，恢复脊柱的良好序列，预防远期的疼痛和创伤性畸形发生。随着脊柱微创技术的进步，医生能够在避免传统后方入路开放手术并发症的前提下实现上述手术目的。这些进步包括经皮固定方法、强有力的复位和穿棒技术以及融合技术的改进。置入椎弓根钉时，可靠的影像学引导为医生学习和熟悉微创技术提供了安全保障[8~11,15]。

微创手术与开放手术比较的优势

对于胸腰椎损伤的治疗，开放手术的暴露通常是通过后方入路来完成的。这一入路的缺点是失血多、易感染、肌肉及软组织损伤重、康复时间延长。微创手术则希望通过减少软组织创伤，来克服上述的开放手术的缺点；特别是对于承受较大生理负担的创伤患者来说，微创手术具有更高价值。

文献显示，微创手术能够明显减少失血，缩短住院时间，而传统开放手术每例患者平均失血量超过 1 000 ml[15]。Al-Khouja 对 12 425 例患者（3 675 例微创手术，8 750 例开放手术）进行了文献回顾分析，微创手术失血量（10.0~392.5 ml）低于开放手术（55.0~535.5 ml），微创手术住院天数（0.93~5.10 天）也少于开放手术（1.53~12.00 天），这些都可转化为医疗费用的下降[16]。

据报道，脊柱创伤患者接受开放手术后，感染发生率高达 10%[17]，明显高于微创手术。O'Toole 等[18]报告了 1 274 例患者共实施了 1 338 例脊柱微创手术，有 3 例手术部位感染（SSI），包括 2 例表浅感染、1 例深部感染，与其他学者报告微创手术感染率相近[19,20]。McAeef 等[20]报道，一组大样本（95 161 例）配对资料分析显示，微创手术手术部位感染发生率为 0~0.22%，而同一术者行传统开放手术的手术部位感染发生率为 1.5%~10%。许多研究均一致提示微创手术感染发生率较低，微创手术在感染发生率上优于开放手术。

传统后路开放手术可导致显著的肌肉和软组织并发症，剥离使肌肉发生失神经支配、缺血，继发棘旁肌萎缩、术后棘旁肌肌力下降。有研究者通过尸体实验比较了采用经皮微创手术和小切口开放手术置入椎弓根螺钉时切断神经内侧支的风险，发现采用经皮技术时 80% 内侧支神经得以保留，而采用小切口技术时为 84%。保留棘旁肌的神经支配，包括多裂肌（主要由内侧支支配），在理论上能够减少肌肉萎缩[21]。在 MRI 上分别测量开放手术和经皮置钉患者的多裂肌横截面积，结果显示经皮置钉患者棘旁肌萎缩程度较轻，术后口服止痛药更少。组织创伤与肌肉失神经支配应该是影响患者慢性腰痛的因素之一，减少局部组织损伤对患者长期的疼痛控制有利，但这一理论仍需大量数据的支持[22]。

脊柱微创技术应用于创伤治疗的可行性

有一些学者已经报道了微创技术用于脊柱创伤患者是可行的和合理的。Wild 等[23]比较了采用微创手术和开放后路手术治疗 21 例胸腰椎椎体骨折患者的临床和影像学随访结果，微创组手术失血量明显较低，而手术时间、透视时间、矫形丢失率两组相同，两组功能结果评分没有显著差异。作者认为，对脊柱创伤患者，脊柱微创后路固定可以取得和开放手术一样的效果，并且具有失血少的优势。与此相似，Wang 等[24]分析比较使用经皮椎弓根螺钉和开放椎弓根螺钉固定治疗 38 例胸腰椎骨折，发现与开放固定相比，经皮固定失血更少、手术时间更短、住院时间更短、术后疼痛更轻；两组在末次随访时，后凸矫正丢失率无明显差异。

Poelstra 介绍了治疗 10 例多系统损伤合并不稳定性复杂胸腰椎骨折患者，以及术后随访 1 年的结果。这些患者因血流动力学不稳定而无法接受传统开放手术，同时由于骨折类型、伴有多发性创伤或体型的关系而无法应用支具进行固定，均在同一个一级创伤中心采用伤害控制、微创脊柱手术进行了处理。患者在受伤后 48 h 内进行了脊柱固定，所有患者均得以存活，平均失血量 177 ml，平均手术时长 95 min。作者认为，对于伴有不稳的复杂脊柱损伤的多发性创伤患者，可以应用微创脊柱外科技术进行伤害控制性脊柱稳定[6]；微创脊柱手术比开放手术风险更低，并发症更少。

微创脊柱手术的缺点

尽管与开放技术相比，微创手术显示了一些独特的优势，但其潜在的缺点也应被重视。首先，微创技术的学习曲线陡峭，要求学习者熟悉手术解剖。其次，微创置入椎弓根钉缺乏视觉和触觉反馈，因此必须熟悉相应的放射学影像。影像透视作为微创手术中明确解剖部位的基本方法，使得患者和手术团队更多地暴露于高剂量辐射之下。有些患者，如果透视不能很好地显示解剖标志，可能需要中转开放手术。如果没有在透视下获得良好的标志点，置入螺钉时发生误置的风险极高[25,26]。Court 和 Vincent 在一篇系统综述中指出，透视引导下椎弓根螺钉位置失误率为 2.7%~6.7%[9]，复位困难使学习曲线更陡峭。因此，缺少经验的医生进行手术时手术时间会延长，削弱了微创手术手术时间短的潜在优势[8,9,11,15]。

微创脊柱手术另外一个潜在的缺陷是不能实现确切融合。脊柱创伤是否需要融合目前仍不是很明确。Wang 等[27]比较了采用经皮固定、融合或非融合技术治疗的 58 例胸腰椎骨折，融合组的失血量、手术时间、椎体高度矫正丢失、节段运动评分等指标均明显较非融合组差。Yang 等[28]报道了应用经皮固定不融合技术治疗 57 例胸腰椎爆裂骨折。术后 9~12 个月拆除内固定，9~12 个月后发现后凸畸形的矫正有明显丢失，但还是较受伤时的后凸有明显改善。有趣的是，两项随访研究显示[27,28]，术后 40 个月时的矫正效果的差异并不意味着临床效果评分也存在差异。尽管评价脊柱微创手术的文献数量在增长，但仍需要更多的大样本、长期的随访研究，来更全面分析微创技术在胸腰椎创伤中应用。

手术技术

腰椎创伤中微创策略的概述

近年来，多种微创技术被开发用于胸腰椎创伤的治疗，包括融合或非融合的经皮空心椎弓根钉系统、后凸椎体成形术 / 椎体成形术，以及侧方经腰大肌融合技术[10,29,30]。

对于只有轻度畸形而神经功能完整，直立位X线片显示脊柱稳定的患者，可以选择保守治疗。如果骨折不稳定、不能耐受支具治疗，经皮椎弓根钉固定非融合则是合适的选择。用经皮空心椎弓根钉固定是胸腰椎创伤最常应用的微创手术策略，细节会在后面的章节中详述。对于后方韧带复合体损伤或者可疑损伤的患者，经皮椎弓根钉固定结合小关节融合能提供更加坚强的固定。经皮椎弓根钉技术同样为年轻、活动多的患者提供了合理的手术选择。如果需要去除内固定，二次手术一般在首次手术后的 9~12 个月实施。对于畸形明显、借助体位复位技术和悬臂梁弯棒技术无法复位的患者，建议选择传统的开放手术。

标准的前路手术技术要求较高，通常需要特殊的拉钩系统和 / 或入路医生的辅助，因此当需要额外的稳定性重建时，微创技术常采用后方入路，加强椎体前柱。经皮经椎弓根后凸成形术或椎体成形术通过向椎体内注入骨水泥，在恢复椎体的高度同时又加强了压缩性骨折前方的稳定性（图 32.1）。虽然不处理前方椎体，骨折也能愈合，但患者的后凸可能会持续进展，造成慢性疼痛、椎体塌陷、移位或者内固定失败等。骨水泥还常规用于加强骨质疏松骨的固定。首先向椎体内注入骨水泥，当骨水泥开始变硬时，再置入椎弓根螺钉，螺钉的抗拔出力明显增强。虽然现有的临床数据不多，若干生物力学研究已经显示骨水泥螺钉抗拔出力增加超过 250%[31]。

侧方经腰大肌融合技术能够实现前柱支撑，又可避免前方开放入路的部分并发症。尽管像胸腔积液、肋间神经痛、气胸、切口疝这些并发症目前仍可见文献报道，但与前方入路开放手术相比，微创手术此类并发症的发生率明显降低。熟悉从腰大肌到腰骶丛的解剖，对于安全地经腰大肌置入内固定至关重要[32]。采用经腰大肌入路时，短暂大腿麻木、疼痛、无力的发生率高达 60%。

经皮后路脊柱固定

手术室设置和患者体位

开放手术和微创手术的手术室设置和患者体位摆放是一样的。患者俯卧于可透射 X 线的手术床上（如 Jackson 手术床）。为了防止脊柱发生移位，摆放体位时通常可使用 OSI 台把患者像三明治一样翻到 Jackson 床上。进行固定或者融合时，注意保持髋关节后伸、膝关节屈曲，以恢复更加自然的腰椎前凸。术中通常会进行神经监测，包括体感诱发电位和运动诱发电位。现代的空心椎弓根螺钉可以进行电刺激，能够检测自主放电的肌电图[33]。在作者所在医疗机构，如果刺激小于 8 mV 时诱发出肌电图信号，一般会重新置钉。

获得有清晰的解剖标志点的透视影像，并能正确辨认这些解剖标志点，是微创脊柱手术成功的前提。术中使用 3D 影像导航系统进行引导也是一种选择，特别对那些畸形复杂的患者很有帮助。但在图像注册过程中发生错误，可导致 CT 影像失真。另外，这种 3D 导航系统比二维导航系统价格贵，患者的辐射暴露量更大。

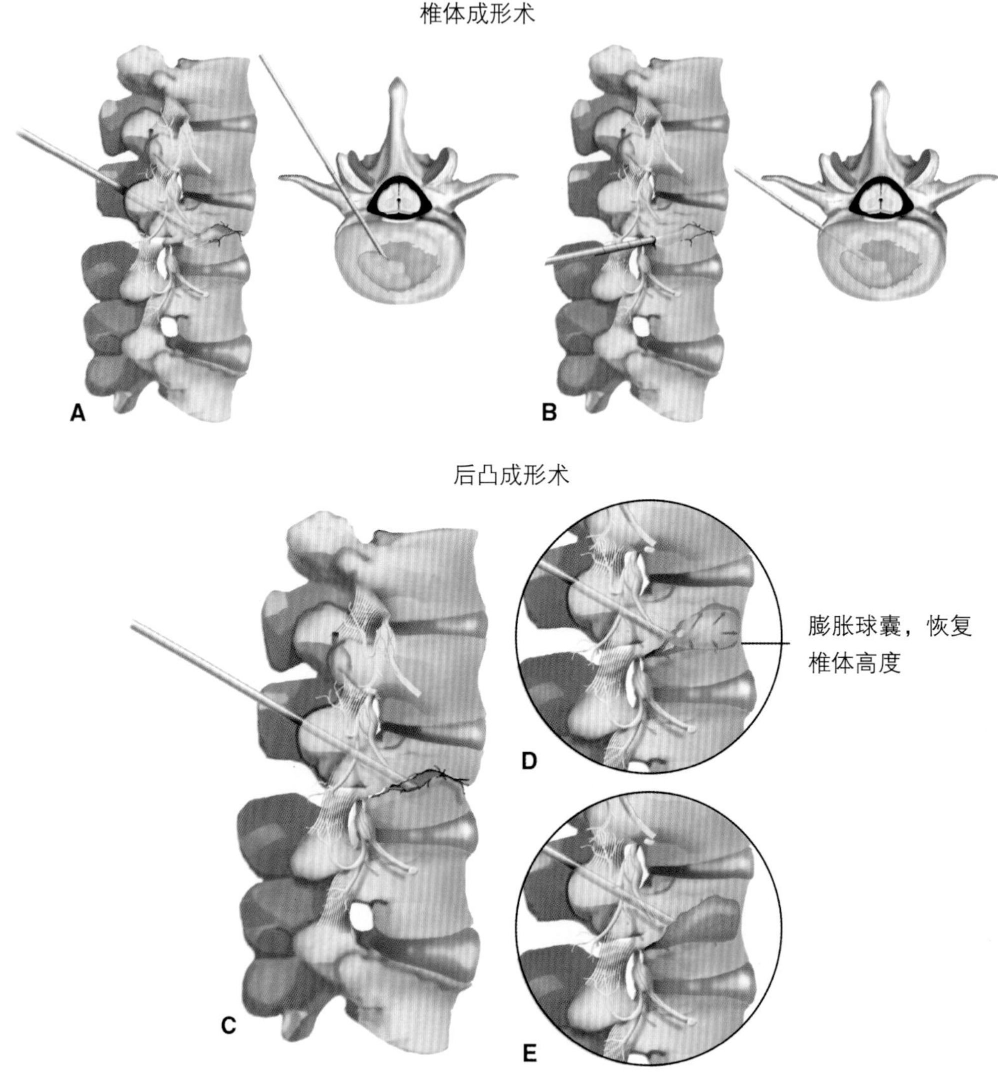

图32.1 椎体成形术中，在透视引导下经椎弓根入路（A）或椎弓根外入路（B）穿刺置针，将骨水泥注入骨折椎体。后凸椎体成形术是通过使置入损伤椎体内的球囊（C和D）膨胀来恢复椎体高度，然后再注入骨水泥（E）来保持复位后的椎体高度

透视定位：正位透视的靶向技术和螺钉置入

医生应该确认每一个需要固定的椎体的骨性标记点。使X线束中心平行于椎体的上终板投照，获得每一个椎体真正的前后位影像：椎体前后缘相互重叠，只显现单一的线性上终板；椎弓根位于上终板下方，棘突应该居于两侧椎弓根正中。椎体真正前后位影像有助于医生判断是否存在旋转和矢状面序列情况。如果由于患者体态、骨质密度、严重解剖畸形（创伤或者其他原因）等导致椎体的标记点显示不清，医生应该考虑改为开放手术。

医生可以用克氏针进行体表定位，标记正确的置钉路径。透视时将克氏针置于患者皮肤表面，准确标记椎弓根在冠状面上的位置；然后再用克氏针在垂直方向做椎弓根边界的侧位标记，每一椎体都用同样的方法进行标记。在克氏针交叉点外侧 1 cm 做切口，切开皮肤、皮下筋膜，钝性分离肌肉至横突。

经切口插入 Jamshidi 针，固定于上关节突外缘与横突中线交叉点、峡部的上坡部，这里是椎弓根钉的正确入钉点。进行真正的正位透视，明确相关位置、径路及方向：针尖通常位于椎弓根外侧壁中点，平行上终板，并有 10° ~12° 的外倾角。最常见的错误是穿刺针置入偏内，会损伤小关节复合体。一旦确定入点正确，术者用锤子将 Jamshidi 针轻轻敲入皮质数毫米。术前应该测量每个节段椎弓根的长度，确定进针的深度。可以在 Jamshidi 针杆距离皮肤 2 cm 处做标记，帮助医生了解椎弓根穿刺的深度。然后将穿刺针在真正的正位影像上沿平行上终板并外倾 10° ~12° 的方向敲入，至针尖到达椎弓根基底部，前方位于椎体后壁。

将钝头导针沿穿刺针插入椎体松质骨内，超出穿刺针尖 10~15 mm。然后取出穿刺针，导针仍留在原位，接下来用空心丝攻进行攻丝，最后置入合适长度的椎弓根螺钉。螺钉应该进入同样的深度，直至螺钉抵到关节突外侧边缘的位置，这时能感到轻微的阻力。清除钉尾上方与套筒底部的软组织。重复操作这一过程，完成每一节段的椎弓根钉的置入。透视时，注意根据不同的节段调整透视机 X 线束的方向，来代偿脊柱的前凸或后凸。获得真正的侧位影像来确定每个节段螺钉合适的深度，完成所有螺钉置入。

影像学定位：Magerl 技术

为了证实导针确实位于椎弓根内，可以采用椎弓根直透法，就是首先获得椎体真正的正位影像，再将 X 线束绕患者旋转 10° ~30°，直至 X 线束平行椎弓根投射，螺钉可以按这一方向置入。Magerl 位影像通常用来证实克氏针位于椎弓根内，没有突破内壁。

连接棒置入

有时穿棒可能会有困难，特别是置入长的、弯曲的棒时。当置入的螺钉位置良好时，穿棒会比较迅速。棒的长度按不同制造商提供的量棒器来测量，或者通过侧位透视来确定棒的合适长度。螺钉延长器有助于医生对棒进行塑形，从而获得合适的后凸或前凸。将塑形好的连接棒于筋膜深处从头端向尾端序贯穿过每一枚螺钉。这样的操作也遵循了解剖保护的原则，因为椎板呈叠瓦状，这样可以避免穿棒时导致神经损伤。

穿棒时建议使用双手操作技术，医生可以获得触觉反馈，使棒顺利穿过螺钉。医生用优势手握住持棒器，用非优势手操纵螺钉延长器。棒是否穿过螺钉，可以通过旋转螺钉延长器来进行证实。如果延长器旋转超过 10° ~15°，则棒肯定未在正确的位置上。

复位和减压技术

畸形的复位从体位摆放时就开始了。过伸髋关节，屈曲膝关节，对于恢复自然的腰椎前凸、避免平背畸形十分重要。通常可借助悬臂梁弯曲技术进一步恢复矢状面形态。这种技术依靠椎弓根螺钉的提拉力，因此应避免用于骨质疏松患者。将连接棒塑形成最终希望的形状，从骨折的一端置入螺钉钉槽内，保证由数枚螺钉在这几个点上分担螺钉的拔出力。使用复位工具将连接棒从骨折头端或尾端压入钉槽内，固定螺丝锁紧连接棒（图 32.2）。

小关节融合

对于后方韧带复合体严重破坏的病例，微创经皮小关节融合是一种选择。去除螺钉延长器，通过切口置入通道，电凝清除关节突周围软组织。透视下将通道置于小关节复合体上，使用磨钻去除小关节的软骨皮质，在小关节内植入同种异体骨促进融合。有研究报道，术后 2 年随访时小关节融合率超过 90%[35]。

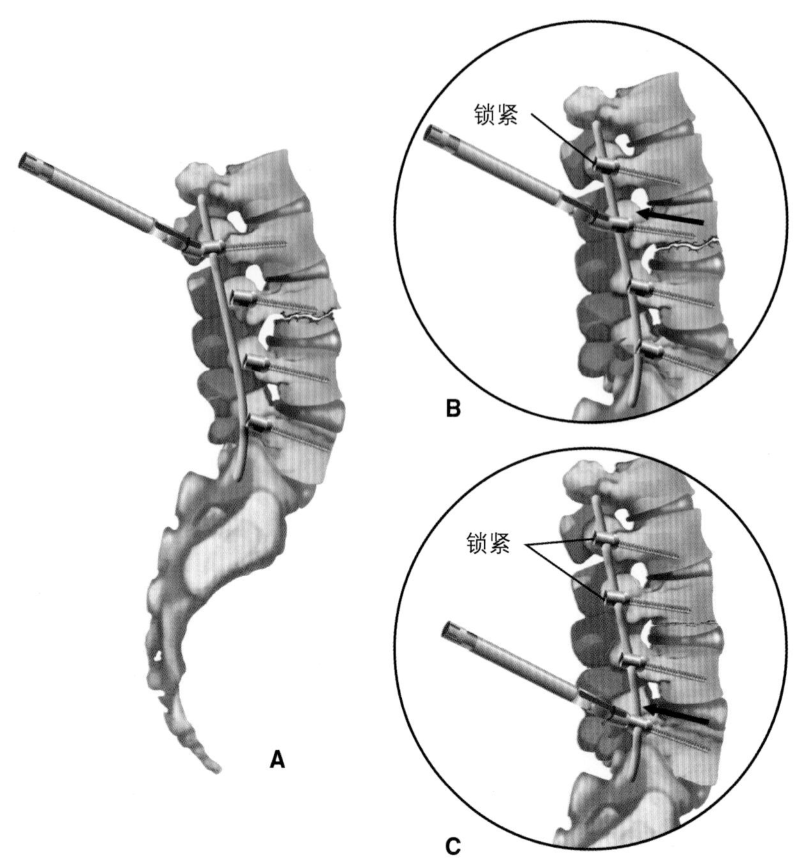

图 32.2 矢状面的悬臂梁复位技术。A. 螺棒先于近端置入并锁定。B，C. 将螺棒向远端序贯置入并锁定，以获得满意的复位

减压

有些需要进行减压的病例，单纯骨折复位就可以获得减压。一般情况下，椎体后壁的破坏会侵犯椎管并形成压迫。如果后纵韧带完整，那么可对跨过损伤部位的节段施以轴向撑开，借助后纵韧带的张力牵拉附着的椎体部分向前复位。只有后纵韧带是完整的，这种方法才有效。对于那些椎体后壁发生明显旋转的病例（皮质翻转征）[36]，后纵韧带很有可能断裂，这种间接减压则不可行，并且后方结构被撑开可能会导致后凸，这在腰椎损伤或已经存在明显的后凸畸形的患者中是不希望发生的。

减压还可以通过微创前路手术实现，需要使用固定于手术台上的特殊拉钩系统。采用小切口侧方经腹膜外入路，拉钩可经腰大肌或经腰大肌前方牵开。该技术需要熟悉腰骶丛的解剖。通过这一入路可以完成椎体次全切除，对前方椎管有效减压。通常置入结构性椎间融合器来恢复前方稳定性。应用外侧接骨板或后方经皮固定来中和前柱的应力。

临床病例

81 岁老年女性，在楼梯上摔倒形成胸腰椎（T12–L1）过伸—牵张性损伤。内科问题包括因心房纤颤（房颤）服用华法林，以及充血性心力衰竭和高血压。此次损伤还导致硬膜外血肿。入院时 INR 4.2，血红蛋白 7.6。入院后行矢状面 CT 扫描（图 32.4A）。收治的创伤团队首先对患者进行初步复苏，次日对骨折进行了经皮

固定：T10~L3 行后路微创固定，T9 和 L4 行椎体成形术。考虑到患者有骨质疏松，用骨水泥对螺钉进行加强（图 32.4B）。术后 1 周内，对患者并存的内科疾病进行治疗，患者也可以暂时离床坐于椅子上。等患者的状态稳定后，再行手术重建前柱，以保护后方的固定（图 32.4C），再次手术后 2 周患者出院去康复中心。在这个病例中,我们先对严重不稳的脊柱损伤给予快速稳定，这允许我们随后对其进行确定性治疗，直至她能够承受创伤更大的开放性重建手术。

小结

微创手术技术对于胸腰椎损伤的处理具有较高价值。现有的一些分类系统主要根据损伤形态来评价骨折的稳定性。像 TLICS 系统中描述的，在稳定性脊柱损伤中，尽管损伤的形态对于手术决策十分重要，也必须考虑神经功能状态和后方韧带复合体是否完整。

不论选择何种手术方式——开放手术还是微创手术——治疗的目的是相同的，即：防止神经功能恶化，稳定脊柱便于康复，恢复良好的脊柱序列，防止晚期疼痛和创伤后畸形的发生。微创手术技术对于减轻虚弱的多发性创伤患者所承受的生理负担具有特殊价值，但传统开放手术能够在直视下处理创伤，其价值也不应该被忽视。微创手术过于依赖术中成像，患者的某些特性如肥胖会使微创技术充满挑战，甚至成为禁忌证。因此，仍需要更多的研究来观察微创手术的远期疗效，以获得与开放技术的确切比较。微创手术为改善脊柱创伤患者的护理提供了有力的手段，但应该谨慎应用。

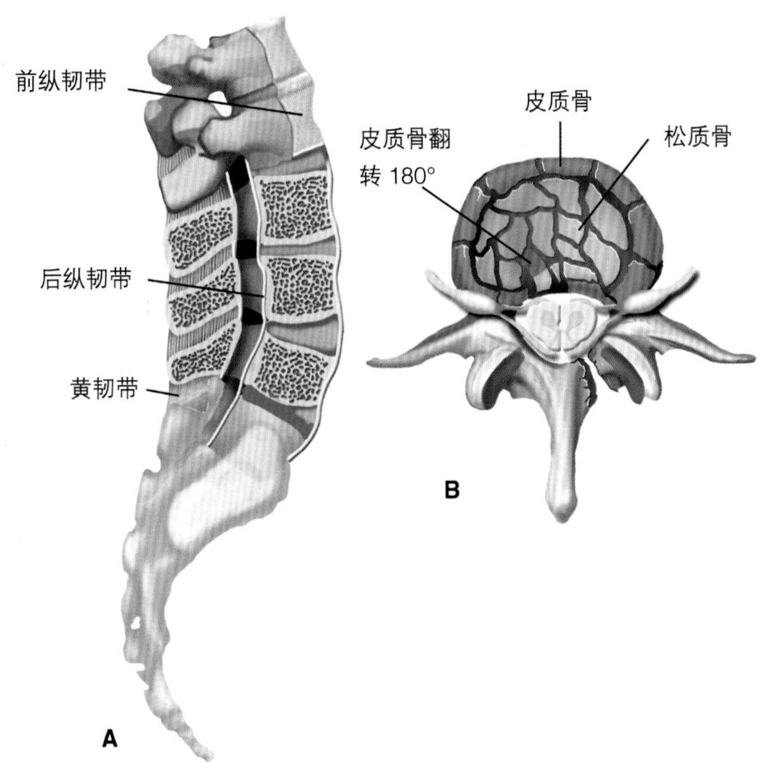

图 32.3　A. 显示后纵韧带的正常解剖。B. 显示发生 180° 翻转的椎体后壁骨块，皮质面向前方（皮质翻转征），这是韧带复位的禁忌证，因为后纵韧带已经断裂

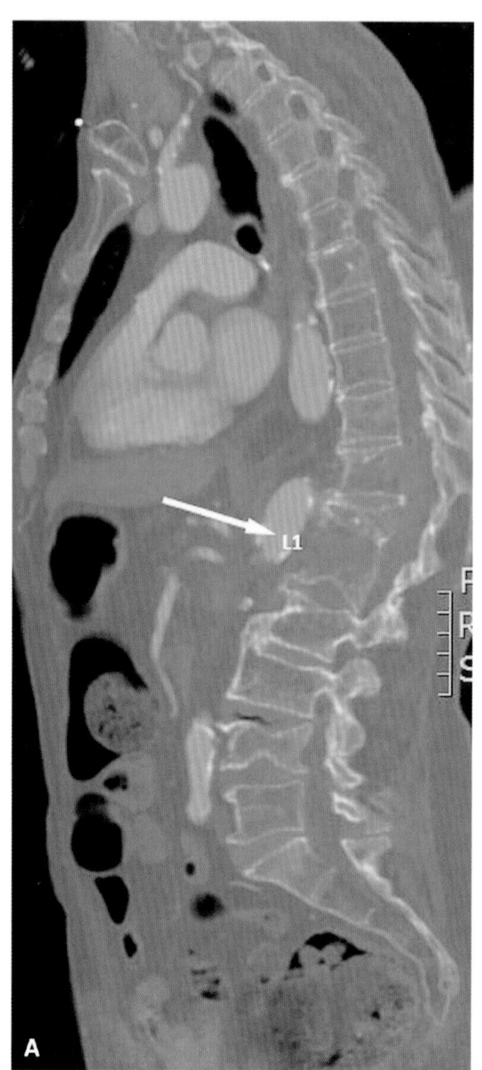

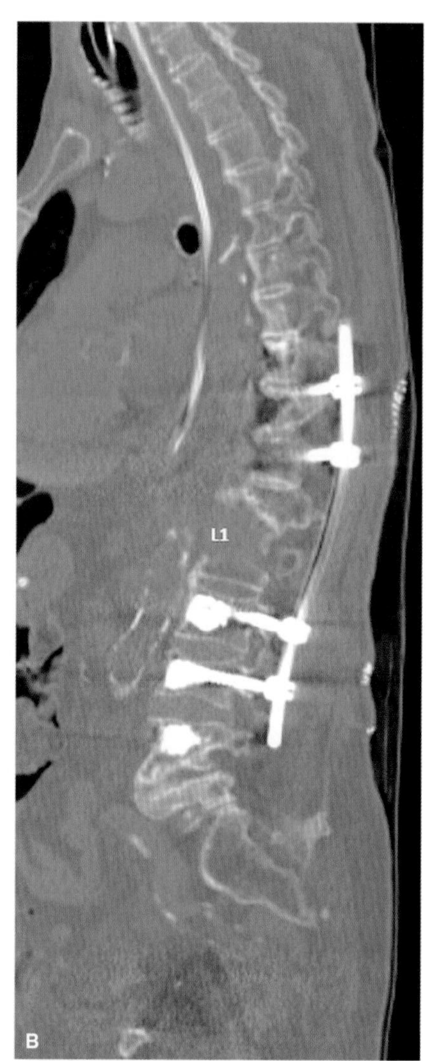

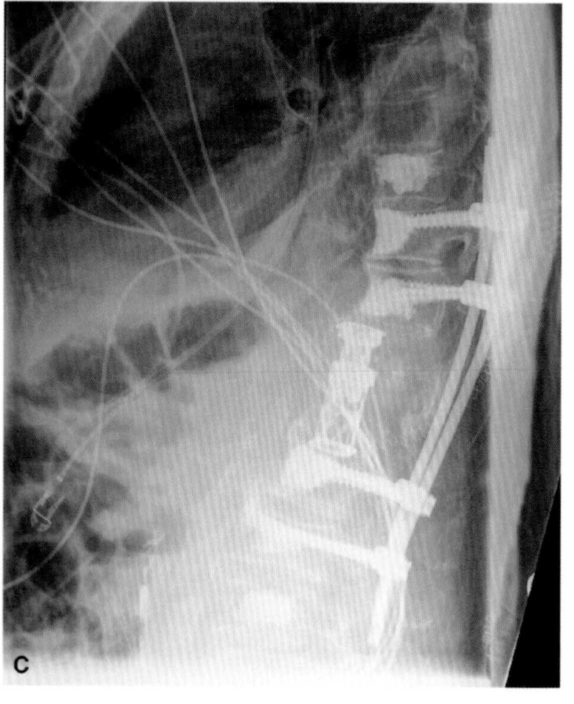

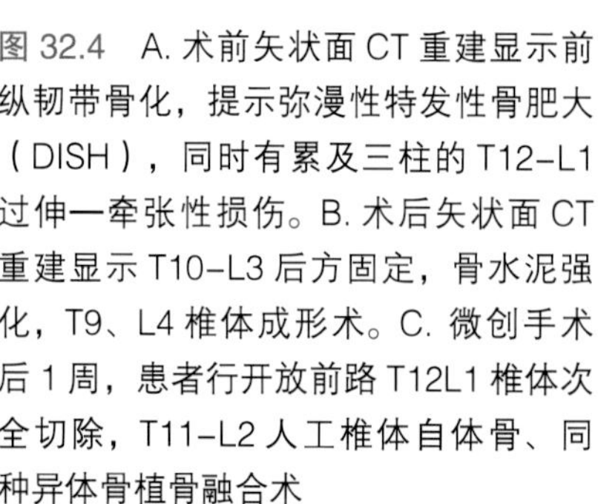
图 32.4　A. 术前矢状面 CT 重建显示前纵韧带骨化，提示弥漫性特发性骨肥大（DISH），同时有累及三柱的 T12-L1 过伸一牵张性损伤。B. 术后矢状面 CT 重建显示 T10-L3 后方固定，骨水泥强化，T9、L4 椎体成形术。C. 微创手术后 1 周，患者行开放前路 T12L1 椎体次全切除，T11-L2 人工椎体自体骨、同种异体骨植骨融合术

争鸣：反对微创腰椎骨折固定的病例

作者 Douglas A. Hollern, Tristan B. Fried, Gregory D. Schroeder, Worawat Limgthongkul, Kris E. Radcliff, Alexander R. Vaccaro

译者 李立钧

微创技术在过去的十余年不断进步，已经被广泛应用于脊柱骨折的治疗。无论在理论上还是在实际应用中，微创技术用于治疗脊柱创伤是可行的。然而，现有的临床数据并不能显示微创技术优于传统的开放手术[37]。

微创技术治疗脊柱创伤的局限性主要包括以下几方面[38]：

- 患者、医生及工作人员的辐射暴露风险增加。
- 微创手术中如何进行融合具有挑战性。尽管骨移植替代物的发展对融合有所帮助，但挑战来自于技术本身的缺陷和安全性问题。
- 内固定的去除仍然是反对微创技术的充满争议的关键问题，因为需要二次手术和全麻，增加了患者的风险和医疗负担。
- 空心螺钉的使用改变了内固定物的力学特性和强度。
- 借助强有力的器械对骨折复位的技术和方法也有局限性。
- 有明显的学习曲线和耗费。
- 对伴神经症状的胸腰椎骨折难以实现充分减压。

手术治疗胸腰椎骨折的选择应考虑各种各种因素，骨折类型、神经功能障碍、一般状况、伴随损伤等，均可能影响治疗选择和效果。按照AO 修订分类[39]，B 型和 C 型骨折被认为是不稳定骨折，需要更强有力的复位和减压，不适合使用微创技术。关于微创手术治疗脊柱创伤的研究，也多挑选的是没有神经症状的脊柱创伤病例。

脊柱手术技术的发展、对于损伤的认识的深入和手术设备的进步，进一步促进传统开放手术获得更好的效果。恰当的复位技术，结合合适的内固定，同样也可以在对损伤节段的有限暴露下完成复位和固定。在脊柱骨折手术处理的早期，常采用长节段进行固定，如 Harrington 棒和钩，甚至早期的椎弓根钉系统。随着认识的提高和经验的丰富，目前我们可以通过短节段固定获得良好的稳定（甚至单节段固定），因此只需要很少的暴露，减少了软组织损伤（图 32.5）。例如，当运用 AO 原则进行脊柱三点固定时[40]，只需短节段固定，螺钉置入在力学上更合理（图 32.6）。在任何开放或微创操作中，都应该遵循复位技术和固定原则。我们必须牢记，手术的首要目的是获得良好的治疗效果而不仅是小切口。到目前为止，尚没有微创治疗胸腰椎创伤并发症的前瞻性治疗研究。微创技术可以应用于某些脊柱骨折（如 A 型骨折，以及多发性创伤、病理性肥胖的患者），但是对于复杂病例和那些通过微创技术很难实现良好固定的患者，传统的开放手术技术似乎更重要。因此，医生应该为在采用微创技术遇到操作困难或者最终目的不能实现时改为传统开放手术做好准备。最后，手术的方式选择不应削弱手术所应达到的目的。

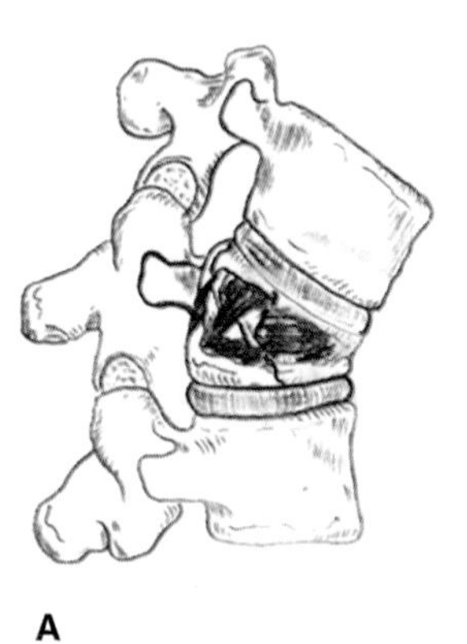

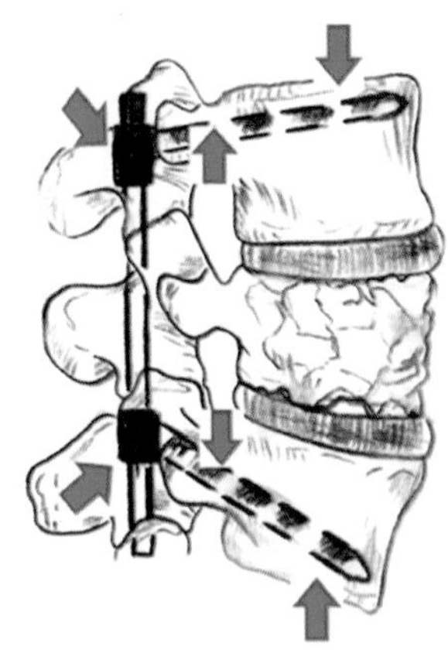

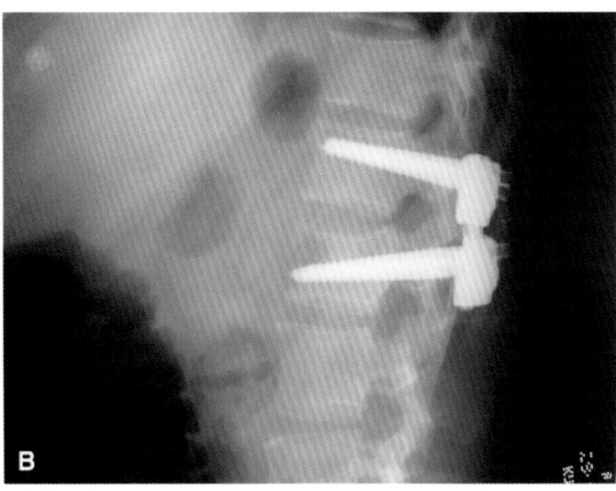

图 32.5 A. 应用三点固定法（终板，椎弓根皮质以及锁定连接），借助 Schanz 钉调整椎体高度和矢状面序列。B. 单节段固定的病例术后影像，通过正中小切口完成开放手术

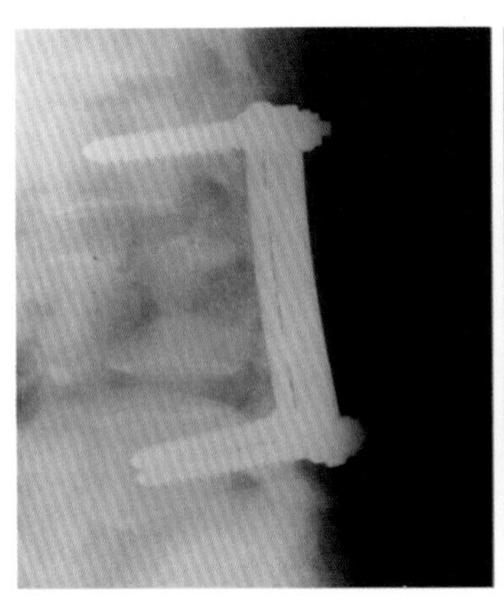

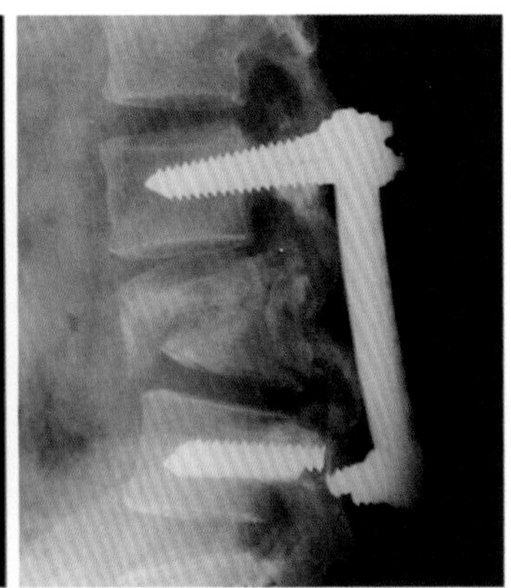

图 32.6 失败的病例。该病例的问题包括螺钉过短，矢状面序列纠正不好，使应力载荷更多地作用于薄弱的前柱，以及没有采用三点固定技术

参考文献

1. Holmes JF, Miller PQ, Panacek EA, et al. Epidemiology of thoracolumbar spine injury in blunt trauma. AcadEmerg Med. 2001;8(9):866–872.
2. Grazier K, Holbrook T, Kelsey J. The frequency of occurrence, impact, and cost of musculoskeletal conditions in the United States (1984). An overview of the incidences and costs of low back pain. Orthop Clin North Am. 1991;22:263–271.
3. Cao Y, Chen Y, DeVivo M. Lifetime direct costs after spinal cord injury. Top Spinal Cord InjRehabil. 2011;16(4):10–16.
4. Gertzbein SD. Scoliosis Research Society. Multicenter spine fracture study. Spine (Phila Pa 1976). 1992;17(5):528–540.
5. Scalea TM, Boswell SA, Scott JD, et al. External fixation as a bridge to intramedullary nailing for patients with multiple injuries and with femur fractures: damage control orthopedics. J Trauma. 2000;48(4):613–621; discussion 621–613.
6. Poelstra K, Gelb D, Kane B, et al. The feasibility of damage control spinal stabilization (MISS) in the acute setting for complex thoracolumbar fractures. Paper presented at 23rd Meeting of the North American Spine Society; October 14, 2008; Toronto, Canada.
7. McHenry TP, Mirza SK, Wang J, et al. Risk factors for respiratory failure following operative stabilization of thoracic and lumbar spine fractures. J Bone Joint Surg Am. 2006;88(5):997–1005.
8. Rampersaud YR, Annand N, Dekutoski MB. Use of minimally invasive surgical techniques in the management of thoracolumbar trauma: current concepts. Spine (Phila Pa 1976). 2006;31(11, Suppl):S96–S102; discussion S104.
9. Court C, Vincent C. Percutaneous fixation of thoracolumbar fractures: current concepts. OrthopTraumatol Surg Res. 2012;98(8):900–909.
10. Koreckij T, Park DK, Fischgrund J. Minimally invasive spine surgery in the treatment of thoracolumbar and lumbar spine trauma. Neurosurg Focus. 2014;37(1):E11.
11. Banagan K, Ludwig SC. Thoracolumbar spine trauma:

when damage control minimally invasive spine surgery is an option. Semin Spine Surg. 2012;24:221–225.
12. Vaccaro AR, Lehman RA Jr, Hurlbert RJ, et al. A new classification of thoracolumbar injuries: the importance of injury morphology, the integrity of the posterior ligamentous complex, and neurologic status. Spine (Phila Pa 1976). 2005;30(20):2325–2333.
13. Dhall SS, Wadhwa R, Wang MY, et al. Traumatic thoracolumbar spinal injury: an algorithm for minimally invasive surgical management. Neurosurg Focus. 2014;37(1):E9.
14. Denis F. The three column spine and its significance in the classification of acute thoracolumbar spinal injuries. Spine (Phila Pa 1976). 1983;8(8):817–831.
15. Verlaan JJ, Diekerhof CH, Buskens E, et al. Surgical treatment of traumatic fractures of the thoracic and lumbar spine: a systematic review of the literature on techniques, complications, and outcome. Spine (Phila Pa 1976). 2004;29(7):803–814.
16. Al-Khouja LT, Baron EM, Johnson JP, et al. Cost-effectiveness analysis in minimally invasive spine surgery. Neurosurg Focus. 2014;36(6):E4.
17. Rechtine GR, Bono PL, Cahill D, et al. Postoperative wound infection after instrumentation of thoracic and lumbar fractures. J Orthop Trauma. 2001;15(8):566–569.
18. O'Toole JE, Eichholz KM, Fessler RG. Surgical site infection rates after minimally invasive spinal surgery. J Neurosurg Spine. 2009;11(4):471–476.
19. Rodgers WB, Gerber EJ, Patterson J. Intraoperative and early postoperative complications in extreme lateral interbody fusion: an analysis of 600 cases. Spine (Phila Pa 1976). 2011;36(1):26–32.
20. McAfee PC, Garfin SR, Rodgers WB, et al. An attempt at clinically defining and assessing minimally invasive surgery compared with traditional "open" spinal surgery. SAS J. 2011;5(4):125–130.
21. Regev GJ, Lee YP, Taylor WR, et al. Nerve injury to the posterior rami medial branch during the insertion of pedicle screws: comparison of mini-open versus percutaneous pedicle screw insertion techniques. Spine (Phila Pa 1976). 2009;34(11):1239–1242.
22. Kim DY, Lee SH, Chung SK, et al. Comparison of multifidus muscle atrophy and trunk extension muscle strength: percutaneous versus open pedicle screw fixation. Spine. 2005;30(1):123–129.
23. Wild MH, Glees M, Plieschnegger C, et al. Five-year follow-up examination after purely minimally invasive posterior stabilization of thoracolumbar fractures: a comparison of minimally invasive percutaneously and conventionally open treated patients. Arch Orthop Trauma Surg. 2007;127(5):335–343.
24. Wang HW, Li CQ, Zhou Y, et al. Percutaneous pedicle screw fixation through the pedicle of fractured vertebra in the treatment of type A thoracolumbar fractures using Sextant system: an analysis of 38 cases. Chin J Traumatol. 2010;13(3):137–145.
25. Heintel TM, Berglehner A, Meffert R. Accuracy of percutaneous pedicle screws for thoracic and lumbar spine fractures: a prospective trial. Eur Spine J. 2013;22(3):495–502.
26. Raley DA, Mobbs RJ. Retrospective computed tomography scan analysis of percutaneously inserted pedicle screws for posterior transpedicular stabilization of the thoracic and lumbar spine: accuracy and complication rates. Spine (Phila Pa 1976). 2012;37(12):1092–1100.
27. Wang ST, Ma HL, Liu CL, et al. Is fusion necessary for surgically treated burst fractures of the thoracolumbar and lumbar spine? A prospective, randomized study. Spine. 2006;31(23):2646–2652; discussion 2653.
28. Yang H, Shi JH, Ebraheim M, et al. Outcome of thoracolumbar burst fractures treated with indirect reduction and fixation without fusion. Eur Spine J. 2011;20(3):380–386.
29. Harris EB, Massey P, Lawrence J, et al. Percutaneous techniques for minimally invasive posterior lumbar fusion. Neurosurg Focus. 2008;25(2):E12.
30. Wang MY, Anderson DG, Ludwig SC, et al. Handbook of Minimally Invasive and Percutaneous Spine Surgery. St. Louis, MO: Quality Medical Publishing; 2011.
31. Cook SD, Salkeld SL, Stanley T, et al. Biomechanical study of pedicle screw fixation in severely osteoporotic bone. Spine J. 2004;4(4):402–408.
32. Park DK, Lee MJ, Lin EL, et al. The relationship of intrapsoas nerves during a transpsoas approach to the lumbar spine: anatomic study. J Spinal Disord Tech. 2010;23(4):223–228.
33. Toleikis JR, Skelly JP, Carlvin AO, et al. The usefulness of electrical stimulation for assessing pedicle screw placements. J Spinal Disord. 2000;13(4):283–289.
34. Babu R, Park JG, Mehta AI, et al. Comparison of superior-level facet joint violations during open and percutaneous pedicle screw placement. Neurosurgery. 2012;71(5):962–970.
35. Park YK, Kim JH, Oh JI, et al. Facet fusion in the lumbosacral spine: a 2-year follow-up study. Neurosurgery. 2002;51(1):88–95; discussion 95–86.
36. Arlet V, Orndorff DG, Jagannathan J, et al. Reverse and pseudoreverse cortical sign inthoracolumbar burst fracture: radiologic description and distinction-a propos of three cases. Eur Spine J. 2009;18(2):282–287.
37. Rampersaud YR, Annand N, Dekutoski MB. Use of minimally invasive surgical techniques in the management of thoracolumbar trauma: current concepts. Spine. 2006;31(11, Suppl):S96–S102; discussion S104.
38. Iure F, Cappuccio M, Paderni S, et al. Amendola Minimally Invasive Surgery. Hindawi Publish Corp. 2012;2012:141032.
39. Reinhold M, Audigé L, Schnake KJ, et al. AO spine injury classification system: a revision proposal for the thoracic and lumbar spine. Eur Spine J. 2013;22(10):2184–2201.
40. Aebi M, Arlet V, Webb JK. AO Spine Manual: Principles and Techniques. Vol. 1, 1st ed. New York, NY: Thieme Verlag; 2007.

第 33 章 脊椎骨髓炎和椎间盘炎

作者 Natban Wanderman, Ilyas S. Aleem, Abmad Nassr

译者 黄 博

脊椎骨髓炎和椎间盘炎占所有脊柱感染的近97%[1]。如果不予治疗，此类感染的死亡率高达25%，也可导致患者更加严重的疼痛、畸形和神经功能恶化[2]。正确及时的治疗可以显著降低其发病率和死亡率，方法包括使用抗生素、支具，药物和手术干预相结合的治疗等[2~4]。治疗的目的是确定致病病原体，清除或抑制感染，稳定脊柱结构，缓解进行性神经损伤[2]。

CT引导下穿刺活检和血培养、抗生素治疗、制动和加强营养是诊断和治疗的主要手段[2]，但在某些特定情况下需要手术治疗。目前的手术适应证包括：在穿刺活检时未能找到病原体而需行开放手术活检、进行性神经功能损害、脊柱畸形或不稳、难治性疼痛或保守治疗失败[5]。

胸腰椎骨髓炎和椎间盘炎的开放手术传统上包括前路或后路清创手术，使用或不使用融合、内固定。手术入路的选择受以下因素影响：病变位置、血管解剖、腹部手术史和患者的其他因素等。前路开放手术最常用，通常行减压手术并采用融合器或自体骨行结构性支撑植骨融合[6]。由于显露有限、前方植骨困难，单纯后路减压效果往往较差[3,7]，但其适用于有继发性胸腰段后方硬膜外脓肿的医源性椎体不稳患者，这些患者常无法耐受前路手术[8]。融合时是否使用内置物固定仍然存在争议，因为部分文献认为将内置物置于受感染的创面可能会影响疗效，而另有文献认为一期清创加重建优于分期治疗。因此，虽然理论上增加了慢性感染的风险，但一期前路减压融合加后路固定具有促进患者早期活动的优点[11]。

由于脊柱感染患者常合并糖尿病、免疫抑制、肾衰竭、近期全身感染、吸烟、营养不良和静脉内药物滥用等情况，导致开放手术更具挑战性，使得最近微创入路[12]临床应用增加。治疗脊椎骨髓炎或椎间盘炎的微创手术的适应证与传统手术很大程度上是一致的[13]。

微创手术技术

经胸腔入路、经腹膜后入路、经椎间孔腰椎椎间融合术（TLIF）、经皮椎弓根螺钉内固定术等微创手术技术，可用于治疗胸腰椎骨髓炎或椎间盘炎。

胸腔镜经胸入路手术

胸腔镜经胸入路手术是治疗胸椎骨髓炎的主要微创技术，通过内镜分离膈肌，手术节段可扩展至L2。Huang 等[14]首先报道了在10例胸椎结核患者使用胸腔镜通过前外侧入路进行椎体次全切除和植骨融合术。

这项技术由 Muckley 等进一步发展。他在一个病例系列报道中描述了3例化脓性脊椎骨髓炎，采用的经胸腔镜下融合固定术进行治疗。经胸腔镜下微创技术如下所述[14~16]：

- 除常规影像学检查外，术前检查还应包括专门的肺 / 胸部成像，以评估胸腔内潜在的积液、纤维化或粘连。在术前横断面成像上还应对患者的血管解剖结构进行仔细评估。

- 行全麻和双腔管插管，以实现单肺通气，从而最大限度地显露术野。
- 患者侧卧于可透射 X 线的手术床上，并在骶骨、耻骨、肩胛骨和胸骨四点固定。在腋下放置腋垫，在骨性突起部位予以适当衬垫。消毒铺巾时要考虑到手术中途转为开放手术的可能。
- C 臂透视确认患者脊柱垂直于手术台。
- 胸腰段（T11–L2）优先选左侧入路，中上胸椎（T3–T10）优先选右侧入路。
- C 臂透视下在胸壁上精准标记套管针置入部位。对于工作通道的放置，文献有不同观点。Huang 等主张主操作孔沿腋前线置于病变上方 2 个肋间，辅操作孔在腋后线病变下方 2 个肋间；Muckley 等则主张在侧位透视下将主通道直接放置于病灶上。
- 选择性塌陷手术部位上方的肺。
- 切开皮肤、皮下组织后，以 11 mm 套管引入 0°[14] 或 30°[15] 的 10 mm 胸腔镜至病变处。
- 两个操作孔道切口长 2.5~3.5 cm。
- 使用单极电刀和 Yankauer 吸引器纵向分离覆盖在病变上的纵隔胸膜。
- 获得的组织样本应送检测革兰染色、细胞计数和微生物培养（典型和非典型），包括真菌、结核杆菌、需氧菌和厌氧菌。如果怀疑有不常见的病原体，应进行特殊染色。
- 病灶周围的肋间动静脉用血管钳分离、结扎，以便彻底清创。
- 如需固定，Muckley 等主张在椎体切除术前置入前路钉板系统作为定位标志。
- 使用髓核钳和细长刮匙对病灶椎体进行次全切除，彻底减压至硬膜外，可以切除同侧椎弓根以便清创。
- 将合适的骨移植物置入缺损处以实现融合。首选三面皮质的自体髂骨移植。也可采用其他选择[14]，取决于病原体的毒力。
- 混合抗生素的自体骨填充于钛合金椎间融合器可作为备选方法。将连接棒或接骨板连接预置入的螺钉以实现固定[15]。钛合金椎间融合器优于不锈钢材质的，因为其已被证明可以更好地抵抗生物膜的形成[17]。
- 通过切口置入 32F 或 24F 胸腔引流导管。
- 用可吸收缝线缝合肌肉层，用 3–0 尼龙缝线缝合皮肤。

Huang 等的病例系列报道显示，10 例患者中有 1 例因长时间气胸而出现肺不张，另外 3 例患者虽有气胸但无明显并发症。术中并发症的情况未见报道，但 1 例患者由于严重的胸膜粘连需要中转开放手术。术后胸腔引流平均放置 5 天，平均住院时间（包括康复）为 21 天。4 例患者出现胸膜粘连。在 Muckley 等的病例系列报道中，3 例患者中有 1 例在术后 3 周出现感染复发和脊柱后凸加重，行前路翻修和后路融合手术。在这 2 份病例报道中，手术的目标是稳定脊柱结构，避免感染复发。

侧方腹膜后入路手术

微创侧方腹膜后入路被用于治疗 L1–L5 的脊椎骨髓炎和椎间盘炎。Madhavan 和 Patel 等最近发表的两个病例系列报道，详细介绍了利用微创侧方腹膜后入路治疗脊椎骨髓炎，其在技术上与用于治疗腰椎管狭窄症的椎间融合术的标准外侧腹膜后入路一致。方法如下[18,19]：

- 如前所述，患者侧卧于可透视手术床上。
- 常规消毒和铺单，透视确定手术节段。
- 在病变水平上方做斜切口，向下分离皮

下组织、腹外斜肌、腹内斜肌，钝性分离至腰大肌。

- 使用逐级扩张导棒穿过腰大肌，以肌电图（EMG）监测腰丛的损伤。
- 探查目标椎间隙和椎体并进行清创；如有需要，可取标本进行培养和病理学检查。
- Madhavan 等建议使用三面皮质骨的自体骨移植进行融合，通过试模确定移植物尺寸，通过同一切口取大小合适的髂骨严密填充缺损。
- Patel 等使用带有钛板的聚醚醚酮（PEEK）椎间融合器进行融合。融合器中装有磷酸钙和骨塑形蛋白（BMP）。置入融合器后用椎体螺钉将融合器上的钛板固定。
- 用含有抗生素的灌洗液充分冲洗伤口，透视后关闭术口。

在 Madhavan 等的病例报道中，10 例患者中有 8 例感染得到根治，2 例相邻节段发生骨髓炎。8 例患者接受了后路经皮椎弓根螺钉内固定术，其中 3 例需要延长固定节段以重建脊柱稳定性。在没有接受后路固定手术的 2 例患者中，1 例发生了脊柱后凸畸形，需行额外的手术。在 Patel 等的病例系列中，7 例患者中有 2 例需要后路内固定，只有 1 例患者因早期内固定失败需行翻修手术。

在 Madhavan 等的病例系列中，术后处理和传统的前路手术相同，强调早期活动。手术后予静脉使用抗生素治疗 6 周，然后口服抗生素治疗直至 C 反应蛋白（CRP）正常和红细胞沉降率（ESR）开始下降。这两个病例系列的目标是稳定固定和根除感染[18,19]。我们建议在静脉使用抗生素后仍然口服抗生素控制感染，直到 CT 检查提示已融合。

在胸椎手术时，可以切除一段肋骨后经胸膜后或经胸入路，使用侧方扩展通道系统直接达到目标胸椎。这通常比使用胸腔镜更快，但仍需要单肺通气。

经皮椎弓根螺钉内固定术

经皮椎弓根螺钉内固定术是目前广泛应用的一项微创技术，用于实现脊柱稳定，同时减少了组织损伤，加快了术后康复[20]。除了与 TLIF、前路清创及椎间融合等其他技术联合运用外[16]，在抗生素治疗过程中，经皮椎弓根螺钉也可单独使用，作为跨感染节段的内部固定支撑。对于脊柱感染，通常建议至少使用 3~4 个月胸—腰—骶矫形器（TLSO）制动，手术固定可以将外固定时间缩短至数周。在一项关于单节段化脓性椎间盘炎的回顾性队列研究中，患者使用相同时限的抗生素，Nasto 等比较了使用 TLSO 坚强支具固定治疗 3~4 个月与经皮钉棒固定术后软性支具固定 4 周的疗效。研究发现，尽管两组患者均随时间推移痊愈，但与最长达 6 个月的 TLSO 治疗相比，手术固定康复更快，疼痛评分更低，生活质量改善更佳。这些结果与早期研究一致，即微创椎弓根螺钉内固定是一种可快速控制疼痛并避免长期卧床的有效技术[22]。

经皮椎弓根螺钉置入的手术技术如下：

- 患者俯卧于 Jackson 手术床。
- 透视定位目标节段，在病变侧的椎弓根外侧做 2~3 cm 的切口。
- 在不稳区域上方和下方节段确定椎弓根螺钉置入的目标椎体。
- 在目标椎体，插入 Jamshidi 针至横突和小关节交界处。
- 在前后位（AP）透视引导下，将针缓慢深入椎弓根 1.5~2 cm。
- 克氏针穿过针头，直至椎弓根内侧缘。
- 侧位透视确认导丝已经通过椎体后壁。
- 将椎弓根螺钉通过先前放置的克氏针置入。
- 通过透视确认椎弓根螺钉位置，并将弯度合适的连接棒从筋膜下方穿过并连接螺钉。

除了单独使用之外，椎弓根螺钉也可以运与其他融合手术联合使用，如 TLIF、前路手术或外侧入路手术。

微创经椎间孔腰椎椎间融合术

关于后路 MIS-TLIF 治疗脊椎骨髓炎的文献不多。TLIF 可提供良好的手术显露视野，特别是在翻修手术中存在瘢痕组织的情况下[23]，因而我们认为 MIS-TLIF 非常适合椎间盘炎的清创和固定治疗。Zaveri 等[24]发表了一个 15 例患者的病例系列报道，详细介绍了采用 TLIF 和后路内固定手术治疗腰椎结核的情况。该方法与 Ahn 等详细描述的 MIS-TLIF 技术归纳如下[25]：

- 患者取俯卧位。
- 如前所述，将克氏针置入椎弓根中。
- 置入克氏针后，使用逐层连续扩张导棒通过原切口引入，直到引入 21 mm 管状工作通道并将其固定在目标椎间隙。
- 使用高速磨钻行单侧椎板和下关节突切除术，向上切除峡部至上位椎体的下终板水平，切除的关节突用于植骨。
- 去除黄韧带，用电刀电凝硬膜外静脉。
- 识别并保护出口神经根。
- 对受感染的椎间盘、终板和软组织进行彻底清创，并取标本进行培养和病理学检查。
- 椎间隙的前 1/3 用颗粒骨移植，并置入椎间融合器。适当加压以建立足够的骨融合面，同时恢复腰椎前凸。
- 然后确定椎弓根螺钉和连接棒的尺寸并置入。

15 例患者中有 13 例术前有神经功能损伤，采用 Zaveri 等详述的开放手术方法，均在手术后 6 个月内完全恢复。这 15 例患者在椎间隙区域没有活动或空隙。没有报告有并发症发生[24]。

临床病例

一例 60 岁患严重糖尿病的男性患者，不久前因足部坏疽进行了膝下截肢术（BKA）。他的 BKA 残端出现了剧烈疼痛和渗出，渗液培养为耐甲氧西林金黄色葡萄球菌阳性。经过 3 个月的抗生素治疗后，患者出现发热、寒战，以及肩、腰部疼痛。胸腰椎 MRI 检查示左肩脓肿、L2-L4 椎间盘炎，伴脊椎骨髓炎和硬膜外脓肿。先用静脉滴注万古霉素和哌拉西林 / 他唑巴坦治疗感染。在药物治 2 两个月后，患者出现腰痛加剧，双下肢无力和肠鸣音减弱。复查 MRI 显示感染进展且压迫神经（图 33.1）。考虑到患者患有多种合并症，决定采用分期微创手术方法进行手术清创和固定。首先通过 T10-S1 经皮椎弓根螺钉内固定初步稳定脊柱（图 33.2），8 天后通过腹外侧腹膜后入路进行了明确的清创和稳定（图 33.3）。术后静脉滴注抗生素治疗后，继续使用多西环素进行终身抑制。术后 6 个月随访时，患者疼痛明显改善，除了右侧胫骨前肌肌力减弱外，下肢力量基本恢复正常。在术后 2 年的随访时，患者恢复良好，影像学提示脊柱稳定。

循证医学

微创技术应用于脊椎骨髓炎和椎间盘炎治疗的时间尚短，尚缺乏设计良好的研究来比较开放与微创技术对该病的相对有效性。此外，与许多微创技术一样，它具有陡峭的学习曲线，手术是否成功在很大程度上取决于外科医生对该技术的熟练程度[26]。

如果把用再手术率作为手术成功的标志，微创和开放手术的结果似乎比较接近。Huang 等的胸腔镜病例系列的再手术率为 10%。Madhavan 等[18]和 Patel 等[19]的腹膜后入路的再手术率为 12.5%，而 Valancius 等近期的单中心研究中椎间盘炎前路开放术后[4,27]的再手术率为

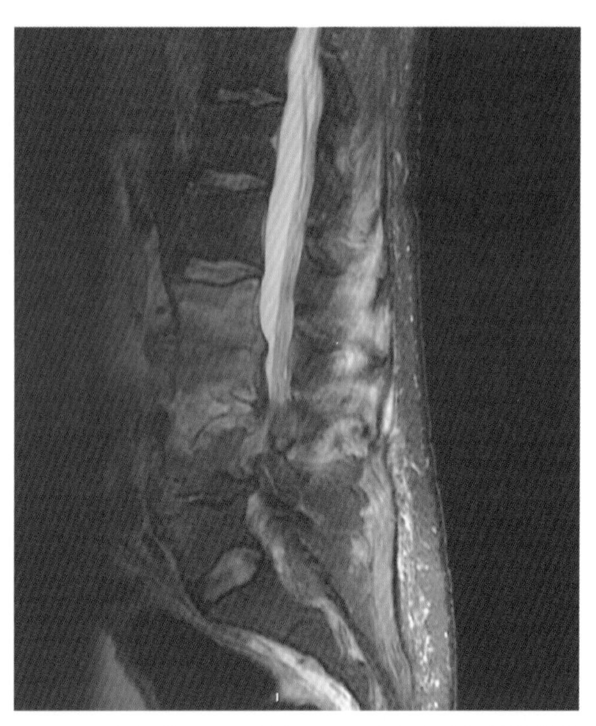

图 33.1 矢状位 T2WI 显示 L2–L4 椎间盘炎和骨髓炎伴椎管狭窄

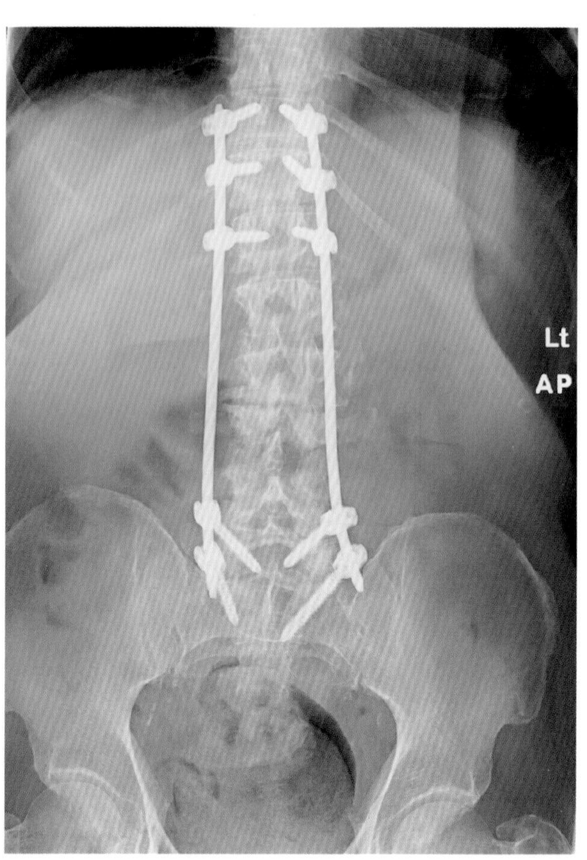

图 33.2 术后腰椎前后位 X 线片，显示从 T10 到骶骨的经皮椎弓根钉棒系统固定

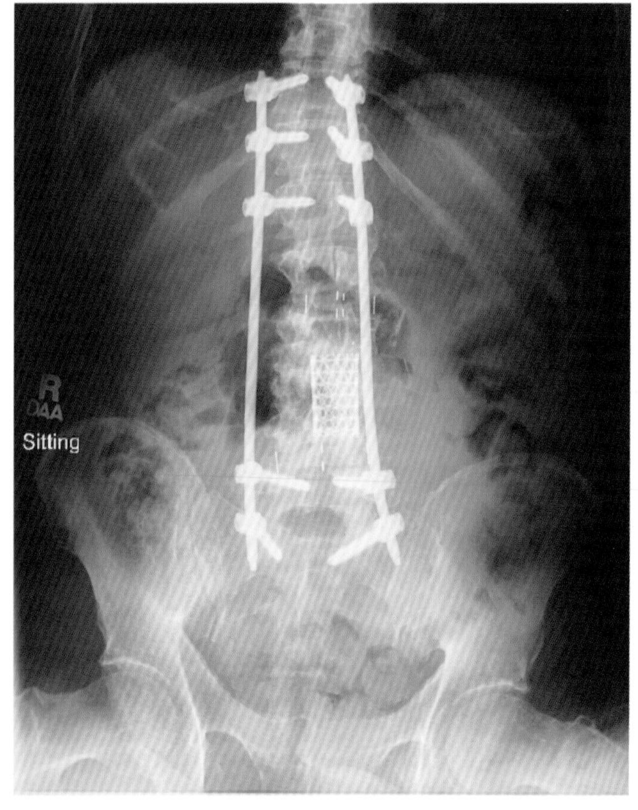

图 33.3 经外侧腹膜后入路融合稳定术后腰椎前后位 X 线片显示，在 L1–L2 和 L4–L5 处置入椎间融合器，在 L2–L3 和 L3–L4 处置入钛网

18.2%。Hadjipavlou 等的后路经皮入路再手术率为 29%，而 Valancius 等的后路开放术后再手术率为 21.8%[20,27]。

作者观点

微创手术技术具有减少软组织创伤和术中失血，加速功能恢复，早期活动和缩短住院时间等优点。椎间盘炎患者常有多种合并症[12]，这些优点在脊椎骨髓炎和椎间盘炎的外科治疗中显得格外重要。然而，鉴于这些手术依赖于手术者自身技术，以及缺乏针对脊柱椎间盘炎手术治疗的文献数据，上述优点仍然仅是理论上的。

目前，微创手术技术禁忌证主要针对具体手术。胸腔镜手术的禁忌证主要是患者不能耐受单肺通气或有严重胸膜粘连[14]。由于感染可能会导致局部解剖结构改变，从而大大增加了腹膜后入路手术时发生节段血管或大血管的医源性损伤的风险[18]。

一般来说，脊椎骨髓炎和椎间盘炎的微创手术技术适应证和开放手术类似，前路手术有利于有严重神经功能障碍或需要彻底椎体清创的患者，后路手术有利于控制疼痛[13]。Deininger 等[22]认为，后路融合术可以作为前路手术的替代方案，但在 62.5%的患者中观察到骨性关节强直。

对于应用微创手术技术治疗脊椎骨髓炎和椎间盘炎仍需进一步研究。由于缺乏高质量的证据，有必要进行精心设计的随机试验研究，以及对临床效果的长期观察和经济学评估。

小结

脊椎骨髓炎外科治疗的微创手术技术包括针对胸椎病变的胸腔镜经胸入路，针对腰椎或胸椎病变的外侧腹膜后入路，针对腰椎和胸椎椎间隙病变的经椎间孔和经椎弓根的后路手术。后路经皮椎弓根螺钉内固定术在以上手术中可选择性使用。

这些方法的理论上的优势包括减少术中失血和早期活动，这对于伴有多种合并症的患者可能会改善其预后。然而，这些技术的学习曲线比传统微创手术更陡峭，手术的成功高度依赖手术者的技术。因此，在可预见的未来，开放手术在治疗脊椎骨髓炎和椎间盘炎上会继续占主导地位。

参考文献

1. Hadjipavlou AG, Mader JT, Necessary JT, et al. Hematogenous pyogenic spinal infections and their surgical management. Spine. 2000;25(13):1668–1679.
2. Tay BK, Deckey J, Hu SS. Spinal infections. J Am Acad Orthop Surg. 2002;10(3):188–197.
3. Quiñones-hinojosa A, Jun P, Jacobs R, et al. General principles in the medical and surgical management of spinal infections: a multidisciplinary approach. Neurosurg Focus. 2004;17(6):E1.
4. Carragee EJ. Pyogenic vertebral osteomyelitis. J Bone Joint Surg Am. 1997;79(6):874–880.
5. Hatzenbuehler J, Pulling TJ. Diagnosis and management of osteomyelitis. Am Fam Physician. 2011;84(9):1027–1033.
6. Fayazi AH, Ludwig SC, Dabbah M, et al. Preliminary results of staged anterior debridement and reconstruction using titanium mesh cages in the treatment of thoracolumbar vertebral osteomyelitis. Spine J. 2004;4(4):388–395.
7. Rath SA, Neff U, Schneider O, et al. Neurosurgical management of thoracic and lumbar vertebral osteomyelitis and discitis in adults: a review of 43 consecutive surgically treated patients. Neurosurgery. 1996;38(5):926–933.
8. Eismont FJ, Bohlman HH, Soni PL, et al. Pyogenic and fungal vertebral osteomyelitis with paralysis. J Bone Joint Surg Am. 1983;65(1):19–29.
9. Dietze DD, Fessler RG, Jacob RP. Primary reconstruction for spinal infections. J Neurosurg. 1997;86(6):981–989.
10. Dimar JR, Carreon LY, Glassman SD, et al. Treatment of pyogenic vertebral osteomyelitis with anterior debridement and fusion followed by delayed posterior spinal fusion. Spine. 2004;29(3):326–332.
11. Liebergall M, Chaimsky G, Lowe J, et al. Pyogenic vertebral osteomyelitis with paralysis. Prognosis and treatment. Clin Orthop Relat Res. 1991;(269):142–150.
12. Lew DP, Waldvogel FA. Osteomyelitis. Lancet. 2004; 364(9431):369–379.

13. Hadjipavlou AG, Katonis PK, Gaitanis IN, et al. Percutaneous transpedicular discectomy and drainage in pyogenic spondylodiscitis. Eur Spine J. 2004;13(8):707–713.
14. Huang TJ, Hsu RW, Chen SH, et al. Video-assisted thoracoscopic surgery in managing tuberculous spondylitis. Clin Orthop Relat Res. 2000;(379):143–153.
15. Mückley T, Schütz T, Schmidt MH, et al. The role of thoracoscopic spinal surgery in the management of pyogenic vertebral osteomyelitis. Spine. 2004;29(11):E227–E233.
16. Lin TY, Tsai TT, Lu ML, et al. Comparison of two-stage open versus percutaneous pedicle screw fixation in treating pyogenic spondylodiscitis. BMC Musculoskelet Disord. 2014;15:443.
17. Ha KY, Chung YG, Ryoo SJ. Adherence and biofilm formation of Staphylococcus epidermidis and Mycobacterium tuberculosis on various spinal implants. Spine. 2005;30(1):38–43.
18. Madhavan K, Vanni S, Williams SK. Direct lateral retroperitoneal approach for the surgical treatment of lumbar discitis and osteomyelitis. Neurosurg Focus. 2014;37(2):E5.
19. Patel NB, Dodd ZH, Voorhies J, et al. Minimally invasive lateral transpsoas approach for spinal discitis and osteomyelitis. J Clin Neurosci. 2015;22(11):1753–1757.
20. Foley KT, Gupta SK. Percutaneous pedicle screw fixation of the lumbar spine: preliminary clinical results. J Neurosurg. 2002;97(1, suppl):7–12.
21. Nasto LA, Colangelo D, Mazzotta V, et al. Is posterior percutaneous screw-rod instrumentation a safe and effective alternative approach to TLSO rigid bracing for single-level pyogenic spondylodiscitis? Results of a retrospective cohort analysis. Spine J. 2014;14(7):1139–1146.
22. Deininger MH, Unfried MI, Vougioukas VI, et al. Minimally invasive dorsal percutaneous spondylodesis for the treatment of adult pyogenic spondylodiscitis. Acta Neurochir (Wien). 2009;151(11):1451–1457.
23. Salehi SA, Tawk R, Ganju A, et al. Transforaminal lumbar interbody fusion: surgical technique and results in 24 patients. Neurosurgery. 2004;54(2):368–374.
24. Zaveri GR, Mehta SS. Surgical treatment of lumbar tuberculous spondylodiscitis by transforaminal lumbar interbody fusion (TLIF) and posterior instrumentation. J Spinal Disord Tech. 2009;22(4):257–262.
25. Ahn J, Tabaraee E, Singh K. Minimally invasive transforaminal lumbar interbody fusion. J Spinal Disord Tech. 2015;28(6):222–225.
26. Amini A, Beisse R, Schmidt MH. Thoracoscopic debridement and stabilization of pyogenic vertebral osteomyelitis. Surg Laparosc Endosc Percutan Tech. 2007;17(4):354–357.
27. Valancius K, Hansen ES, Høy K, et al. Failure modes in conservative and surgical management of infectious spondylodiscitis. Eur Spine J. 2013;22(8):1837–1844.

邻近节段病：影响因素和微创手术的作用

第 34 章

作者 Amandeep Bhalla, Christopher M. Bono
译者 戎利民

邻近节段病的相关因素

脊柱融合是治疗许多脊柱疾病的金标准。尽管如此，脊柱融合导致的邻近节段应力的集中或改变会导致邻近节段退变的发生或加速。要对邻近节段病（adjacent segment disease, ASD）进行讨论，我们首先要区分影像学改变与具有临床表现的邻近节段改变。邻近节段退变的定义是融合节段的邻近节段存在影像学改变，并不一定有临床症状。而邻近节段病的定义则是，具有临床症状的邻近节段影像学改变（图 34.1）。

流行病学

文献报道的邻近节段退变和 ASD 的发病率相当高。Ghiselli 等报道，后路腰椎融合术后，5 年后需要再次手术的 ASD 的发生率为 16.5%，而 10 年则为 36.1%[1]，Xia 等[2]的一项大型荟萃分析了 94 篇文献，报道的邻近节段退变和 ASD 的患病率分别为 26.6% 和 8.5%。Lawrence 等[3]的一项系统回顾发现，具有临床症状的 ASD 的年发病率为 0.6%~3.9%。研究 ASD 的一个重要挑战是，需要区分其症状是融合手术所致还是源于椎间盘退变的自然病程。Fan 等[4]进行了一项关于手术或非手术治疗腰椎疾病的前瞻性研究，发现融合手术是邻近节段退变自然发展中的一个独立影响因素。41% 的无症状患者的椎间盘退变会自然发展，因而混淆了对融合后邻近节段退变的分析。ASD 的危险因素和减缓其发展的方法仍未得到彻底研究。腰椎融合术后出现症状的 ASD 的患者，可以通过融合或减压而获益。

影响融合手术的因素

揭示可能会影响 ASD 发生的患者因素或手术因素是有意义的，加深对这些因素的理解有助于指导患者合理的期望和选择，以及手术方式的选择。

手术因素

有些学者探讨了可能会预防 ASD 发生的手术参数。Min 等[7]回顾了那些术前邻近节段退变很轻并且最终接受了腰椎融合手术的患者，发现恢复腰椎前凸可能可以预防 ASD 的发生。在另一项回顾性病例对照研究，Djurasovic 等[8]认为矢状位失衡的腰椎融合伴腰椎前凸丢失会促进 ASD 的发生。有趣的是，他们发现维持腰椎前凸可以减缓 ASD 的发生，但原来已存在的退变却不会影响 ASD 的发生。Disch 等对 102 例接受单节段或双节段（L4 至 S1）融合手术的患者进行了 14 年的随访，发现发生 ASD 的患者的骶骨倾斜角和腰椎前倾角明显减小[9]。从上述研究可以看出，脊柱的矢状位排列可能与 ASD 的发生存在一定的关系。

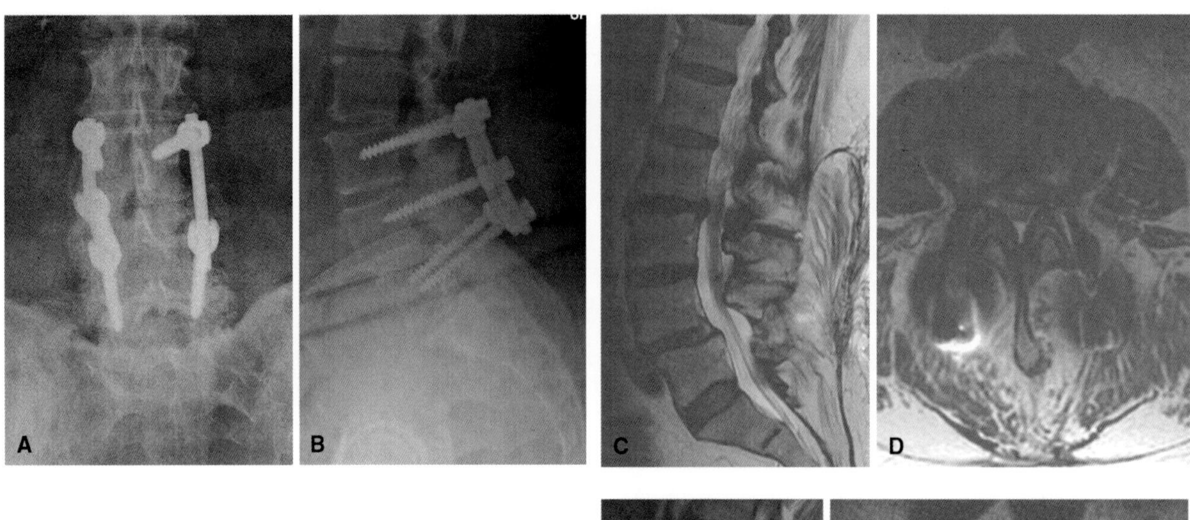

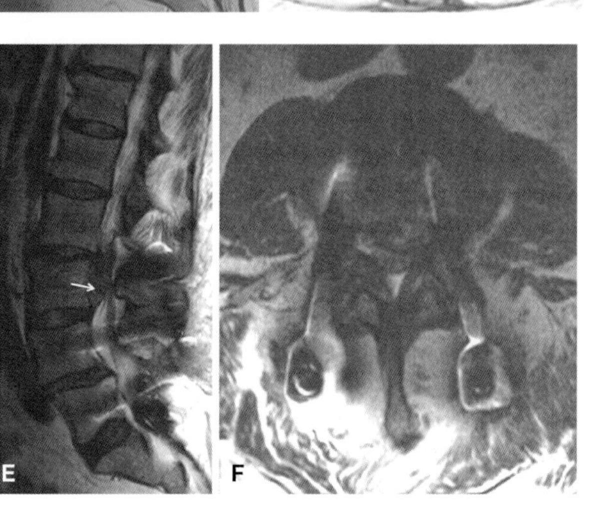

图 34.1 一例接受 L4–L5 椎板切除和 L3–L5 融合患者的前后位（A）与侧位（B）X 线影像。术后 4 年间，患者的疼痛明显缓解，但其后又再次出现腰腿痛症状。当时的 MRI 显示邻近节段 L3–4(译者注：应为 L2–3) 存在椎管狭窄（C 和 D）。当时她选择暂不进行手术治疗。6 周后她的症状逐渐加重，再次行 MRI 检查提示 L3–4(译者注：应为 L2–3) 节段椎间盘突出，下降到 L4(译者注：应为 L3) 椎体后方（E 和 F）

有研究尝试去探讨融合节段长度对 ASD 发生的影响。他们假设，越长节段的脊柱僵硬对邻近节段带来的应力更大，从而可能增加 ASD 的发生率。Sear 等对一项连续纳入 912 例患者、1 000 例后路融合的队列研究进行回顾性分析发现，在平均 63 个月的随访时间内，接受单节段融合手术患者具有 ASD 发生的风险更低，而接受三节段或四节段手术的患者 10 年内的 ASD 患病率为 40%，显著高于 22.2% 的 10 年总队列的 ASD 患病率，并且其接受再次手术的风险是接受单节段手术患者的 3 倍[10]。在一项针对接受 L4–5 或 L4–S1 融合的退变性滑脱患者的研究发现，后者的 L3–4 节段 ASD 发生率更高[11]。上述数据在一定程度上显示 ASD 的发生风险随着融合节段的增加而增加。

对于椎板切除减压与ASD的关系也有研究。Radcliff 等[12]的一篇系统回顾发现，在融合的邻近节段进行椎板切除和矢状位失衡是 ASD 发生的两个危险因素。有趣的是，单纯单节段或双节段椎板切除（无融合）术后，4 年后随访时同样有 10% 的患者发生需再手术的 ASD[13]。上述数据表明，无论是否进行融合手术，椎板切除同样影响了邻近节段的退变，因为去除后柱骨性结构和肌肉结构会导致邻近节段更大的应力集中。Bydon 等的一项回顾性研究发现，半数的 ASD 患者最终接受了融合手术。

其他一些减压手术方式可以减少组织切除从而减少医源性失稳的出现，进而可减少 ASD 的发生。Kawaguchi 等回顾了广泛腰椎椎板成形术后的患者，发现在平均 5.4 年的随访时间内，

ASD 的发生率仅为 11%。

患者因素

一项关于双胞胎脊柱的多国研究报道了遗传因素对腰椎退变的影响[15]，尽管在生活方式和工作方面存在不同，但是双胞胎的高度相似性依然值得重视。既然遗传因素可以影响椎间盘退变，那么遗传因素对于邻近节段退变同样具有影响的推断也合乎情理。

人口学因素与ASD的关系也有相关的研究。Cho 等[16]在一项平均随访时间为 5.5 年的回顾性研究中发现，年龄大于 50 岁是 ASD 发生的一个危险因素。Chen 等[17]通过对 109 例因腰椎退变性不稳而接受后路椎间融合手术的患者的回顾性研究发现，随访最少 2 年后，近端节段发生 ASD 的患者的年龄显著不同于未发生者。实际上，该研究并没有发现术前影像学退变或矢状位失衡是 ASD 发生的危险因素，这与其他研究的结果有所矛盾。Lawrence 等[3]发现 60 岁以上的患者更容易发展为有症状的 ASD。该研究同样发现，多节段融合、邻近 L5-S1 的融合（不包括 L5-S1）以及融合后行椎板切除术后发生 ASD 的风险更高。Anandjiwala 等[18]的一项 74 例患者的前瞻性研究发现，术前有退变性疾病是 ASD 的危险因素，年龄并不是危险因素。

尚无解剖相关的 ASD 危险因素的研究。对于外科医生来说，了解解剖相关的 ASD 危险因素有助于使患者的期望变得合理，同时也会影响手术方式或患者的选择。Okuda 等[19]发现，椎板扁平化、近节椎板的倾斜角大于 130° 以及关节突角度大于 10°，均与腰椎椎间融合术后 ASD 的进展相关。

ASD的发生率随着术前诊断的不同而不同。Bae 等猜测，成人轻度峡部性滑脱行腰椎椎间融合内固定术后 ASD 的发生率要低于其他术前诊断。103 例患者在最少 36 个月的随访中，邻近节段退变及 ASD 的发生率分别为 8.7% 和 1.9%[20]。然而，这些数字可能会低于其他研究的报道，因患者的人口特征、手术方式以及诊断 ASD 的方法不同而有所差异。

ASD 和保留运动技术

当前，保留运动技术由于其预防 ASD 发生的潜在作用而逐渐得到关注。Wang 等[21]的一项系统回顾发现，有中等程度的证据表明，接受腰椎融合手术的患者发生 ASD 的可能性是接受椎间盘置换者的 6 倍。对 2 项最少随访时间分别为4年和5年的随机对照试验进行合并分析发现，椎间盘置换术后发生 ASD 的危险性为 1.2%，而腰椎融合术后则为 7.0%（P=0.009），需要进行融合手术的 ASD 的危险性增加了 5.8%。Berg 等进行了一项随机对照试验，比较了腰椎间盘置换和腰椎后路融合术后因椎间盘退变而发生慢性腰痛者的活动方式和临床疗效。Post hoc 分析结果表明，椎间盘置换术后邻近节段具有更少的应力转移，但是两组的临床疗效没有明显差异[22]。

Harrop 等[23]进行了一项系统回顾，研究了邻近节段退变和 ASD 在融合术和椎间盘置换术后的发生率。在融合组，926 例患者中有 313 例（34%）发生邻近节段退变，而 1 216 例患者里有 173 例（14%）发生 ASD。在椎间盘置换组里，313 例患者中有 31 例（9%）发生邻近节段退变，而在 595 例患者里仅有 7 例（1%）发生 ASD。该研究发现融合组和男性患者具有更高的 ASD 发生率。尽管该研究发现 ASD 与融合的关联度较椎间盘置换更高，但是这个联系却因患者年龄的影响而弱化。因此，该研究的作者认为仅有低级别的证据推荐使用椎间盘置换以减少 ASD 的发生[23]。

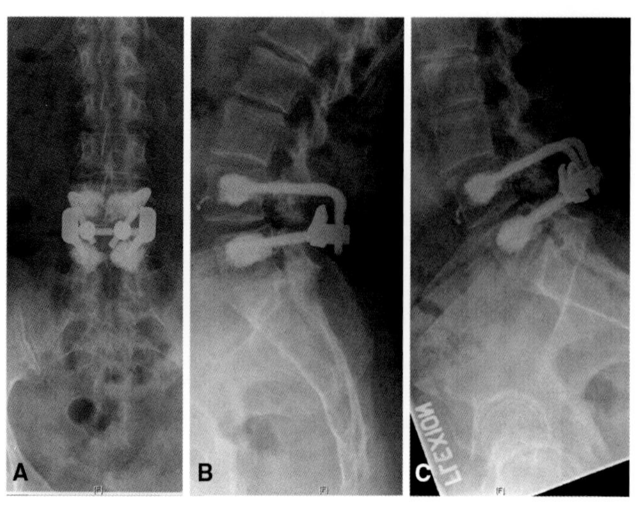

图 34.2 一例患者正位（A）和侧位过伸—过屈位片（B,C）。该患者入组了一项后路动态稳定系统与椎板切除和融合术的前瞻性随机对照比较试验。术后 7 年，她仍然保留部分运动功能且症状持续改善。实际上，该内置物也被描述为关节突置换系统

由于腰椎融合术将额外的应力和活动度转移至邻近节段，所以有些作者研究了后路动态固定系统（PDS），以减少脊柱的僵硬度（图 34.2）。Zagra 等[24]在一项探讨运动保留作用的研究中，前瞻性地研究了 32 例接受 PDS 系统治疗退变性腰椎失稳的患者。在 12 个月的随访时间内，未发现对 ASD 发生的影响。Heo 等[25]对接受由镍钛合金弹簧杆连接椎弓根钉的 PDS 系统的患者进行了研究，报道 ASD 发生率为 10%。他们认为，腰椎动态稳定系统并不能减少 ASD 的发生。

一项体外生物力学研究发现，与后路坚强内固定相比，棘突间装置并不能降低邻近节段的应力集中[26]。Putzier 等[27]对接受 360° 融合，同时对无症状的邻近节段退变椎间盘进行动态固定的患者进行了研究，以确认其是否能影响邻近节段 ASD 的发生。对照组为仅对病变节段进行 360° 融合的患者。研究发现，尽管单纯行 360° 融合患者的 ASD 发生率更高，但是实验组 PDS 内置物断裂的发生率却更高。术后 6 年随访时，两组的临床结果相近。上述研究也存在问题，即没有对进行预防性动态固定的近端节段的 ASD 发生率进行评估。在一项应用减压和动态固定系统治疗退变性腰椎滑脱合并狭窄的研究中，最少随访 4 年，Schaeren 等[28]报道的邻近节段退变的发生率为 47%。该作者总结认为，椎板切除结合动态固定具有很好的临床疗效，同时并不会使滑脱加重，但邻近节段退变仍然是不可忽视的问题。

脊柱微创手术的潜在影响

微创手术（MIS）的支持者认为，尽可能少干扰后方肌肉和邻近结构，对减少 ASD 的发生是有益的[4,29]。Putzier 等[30]发现，经椎间孔入路微创腰椎椎间融合术（MIS TLIF）可减少对多裂肌的损伤，但是对融合节段最长肌的影响与开放手术相似。有趣的是，二者在邻近节段方面没有差别。关于内置物的影响，与开放手术相比，Tian 等[31]发现计算机辅助导航下经皮置入椎弓根钉对未融合的邻近关节突的干扰更小。值得注意的是，研究的随访时间仅为 6 个月，没有评估 ASD 的发生率。关于采用经皮与开放技术置入椎弓根钉的术前和术后的 MRI 横断面对比研究显示，开放手术组的多裂肌萎缩更明显[32]。

据我们所知，目前仍没有大量的临床数据证实 MIS 对减少 ASD 的发生有积极作用。Radcliff 等[33]的一项病例对照研究发现，在前路腰椎椎间融合术（ALIF）加椎弓根钉固定的患者中，开放置钉与经皮置钉相比，在 ASD 发生率方面

没有差异。Yee 等[34]发现与开放手术相比，MIS TlIF 发生 ASD 的风险降低，但是并没有统计学差异。Kim 等[32]的一项 MRI 研究发现，尽管肌肉萎缩存在差异，但是开放手术和经皮手术的临床疗效没有差异。

相反，有很多研究探索了多种开放腰椎手术对 ASD 的影响，发现了多种影响邻近节段椎间盘退变的因素，包括术前诊断、年龄、融合长度、矢状位平衡、退变的遗传易感性以及融合节段的生物力学特性等。因此，那些控制（或解释）上述因素、随访时间充足的研究，将有助于我们理解微创手术的影响。

实际上，一直以来都对手术的许多可控因素存在争议[12,35]。一项最少随访 8 年时间的前瞻性随机对照试验发现，做或不做椎体间融合的腰椎融合，在 MRI 影像上的邻近节段退变率相似（约 26%）。Anandjiwala 等的一项最少随访 5 年的前瞻性队列研究认为，内置物的结构（如与关节突相邻或者保留关节突的后路内置物）与 ASD 的关系不大。该研究还发现那些术前有椎间盘退变的患者更容易发生邻近节段退变。同样，一项关于峡部裂性滑脱的前瞻性随机对照研究发现，经长期随访后，融合的同时有或没有固定邻近节段并无差异[37]。另一项研究，初看之下提出椎体间融合加棘突间装置比椎体间融合加椎弓根固定的 ASD 发生率更低，然而通过多因素回归分析后发现，椎间盘高度的增加是发生 ASD 的最主要因素，而该项因素在棘突间装置组有更多的趋势。由于很多的 MISS 手术依赖椎体间融合和非传统的后路固定方法，上述数据更值得我们重视。

小结

腰椎融合后邻近节段退变的发生比较普遍。幸运的是，影像学退变的发生率高，而具有临床症状的 ASD 发生率低，两者之间有较大的差别。有许多关于 ASD 的危险因素，大多是手术可控的因素。然而，目前对这些因素仍然存在争议或者说看法仍未统一。考虑到这些潜在影响因素的不确定性，MIS 对减少 ASD 发生的作用并没有明确，而且近期也依然很难明确。减少肌肉和邻近关节突损伤的这个优点，仍然只停留在理论上而没有很强的临床证据支持。

参考文献

1. Ghiselli G, Wang JC, Bhatia NN, et al. Adjacent segment degeneration in the lumbar spine. J Bone Joint Surg Am. 2004;86(7):1497–1503.
2. Xia XP, Chen HL, Cheng HB. Prevalence of adjacent segment degeneration after spine surgery: a systematic review and meta-analysis. Spine (Phila Pa 1976). 2013;38(7):597–608.
3. Lawrence BD, Wang J, Arnold PM, et al. Predicting the risk of adjacent segment pathology after lumbar fusion: a systematic review. Spine (Phila Pa 1976). 2012;37(22, suppl):S123–S132.
4. Fan SW, Zhou ZJ, Hu ZJ, et al. Quantitative MRI analysis of the surface area, signal intensity and MRI index of the central bright area for the evaluation of early adjacent disc degeneration after lumbar fusion. Eur Spine J. 2012;21(9):1709–1715.
5. Elfering A, Semmer N, Birkhofer D, et al. Risk factors for lumbar disc degeneration: a 5-year prospective MRI study in asymptomatic individuals. Spine (Phila Pa 1976). 2002;27(2):125–134.
6. Park P, Garton HJ, Gala VC, et al. Adjacent segment disease after lumbar or lumbosacral fusion: review of the literature. Spine (Phila Pa 1976). 2004;29(17):1938–1944.
7. Min JH, Jang JS, Jung B, et al. The clinical characteristics and risk factors for the adjacent segment degeneration in instrumented lumbar fusion. J Spinal Disord Tech. 2008;21(5):305–309.
8. Djurasovic MO, Carreon LY, Glassman SD, et al. Sagittal alignment as a risk factor for adjacent level degeneration: a case-control study. Orthopedics. 2008;31(6):546.
9. Disch AC, Schmoelz W, Matziolis G, et al. Higher risk of adjacent segment degeneration after floating fusions: long-term outcome after low lumbar spine fusions. J Spinal Disord Tech.2008;21(2):79–85.
10. Sears WR, Sergides IG, Kazemi N, et al. Incidence and prevalence of surgery at segments adjacent to a previous

posterior lumbar arthrodesis. Spine J. 2011;11(1):11–20.

11. Liao JC, Chen WJ, Chen LH, et al. Surgical outcomes of degenerative spondylolisthesis with L5–S1 disc degeneration: comparison between lumbar floating fusion and lumbosacral fusion at a minimum 5-year follow-up. Spine (Phila Pa 1976). 2011;36(19):1600–1607.
12. Radcliff KE, Kepler CK, Jakoi A, et al. Adjacent segment disease in the lumbar spine following different treatment interventions. Spine J. 2013;13(10):1339–1349.
13. Bydon M, Macki M, De la Garza-Ramos R, et al. Incidence of adjacent segment disease requiring reoperation after lumbar laminectomy without fusion: a study of 398 patients. Neurosurgery. 2016;78(2):192–199.
14. Kawaguchi Y, Ishihara H, Kanamori M, et al. Adjacent segment disease following expansive lumbar laminoplasty. Spine J. 2007;7(3):273–279.
15. Battie MC, Videman T, Kaprio J, et al. The Twin Spine Study: contributions to a changing view of disc degeneration. Spine J. 2009;9(1):47–59.
16. Cho KS, Kang SG, Yoo DS, et al. Risk factors and surgical treatment for symptomatic adjacent segment degeneration after lumbar spine fusion. J Korean Neurosurg Soc. 2009;46(5):425–430.
17. Chen BL, Wei FX, Ueyama K, et al. Adjacent segment degeneration after single-segment PLIF: the risk factor for degeneration and its impact on clinical outcomes. Eur Spine J. 2011;20(11):1946–1950.
18. Anandjiwala J, Seo JY, Ha KY, et al. Adjacent segment degeneration after instrumented posterolateral lumbar fusion: a prospective cohort study with a minimum five-year follow-up. Eur Spine J. 2011;20(11):1951–1960.
19. Okuda S, Oda T, Miyauchi A, et al. Lamina horizontalization and facet tropism as the risk factors for adjacent segment degeneration after PLIF. Spine (Phila Pa 1976). 2008;33(25):2754–2758.
20. Bae JS, Lee SH, Kim JS, et al. Adjacent segment degeneration after lumbar interbody fusion with percutaneous pedicle screw fixation for adult low-grade isthmic spondylolisthesis: minimum 3 years of follow-up. Neurosurgery. 2010;67(6):1600–1607; discussion 1607–1608.
21. Wang JC, Arnold PM, Hermsmeyer JT, et al. Do lumbar motion preserving devices reduce the risk of adjacent segment pathology compared with fusion surgery? A systematic review. Spine (Phila Pa 1976). 2012;37(22, suppl):S133–S143.
22. Berg S, Tropp HT, Leivseth G. Disc height and motion patterns in the lumbar spine in patients operated with total disc replacement or fusion for discogenic back pain. Results from a randomized controlled trial. Spine J. 2011;11(11):991–998.
23. Harrop JS, Youssef JA, Maltenfort M, et al. Lumbar adjacent segment degeneration and disease after arthrodesis and total disc arthroplasty. Spine (Phila Pa 1976). 2008;33(15);1701–1707.
24. Zagra A, Minoia L, Archetti M, et al. Prospective study of a new dynamic stabilisation system in the treatment of degenerative discopathy and instability of the lumbar spine. Eur Spine J. 2012;21(suppl 1):S83–S89.
25. Heo DH, Cho YJ, Cho SM, et al. Adjacent segment degeneration after lumbar dynamic stabilization using pedicle screws and a nitinol spring rod system with 2-year minimum follow-up. J Spinal Disord Tech. 2012;25(8):409–414.
26. Hartmann F, Dietz SO, Kuhn S, et al. Biomechanical comparison of an interspinous device and a rigid stabilization on lumbar adjacent segment range of motion. Acta Chir Orthop Traumatol Cech. 2011;78(5):404–409.
27. Putzier M, Hoff E, Tohtz S, et al. Dynamic stabilization adjacent to single-level fusion: part II. No clinical benefit for asymptomatic, initially degenerated adjacent segments after 6 years follow-up. Eur Spine J. 2010;19(12):2181–2189.
28. Schaeren S, Broger I, Jeanneret B. Minimum four-year follow-up of spinal stenosis with degenerative spondylolisthesis treated with decompression and dynamic stabilization. Spine (Phila Pa 1976). 2008;33(18):E636–E642.
29. Kim CW. Scientific basis of minimally invasive spine surgery: prevention of multifidus muscle injury during posterior lumbar surgery. Spine (Phila Pa 1976). 2010;35(26, suppl):S281–S286.
30. Putzier M, Hartwig T, Hoff EK, et al. Minimally invasive TLIF leads to increased muscle sparing of the multifidus muscle but not the longissimus muscle compared with conventional PLIF-a prospective randomized clinical trial. Spine J. 2016;16(7):811–819. doi:10.1016/j.spinee.2015.07.460
31. Tian W, Xu Y, Liu B, et al. Lumbar spine superior-level facet joint violations: percutaneous versus open pedicle screw insertion using intraoperative 3-dimensional computer-assisted navigation. Chin Med J (Engl). 2014;127(22):3852–3856.
32. Kim DY, Lee SH, Chung SK, et al. Comparison of

multifidus muscle atrophy and trunk extension muscle strength: percutaneous versus open pedicle screw fixation. Spine (Phila Pa 1976). 2005;30(1):123–129.
33. Radcliff KE, Kepler CK, Maaieh M, et al. What is the rate of lumbar adjacent segment disease after percutaneous versus open fusion? Orthop Surg. 2014;6(2):118–120.
34. Yee TJ, Terman SW, La Marca F, et al. Comparison of adjacent segment disease after minimally invasive or open transforaminal lumbar interbody fusion. J Clin Neurosci. 2014;21(10):1796–1801.
35. Cheh G, Bridwell KH, Lenke LG, et al. Adjacent segment disease following lumbar/thoracolumbar fusion with pedicle screw instrumentation: a minimum 5-year followup. Spine (Phila Pa 1976). 2007;32(20):2253–2257.
36. Videbaek TS, Egund N, Christensen FB, et al. Adjacent segment degeneration after lumbar spinal fusion: the impact of anterior column support: a randomized clinical trial with an eight to thirteen-year magnetic resonance imaging follow-up. Spine (Phila Pa 1976). 2010;35(22):1955–1964.
37. Ekman P, Moller H, Shalabi A, et al. A prospective randomised study on the long-term effect of lumbar fusion on adjacent disc degeneration. Eur Spine J. 2009;18(8):1175–1186.
38. Kaito T, Hosono N, Fuji T, et al. Disc space distraction is a potent risk factor for adjacent disc disease after PLIF. Arch Orthop Trauma Surg. 2011;131(11):1499–1507

第 35 章 腰椎融合治疗邻近节段病：微创手术的作用

作者 Tony Tannoury, Akhil Tawari, Chadi Tannoury
译者 戎利民

邻近节段病（adjacent segment disease，ASD）是指成功融合的脊柱节段的邻近节段出现一系列具有临床症状的退变。邻近节段病理改变（adjacent segment pathology，ASP）则是一个更为广泛的概念，可以是有症状的或无症状的，包括邻近节段的退变、失稳、小关节增生以及狭窄[1]。ASP 也可以简单分为影像学 ASP 和有临床症状的 ASP。

ASD 的发生是多因素的，是椎间盘退变的自然进程，是与医源性手术相关还是与患者个体相关目前仍然存在很大争议[2~24]。虽然 ASD 好像更常见于最邻近融合节段的节段[25]，然而同样有研究报道最邻近和次邻近节段的 ASD 发生率是相似的[26]。许多研究报道 ASD 的发生率在一个广泛的范围，为 5.2%~100%[27,28]。Sear 等[29]应用生存分析研究发现，需要再次手术的邻近节段退变的 10 年患病率为 22.2%。与此相似，Ha 等报道了融合手术后无 ASD 发生的生存比例，1 年为 72%，2 年为 63%，4 年为 52%[30]。另外，Ahn 等认为，头端邻近节段（79.5% 的病例）较尾端邻近节段（18.8%）更易发生 ASD，二者同时发生 ASD 的情况仅占 1.8%。

经前次手术入路进行传统开放手术治疗 ASD 通常很困难，原因如下：

- 前次瘢痕的切开以及瘢痕的存在增加了手术感染的风险。
- 已经存在假性硬膜膨出和 / 或硬膜瘢痕。
- 假关节形成的病例难以达到牢固的骨性融合。

本章节介绍了采用微创手术处理 ASD，其在解剖上和概念上都与传统的入路有很大的差别。

适应证

腰椎融合术适用于那些经过长期保守治疗而失败的 ASD 患者。那些有难治性腰痛、根性症状或间歇性跛行，以及有冠状位或矢状位失衡的患者，具有手术适应证。采用避开腰大肌腹膜后入路的微创手术治疗 ASD 与传统后路开放手术相比，具有许多的优点：

- 开放手术，与其他脊柱翻修手术类似，具有很高的并发症风险，包括感染、切口并发症、假关节形成、出血增多、神经损伤以及硬膜撕裂等[32~34]。另一方面，微创前路腰椎手术经腹膜后入路到达病变节段椎间盘，避开了从原来后路瘢痕组织和椎板缺口切开进入。
- 微创脊柱手术（MISS，包括前路和 / 或前后路联合），根据病变情况和患者因素，术者可以选择使用单纯前路（包括前路椎间盘切除、椎间融合及前路内固定）或者前后路联合技术来治疗 ASD。
- 如果确实必须使用后方入路，依然可以选择旁正中 Wistle 入路的微创手术直接暴露中央的内置物，可行内置物拆除和经皮椎弓根钉再置入。

技术

- 患者的体位、显露、前路/后路内固定技术及临床疗效均已在其他相关章节进行了描述，具体可查阅第 27、28、30 章。在此，我们介绍一些不同的病例来阐述微创手术较之开放手术的灵活之处。

临床病例

病例 1

53 岁女性，腰痛伴双下肢疼痛 3 年。该患者既往曾接受开放后路 L4–L5 融合内固定手术。影像学显示 L4–L5 节段假关节形成，L3–S1 出现邻近节段病（图 35.1A~E）。该患者最终接受了采用保留腰大肌的前外侧入路 L3–S1 腰椎椎间融合手术。术中取出原内置物，对 L3–S1 进行了经皮后路内固定融合（图 35.1F，G）。

病例 2

52 岁女性，L5–S1 节段融合内固定术后 5 年，出现腰痛和双下肢疼痛 1 年。影像学提示 L2–L5 节段邻近节段病（图 35.2A，C）。该患者 L2 的椎弓根非常小（图 35.2D）。因此，对 L2–3 进行了前路融合和内固定（图 35.2E）。此外，该患者还接受了采用前后联合入路的 L3–L5 融合（图 35.2F，G）。

病例 3

54 岁男性，L4–L5 后路融合内固定术后，腰痛和 L2–3 神经支配区域的下肢疼痛。影像学检查提示 L4–L5 融合稳定和 L2–L4 节段 ASD（图 35.3A，B）。该患者接受了前路 L2–L4 融合内固定手术（图 35.3C，D）。术后 3 年，患者开始出现 L5–S1 节段的症状。考虑到 L5–S1 的关节突较大，所以选择了经腰大肌前方的前外侧入路进行 L5–S1 融合内固定手术（图 35.3E，F）。

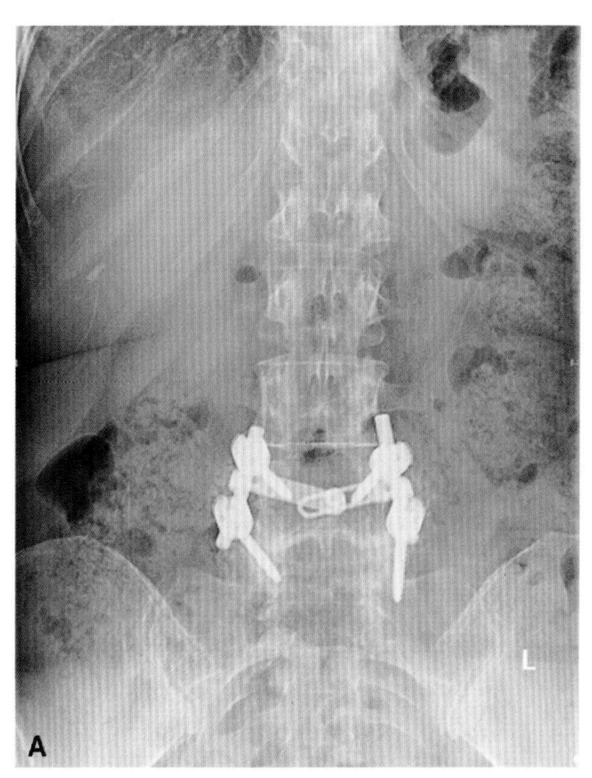

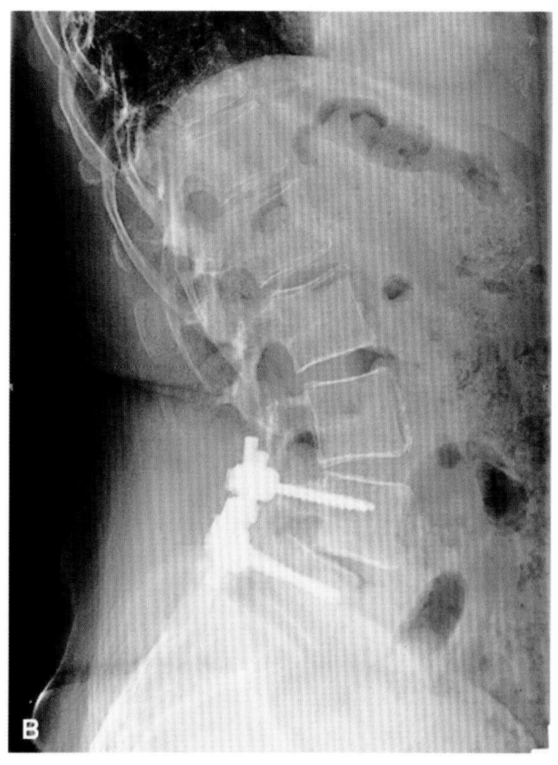

图 35.1　正位（A）和侧位（B）X 线片显示 L4–L5 节段腰椎滑脱和后方内固定

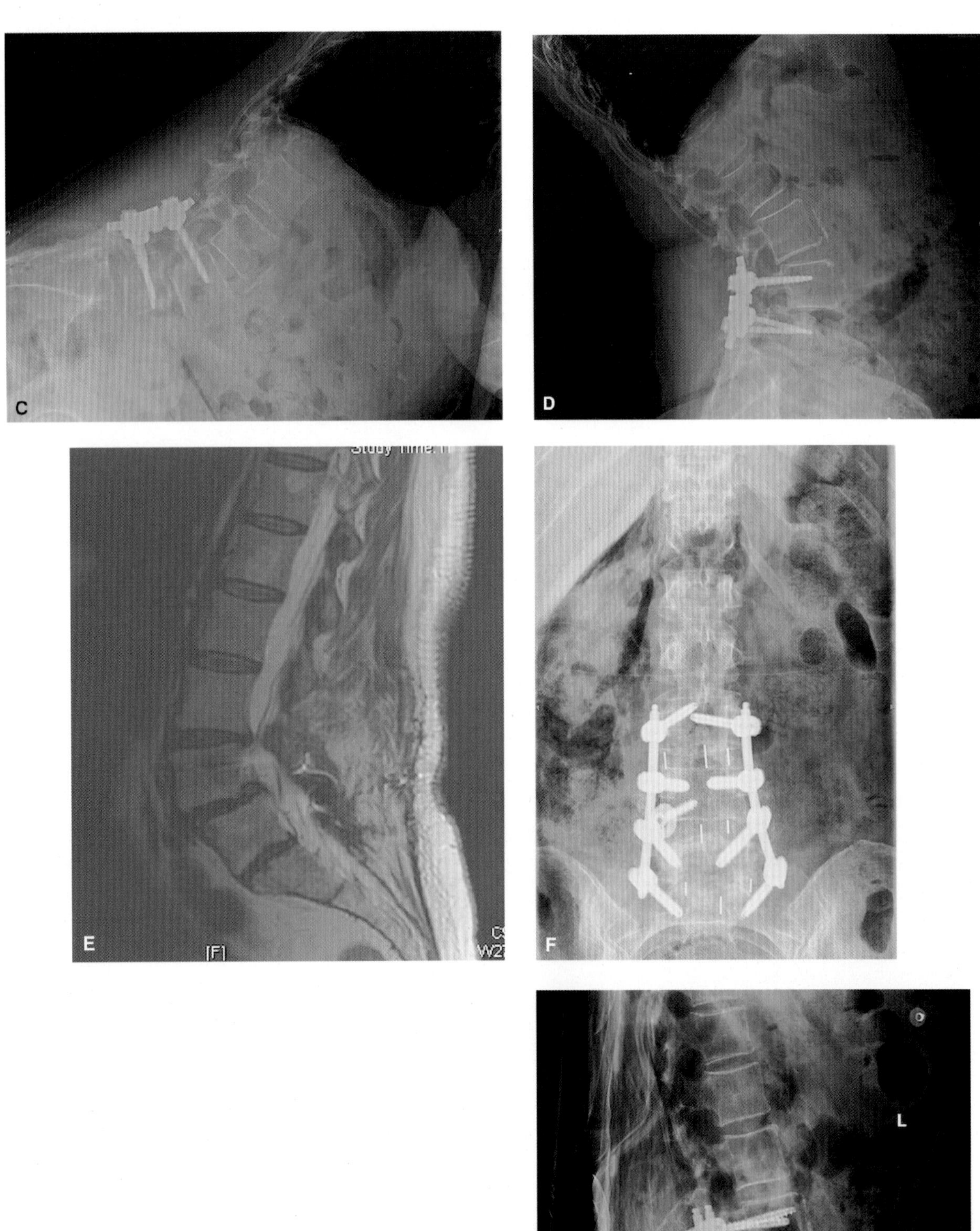

图 35.1（续） C，D. 过屈—过伸位片提示 L4–L5 假关节形成和 L5–S1 节段不稳。E. 矢状位 T2WI 显示 L3–L4 和 L5–S1 节段椎间盘退变。F，G. 微创前后路联合内固定拆除再置入术后的正位和侧位 X 线片

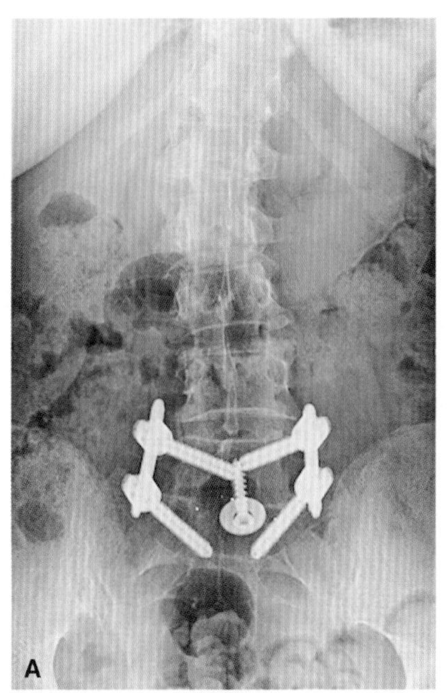

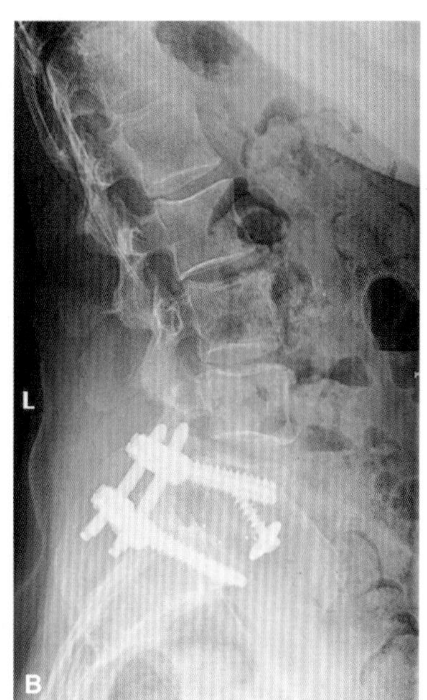

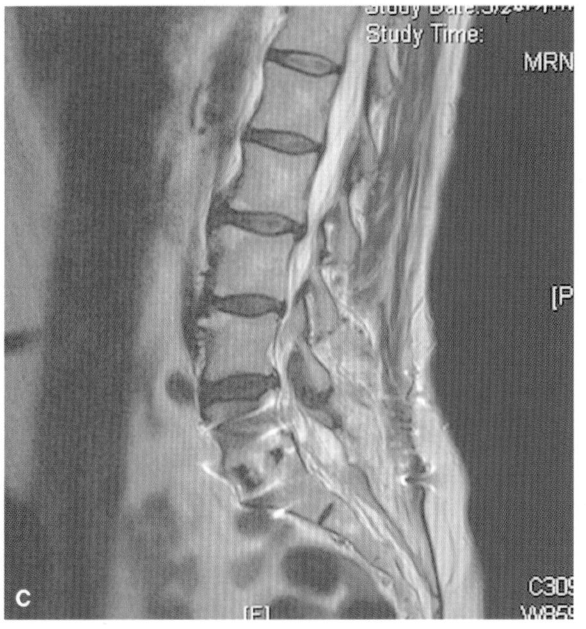

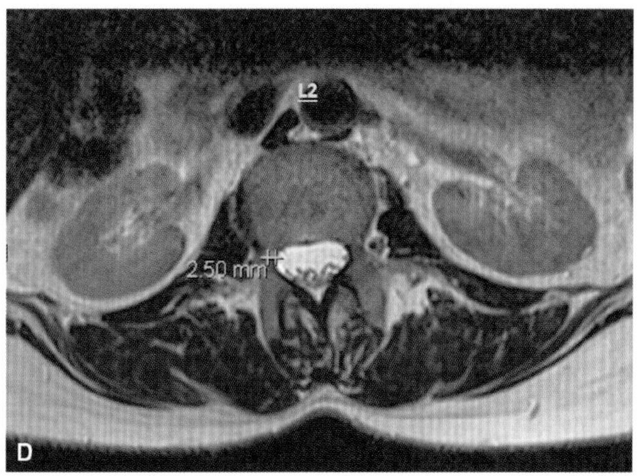

图 35.2　A，B. 正位和侧位 X 线片提示 L5–S1 融合牢固，但是 L3–L4 和 L4–L5 的椎间高度降低。 C. 矢状位 T2WI 显示 L2–L5 椎间盘退变。 D. 轴位 T2WI 显示 L2 椎弓根非常小，不足以置入椎弓根钉

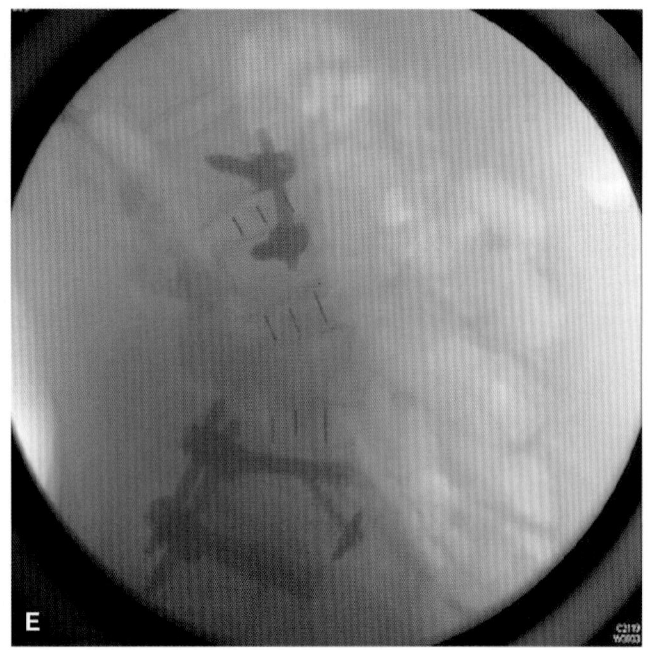

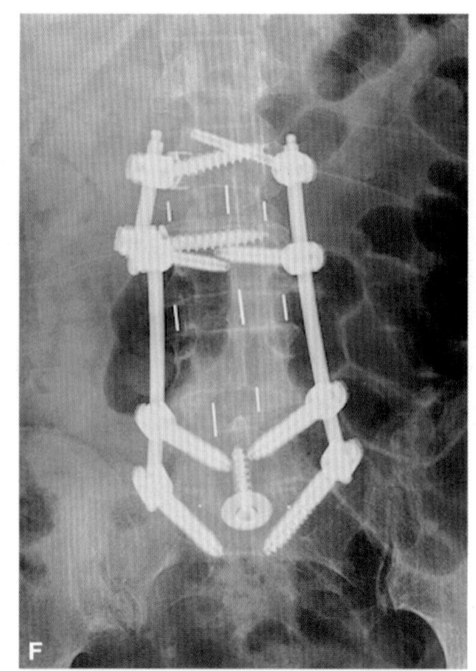

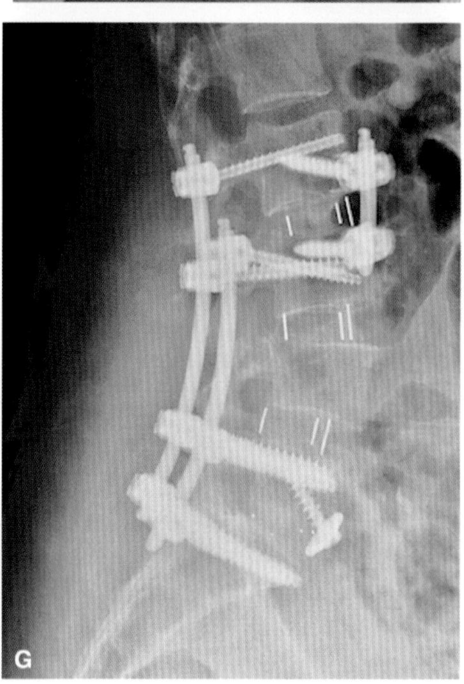

图 35.2（续） E. 术中影像显示 L2–L3 前路椎间融合和内固定，以及 L3–L4 和 L4–L5 的椎间融合。F，G. L2–L3、L3–L4、L4–L5 微创前路椎间融合，L2–L3 前路内固定以经皮后路延长内固定至 L3

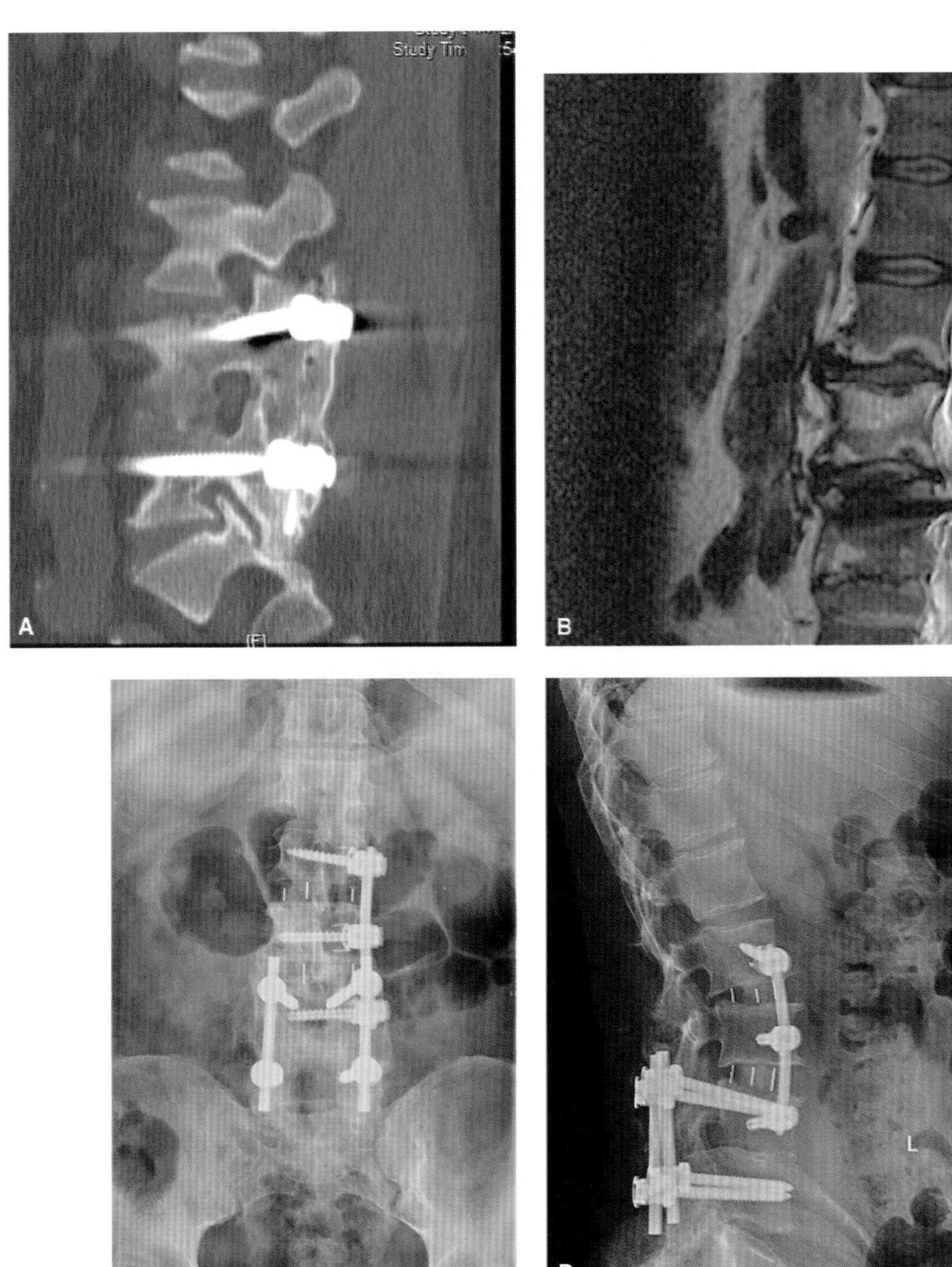

图 35.3　A. CT 扫描提示 L4–L5 节段稳定的融合。 B. 矢状位 T2WI 显示 L2–L4 椎间盘退变。 C，D. L2–L4 前路椎间融合和内固定术后影像。 E，F. L5–S1 前路融合内固定术后影像

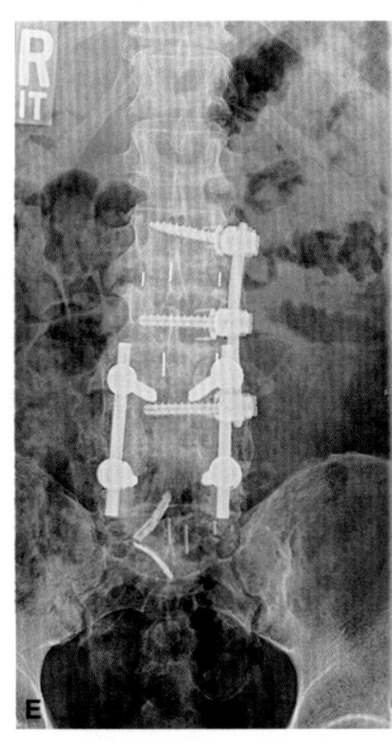

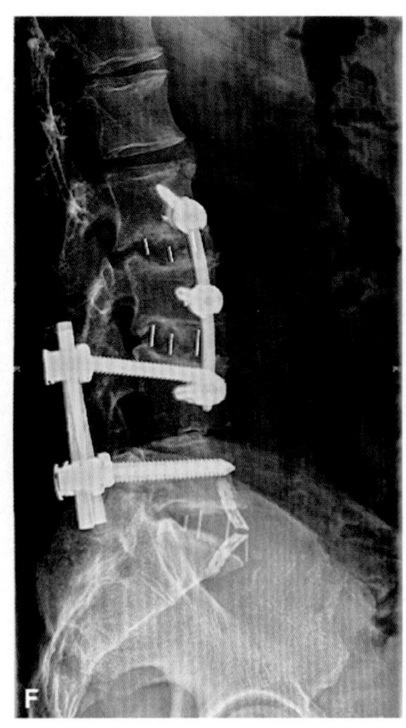

图 35.3（续） E，F. L5–S1 前路融合内固定术后影像

病例 4

75 岁女性，L4–L5 融合术后出现严重的腰痛和左下肢疼痛。影像学检查显示 L4–5 融合稳定，L2–L4 节段 ASD 和严重的骨质疏松（图 35.4A，B）。MRI 显示 L3–4 节段退变和 L2–3 节段椎间盘突出（图 35.4C，D）。考虑患者有严重的骨质疏松以及后路手术存在的风险，最终选择了前路减压（图 35.4E）、骨水泥强化（图 35.4F，G）及前路融合内固定手术。

病例 5

60 岁男性，L3–S1 后路融合内固定术后，出现严重的左下肢疼痛（图 35.5A，B）。CT 脊髓造影（图 35.5C，D）和 MRI（图 35.5 E，F）显示 L2–L3 节段 ASD。进行前路直接减压和融合内固定手术，避免了后路手术需要完全拆除原内置物的风险（图 35.5G，H）。此外，不同于腰大肌前方入路，侧方入路并不能达到前路减压的目的（图 35.5I，J）。

病例 6

72 岁女性，曾有多节段手术史，严重腰痛、双下肢疼痛及行走不稳。X 线检查（图 35.6A，B）、CT（图 35.6C，D）以及 MRI（图 35.6 E，F）显示多节段存在问题，包括内置物失败、假关节形成、骨吸收、ASD，以及 L1–L2 和 T11–T12 严重的脊髓压迫。在排除感染后，最终选择进行分期手术，包括一期前路重建融合内固定（图 35.6G，H），以及改善前柱支撑的 2 期去除内置物和微创入路下后路融合内固定术（图 35.6I，J）。此外，还通过一个小切口对 T11–T12 行椎板切除减压。

小结

融合术后发生 ASD 很常见。微创脊柱手术，包括前路和后路融合，术者可以根据患者因素来灵活选择合适的手术入路，以避免造成邻近节段不必要的医源性损伤，减少开放翻修手术的一系列并发症，包括感染、硬膜撕裂、出血、切口并发症及假关节形成等。

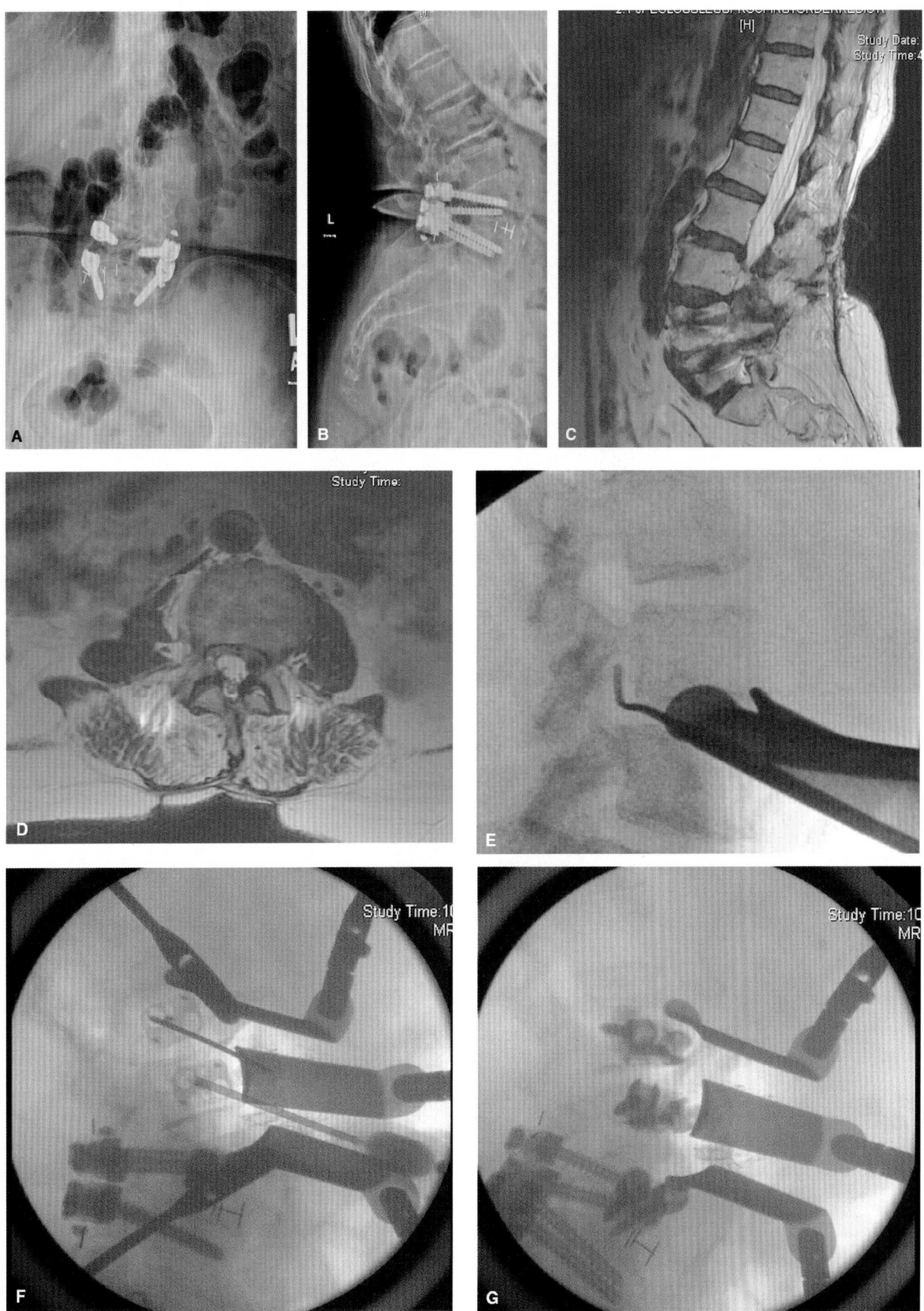

图 35.4　A，B. 正位和侧位 X 线片显示 L4–L5 节段融合，L2–L3、L3–L4 节段椎间高度降低，以及严重的骨质疏松。C. 矢状位 T2WI 显示 L2–L4 ASD。D. T2WI 显示 L2–L3 椎间盘突出。E. 术中影像提示前路减压效果满意。F，G. 术中影像显示正在用骨水泥进行强化

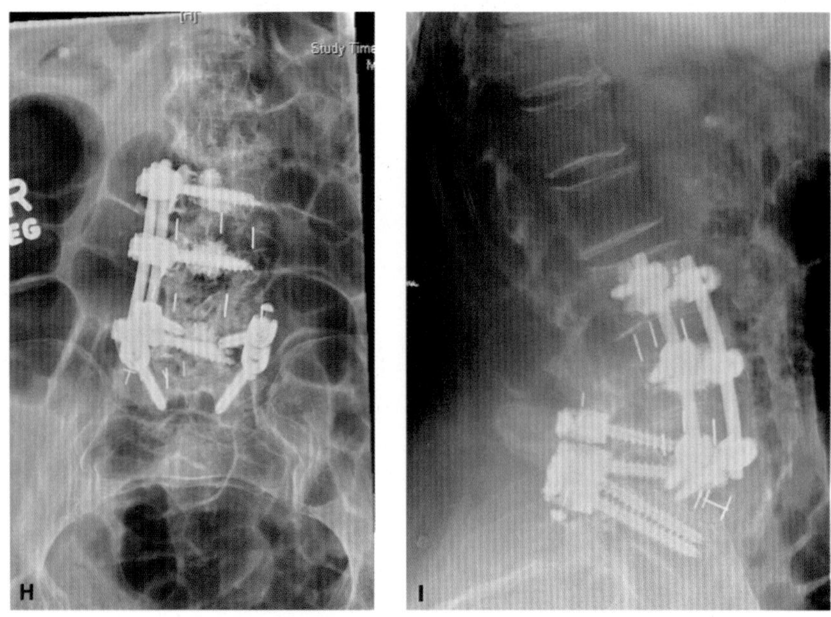

图 35.4（续） H，I. 术后影像显示前路内固定，使用融合器支撑前柱

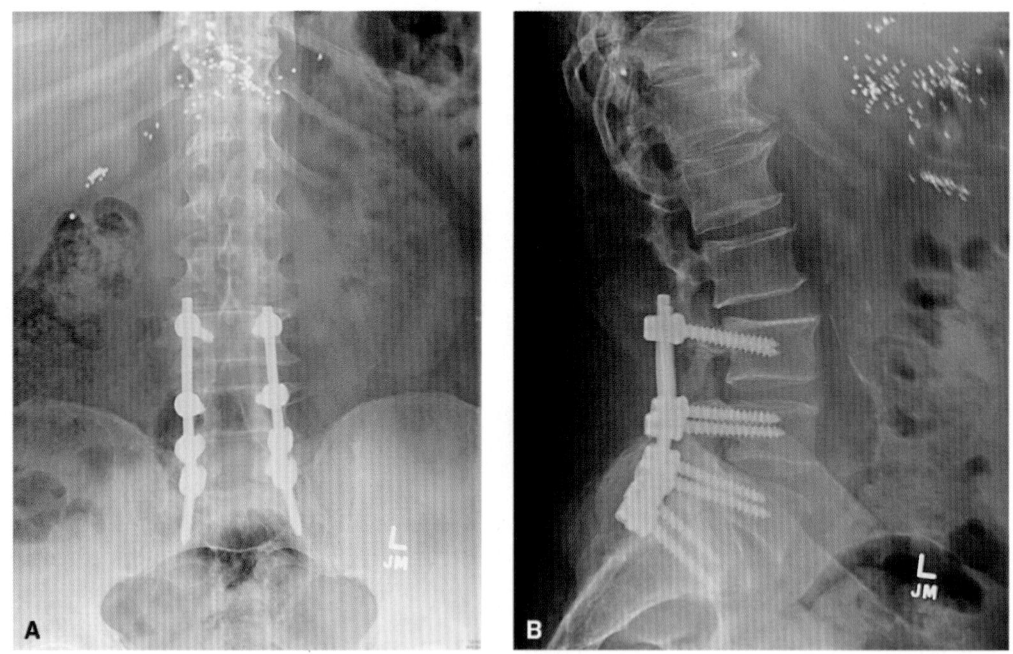

图 35.5 A，B. 正位和侧位 X 线片显示 L3-S1 后路融合内固定

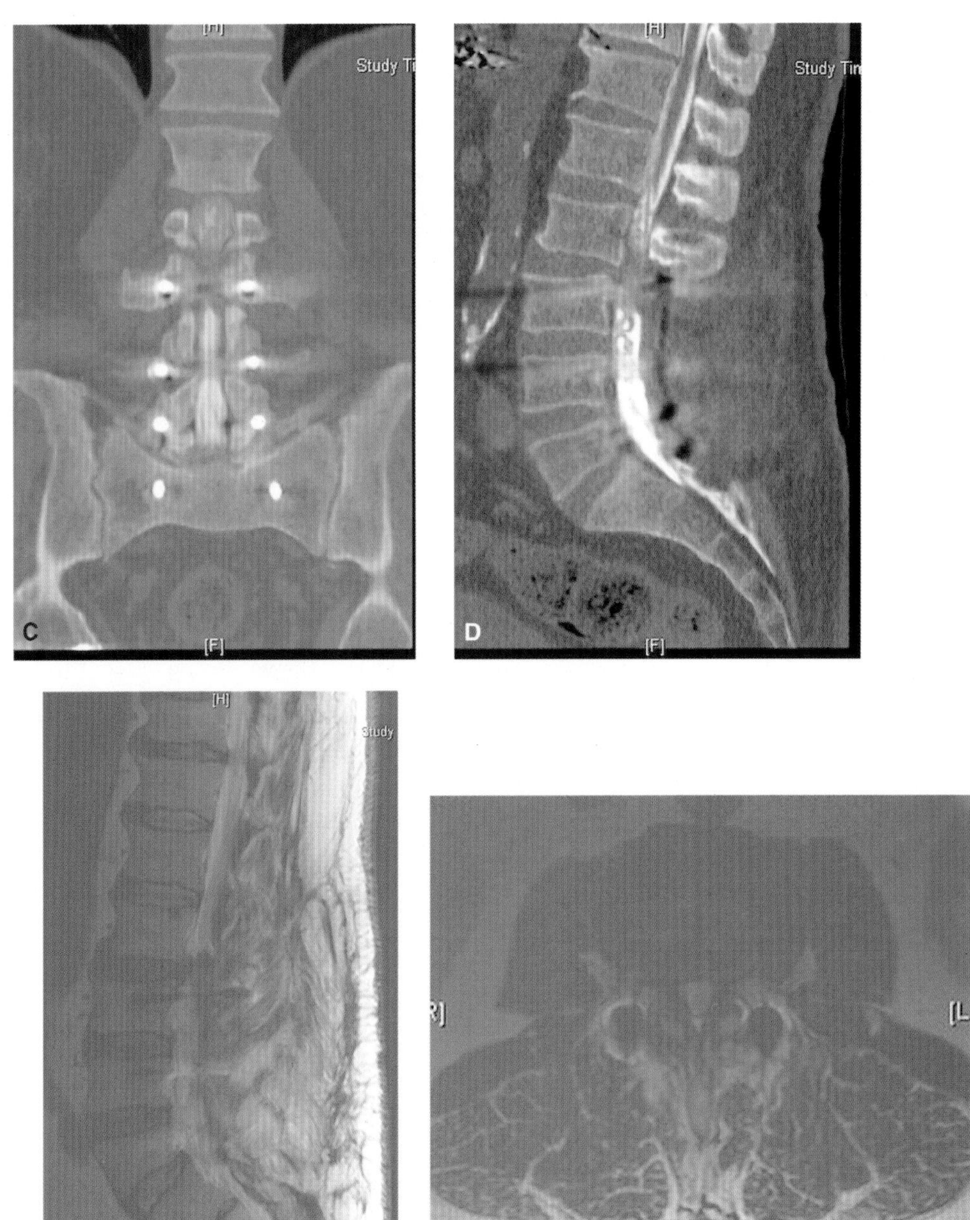

图 35.5（续）　C，D. CT 脊髓造影的正位和侧位影像显示 L2–L3 平面造影剂中断，提示严重的马尾压迫。E，F. MRI（E 图为矢状位 T2WI，F 图为轴位 T2WI）显示 L2–L3 节段 ASD。G，H. 前路融合内固定术后的正位和侧位片。I，J. 术中影像显示，通过 Woodson 提升到达椎间孔处，通过经腰大肌侧方入路是难以到达该处的

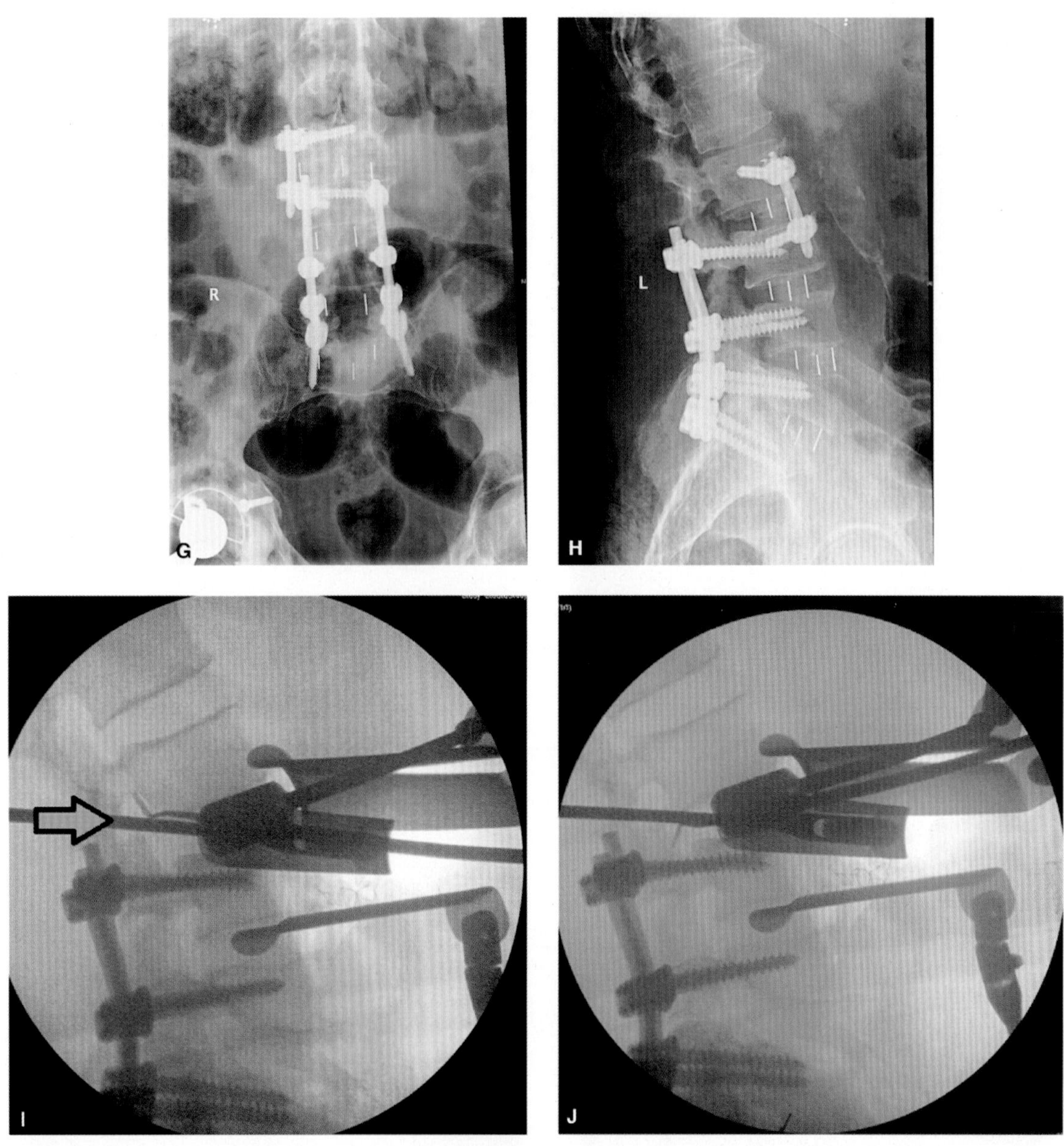

图 35.5（续） G，H. 前路融合内固定术后的正位和侧位 X 线片。I，J. 术中影像显示，通过 Woodson 提升到达椎间孔处，通过经腰大肌侧方入路是难以到达该处的

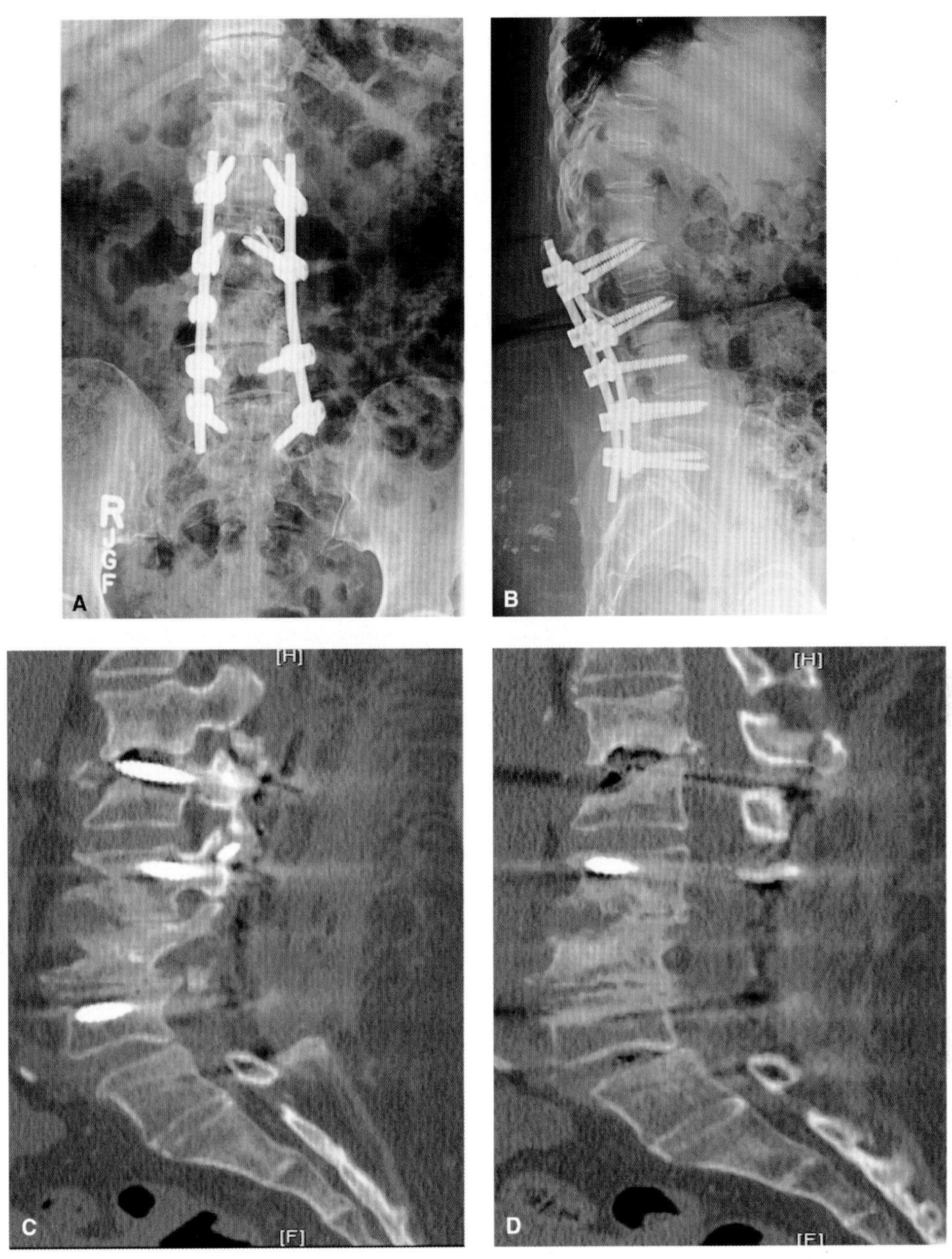

图 35.6　A，B. 正位和侧位 X 线片显示后方固定失败以及平背畸形和腰椎骨盆失衡（骨盆入射角为 60° 的情况下腰椎前凸过少，仅为 18°）。C，D. CT 显示严重的退行性改变、多节段椎间盘真空征及严重的钉道旁骨吸收

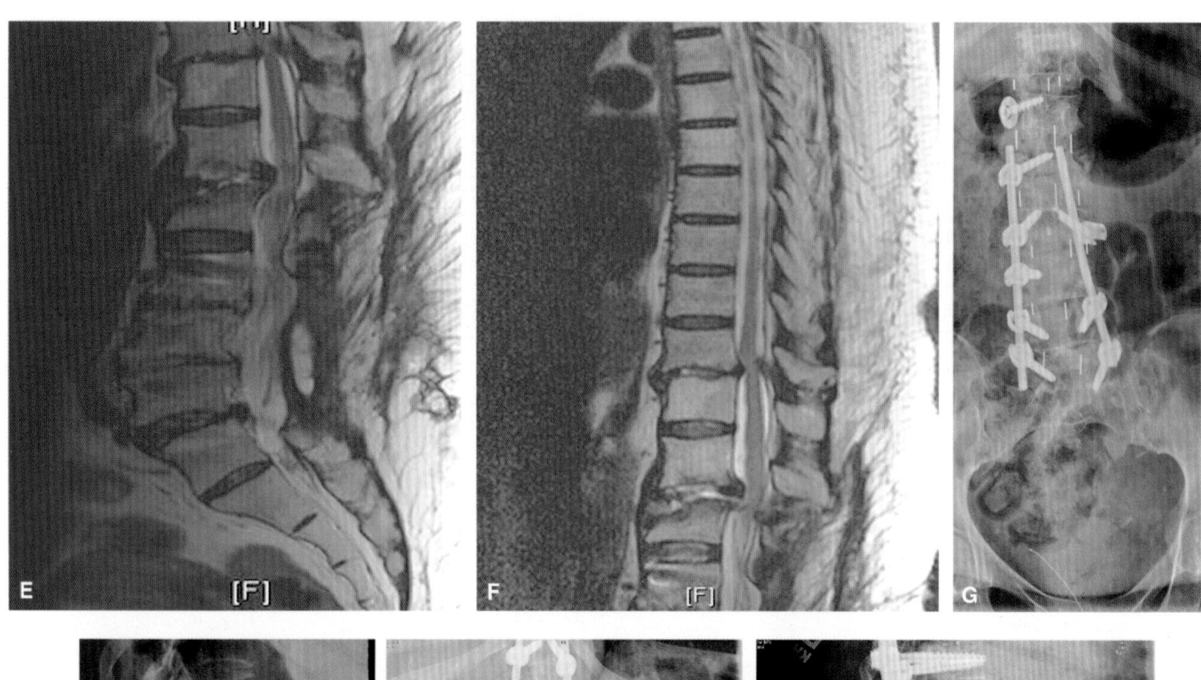

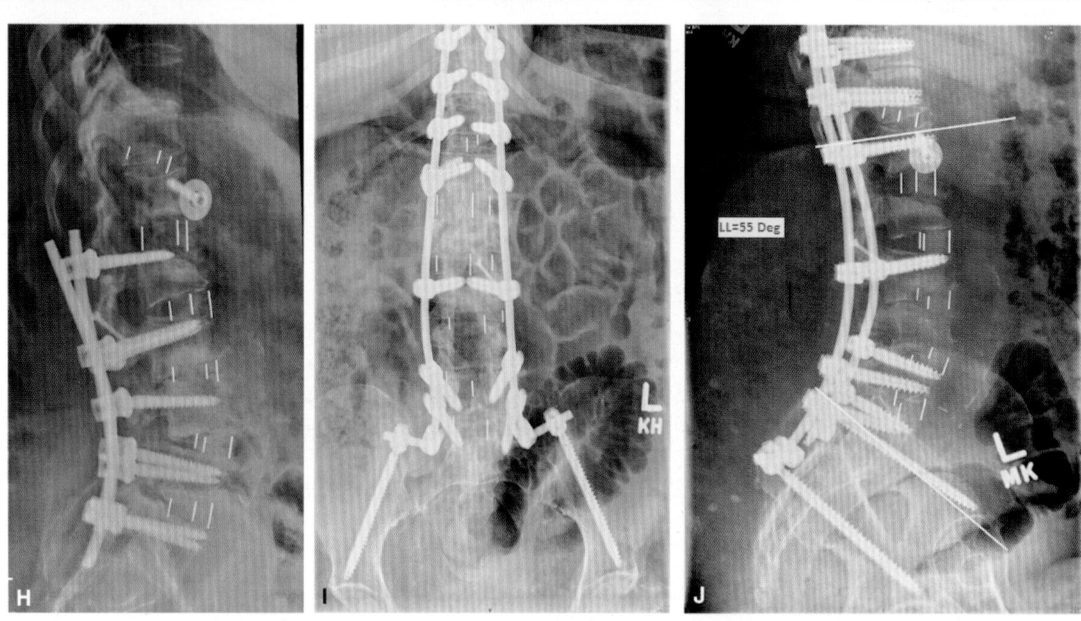

图 35.6（续） E，F. T2WI 显示退变性改变、T11–T12 和 L1–L2 的脊髓 / 马尾多节段受压，以及假性硬膜膨出。G，H. 侧卧位下一期 T12 至 S1 前路椎间融合和后路微创内固定松解术后正位和侧位 X 线片。几乎每个节段均有假关节形成。可以发现腰椎前凸得到部分纠正。I，J. 二期 T10–T11 椎板切除减压 + 矢状位畸形矫正，以及后路 T10–S1 融合 + 髂骨内固定术后正位和侧位 X 线片，可以发现腰椎前凸纠正到 55°

参考文献

1. Riew KD, Norvell DC, Chapman JR, et al. Introduction/Summary statement: adjacent segment pathology. Spine (Phila Pa 1976). 2012;37(22, suppl):S1–S7.
2. Lee CK, Langrana NA. Lumbosacral spinal fusion: a biomechanical study. Spine (Phila Pa 1976). 1984;9:574–581.
3. Quinnell RC, Stockdale HR. Some experimental observations of the influence of a single lumbar floating fusion on the remaining lumbar spine. Spine (Phila Pa 1976). 1981;6:263–267.
4. Ha KY, Schendel MJ, Lewis JL, et al. Effect of immobilization and configuration on lumbar adjacent-segment biomechanics. J Spinal Disord. 1993;6(2):99–105.
5. Chen WJ, Lai PL, Niu CC, et al. Surgical treatment of adjacent instability after lumbar spine fusion. Spine (Phila Pa 1976). 2001;26:E519–E524.
6. Axelsson P, Johnsson R, Stromqvist B. The spondylolytic vertebra and its adjacent segment: mobility measured before and after posterolateral fusion. Spine (Phila Pa 1976). 1997;22:414–417.
7. Mannion AF, Leivseth G, Brox JI, et al. ISSLS Prize winner: Long-term follow-up suggests spinal fusion is associated with increased adjacent segment disc degeneration but without influence on clinical outcome: results of a combined follow-up from 4 randomized controlled trials. Spine (Phila Pa 1976). 2014;39(17):1373–1383.
8. Ekman P, Möller H, Shalabi A, et al. A prospective randomised study on the long-term effect of lumbar fusion on adjacent disc degeneration. Eur Spine J. 2009;18(8):1175–1186.
9. Elfering A, Semmer N, Birkhofer D, et al. Risk factors for lumbar disc degeneration: a 5-year prospective MRI study in asymptomatic individuals. Spine (Phila Pa 1976). 2002;27(2):125–134.
10. Battié MC, Videman T, Levälahti E, et al. Genetic and environmental effects on disc degeneration by phenotype and spinal level: a multivariate twin study. Spine (Phila Pa 1976). 2008;33(25):2801–2808.
11. Omair A, Mannion AF, Holden M, et al. Age and pro-inflammatory gene polymorphisms influence adjacent segment disc degeneration more than fusion does in patients treated for chronic low back pain. Eur Spine J. 2016;25(1):2–13.
12. Rahm MD, Hall BB. Adjacent-segment degeneration after lumbar fusion with instrumentation: a retrospective study. J Spinal Disord. 1996;9:392–400.
13. Ou CY, Lee TC, Lee TH, et al. Impact of body mass index on adjacent segment disease after lumbar fusion for degenerative spine disease. Neurosurgery. 2015;76:396–401
14. Etebar S, Cahill DW. Risk factors for adjacent segment failure following lumbar fixation with rigid instrumentation for degenerative instability. J Neurosurg. 1999;90:163–169.
15. Edwards CC II, Bridwell KH, Patel A, et al. Thoracolumbar deformity arthrodesis to L5 in adults: the fate of the L5–S1 disc. Spine (Phila Pa 1976). 2003;28:2122–231.
16. Okuda S, Iwasaki M, Miyauchi A, et al. Risk factors for adjacent segment degeneration after PLIF. Spine (Phila Pa 1976). 2004;29:1535–1540.
17. Cheh G, Bridwell KH, Lenke LG, et al. Adjacent segment disease following lumbar/thoracolumbar fusion with pedicle screw instrumentation: a minimum 5-year followup. Spine. 2007;32:2253–2257.
18. Ghiselli G, Wang JC, Bhatia NN, et al. Adjacent segment degeneration in the lumbar spine. J Bone Joint Surg Am. 2004;86-A:1497–503.
19. Akamaru T, Kawahara N, Tim Yoon S, et al. Adjacent segment motion after a simulated lumbar fusion in different sagittal alignments: a biomechanical analysis. Spine (Phila Pa 1976). 2003;28:1560–1566.
20. Kumar MN, Baklanov A, Chopin D. Correlation between sagittal plane changes and adjacent segment degeneration following lumbar spine fusion. Eur Spine J. 2001;10:314–319.
21. Djurasovic MO, Carreon LY, Glassman SD, et al. Sagittal alignment as a risk factor for adjacent level degeneration: a case-control study. Orthopedics. 2008;31(6):546.
22. Abdu WA, Lurie JD, Spratt KF, et al. Degenerative spondylolisthesis: does fusion method influence outcome? 4-year results of the spine patient outcomes research trial. Spine (Phila Pa 1976). 2009;34:2351–2360.
23. Videbaek TS, Egund N, Christensen FB, et al. Adjacent segment degeneration after lumbar spinal fusion: the impact of anterior column support. A randomized clinical trial with an eight to thirteen-year magnetic resonance imaging follow-up. Spine (Phila Pa 1976). 2010; 35:1955–1964.
24. Min JH, Jang JS, Jung B, et al. The clinical characteristics and risk factors for the adjacent segment degeneration in instrumented lumbar fusion. J Spinal Disord Tech. 2008;21:305–309.
25. Wiltse LL, Radecki SE, Biel HM, et al. Comparative study of the incidence and severity of degenerative change in the transition zones after instrumented versus noninstrumented fusions of the lumbar spine. J Spinal Disord. 1999;12:27–33.
26. Hambly MF, Wiltse LL, Raghavan N, et al. The transition zone above a lumbosacral fusion. Spine (Phila Pa 1976). 1998;23:1785–1792.
27. Park P, Garton HJ, Gala VC, et al. Adjacent segment disease after lumbar or lumbosacral fusion: review of the literature. Spine (Phila Pa 1976). 2004;29:1938–1944.

28. Epstein NE. Older literature review of increased risk of adjacent segment degeneration with instrumented lumbar fusions. Surg Neurol Int. 2016;7(suppl 3):S70–S76.
29. Sears WR, Sergides IG, Kazemi N, et al. Incidence and prevalence of surgery at segments adjacent to a previous posterior lumbar arthrodesis. Spine J. 2011;11:11–20.
30. Ha KY, Son JM, Im JH, et al. Risk factors for adjacent segment degeneration after surgical correction of degenerative lumbar scoliosis. Indian J Orthop. 2013;47(4):346–351.
31. Ahn DK, Park HS, Choi DJ, et al. Survival and prognostic analysis of adjacent segments after spinal fusion. Clin Orthop Surg. 2010;2(3):140–147.
32. Eichholz KM, Ryken TC. Complications of revision spinal surgery. Neurosurg Focus. 2003;15(3):E1.
33. Cammisa FP Jr, Girardi FP, Sangani PK, et al. Incidental durotomy in spine surgery. Spine. 2000;25:2663–2667.
34. Jones AA, Stambough JL, Balderston RA, et al. Long-term results of lumbar spine surgery complicated by unintended incidental durotomy. Spine. 1989;14:443–446.

A 部分
手术失败

腰椎手术失败的原因和评估

第 36 章

作者　Khalil Kharrat, Amer Sebaaly

译者　周晓岗

定义

腰椎手术失败综合征（FBSS）是一个全球通行术语，最早在 1991 年由 North 提出，定义为脊柱手术后结果不满意，包括脊柱手术后产生持续轴性腰背痛，伴有或不伴有神经症状[1]，患者对手术疗效的不满意，医生对手术效果未达到期望值也感到失望[2]。

近年来，对脊柱力学和疼痛病理机制更深入的理解，促进了对腰椎手术失败综合征的评估和对其病因充分理解，从而也促进了对其综合治疗的进一步发展。

流行病学

随着时间的推移，脊柱手术的数量，特别是脊柱融合术，呈指数级增长[3]，腰椎手术失败综合征也随之增多。文献报告的发病率取决于不同手术方式。腰椎间盘切除术腰椎手术失败综合征的发生率最低，为 8.4%[4]~19%[5]；减压手术后腰椎手术失败综合征发病率为 25%~30%[6,7]；Chan 和 Peng 报道，做或不做融合的腰椎减压术后失败率为 10%~40%[2]。

近来，越来越多的侵袭性手术被用于治疗成人和老年人的复杂病例。由于这些患者多伴有严重病理改变如脊柱畸形和骨质疏松，腰椎手术失败综合征的发病率呈上升趋势。

腰椎手术失败综合征的原因

腰椎手术失败综合征的原因是多方面的，可以分为术前、围术期及术后影响因素[2]。

术前因素

术前因素与患者的情况、脊柱本身问题以及外科手术等相关。

患者心理因素如焦虑、抑郁、疑病症等，可使腰椎手术失败综合征发生率增加。此外，患者的社会状态，包括工伤赔偿、诉讼和经济状况不佳等，对手术结果也有负面影响[2]。Carragee 等[8]证实，对某些病例来说，对下腰痛会发生的预判社会—心理因素的影响要远大于结构异常和畸形程度。还有许多研究描述了慢性疼痛的遗传易感因素，尤其是 *A*118 基因[9]。

很明显，这些因素都不排除患者本身的问题，在术前需要特别注意并进行优化[10]。因此，那些心理测验得分数较差的腰椎间盘疾病患者，可能会得益于更早一些的手术治疗，因为长期的疼痛和痛苦可能进一步减少手术干预带来的好处[11]。

围术期因素

这一类因素主要包括医生对患者的病理状态了解不充分、手术技术的欠缺等。可以分为两类，即与减压相关的因素和与融合相关的因素（伴或不伴内固定）。

减压的问题

节段错误的发生率为 2.1%~2.7%，在微创手术中更易发生[2]。侧隐窝和神经根管减压不彻底是腰椎手术失败综合征的常见原因[12]。在很多病例中，即便是术者熟练掌握了相关技术，对神经结构的激惹仍旧可能导致疼痛持续存在或复发[2]。

如果小关节双侧切除超过 50% 或单侧切除过大，会由于过度减压造成不稳定[12]。另外一方面，手术次数的增加也会使不稳定的发生率增加：第一次术后 12%，而 4 次手术后增加到 50%[13]。

内固定和融合的问题

任何技术上的不完善，如内固定位置不良等，都可能导致术后新的疼痛症状。

进行脊柱内固定和融合手术时，对脊柱的生物力学和平衡的充分理解非常重要。Glassman 等[14]证实了重建冠状位平衡的重要性，指出 C7 铅垂线到骶骨中心的距离应该小于 4 cm，这个指标被证实能预测术后临床疗效。另外，恢复与患者年龄对应的矢状面平衡最为重要，因为矢状位序列已被证明与功能障碍密切相关[15]。因此，重建矢状位铅垂线（SVA）偏移小于 5 cm[16]、与患者骨盆入射角匹配的腰椎前凸[17]和患者年龄匹配的骨盆倾斜角和胸椎后凸，以及骨盆入射角等被证明与患者术后生活质量直接相关。Schwab 等[15]整合了骨盆倾斜角、腰椎前凸和矢状位铅垂线等因素，描述了校准年龄因素后的重建序列平衡的标准。

术后因素

这些因素可以进一步归纳为机械因素和非机械因素。

机械因素

随着脊柱融合术数量的增加（1997~2002 年增长了 220%）[2]，机械因素相关发病率逐渐上升。

据报道，不融合的发生率为 19%~27%[20]，而其造成的临床后果可能是多样的。邻近节段退变也是脊柱退变的一部分，可能造成症状复发（图 36.1）。这种并发症的发生率在腰椎内固定术后约为每年 2.7%[21]。如果脊柱存在不平衡[22,23]，这种情况会加速发展，从而导致手术远 / 近端节段椎管狭窄或近端交界性后凸（PJK），造成邻椎病，虽然有些研究报道 PJK 可能不一定出现严重症状[24]。事实上，除了这些局部因素以外，脊柱失衡本身就是造成临床疗效差的一个主要原因[19,25]。

非机械性问题

神经性疼痛

Kehlet 等[26]描述了一些没有生物力学问题但有持续性疼痛的患者，神经周围纤维化是否是术后神经性疼痛的原因一直存在争议。Bosscher 和 Heavner[27]用硬膜外镜研究了 78 例腰椎手术失败综合征患者，发现 91% 存在明显的神经周围纤维化。如果术中过度刺激神经根，更容易发生医源性疼痛，被称为“神经根刺激综合征”[2]。另外，痛觉过敏也造成了神经易激惹，即通常不会引起疼痛的刺激产生了疼痛。

肌筋膜疼痛

脊柱手术后椎旁肌肉因切除和牵拉会发生失

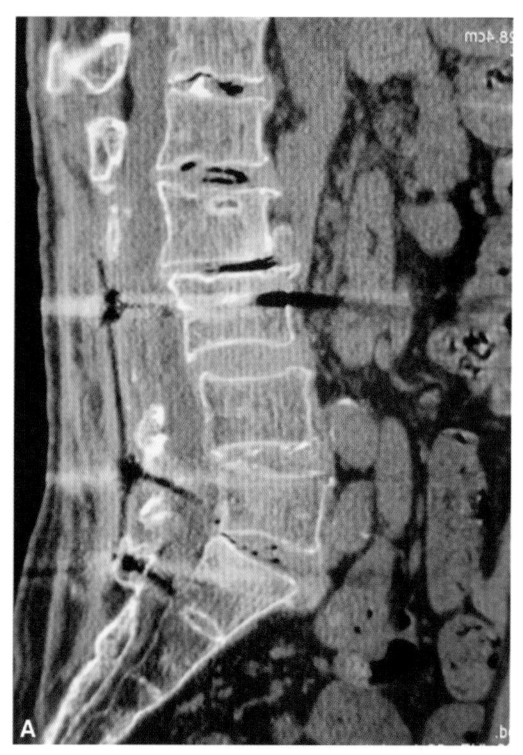

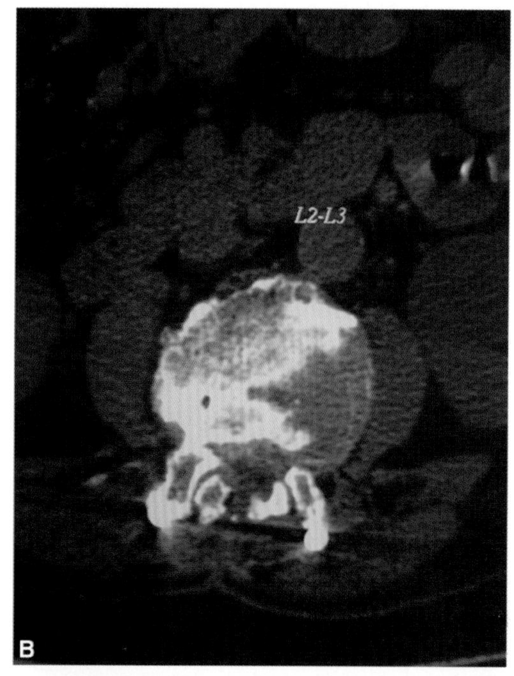

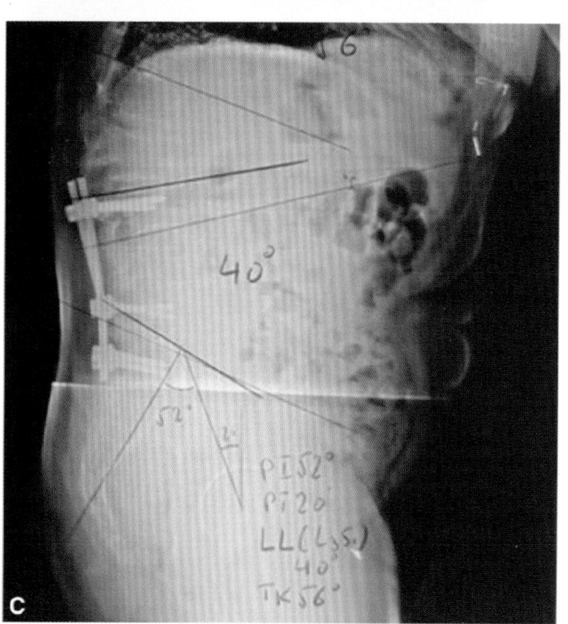

图 36.1 邻椎病的图例（A）；椎管狭窄（B），术后脊柱仍旧失衡（C）

神经和萎缩，部分学者认为这会导致术后疼痛[28]，尤其在脊柱失衡的病例中。

评估

在作者所在的医院，有多学科团队来对腰椎手术失败综合征病例进行讨论，分析以上所有可能因素，并尽可能区分是以力学因素还是神经因素为主。即便不一定有明显的阳性发现，详细询问病史和体检依然非常重要。

我们把体征分为两类，分别以用红旗和黄旗来标示[29]。红旗体征包括鞍区（会阴部 / 肛周）麻木或感觉异常、最近发生的膀胱或肛门括约肌功能异常、严重或短期内明显进展的下肢神经功能障碍，提示马尾综合征。发热、寒战和不明原因的体重下降、近期的细菌暴露、静脉药物滥用、免疫抑制剂的使用等可能提示严重的疾病，如肿瘤或感染。明显的肌力下降或肌肉萎缩、腱反射消失或上运动神经元病理反射出现等，提示严重的神经源性损伤。另一方面，黄旗提示心理学因素，这些因素往往提示长期的慢性病和功能障碍，而被认为是造成慢性疼痛的重要原因，尤其是腰椎手术失败综合征。其中包括：①恐惧回避行为和反应度降低；②不相信背痛有害；③对于治疗有效的预期不积极，采取被动态度；④抑郁和不合群倾向；⑤社会经济学问题；⑥工作补偿问题。

进行体检时，应特别注意 Waddell 征[30]，即触诊时因非疼痛刺激而产生表浅的或不定位的疼痛。两处及以上出现 Waddell 征提示无论脊柱病理情况如何，临床疗效均可能差[31]。即便这个体征的特异性仍存在争议，这已经被证实和焦虑状态有关[32]。体检时还应注意对邻近关节如骶髂关节或髋关节进行检查，有时它们也会造成腰背痛。最后，如果存在伤口裂开或窦道均提示存在活动性感染，需要治疗。

实验室检查可以排除术后感染。影像检查通常从 X 线检查开始，包括过伸—过屈位和脊柱全长正侧位片。通过 X 线片可以评估手术区域、脊柱的力线，有没有脊柱失衡和退变的情况等。与其他检查相比，X 线片的优势在于可以动态评估，从而判断有无脊柱失稳的情况[33]。MRI 提供了关于神经受压的最有效的信息。MRI 需要包括增强序列以便区分神经周围纤维化（这部分结构会增强）和椎间盘突出复发（这部分结构不会增强）[34]。另一方面，椎间盘突出复发时神经根增强可能提示神经根病变，会使腰椎手术失败综合征发生的机会增加[34]。CT 是检查与内置物相关并发症的有效检查。CT 可对融合骨进行定性和定量，并检查内置物相关并发症，如松动或位置不良[35]。最后，CT 可以用于不能做 MRI 的患者，通过骨性结构来反映神经受压的情况[31]。

对于腰椎椎管 CT 造影存在争议。对于一些病例，可以发现 MRI 没有发现的椎间盘突出复发。最后，诊断性小关节封闭注射可以用于判断小关节是否是疼痛的来源。

小结

腰椎手术失败综合征的诊断和治疗对患者和医生都非常具有挑战性，长期慢性疼痛和疗效不佳都使其变得更为复杂。因此，建立一支由疼痛科、脊柱外科、理疗科和心理科医生的联合团队对这类复杂患者进行诊断和治疗是十分有必要的。在腰椎手术失败综合征治疗中，对患者耐心进行解释尤为重要，患者必须对他们疾病的自然过程有充分了解，这样才能有助于提高治疗效果。

参考文献

1. North RB, Campbell JN, James CS, et al. Failed back surgery syndrome: 5-year follow-up in 102 patients undergoing repeated operation. Neurosurgery. 1991;28(5):685–690; discussion 690, 691.
2. Chan C, Peng P. Failed back surgery syndrome. Pain Med. 2011;12(4):577–606.
3. Deyo RA, Gray DT, Kreuter W, et al. United States trends in lumbar fusion surgery for degenerative conditions. Spine (Phila Pa 1976). 2005;30(12):1441–1445; discussion 1446–1447.
4. Shamim MS, Parekh MA, Bari ME, et al. Microdiscectomy for lumbosacral disc herniation and frequency of failed disc surgery. World Neurosurg. 2010;74(6):611–616.
5. Peul WC, van den Hout WB, Brand R, et al. Prolonged conservative care versus early surgery in patients with sciatica caused by lumbar disc herniation: two year results of a randomized controlled trial. BMJ. 2008;336(7657):1355–1358.
6. Pearson A, Lurie J, Tosteson T, et al. Who should have surgery for spinal stenosis? Treatment effect predictors in SPORT. Spine (Phila Pa 1976). 2012;37(21):1791–1802.
7. Fokter SK, Yerby SA. Patient-based outcomes for the operative treatment of degenerative lumbar spinal stenosis. Eur Spine J. 2006;15(11):1661–1669.
8. Carragee EJ, Alamin TF, Miller JL, et al. Discographic,

MRI and psychosocial determinants of low back pain disability and remission: a prospective study in subjects with benign persistent back pain. Spine J. 2005;5(1):24–35.
9. Olsen MB, Jacobsen LM, Schistad EI, et al. Pain intensity the first year after lumbar disc herniation is associated with the A118G polymorphism in the opioid receptor mu 1 gene: evidence of a sex and genotype interaction. J Neurosci. 2012;32(29):9831–9834.
10. Voorhies RM, Jiang X, Thomas N. Predicting outcome in the surgical treatment of lumbar radiculopathy using the Pain Drawing Score, McGill Short Form Pain Questionnaire, and risk factors including psychosocial issues and axial joint pain. Spine J. 2007;7(5):516–524.
11. Carragee EJ. Psychological screening in the surgical treatment of lumbar disc herniation. Clin J Pain. 2001;17(3):215–219.
12. Phillips FM, Cunningham B. Managing chronic pain of spinal origin after lumbar surgery: the role of decompressive surgery. Spine (Phila Pa 1976). 2002;27(22):2547–2553; discussion 2554.
13. Fritsch EW, Heisel J, Rupp S. The failed back surgery syndrome: reasons, intraoperative findings, and long-term results: a report of 182 operative treatments. Spine (Phila Pa 1976). 1996;21(5):626–633.
14. Glassman SD, Berven S, Bridwell K, et al. Correlation of radiographic parameters and clinical symptoms in adult scoliosis. Spine (Phila Pa 1976). 2005;30(6):682–688.
15. Schwab FJ, Diebo B, Lafage V. Prevention of PJK: can appropriate surgical planning reduce the risk? Paper presented at: SRS, 50th Annual Meeting and Courses; 2015: pp. 48–51; Minneapolis, MN.
16. Glassman SD, Bridwell K, Dimar JR, et al. The impact of positive sagittal balance in adult spinal deformity. Spine (Phila Pa 1976). 2005;30(18):2024–2029.
17. Schwab F, Ungar B, Blondel B, et al. Scoliosis Research Society—Schwab adult spinal deformity classification: a validation study. Spine (Phila Pa 1976). 2012;37(12):1077–1082.
18. Protopsaltis T, Lafage R, Henry J. Do optimal spinal alignment targets result in less PJK for vulnerable elderly spinal deformity patients? Paper presented at: International Meeting on Advanced Spine Techniques (IMAST); Valencia, Spain.
19. Lafage V, Schwab F, Vira S, et al. Spino-pelvic parameters after surgery can be predicted: a preliminary formula and validation of standing alignment. Spine (Phila Pa 1976). 2011;36(13):1037–1045.
20. Watkins R, Watkins R, Hanna R. Non-union rate with stand-alone lateral lumbar interbody fusion. Medicine (Baltimore). 2014;93(29):e275.
21. Harrop JS, Youssef JA, Maltenfort M, et al. Lumbar adjacent segment degeneration and disease after arthrodesis and total disc arthroplasty. Spine (Phila Pa 1976). 2008;33(15):1701–1707.
22. Kumar MN, Baklanov A, Chopin D. Correlation between sagittal plane changes and adjacent segment degeneration following lumbar spine fusion. Eur Spine J. 2001;10(4):314–319.
23. Rothenfluh DA, Mueller DA, Rothenfluh E, et al. Pelvic incidence-lumbar lordosis mismatch predisposes to adjacent segment disease after lumbar spinal fusion. Eur Spine J. 2015;24(6):1251–1258.
24. Cho SK, Shin JI, Kim YJ. Proximal junctional kyphosis following adult spinal deformity surgery. Eur Spine J. 2014;23(12):2726–2736.
25. Fu K-MG, Smith JS, Burton DC, et al. Outcomes and complications of extension of previous long fusion to the sacro-pelvis: is an anterior approach necessary? World Neurosurg. 2012; (12):1–5.
26. Kehlet H, Jensen TS, Woolf CJ. Persistent postsurgical pain: risk factors and prevention. Lancet. 2006;367(9522):1618–16125.
27. Bosscher HA, Heavner JE. Incidence and severity of epidural fibrosis after back surgery: an endoscopic study. Pain Pract. 2010;10(1):18–24.
28. Gejo R, Matsui H, Kawaguchi Y, et al. Serial changes in trunk muscle performance after posterior lumbar surgery. Spine (Phila Pa 1976). 1999;24(10):1023–1028.
29. Crawford C, Ryan K, Shipton E. Exploring general practitioner identification and management of psychosocial yellow flags in acute low back pain. N Z Med J. 2007;120(1254):U2536.
30. Waddell G, McCulloch JA, Kummel E, et al. Nonorganic physical signs in low-back pain. Spine (Phila Pa 1976). 1980;5(2):117–125.
31. Guyer RD, Patterson M, Ohnmeiss DD. Failed back surgery syndrome: diagnostic evaluation. J Am Acad Orthop Surg. 2006;14:534–543.
32. Carleton RN, Kachur SS, Abrams MP, et al. Waddell's symptoms as indicators of psychological distress, perceived disability, and treatment outcome. J Occup Rehabil. 2009;19(1):41–48.
33. Kizilkilic O, Yalcin O, Sen O, et al. The role of standing flexion-extension radiographs for spondylolisthesis following single level disk surgery. Neurol Res. 2007;29(6):540–543.
34. Lsee YS, Choi ES, Song CJ. Symptomatic nerve root changes on contrast-enhanced MR imaging after surgery for lumbar disk herniation. AJNR Am J Neuroradiol. 2009;30(5):1062–1067.
35. Mazzie JP, Brooks MK, Gnerre J. Imaging and management of postoperative spine infection. Neuroimaging Clin N Am. 2014;24(2):365–374.

第 37 章 既有腰椎内置物微创翻修术中导航

作者 Courtney Pendleton, George M. Ghobrial, James S. Harrop
译者 钱济先

随着技术的成本下降，在过去的几十年中，术中导航在脊柱手术中的应用不断增加。与徒手操作相比，使用透视的二维螺钉定位导引技术和通过数字参考阵列（DRA）获得的术中影像实现的三维（3D）导航均能够显著减少置钉的偏差，尤其在胸椎。成本—效益数据分析提示，在每年进行超过 250 次内置物融合操作的医疗中心使用 3D 导航技术，在财务上优于常规透视，因其能减少因内置物位置不良而进行的翻修手术[1]。

一项多年份荟萃分析显示，融合节段上、下出现邻近节段腰椎疾病的发生率为 8.5%，而有症状的患者可能需要进一步的手术干预。此外，有症状的椎弓根螺钉位置不良、内置物下沉、内固定失败和近端交界性后凸畸形，也只是内固定翻修许多适应证中的一小部分。

标准的开放翻修手术需要在骨膜下剥离脊柱后方的结构，通常比较困难，因为常需要清除瘢痕、钙化和融合组织以获得充分暴露，并需移除先前内固定，如连接棒或螺钉，这也导致了患者术后的疼痛、失血，以及手术时间和感染风险的增加。

微创手术技术能够提供足够的手术通道，同时最大限度地减少组织剥离、术中失血，并有助于减轻术后疼痛，缩短住院时间。依据先前存在的骨性解剖结构和器械的信息，各种形式的术中导航使得这一过程不再需要传统的开放手术。

微创手术技术

相关解剖

对于腰椎术后的患者，尤其是那些接受过开放手术的患者，其解剖结构可能会因瘢痕组织的存在而改变或复杂化。使用微创方法能够避开之前的手术区域，并可以更直接地解剖软组织。先前的减压改变了骨性解剖结构，可能使克氏针和牵开器系统的定位变得更加困难。医源性脊柱侧凸、近端交界性后凸畸形、陈旧性创伤、脊柱感染或肿瘤的骨性改变都可能改变患者解剖结构。CT 和 MRI 使外科医生能够识别既往手术导致的解剖变化，在上述病例中，这些影像学检查对术前规划至关重要。另外，在进行微创手术患者的筛选时，体型通常是一个限制因素，确定是否有合适的长柄器械和牵开器应该被视为术前计划的一部分。

体位

手术在全身麻醉下进行，以便在术中进行连续肌电图（EMG）监测，在肌肉内放置并固定的针型电极用于术中监测，术中刺激神经根将产生可测的运动反应。刺激诱发的 EMG 是神经生理学监测的另一种形式，是将电压施加至每个椎弓根螺钉并测量远端电流的幅度。如椎弓根内侧壁破裂，则相应的电阻降低，导致相对较大的远端电流，螺钉电刺激获得相同运动反应的阈值电

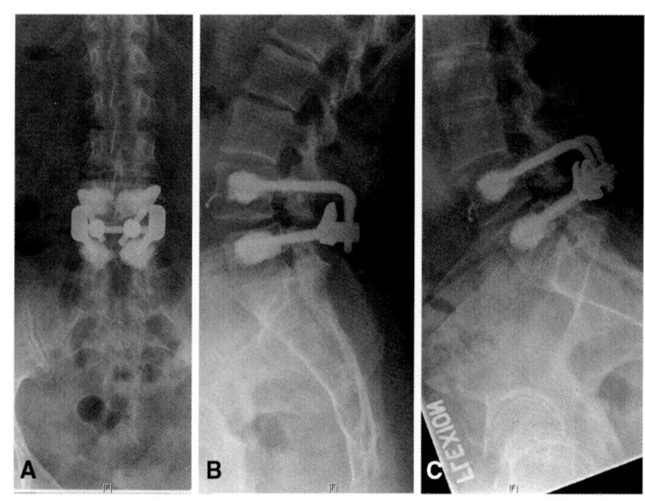

图 34.2 一例患者正位（A）和侧位过伸—过屈位片（B,C）。该患者入组了一项后路动态稳定系统与椎板切除和融合术的前瞻性随机对照比较试验。术后 7 年，她仍然保留部分运动功能且症状持续改善。实际上，该内置物也被描述为关节突置换系统

由于腰椎融合术将额外的应力和活动度转移至邻近节段，所以有些作者研究了后路动态固定系统（PDS），以减少脊柱的僵硬度（图 34.2）。Zagra 等[24]在一项探讨运动保留作用的研究中，前瞻性地研究了 32 例接受 PDS 系统治疗退变性腰椎失稳的患者。在 12 个月的随访时间内，未发现对 ASD 发生的影响。Heo 等[25]对接受由镍钛合金弹簧杆连接椎弓根钉的 PDS 系统的患者进行了研究，报道 ASD 发生率为 10%。他们认为，腰椎动态稳定系统并不能减少 ASD 的发生。

一项体外生物力学研究发现，与后路坚强内固定相比，棘突间装置并不能降低邻近节段的应力集中[26]。Putzier 等[27]对接受 360° 融合，同时对无症状的邻近节段退变椎间盘进行动态固定的患者进行了研究，以确认其是否能影响邻近节段 ASD 的发生。对照组为仅对病变节段进行 360° 融合的患者。研究发现，尽管单纯行 360° 融合患者的 ASD 发生率更高，但是实验组 PDS 内置物断裂的发生率却更高。术后 6 年随访时，两组的临床结果相近。上述研究也存在问题，即没有对进行预防性动态固定的近端节段的 ASD 发生率进行评估。在一项应用减压和动态固定系统治疗退变性腰椎滑脱合并狭窄的研究中，最少随访 4 年，Schaeren 等[28]报道的邻近节段退变的发生率为 47%。该作者总结认为，椎板切除结合动态固定具有很好的临床疗效，同时并不会使滑脱加重，但邻近节段退变仍然是不可忽视的问题。

脊柱微创手术的潜在影响

微创手术（MIS）的支持者认为，尽可能少干扰后方肌肉和邻近结构，对减少 ASD 的发生是有益的[4,29]。Putzier 等[30]发现，经椎间孔入路微创腰椎椎间融合术（MIS TLIF）可减少对多裂肌的损伤，但是对融合节段最长肌的影响与开放手术相似。有趣的是，二者在邻近节段方面没有差别。关于内置物的影响，与开放手术相比，Tian 等[31]发现计算机辅助导航下经皮置入椎弓根钉对未融合的邻近关节突的干扰更小。值得注意的是，研究的随访时间仅为 6 个月，没有评估 ASD 的发生率。关于采用经皮与开放技术置入椎弓根钉的术前和术后的 MRI 横断面对比研究显示，开放手术组的多裂肌萎缩更明显[32]。

据我们所知，目前仍没有大量的临床数据证实 MIS 对减少 ASD 的发生有积极作用。Radcliff 等[33]的一项病例对照研究发现，在前路腰椎椎间融合术（ALIF）加椎弓根钉固定的患者中，开放置钉与经皮置钉相比，在 ASD 发生率方面

ASD 的发生率仅为 11%。

患者因素

一项关于双胞胎脊柱的多国研究报道了遗传因素对腰椎退变的影响[15]，尽管在生活方式和工作方面存在不同，但是双胞胎的高度相似性依然值得重视。既然遗传因素可以影响椎间盘退变，那么遗传因素对于邻近节段退变同样具有影响的推断也合乎情理。

人口学因素与ASD的关系也有相关的研究。Cho 等[16]在一项平均随访时间为 5.5 年的回顾性研究中发现，年龄大于 50 岁是 ASD 发生的一个危险因素。Chen 等[17]通过对 109 例因腰椎退变性不稳而接受后路椎间融合手术的患者的回顾性研究发现，随访最少 2 年后，近端节段发生 ASD 的患者的年龄显著不同于未发生者。实际上，该研究并没有发现术前影像学退变或矢状位失衡是 ASD 发生的危险因素，这与其他研究的结果有所矛盾。Lawrence 等[3]发现 60 岁以上的患者更容易发展为有症状的 ASD。该研究同样发现，多节段融合、邻近 L5–S1 的融合（不包括 L5–S1）以及融合后行椎板切除术后发生 ASD 的风险更高。Anandjiwala 等[18]的一项 74 例患者的前瞻性研究发现，术前有退变性疾病是 ASD 的危险因素，年龄并不是危险因素。

尚无解剖相关的 ASD 危险因素的研究。对于外科医生来说，了解解剖相关的 ASD 危险因素有助于使患者的期望变得合理，同时也会影响手术方式或患者的选择。Okuda 等[19]发现，椎板扁平化、近节椎板的倾斜角大于 130° 以及关节突角度大于 10°，均与腰椎椎间融合术后 ASD 的进展相关。

ASD的发生率随着术前诊断的不同而不同。Bae 等猜测，成人轻度峡部性滑脱行腰椎椎间融合内固定术后 ASD 的发生率要低于其他术前诊断。103 例患者在最少 36 个月的随访中，邻近节段退变及 ASD 的发生率分别为 8.7% 和 1.9%[20]。然而，这些数字可能会低于其他研究的报道，因患者的人口特征、手术方式以及诊断 ASD 的方法不同而有所差异。

ASD 和保留运动技术

当前，保留运动技术由于其预防 ASD 发生的潜在作用而逐渐得到关注。Wang 等[21]的一项系统回顾发现，有中等程度的证据表明，接受腰椎融合手术的患者发生 ASD 的可能性是接受椎间盘置换者的 6 倍。对 2 项最少随访时间分别为4年和5年的随机对照试验进行合并分析发现，椎间盘置换术后发生 ASD 的危险性为 1.2%，而腰椎融合术后则为 7.0%（P=0.009），需要进行融合手术的 ASD 的危险性增加了 5.8%。Berg 等进行了一项随机对照试验，比较了腰椎间盘置换和腰椎后路融合术后因椎间盘退变而发生慢性腰痛者的活动方式和临床疗效。Post hoc 分析结果表明，椎间盘置换术后邻近节段具有更少的应力转移，但是两组的临床疗效没有明显差异[22]。

Harrop 等[23]进行了一项系统回顾，研究了邻近节段退变和 ASD 在融合术和椎间盘置换术后的发生率。在融合组，926 例患者中有 313 例（34%）发生邻近节段退变，而 1 216 例患者里有 173 例（14%）发生 ASD。在椎间盘置换组里，313 例患者中有 31 例（9%）发生邻近节段退变，而在 595 例患者里仅有 7 例（1%）发生 ASD。该研究发现融合组和男性患者具有更高的 ASD 发生率。尽管该研究发现 ASD 与融合的关联度较椎间盘置换更高，但是这个联系却因患者年龄的影响而弱化。因此，该研究的作者认为仅有低级别的证据推荐使用椎间盘置换以减少 ASD 的发生[23]。

压也会降低。

患者俯卧于 Jackson 架上，胸部和髂嵴处衬托着支撑垫。按照常规进行无菌准备，患者铺巾时需要广泛显露体表，以确保术区和术中可能需要的 DRA 锚定可用。通常情况下，DRA 影像导引可为 5 个脊柱节段长度提供相当的精确度，而大于 5 个节段的结构可能需要重新进行 DRA 定位，以便进行术中影像导引。

手术步骤

为置入新的内固定器械，需使用定位工具确定目标节段，并选择直达椎弓根的路径。在皮肤上做一个 2~3 cm 切口，将 Jamshidi 穿刺针置于横突与椎弓根连接部，并沿导航轨迹在椎弓根内向前穿行；随后将一根导针置入穿刺针尖端以远，移除穿刺针。在使用逐级扩张套筒建立通道过程中，需要助手辅助确保导针不会移位或被带出。当周围软组织被推开后，出血也将会停止。最后放入合适尺寸的牵开器，通过导航来确认椎弓根螺钉轨迹是否良好。然后使用空心器械经导针在椎弓根上开口，移除导针并置入椎弓根螺钉。如前所述，刺激螺钉以确保没有椎弓根穿破。

如本节前面所述，可以通过椎板开窗术、椎间孔成形术、椎间盘摘除术或椎体间融合术进行额外的减压。部分作者建议在进行椎间盘摘除术或椎间融合术之前置入椎弓根螺钉，以免解剖结构破坏导致迷失方向。

使用 3D 导航技术微创置入皮质骨螺钉来治疗那些已经有钉棒内置物的腰椎相邻节段疾病是可行的。还有一种通过腰椎侧方入路单独行椎间融合来治疗近端节段疾病的替代方法[4]。这是一种创伤较小的后入路的替代方法，可应用于较轻的中央型腰椎管狭窄以及以下肢症状为主的轻中度椎间孔型腰椎管狭窄症患者。

并发症

在翻修手术中，必须特别注意导针固定，因为无意的移位或滑脱可能导致先前已经进行骨性减压的邻近节段硬膜撕裂或神经损伤。极少数情况下，导针可能在椎弓根或椎体内断裂。有报道提示，意外断裂的导针残留体内并未引起相关的不良反应[5]。术中转换为开放手术的原因包括出现无法通过牵开器通道充分显露和修复的硬膜撕裂，以及需要进一步探查的神经损伤和因椎弓根骨折需要比最初计划更大范围内固定的情况。

康复计划

术后，患者使用腰围使腰部得到支撑并获得舒适感。在患者出院前，让患者佩戴支具在站立位拍摄正侧位片。出现步态不稳或无力的患者，在出院前需要常规进行身体和职业康复治疗的评估。对于术前行动不便的患者，如果能够在护理人员或者家人的监护下早期活动或下地行走，就可以出院。

结果

通过微创方法翻修或者或延长腰椎融合节段，是希望能够将软组织和椎旁肌肉剥离减至最小，减少术后疼痛以及相应的麻醉镇痛药物的使用，早期活动 / 下地行走，缩短住院时间和减少与长时间住院相关的并发症[6~8]。

作者观点

在导航下通过微创入路进行翻修和延长失败的腰椎内固定并融合，能够在较小范围的组织剥离和牵开的情况下实现，同时可减轻术后疼痛，减少术后镇痛药物的使用，缩短住院时间，进而可以降低与长时间住院相关的并发症的发生率。然而，患者解剖多变，选择合适的患者是手术成功的关键。

尽管术中三维导航的成本较高，但其在确认精确的椎弓根螺钉置入位置方面已被证明是具有成本效益的。这种方法可以降低因螺钉位置不良而行翻修的相关医疗花费。

虽然微创方法具有相当大的优势，但肯定还有一些患者和某些特定情况需要通过传统的开放手术进行融合节段的翻修或延长。那些因显著的脊柱畸形需要进行矫正的病例，可能不适合通过微创方法处理。进行了全面影像学评估后内固定融合失败原因依然不明了的患者，可能需要采用开放手术探查，以评估是否存在骨折或内固定断裂等情况。

小结

既往已经行内固定治疗的患者，术中影像导航的应用为顺利进行微创入路下的腰椎内固定术后翻修和延长，以及症状性邻近节段退变减压提供了保障。

参考文献

1. Dea N, Fisher CG, Batke J, et al. Economic evaluation comparing intra-operative cone beam CT based navigation and conventional fluoroscopy for the placement of spinal pedicle screws: a patient-level data cost-effectiveness analysis. Spine J. 2016;16(1):23–31.
2. Xia XP, Chen HL, Cheng HB. Prevalence of adjacent segment degeneration after spine surgery: a systematic review and meta-analysis. Spine (Phila Pa 1976). 2013;38:597–608.
3. Wood M, Mannion R. A comparison of CT-based navigation techniques for minimally invasive lumbar pedicle screw placement. J Spinal Disord Tech. 2011;24:E1–E5.
4. Wang MY, Vasudevan R, Mindea SA. Minimally invasive lateral interbody fusion for the treatment of rostral adjacent-segment lumbar degenerative stenosis without supplemental pedicle screw fixation. J Neurosurg Spine. 2014;21:861–866.
5. Scheer JK, Harvey MJ, Dahdaleh NS, et al. K-wire fracture during minimally invasive transforaminal lumbar interbody fusion: report of six cases and recommendations for avoidance and management. Surg Neurol Int. 2014;5:S520–S522.
6. Khan NR, Clark AJ, Lee SL, et al. Surgical outcomes for minimally invasive vs open transforaminal lumbar interbody fusion: an updated systematic review and meta-analysis. Neurosurgery. 2015;77(6):847–874.
7. Seng C, Siddiqui MA, Wong KP, et al. Five-year outcomes of minimally invasive versus open transforaminal lumbar interbody fusion: a matched-pair comparison study. Spine (Phila Pa 1976). 2013;38:2049–2055.
8. versus open surgery techniques for lumbar spinal fusion in Italy and the United Kingdom. Value Health. 2015;18:810–816.
9. Sanborn MR, Thawani JP, Whitmore RG, et al. Cost-effectiveness of confirmatory techniques for the placement of lumbar pedicle screws. Neurosurg Focus. 2012;33:E12.

第 5 部分 腰骶交界区

腰骶交界部（L5-S1）的微创手术和融合

第 38 章

作者 Ajit Jada, Sertac Kirnaz, Mauricio J. Avila, Connor Berlin, Roger Härtl

译者 陈 哲 曹 鹏

随着脊柱外科技术的不断发展，脊柱外科已经更多地从开放性手术转向微创手术（MIS）。开放手术暴露导致出血增加、肌肉失神经支配、瘢痕组织形成增加和局部疼痛综合征等[1]。MIS 技术已经广泛应用于腰椎[1]，然而腰骶交界部（L5-S1）区域有特殊的挑战性，有时限制了 MIS 手术的应用。

L5-S1 的力学和承载特性不同于其他腰椎，而移行区椎体 C7-T1、T12-L1 和 L5-S1 都有其独特的特征、相关的病理学。例如，峡部裂性腰椎滑脱最常见于 L5-S1 水平。

L5-S1 融合有多种选择，外科医生面临的挑战不仅仅是进行手术，而是为特定患者选择最佳的手术方案。腰骶部 MIS 融合的技术包括腰椎前路椎体间融合术（ALIF）同时进行前路和/或后路固定、经椎间孔腰椎间融合术（TLIF）、轴向腰椎椎间融合（AxiaLIF）、斜向腰椎椎体间融合术（OLIF）和后路腰椎椎体间融合术（PLIF）等。每种技术都有其优点和禁忌证，但决定采用哪种融合最终取决于患者的临床和影像学特征。

L5-S1 的解剖

L5-S1 的复杂结构使得此水平的任何脊柱手术都具有挑战性。在决定采用前路或后路之前，应考虑到若干解剖学因素，如髂内动静脉、骶中动静脉、交感神经链、腰骶干、乙状结肠和直肠等，所有这些结构都直接位于骶骨上方。在确定手术入路前，应在术前影像学上评估这些结构[2]。

骶骨连接两个骨盆半部，具有独特的生物力学特征，使脊柱的轴向负荷传导至骨盆[3]。骶骨最大前后径在 S1 处，为 47~50 mm，S2 水平为 28~30 mm[2,4]。骶骨主要为松质骨，由 5 块椎骨融合而成，除骶骨翼和骶骨岬部外主要含有皮质骨。骶骨结构较差，使固定难度更大。该区域的固定可能导致假性关节炎或内固定失败，从而导致腰骶交界部比其他腰椎更难融合[5~7]。

与其他腰椎相比，L4-L5 和 L5-S1 的椎间盘高度相似；通常，L4-L5 椎间盘前部高度为 14 mm 而 L5-S1 为 13 mm，L4-L5 椎间盘后部高度为 5.5 mm 而 L5–S1 为 4.5 mm[8]。此外，L5–S1 椎板间隙宽度最大，平均为 31 mm（范围：21~40 mm）[9]。

最后，必须考虑脊柱弯曲的不同角度和平衡，因为恢复平衡可以进一步减轻术后疼痛，改善术后功能恢复[10,11]。

在不同的参数中，骨盆入射角是关系最密切的[10]。骨盆入射角是一个固定的解剖参数，定义为“经骶骨终板中点的终板垂线与这一点到股骨头中点连线的夹角”[10]。骨盆入射角是骶骨倾斜角和骨盆倾斜角的和[10,12]。这个参数与腰椎前凸和骨盆方向密切相关，因此是脊柱矢状面平衡的一个指标[12]。脊柱—骨盆平衡最重要的参数是腰椎前凸角与骨盆入射角的差应该在 10° 以内。脊柱外科医生在进行腰骶交界的手术时，应该恢复每个患者的正常骨盆入射角，以避免脊柱失平衡。Mehta 等[10]在一篇出色的综述中进一步说明了骨盆入射角的重要性。L5/S1 手术可以在必要时恢复患者的平衡，这应该始终作为一个考虑，因为有些方法对于脊柱平衡的恢复优于其他方法。

适应证

L5–S1 TLIF

Harms 和 Rolinger 于 1982 年首次描述了 TLIF[13]。目前，MIS–TLIF 已成为最常用的 MIS 融合手术之一[1]。

适应证包括[14~18]：

- 椎间盘退变性疾病（DDD）引起的顽固性腰痛。
- 症状性腰椎滑脱（Ⅰ、Ⅱ级）。
- 腰椎失败综合征。
- 假关节形成的手术治疗。
- 腰椎管狭窄伴不稳定。
- 椎间孔狭窄，需要切除小关节进行减压。
- 腰椎间盘突出复发或外侧型椎间盘突出，需要广泛切除小关节而导致脊柱不稳。

在 L5–S1，MIS–TLIF 手术几乎没有禁忌证，主要是骨盆入射角可能会使在 L5–S1 进行 MIS–TLIF 具有挑战性。骨盆入射角大使得将通道与 L5–S1 终板平行变得困难[1]。根据作者的经验，我们已经能够克服陡峭的角度，即使在骶骨倾斜角很大的情况下，也可以进行 MIS–TLIF 而不是切开 TLIF[1]。此外，如果患者有严重的骨质疏松，由于有内置物下沉的风险，放置椎体间移植骨块可能有困难或是不可能的[1,18]。在以前做过腰背手术的患者中，瘢痕组织可能是一个挑战，因此建议 L5–S1 手术应考虑通过前路进行。如果椎间隙塌陷明显，植骨块也可能无法置入椎间隙。最后，由于无法置入椎体间植骨移植物，高度腰椎滑脱是 MIS 或开放性 TLIF 的另一个禁忌证（图 38.1）。

L5–S1 ALIF

1932 年，Capener 首次描述用 ALIF 手术治疗腰椎滑脱[19]；1991 年，Obenchain 开始开展 MIS–ALIF 手术[20]。

由于 L5–S1 的动力学和解剖结构比较特殊，ALIF 是一种比较重要的手术。下腰椎约占腰椎前凸的 60%，矢状面不平衡是治疗退变性下腰椎疾病时需要考虑的主要因素[21]。ALIF 手术能够最大限度地恢复腰椎前凸。最后，由于这种方法可以充分显露椎间隙，因此可以进行更完整的椎间盘切除[22]。

适应证包括[23]：

- 症状性退变性腰椎滑脱（I 级和 II 级）引起的顽固性腰痛。
- 腰椎失败综合征。
- 脊柱感染，脊柱椎间盘炎。
- 椎板切除术后脊柱后凸的手术治疗。
- 假关节形成的手术治疗。

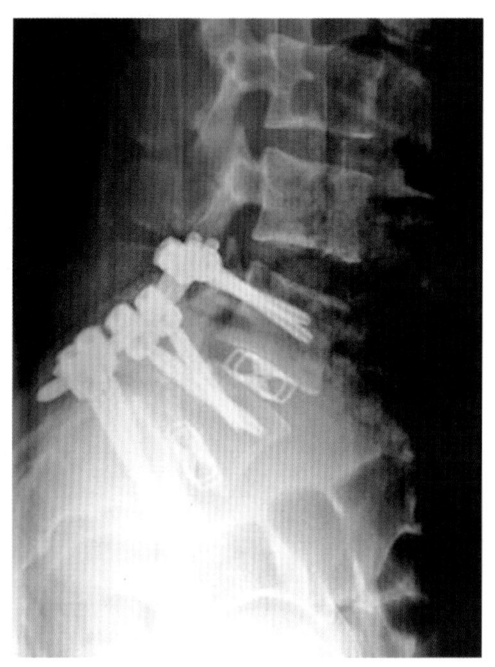

图 38.1　腰椎侧位 X 线片显示 L4–5、L5–S1 两节段 TLIF

- 椎间盘切除术后椎间隙塌陷伴神经孔狭窄。

禁忌证[23,24]包括骶骨倾斜角陡峭（图 38.2）、伴有骶骨重建的严重腰骶椎滑脱、既往腹部和/或妇科手术史、严重骨质疏松和病理性肥胖。

L5–S1 AxiaLIF

AxiaLIF 最初由 Cragg 等[25]提出，尚未得到广泛接受。这种手术采用了不同的解剖通道(骶前间隙)，主要优点是能够保留脊柱周围的背侧肌肉组织和韧带，从而在手术创伤较轻的情况下获得更强的结构[25~27]。在手术过程中，于椎间盘中部切除椎间盘，保留纤维环和前纵韧带，也可通过韧带张力对神经间接减压[28,29]。

适应证包括[30]：

- 单节段固定治疗 DDD 伴顽固性疼痛[31]。
  - 如果恢复椎间盘高度、矫正前凸、椎间孔减压或恢复脊柱 – 骨盆平衡不是手术的重要目标。
- 翻修手术（假关节形成）。

禁忌证包括[32]：

- 既往骨盆或腹膜后手术。
- S1 前异常中线血管。
- 骶骨发育不全。
- 骶骨高前凸。
- Ⅱ级及以上腰椎滑脱。
- 严重骨质疏松。

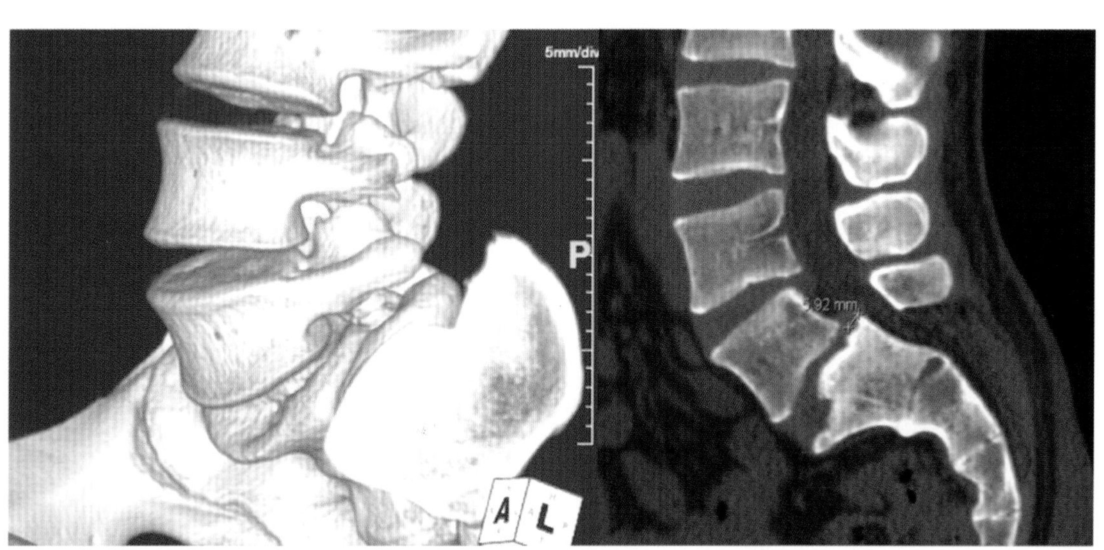

图 38.2　MRI 显示骶骨倾角不适合在 L5–S1 处进行 ALIF 手术。陡峭的骶骨倾斜角将使外科医生很难在 L5–S1 置入椎体间移植骨块。本例进行了 TLIF 手术

AxiaLIF 的翻修可能比较困难。我们已经发表了我们进行翻修手术的经验[33]，翻修手术技术将在本章中“AxiaLIF 的并发症”中进行阐述。此外，据报道，AxiaLF 的融合率普遍较低，我们的系列证实了这些发现[31]，这将在下面的“患者疗效”部分进一步讨论。

由于这个原因以及可能的并发症，如血管和肠损伤，此种手术目前还没有广泛开展。

L5–S1 OLIF

Mayer 于 1997 年首次描述了斜向腰椎椎间融合[34]。Silvestre 等对其进行了改良[35]，使该技术在腰椎融合中发挥了新的作用。然而，由于髂血管和髂翼的存在，显露 L5–S1 椎间盘可能受到限制[35]。

OLIF 的适应证为[35,36]：

- DDD 致顽固性腰痛。
- 腰椎失败综合征。
- 症状性腰椎滑脱 I 级。
- 单侧或双侧椎间孔狭窄。
- 既往固定的翻修手术。
- 假关节形成。

禁忌证包括[32,35]：

- Ⅱ级及以上腰椎滑脱。
- 以前做过前路手术。
- 严重骨质疏松。
- 骶骨发育不全。
- 骶骨高前凸。

L5–S1 PLIF

PLIF 最早于 1940 年由 Cloward 首次描述[14]，Lin[37] 对其进行改良后开始流行。此后，PLIF 被广泛用于治疗不同的腰椎疾病。与 TLIF PLIF 相比，一个优点是可以对腰椎滑脱进行复位。

适应证包括[1,38]：

- DDD 致顽固性腰痛。
- 腰椎失败综合征。
- 腰椎管狭窄伴不稳定。
- 症状性 I 度或Ⅱ度腰椎滑脱，需要双侧直接减压。
- 假关节形成再手术。
- 腰椎间盘突出复发伴腰痛或神经根病。
- 双侧椎间孔狭窄需要双侧开放减压。

禁忌证包括[38]：

- 硬膜外瘢痕形成。
- 不能复位的高度脊椎滑脱。
- 连体神经根。
- 椎间隙严重塌陷。
- 严重骨质疏松。

MIS 技术

ALIF

患者应在手术前 24 小时进行肠道准备。ALIF 的入路通常由血管外科医师来完成。

体位

患者仰卧，取“达·芬奇”体位，腰椎过伸。所有受压点都应充分，垫护。外科医生站立在患者双腿之间，因为这个位置视线与 L5–S1 平行，可以直视椎间隙。在侧位透视下，用镊子和棉签确定皮肤和椎间盘之间的工作径路。

手术入路

最好是在手术径路的中线上做 4~5 cm 水平的皮肤切口。对于肥胖患者，也可做旁正中皮肤切口。L5–S1 椎前间隙可以通过腹膜后入路到达，最好从右侧。

分离皮下组织后，打开腹直肌筋膜，显露腹膜，此时应注意保护腹壁血管。随后，用拭子和牵开器将腹膜囊和输尿管从右侧髂总动脉推向内侧，确认腰大肌。需要保护隐藏在脂肪组织中的腹上神经丛，并将其钝性推过中线。用血管夹分离骶部血管。在髂血管下方放置带两个侧方牵开叶片的软组织牵开器，到达 L5–S1 椎间隙。此时，应充分暴露 L5/S1 的前表面。然后打开椎间隙，切除椎间盘，清理终板。根据融合手术的适应证，此时可进行椎间盘置换或置入椎间融合器。

在闭合腹直肌鞘前，应该把椎体前组织、腹膜和输尿管归位。冲洗后，使用可吸收线缝合皮下，间隔缝合皮肤[23,39]。

AxiaLIF

体位

患者应在手术前 24 小时进行肠道准备。术前使用抗生素（头孢菌素和甲硝唑）。患者俯卧于 Jackson 或其他可透视手术台上，在臀下放垫枕或用吊索附件来提升臀部（这样可以通过骶前进行分离）。压力点应衬垫好。需要进行前后位和侧位透视。可将一根 20F 导管插入直肠并注入 10 mL 空气，以便在透视下更好地显示。肛门、骶尾部、尾骨旁、腰椎和肛周区域按照标准无菌方法进行消毒和铺巾。肛门应该用阻塞性覆盖物隔离，与尾骨旁区分开。

手术入路

在尾骨切迹的左侧或右侧 2 cm 处做长 2 cm 的横切口，切开皮肤和筋膜，用手指钝性分离，以确保筋膜充分打开。到达骶前间隙后，在透视下插入探针，于骶前平面直至骶骨前表面达到 S1–2。

此时，应进行正侧位透视，以规划导针的径路，确保其随后将通过椎间盘中央。然后将导针插入 S1 椎体，直至 L5–S1 椎间隙。在确定位置合适后，采用系列软组织扩张器扩张 10 mm 的工作空间。固定导针后，将一个 9 mm 的钻头钻入 L5–S1 椎间隙，创建置入融合器的骨性通道。钻孔时可以收集骨块。此时，外科医生使用专为经骶入路设计的特定工具进行椎间盘切除，所有这些都需要通过透视检查进行确认。椎间盘切除后，椎间隙充填植骨块（包括钻孔自体骨、髂嵴、脱钙骨基质等）。

随后，用一个 7.5 mm 的钻头穿过工作空间进入 L5 椎体而不破坏 L4–L5 椎间隙。然后放置最后一根导针并拆下通道。通过这根导针，用 T 型手柄轻轻引入轴向杆并固定。当杆固定且位置正确时，可以移除导针并关闭尾骨旁切口[26,40~43]。

OLIF

参见第 27 章。

TLIF

参见第 24 章。

PLIF

参见第 24 章。

并发症

ALIF 的并发症

膀胱内括约肌由位于腹膜后间隙的上腹下、上神经丛支配，并跨过腰骶交界处。采用前方入路到 L5–S1 可能会损伤此神经丛，男性患者可能发生逆行射精，据报道发生率为 1%[31,33]。在暴露过程中，可能会撕裂位于 L4–L5 和 L5–S1 前面的髂血管。由于左髂总静脉位于背侧，在 ALIF 暴露时最容易受到损伤。髂动脉 / 下腔静脉的栓塞、破裂可导致患者病残或死亡[44]。腹壁肌肉无力或腹壁疝也与此技术相关[17]。

PLIF 的并发症

由于手术中需要牵开硬膜，可能损伤脊髓，特别是圆锥，因此 PLIF 只能在 L3–S1 水平进行[45]。术后也可能发生硬膜外出血、硬膜外瘢痕形成和蛛网膜炎。此外，由于从双侧置入 cage

需要牵拉神经，也增加了神经根损伤的风险。

TLIF 的并发症

MIS-TLIF 手术可减少传统开放 TLIF 的一些并发症，如组织损伤、失血量多、延长住院时间和恢复时间等[46]。但是，MIS-TLIF 可能会出现硬膜撕裂伴脑脊液漏，不能一次用缝线修补，需要用硬膜封闭剂二次封闭。此外，与开放 TLIF 相比，MIS-TLIF 的学习曲线更陡，尚未熟练掌握此技术的外科医生可能出现减压不充分。除了常见的术后早期并发症外，还存在术后晚期并发症的风险，如假性关节炎和内置物失败，这些并发症也可能发生在开放性或 MIS-TLIF 手术中[1]。

AxiaLIF 的并发症

AxiaLIF（不包括假关节）的并发症发生率为 12.9%[27]。AxiaLIF 术后感染的发生率为 5.4%（范围：2.5%~9.66%），14% 的患者需要额外的手术，假关节发生率为 6.9%[27]。较为罕见的并发症有术后神经根症状、AxiaLIF 系统断裂、腹膜后血肿 / 血管损伤[27]。在一项包括 700 例 AxiaLIF 患者的研究中，仅有 1 例肠穿孔[27]。

在一项回顾性研究中，Lindley 等[47]报道了其他并发症及其发生率，如直肠穿孔（2.9%）、盆腔血肿（2.9%）和骶骨骨折（2.9%）等[47]。尽管与下腹壁丛损伤相关的性功能障碍是 ALIF 已知的并发症，但没有被报告为 AxiaLIF 的并发症。过度后向的轨迹可能穿透椎体后方皮质，对神经结构造成损伤[40,43]。

我们的病例系列描述了 AxiaLIF 的翻修手术[33]，详细说明了此类手术的步骤。用于取出 AxiaLIF 的患者体位与置入时采用的体位相同。打开原来的皮肤切口，用闭合的夹钳钝性穿过盆底肌肉，小心地进入骶前间隙，并通过示指分离形成一个工作通道。在透视引导下，顺着覆盖骶骨的骶前筋膜小心向前置入一根钝头导针。由于骨的过度生长，当导针到达 AxiaLIF 内置物的螺钉头时，金属—金属接触可能不明显。正侧位透视确认钝头导针精确地定位于 AxiaLIF 螺钉头中心，用锤子将导丝（直径 3.2 mm）打入 AxiaLIF 核心。确认正确插入导丝后，撤回钝头导针，将导丝留在原位。在用一系列钝性扩张器扩张后，将一根斜面的交换套管作为工作套管放置到位，并通过钢丝（直径 1.4 mm）固定于骶骨。制造商提供了两种主要的杆拔除工具：AxiaLIF 拔除工具和取出膨胀六角组件。使用拔除工具的目的是与螺纹匹配结合，但在我们的经验中，由于局部骨长入以及拔除工具和 AxiaLIF 不能完全对准，阻碍了拔除工具与 AxiaLIF 的结合。膨胀六角装置使用锤子向前敲击，到位后可扩大，在我们的经验，这个工具允许安全和有效地取出 AxiaLIF。由于膨胀装置的后续使用可能会使螺纹变形，因此最好先用拔出工具初步尝试拔出。在伤口闭合之前，使用 30° 角内镜检查工作通道和邻近肠道，以确定是否有肠道损伤。

OLIF 的并发症

Silvestre 等[35]报告了 179 例 OLIF 术后并发症。最常见的并发症是切口疼痛（2.2%）和交感神经链损伤引起的下肢症状（1.7%）。尽管腹壁疝和逆行射精是 ALIF 的并发症，但不太可能是 OLIF 的并发症。因为采用侧方入路的 OLIF 与腹外斜肌的肌纤维平行，发生腹壁疝的风险较低。将交感神经链向前牵开拉降低了发生逆行射精的风险。观察到的其他并发症包括髂静脉和髂腰静脉裂伤、腹膜裂伤、假膜性结肠炎、肠梗阻、症状性假关节形成、下肢周围缺血、同侧短暂性腰大肌麻痹和腹股沟麻木以及神经功能缺损等[35,48]。

临床病例

病例 1：全导航的 MIS-TLIF

患者为 76 岁男性，多年来一直有中重度右侧腰腿痛，非手术治疗失败。

MRI（图 38.3，图 38.4）显示右侧 L5-S1 椎间孔狭窄、L5-S1 中央椎管狭窄、L5 椎体Ⅱ度滑脱，腰椎前凸充分而没有矢状位不平衡。考虑到保守治疗失败、持续的腰痛，以及 L5 皮节分布区的神经根疼痛，决定从右侧进行 L5-S1 TLIF。由于腰椎滑脱，ALIF 需要额外的后路固定，所以曾考虑 ALIF 但没有采用。考虑到他的年龄，单纯后路入路直接减压和稳定是比较好的选择（图 38.5）。

作者使用导航进行 MIS-TLIF 手术。图 38.6 显示患者在 AIRO 术中 CT 扫描仪中的体位。图 38.7 是术中导航的屏幕截图，显示椎弓根螺钉的位置。

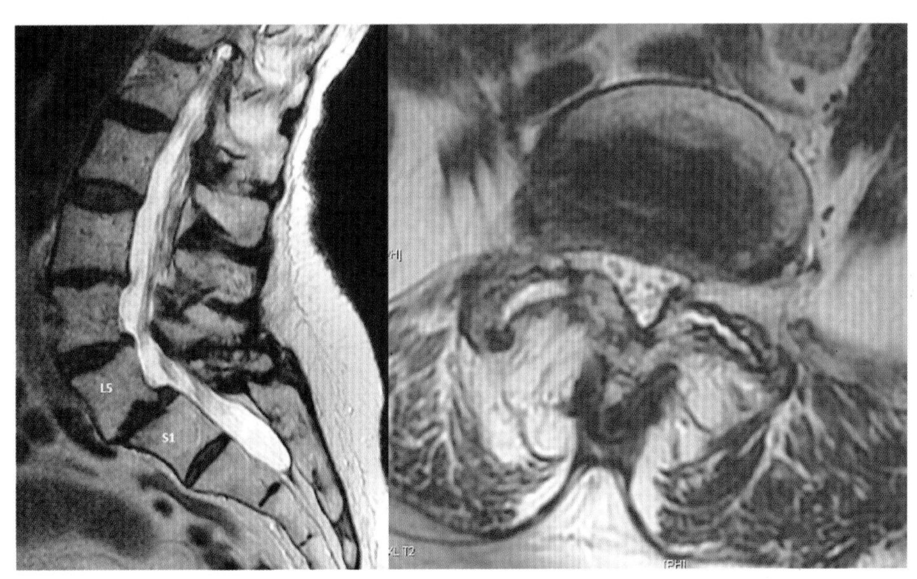

图 38.3 术前 MRI 显示腰骶中央椎管和椎间孔狭窄，L5-S1 Ⅱ度滑脱

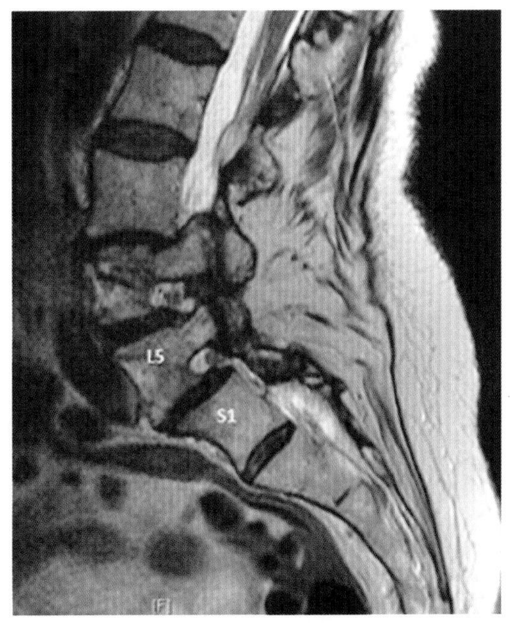

图 38.4 矢状位 T2WI 显示 L5 椎间孔狭窄

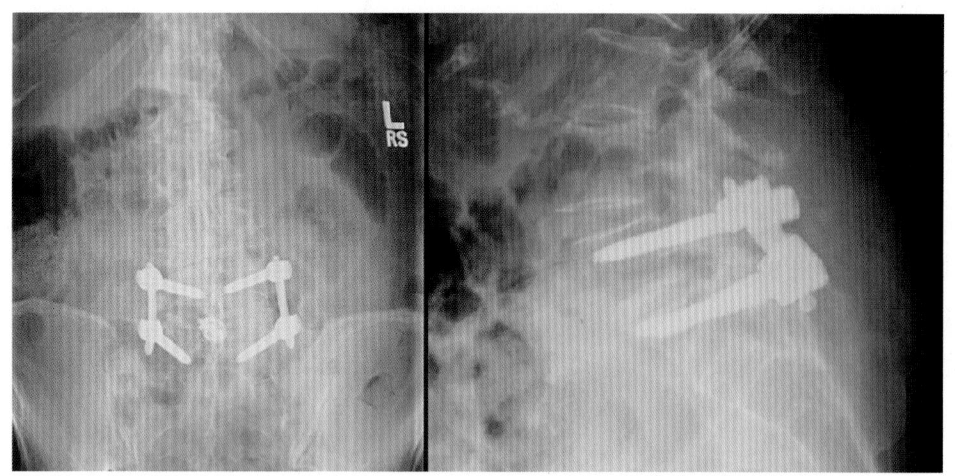

图 38.5　术后腰骶椎 X 线片显示最佳 TLIF 和整个固定结构的最佳位置

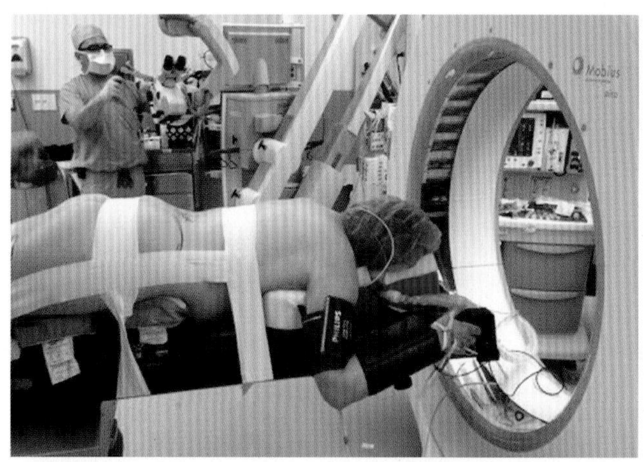

图 38.6　患者体位。患者的手臂屈曲 90°，便于扫描

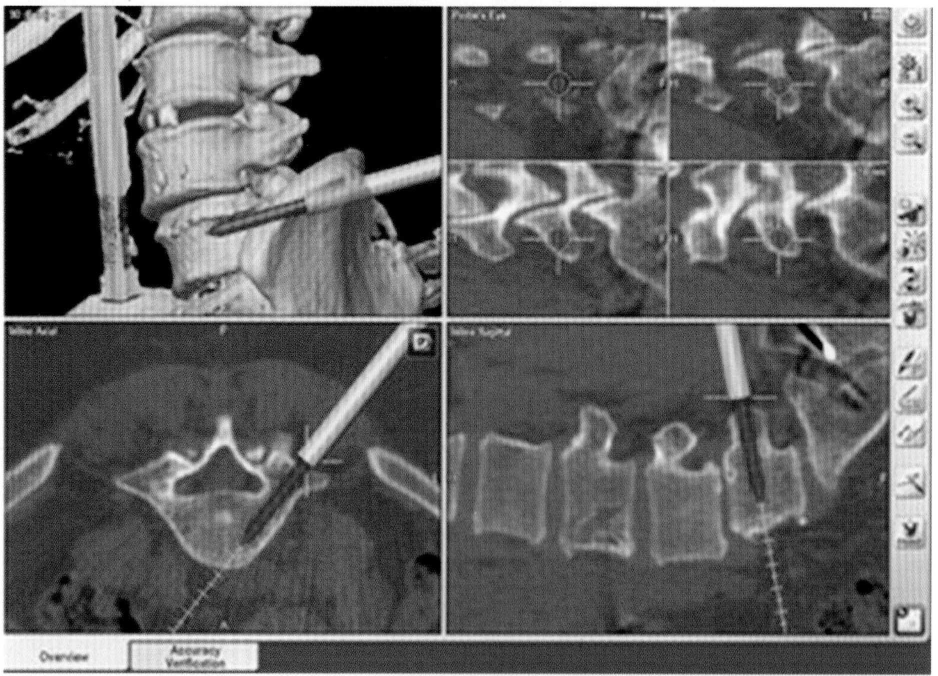

图 38.7　导航显示了 L5 椎弓根螺钉的位置，在螺钉置入前可以进行长度和轨迹的规划

病例 2：开放手术治疗重度腰椎滑脱

MIS 用于治疗 L5–S1 重度腰椎滑脱（Meyerding Ⅲ或Ⅳ度）或腰椎完全滑脱具有挑战性。在此种情况下，开放手术更可取，因其可以直视神经结构，牵开硬膜囊。对此类患者，作者通常采用 Bohlman 手术[49]。

患者为 49 岁男性，表现为多年严重的双侧 L5 神经根病。他接受了长时间的物理治疗，也接受了硬膜外和椎间孔类固醇注射，但疼痛缓解不明显。患者将疼痛描述为从腰部放射到双侧足部的射击样疼痛。神经系统其他方面完好。

图 38.8 是患者的 MRI，显示伴双侧 L5 椎间孔压迫的Ⅳ度腰椎滑脱。图 38.9 显示双侧 L5 峡部缺损。对此患者不建议做微创手术。资深作者采用了开放显微辅助 L4–S1 椎板切除术、双侧 L5 椎间孔切开术、L4–L5 PLIF、L5–S1 后外侧融合术，并在 L5 和 S1 之间置入椎体间融合器进行治疗。手术全部采用术中 3D 维导航，无须透视。最终结构见图 38.10。

患者术后恢复良好，术前症状消失，术后第 5 天出院回家。

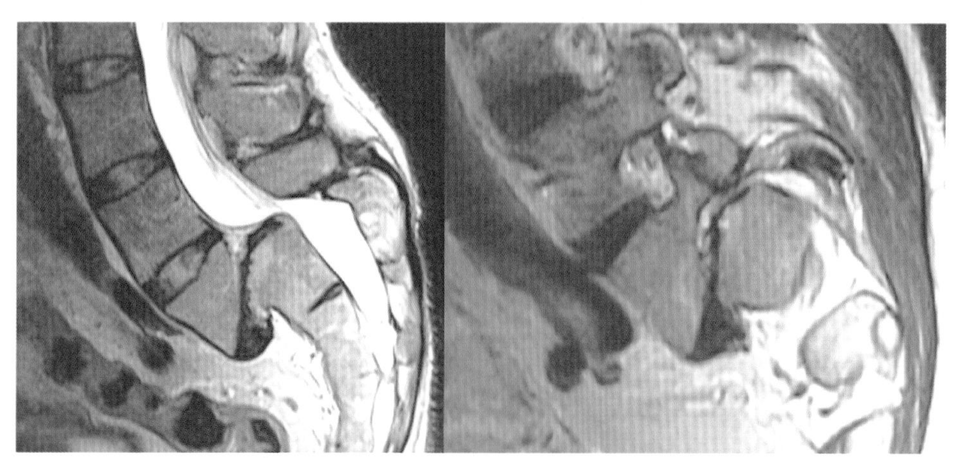

图 38.8 T2WI 显示Ⅳ度腰椎滑脱和严重的 L5 椎间孔压迫

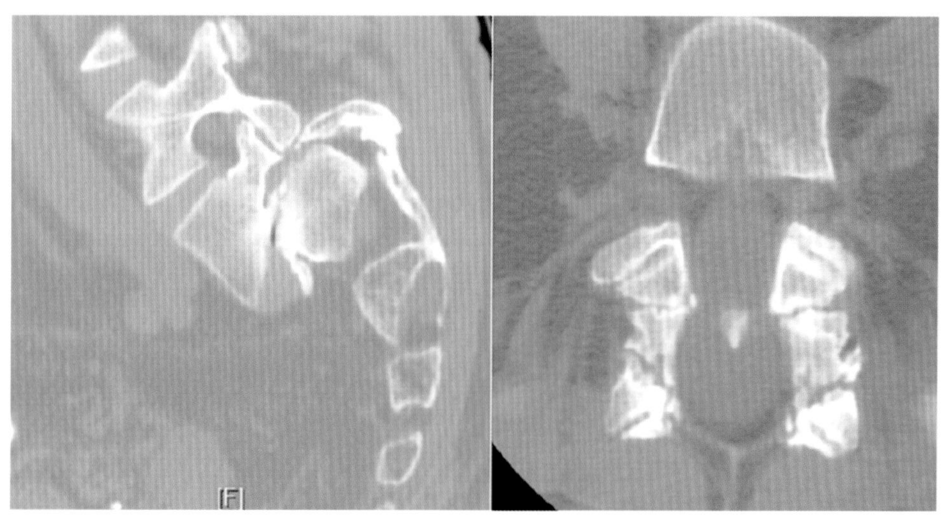

图 38.9 腰椎矢状位和轴位 CT 显示 L5 两侧峡部缺损

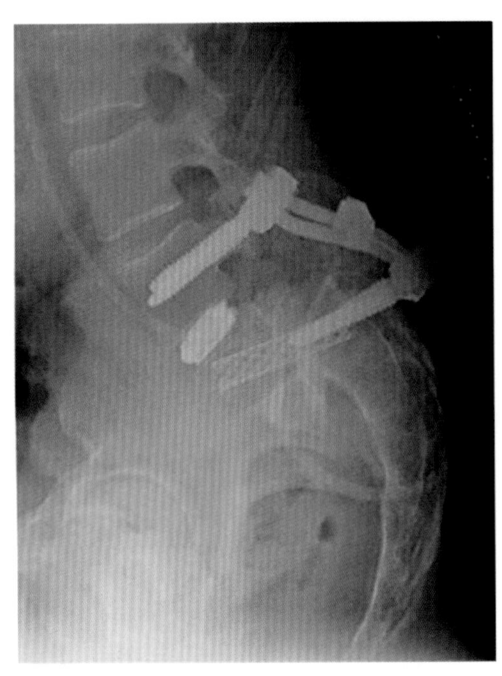

图 38.10 术后侧位 X 线片显示 L4–L5 TLIF、L4–S1 后外侧融合以及 L5–S1 椎体间融合器

患者的疗效

腰椎椎体间融合的临床和融合效果良好[50]，特别是 PLIF 和 TLIF 的融合率为 74%~94%[51,52]，75%~90% 的病例结果为优良[51]。

Wu 等[52]在最近的一项回顾性研究中比较了开放和 MIS–TLIF，发现 MIS–TLIF 组的融合率为 94.8%，而开放组为 90.9%。

因此，有报道显示，MIS–TLIF 的融合率与标准开放技术相当（如果不是更好的话），但患者的疗效更好。

对于 AxiaLIF，最近的系统回顾研究包括 700 余例患者，发现融合率在 93% 以上[27]。然而，这些结果主要基于回顾性研究，其证据级别有限。在我们的研究中，发现 L5–S1 AxiaLIF 的融合率为 71.9%（单节段 AxiaLIF 为 80.8%，双节段 AxiaLIF 为 33.3%；$P < 0.05$），但是在双节段 AxiaLIF 中，L4–5 均未融合[45]。

ALIF 也显示了较高的融合率。Flouzat-Lachaniette 等[53]研究显示，成人退变性脊柱侧凸患者的融合率为 98%。尽管如此，Phan 等[54]研究显示，ALIF 的融合率为 89%，而 TLIF 的融合率为 92%，差异没有统计学意义，两者临床结果相似。

作者观点

作者认为，需要根据患者的具体情况对 L5–S1 的每一个融合相关因素进行调整。例如，如果一个年轻男性需要行 L5–S1 融合，作者将权衡逆行射精作为该患者的并发症，与疼痛和肌肉剥离较多的后路手术的风险—收益比。然而，有腰椎后路手术史和椎管和 / 或椎间孔狭窄的年轻女性，可能会从 ALIF 椎管间接减压中获益更多。L5–S1 前路手术将可以获得最大限度的腰椎前凸。ALIF 可以间接减压椎间孔，融合率高，对于没有腰椎峡部裂或腰椎滑脱和后方结构完整的患者可以作为一个独立的手术。如果 L5–S1 需要直接减压，作者更倾向于进行后路 MIS–TLIF，因其融合率高、并发症少[52]。资深作者进行了回顾性评价，发现 MIS–TLIF 术后椎间孔高度显著增加，神经和生活质量评估结果显著改善[1,52]。同样，这也是作者的偏好，因为可以直接对单侧椎间孔进行减压。

与 TLIF 相反，PLIF 使外科医生能够对 L5–S1 椎体滑脱进行复位。因为从双侧置入椎体间融合器，其融合面积比 TLIF 更大。同时，PLIF 可以对双侧椎间孔进行直接减压。

作者发现，AxiaLIF 的融合和疼痛缓解效果不佳，不能提供长期的前路支撑[42]。这一技术已经不再那么受欢迎了。在最近的荟萃分析中，Schroeder 等[27]发现，在 AxiaLIF 前瞻性研究中，并发症的发生率明显高于回顾性分析。非公司赞助和公司赞助的研究的并发症和假关节的发生率是不同的（分别为 17.7% 和 12.4%，16.4% 和 5.4%）[27]。最后，作者披露他们对 OLIF 手术没有多少经验。初步数据看起来很有希望，但需要前瞻性研究来评估该手术的安全性和有效性。

小结与要点

每个患者都需要个性化的治疗方案。尤其是在 L5–S1。外科医生必须牢记这个节段对维持脊柱—骨盆平衡很重要。手术入路的选择应考虑椎间盘高度和 / 或腰椎前凸的恢复对手术的长期成功是否重要。各种处理方案的优缺点见表 38.1。总之，对于在 L5–S1 退变且需要融合的患者：

- ALIF 可以提供 L5–S1 水平最大的前凸，推荐用于 L5–S1 前路手术，通常需要血管外科医生协助暴露。
- 如果患者有双侧下肢症状，需要恢复椎间盘高度，则首选 ALIF 或 PLIF。ALIF 可以最大限度地恢复椎间隙高度和间接减压。PLIF 可以直视神经根，进行直接减压。
- PLIF 可以潜在地对滑脱进行复位。
- 对于有单侧症状、恢复矢状面平衡不是手术主要目的的患者，TLIF 是作者首选的 L5–S1 后路手术。
- 目前，对于 AxiaLIF 仍有争议，作者不建议使用。
- OLIF 是很有希望的新手术。
- 对于有症状的Ⅲ、Ⅳ度滑脱或腰椎完全滑脱，作者建议采用切开手术，Bohlman 技术可以作为一个选择。
- 神经导航可为上述所有手术带来多种好处——最重要的是，提高准确性和减少对外科医生和手术团队的辐射。借助更先进的导航功能，多数情况下可以完全不需要术中透视。

表 38.1 L5–S1 融合选项：优点和缺点 [1,17,35,51,55–58]

技术	优点	缺点
MIS-TLIF	• 软组织损伤，局部失神经支配和椎旁肌萎缩的风险低 • 术中并发症的风险低，如硬膜撕裂、血管损伤、内置物位置错误 • 融合率高 • 恢复工作快 • 外观满意 • 采用通道有优势，特别是对于肥胖患者 • 术后感染率低	• 学习曲线陡峭 • 对侧神经减压具有挑战性 • 增加透视时间（除非使用导航） • 硬膜撕裂直接修补困难
ALIF	• 入路相关的肌肉和肌腱损伤减少 • 恢复前凸最好 • 容易显露椎间隙 • 术后感染率低 • 没有硬膜外瘢痕形成	• 对于以前接受过腹腔或腹膜后手术、放疗等的患者有限制 • 有伤髂血管、输尿管、肠道或发生逆行射精的风险 • 病理性肥胖患者可能不适合 • 对于峡部裂患者，可能需要额外的后路器械
OLIF	• 入路在腰大肌之前，避免损伤腰大肌、股神经和腰丛神经 • 损伤腹膜、输尿管或大血管的风险低 • 保留交感神经——减少逆行性射精的风险 • 降低发生腹壁疝的风险 • 通过一个 4 cm 切口，最多可以到达 3 个椎间隙 • 神经监护非必需	• 髂腰静脉损伤风险，如果患者患有主动脉分叉较高，则入路较难 • 髂翼会影响 L5-S1 的显露，需要分离并牵开相关血管 • 从腹膜后显露 L5-S1 在技术上很复杂，对 L5-S1 可能需要经腹膜入路 • 对峡部裂患者，可能需要额外的后路器械

续 表

AxiaLIF	● 保留脊柱支撑结构，包括脊柱旁肌肉、骨骼和小关节 ● 经皮手术 ● 保留椎间盘纤维环 ● 与其他 L5–S1 融合术相比，恢复期短，术后疼痛减轻	● 肠道和血管损伤风险 ● 不适合曾接受肠道手术、骨盆放疗，或有感染、憩室炎的患者 ● 与其他 L5-S1 融合技术相比，融合率更低 ● 可能需要椎弓根螺钉或经关节突螺钉固定 ● 恢复腰椎前凸有限 ● 不能进行直接减压
MIS PLIF	● 单一体位减压 ● 双侧置入融合器，融合面积更大 ● 恢复前凸满意 ● 融合率高 ● 双侧椎间孔减压满意 ● 可进行滑脱复位	● 椎旁肌和软组织损伤风险增大 ● 神经损伤风险增大 ● 需要切除更多的骨和韧带结构 ● 由于双侧融合器置入需要牵拉神经，仅限于 L3–S1 ● 硬膜撕裂时进行直接修补困难。

ALIF，腰椎前路椎体间融合；AxiaLIF，轴向腰椎椎体间融合；MIS，微创手术；OLIF，斜向腰椎椎体间融合；PLIF，腰椎后路椎体间融合；TLIF，经椎间孔腰椎椎体间融合

参考文献

1. Lam K, Terenowski L. Mini-open and percutaneous pedicle instrumentation and fusion. In: Härtl R, Korge A, eds. Minimally Invasive Spine Surgery: Techniques, Evidence, and Controversies. New York, NY: Thieme Medical Publishers; 2012:331–354.
2. Moshirfar A, Rand FF, Sponseller PD, et al. Pelvic fixation in spine surgery: historical overview, indications, biomechanical relevance, and current techniques. J Bone Joint Surg Am. 2005;87(suppl 2):89–106.
3. Youmans J, Winn H. Youmans Neurological Surgery. Philadelphia, PA: Elsevier Saunders; 2011.
4. Asher MA, Strippgen WE. Anthropometric studies of the human sacrum relating to dorsal transsacral implant designs: clinical orthopaedics and related research. Clin Orthop Relat Res. 1986;203:58–62.
5. Balderston RA, Winter RB, Moe JH, et al. Fusion to the sacrum for nonparalytic scoliosis in the adult. Spine. 1986;11(8):824–829.
6. Ebraheim N, Sabry FF, Nadim Y, et al. Internal architecture of the sacrum in the elderly: an anatomic and radiographic study. Spine. 2000;25(3):292–297.
7. Peretz AM, Hipp JA, Heggeness MH. The internal bony architecture of the sacrum. Spine. 1998;23(9):971–974.
8. Tibrewal SB, Pearcy MJ. Lumbar intervertebral disc heights in normal subjects and patients with disc herniation. Spine. 1985;10(5):452–454.
9. Ebraheim NA, Miller RM, Xu R, et al. The location of the intervertebral lumbar disc on the posterior aspect of the spine. Surg Neurol. 1997;48(3):232–236.
10. Mehta VA, Amin A, Omeis I, et al. Implications of spinopelvic alignment for the spine surgeon. Neurosurgery. 2015;76(suppl 1):S42–S56; discussion S56.
11. Glassman SD, Bridwell K, Dimar JR, et al. The impact of positive sagittal balance in adult spinal deformity. Spine. 2005;30(18):2024–2029.
12. Legaye J, Duval-Beaupere G, Hecquet J, et al. Pelvic incidence: a fundamental pelvic parameter for three-dimensional regulation of spinal sagittal curves. Eur Spine J. 1998;7(2):99–103.
13. Harms J, Rolinger H. A one-stager procedure in operative treatment of spondylolistheses: dorsal traction-reposition and anterior fusion [Author's translation, In German]. Zeitschrift fur Orthopadie und ihre Grenzgebiete. 1982;120(3):343–347.
14. Cloward RB. The treatment of ruptured lumbar intervertebral discs by vertebral body fusion, Part I: indications, operative technique, after care. J Neurosurg. 1953;10(2):154–168.
15. Collis JS. Total disc replacement: a modified posterior lumbar interbody fusion: report of 750 cases. Clin Orthop Relat Res. 1985;193:64–67.
16. Lin PM. Posterior lumbar interbody fusion technique: complications and pitfalls. Clin Orthop Relat Res. 1985(193):90–102.
17. Mummaneni PV, Haid RW, Rodts GE. Lumbar interbody fusion: state-of-the-art technical advances: invited submission from the Joint Section Meeting on Disorders of the Spine and Peripheral Nerves, March 2004. J Neurosurg Spine. 2004;1(1):24–30.

18. Tumialan LM, Mummaneni PV, Rodts GE. Transforaminal posterior lumbar interbody fusion. In: Connolly ES, McKhann GM, Huang J, et al, eds. Fundamentals of Operative Techniques in Neurosurgery. 2nd ed. New York, NY: Thieme Medical Publishers; 2010:538–542.
19. Capener N. Spondylolisthesis. Br J Surg. 1932;19(75):374–386.
20. Obenchain TG. Laparoscopic lumbar discectomy: case report. J Laparoendosc Surg. 1991;1(3):145–149.
21. Jang JS, Lee SH, Min JH, et al. Surgical treatment of failed back surgery syndrome due to sagittal imbalance. Spine. 2007;32(26):3081–3087.
22. Shen FH, Samartzis D, Khanna AJ, et al. Minimally invasive techniques for lumbar interbody fusions. Orthop Clin North Am. 2007;38(3):373–386; abstract vi.
23. Korge A, Mayer HM. Minimally invasive anterior midline approach to the lumbar spine and lumbosacral junction. In: Härtl R, Korge A, eds. Minimmaly Invasive Spine Surgery-Techniques, Evidence and Controversies. New York, NY: Thieme Medical Publishers; 2012:393–412.
24. Kim SY, Maeng DH, Lee SH, et al. Anterior lumbar interbody fusion for lumbosacral junction in steep sacral slope. J Spinal Disord Tech. 2008;21(1):33–38.
25. Cragg A, Carl A, Casteneda F, et al. New percutaneous access method for minimally invasive anterior lumbosacral surgery. J Spinal Disord Tech. 2004;17(1):21–28.
26. Marotta N, Cosar M, Pimenta L, et al. A novel minimally invasive presacral approach and instrumentation technique for anterior L5-S1 intervertebral discectomy and fusion: technical description and case presentations. Neurosurg Focus. 2006;20(1):E9
27. Schroeder GD, Kepler CK, Vaccaro AR, et al. Axial interbody arthrodesis of the L5-S1 segment: a systematic review of the literature. J Neurosurg Spine. 2015;23(3):314–319.
28. Akesen B, Wu C, Mehbod AA, et al. Biomechanical evaluation of paracoccygeal transsacral fixation. J Spinal Disord Tech. 2008;21(1):39–44.
29. Ledet EH, Carl AL, Cragg A. Novel lumbosacral axial fixation techniques. Expert Rev Med Devices. 2006;3(3):327–334.
30. Tobler WD, Gerszten PC, Bradley WD, et al. Minimally invasive axial presacral L5-S1 interbody fusion: two-year clinical and radiographic outcomes. Spine. 2011;36(20):E1296–E1301.
31. Tiusanen H, Seitsalo S, Osterman K, et al. Retrograde ejaculation after anterior interbody lumbar fusion. European Spine J. 1995;4(6):339–342.
32. Sato J, Ohtori S, Orita S, et al. Radiographic evaluation of indirect decompression of mini-open anterior retroperitoneal lumbar interbody fusion: oblique lateral interbody fusion for degenerated lumbar spondylolisthesis. Eur Spine J. 2015:1–8.
33. Sasso RC, Kenneth Burkus J, LeHuec JC. Retrograde ejaculation after anterior lumbar interbody fusion: transperitoneal versus retroperitoneal exposure. Spine. 2003;28(10):1023–1026.
34. Mayer HM. A new microsurgical technique for minimally invasive anterior lumbar interbody fusion. Spine. 1997;22(6):691–699; discussion 700.
35. Silvestre C, Mac-Thiong JM, Hilmi R, et al. Complications and morbidities of mini-open anterior retroperitoneal lumbar interbody fusion: oblique lumbar interbody fusion in 179 patients. Asian Spine J. 2012;6(2):89–97.
36. Kanno K, Ohtori S, Orita S, et al. Miniopen oblique lateral L5-S1 interbody fusion: a report of 2 cases. Case Rep Orthop. 2014;2014:603531.
37. Lin PM. A technical modification of Cloward's posterior lumbar interbody fusion. Neurosurgery. 1977;1(2):118–124.
38. DiPaola CP, Molinari RW. Posterior lumbar interbody fusion. J Am Acad Orthop Surg. 2008;16(3):130–139.
39. Mayer HM. Minimally Invasive Spine Surgery. New York, NY: Springer; 2006.
40. Issack PS, Kotwal SY, Boachie-Adjei O. The axial transsacral approach to interbody fusion at L5-S1. Neurosurg Focus. 2014;36(5):E8.
41. Hofstetter CP, James AR, Hartl R. Revision strategies for AxiaLIF. Neurosurg Focus. 2011;31(4):E17.
42. Hofstetter CP, Shin B, Tsiouris AJ, et al. Radiographic and clinical outcome after 1- and 2-level transsacral axial interbody fusion: clinical article. J Neurosurg Spine. 2013;19(4):454–463.
43. Elowitz EH. Transsacral fixation. In: Härtl R, Korge A, eds. Minimally Invasive Spine Surgery-Techniques, Evidence and Controversies. New York, NY: Thieme Medical Publishers; 2012:467–481.
44. Fantini GA, Pappou IP, Girardi FP, et al. Major vascular injury during anterior lumbar spinal surgery: incidence, risk factors, and management. Spine. 2007;32(24):2751–2758.
45. Humphreys SC, Hodges SD, Patwardhan AG, et al. Comparison of posterior and transforaminal approaches to lumbar interbody fusion. Spine. 2001;26(5):567–571.
46. Wang J, Zhou Y. Perioperative complications related to minimally invasive transforaminal lumbar fusion: evaluation of 204 operations on lumbar instability at single center. Spine J. 2014;14(9): 2078–2084.
47. Lindley EM, McCullough MA, Burger EL, et al. Complications of axial lumbar interbody fusion. J Neurosurg Spine. 2011;15(3):273–279.
48. Fujibayashi S, Hynes RA, Otsuki B, et al. Effect of indirect neural decompression through oblique lateral interbody fusion for degenerative lumbar disease. Spine. 2015;40(3):E175–E82.
49. Bohlman HH, Cook SS. One-stage decompression and posterolateral and interbody fusion for lumbosacral spondyloptosis through a posterior approach: report of two cases. J Bone Joint Surg Am. 1982;64(3):415–418.

50. Galimberti F, Lubelski D, Healy AT, et al. A systematic review of lumbar fusion rates with and without the use of rhBMP-2. Spine. 2015;40(14):1132–1139.
51. Cole CD, McCall TD, Schmidt MH, et al. Comparison of low back fusion techniques: transforaminal lumbar interbody fusion (TLIF) or posterior lumbar interbody fusion (PLIF) approaches. Curr Rev Musculoskelet Med. 2009;2(2):118–126.
52. Wu RH, Fraser JF, Hartl R. Minimal access versus open transforaminal lumbar interbody fusion: meta-analysis of fusion rates. Spine. 2010;35(26):2273–2281.
53. Flouzat-Lachaniette CH, Ratte L, Poignard A, et al. Minimally invasive anterior lumbar interbody fusion for adult degenerative scoliosis with 1 or 2 dislocated levels. J Neurosurg Spine. 2015;23(6):739–746.
54. Phan K, Thayaparan GK, Mobbs RJ. Anterior lumbar interbody fusion versus transforaminal lumbar interbody fusion—systematic review and meta-analysis. Br J Neurosurg. 2015;29(5):705–711.
55. Habib A, Smith ZA, Lawton CD, et al. Minimally invasive transforaminal lumbar interbody fusion: a perspective on current evidence and clinical knowledge. Minim Invasive Surg. 2012;2012: 657342.
56. Hey HW, Hee HT. Lumbar degenerative spinal deformity: surgical options of PLIF, TLIF and MI-TLIF. Indian J Orthop. 2010;44(2):159–162.
57. Mayer HM. Minimally Invasive Spine Surgery. In: Mayer HM, ed. Minimally Invasive Spine Surgery. Berlin, Germany: Springer; 2006:3–7.
58. Tatsumi R, Lee YP, Khajavi K, et al. In vitro comparison of endplate preparation between four miniopen interbody fusion approaches. Eur Spine J. 2015;24(suppl 3):372–327.

腰椎滑脱的手术治疗 第 39 章

作者 Nickalus R. Khan, Kevin T. Foley

译者 张兴凯

脊椎滑脱（DS）通常为峡部裂（椎弓崩裂）的退行性、外伤性、病理性改变。本章将着重讨论成人退变性腰椎滑脱的治疗。腰椎退行性改变是指头端椎体向前移动而后方结构完整。DS 常伴有小关节肥大和黄韧带增厚，可导致椎管狭窄和神经性跛行。手术可以成功治疗这些疾病[1]。虽然单纯减压可以缓解神经性跛行的症状，但 DS 患者通常采用减压和融合手术[3]。对于 DS 患者同时进行减压和关节融合可以取得更好的疗效[4,5]。1999~2011 年，在美国，单纯减压的 DS 患者从 12% 下降到 4%，DS 的椎间融合率从 14% 上升到 37%。手术方法包括开放性后路腰椎椎体间融合术（PLIF）和开放性经椎间孔腰椎椎间融合术（TLIF）。自 2002 年首次提出微创经椎间孔腰椎椎体间融合术（MI-TLIF）以来，该技术在腰椎退行性疾病的治疗中得到了广泛的应用[6~8]。从理论上来说，旁正中、保留肌肉入路和经皮螺钉 / 棒置入术可减少组织损伤，同时应用已经时间检验的腰椎减压、融合和内固定原理。此外，微创手术（MIS）后路腰椎手术可最大限度地减少对多裂肌腱附着点的损伤，并保持背腰筋膜的完整性。该技术的支持者认为，该技术减少手术失血，减少术后麻醉需求，缩短住院时间，同时保持与标准开放式经椎间孔腰椎椎体间融合术（O-TLIF）相似的患者报告和放射学检查结果。

本章将重点介绍治疗退变性腰椎滑脱的微创治疗技术。

腰椎滑脱症的手术治疗

体位

患者俯卧于 Jackson 脊柱手术床。所有受压部位都妥善垫好。于背部正中皮肤标记切口。

微创入路

从中线旁开 3.5 cm 画两条平行线。在透视下用 22G 针（与针尖同轴，并且自针尖延伸的假想线应该位于椎间隙中央）定位椎间隙，在目标椎间隙水平，于两侧旁开的平行线上做 2 个 1 英寸切口到达皮下组织。MI-TLIF 入路从有症状一侧进入。如果患者有双侧神经根疼痛或神经源性跛行，则通过单侧入路或对侧切口进行双侧减压术。

下一步，进行椎弓根螺钉定位和置入克氏针。Jamshidi 针通过 1 英寸的皮肤切口置入，到达横突和关节突交界处的进针点，这个点在透视下位于椎弓根外侧缘。在前后和侧位透视引导下，针头穿过椎弓根，直达椎体中部。用克氏针穿过针头插入并抽出针头。向上、下偏转（切口上方和下方）克氏针，并用血管钳固定在铺巾上。

椎弓根定位后，随后进行减压。通过 1 英寸切口插入一根克氏针，并指向椎间隙。克氏针只穿过筋膜。将初始扩张器经克氏针插入并穿过筋膜，随后取出克氏针。最初的扩张器固定在头端椎板的下半部分（如在 L4 上进行 L4-L5 手术），刚好高于椎板边缘。可以用扩张器的尖端触碰这些标志，也可以进行局部骨膜下剥离。手术入路位于多裂肌和最长肌之间的肌间隙平面。然后进行逐级扩张，并在最终扩张器上插入一个长度适当的直径 22 mm 的通道，移除扩张器并将通道接到连接手术台的关节臂上（图 39.1，图 39.2）。

使用显微镜或放大镜，用高速磨钻切除椎板，从小关节内侧椎板边缘开始，向上经过椎板，向外经过峡部。也可以用骨刀进行骨切除（图 39.3）。

在进行如图 39.3 所示的骨切除后，切除游离的下关节突。在与尾端椎弓根齐平的水平切除上关节突。所有切除下来的骨都可以保存起来用于自体骨移植。切除黄韧带，必要时进行进一步的骨性减压，以达到良好的减压效果。充分减压后完整切除椎间盘切除。如果椎间隙明显塌陷，则使用骨刀和连续的椎间隙撑开器将其打开。这种椎间撑开常可以获得某种程度的腰椎滑脱复位（图 39.4）。

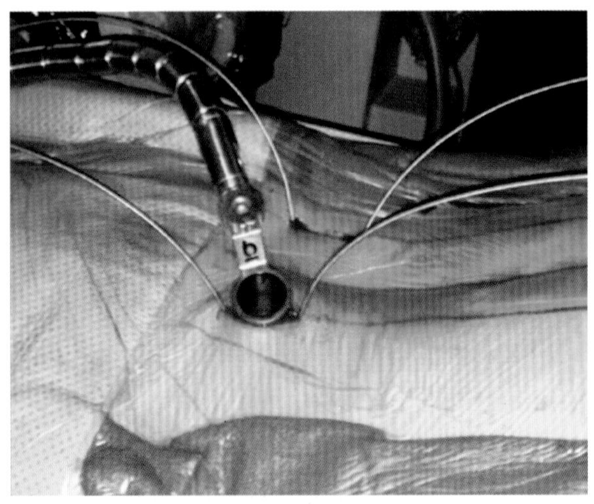

图 39.1　照片显示通过 1 英寸切口将通道正确放置在以椎间隙为中心的位置。请注意，已画出中线和中线旁开 3.5 cm 处的平行线。在椎弓根内插入克氏针，向切口外散开，附着在手术室手术台铺巾上

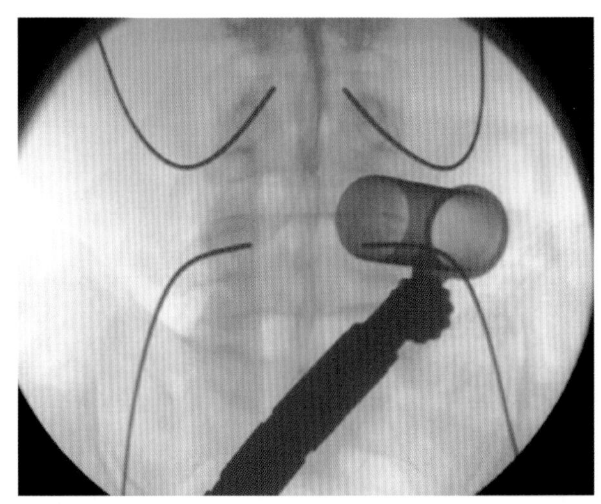

图 39.2　正位透视提示克氏针正确定位于椎弓根，22 mm 直径通道位置正确

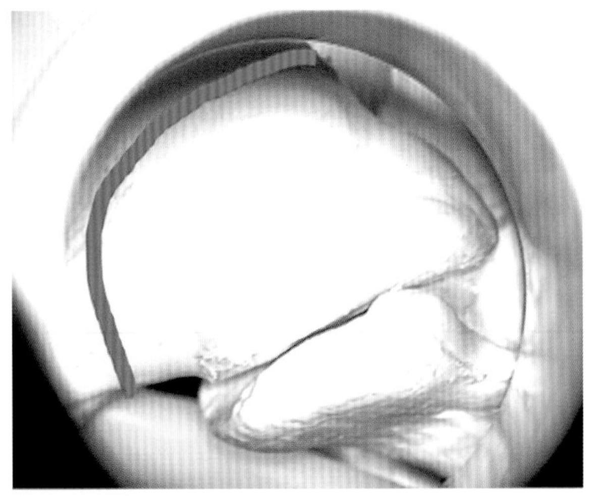

图 39.3　图中显示从小关节内侧的椎板边缘开始，并通过峡部向上和横向延伸的计划骨性切除部分（通道边缘可用做切口模板）

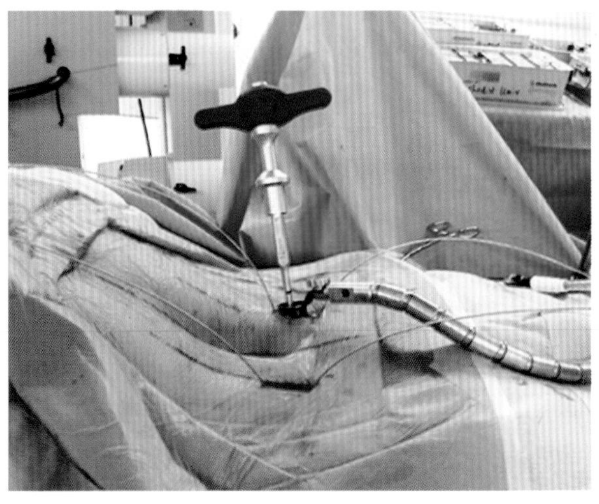

图 39.4　在对侧椎弓根螺钉和棒固定前，用椎体间撑开器撑开椎间隙

撑开椎间隙后置入椎弓根螺钉。在通道对侧经皮放置椎弓根螺钉和连接棒，可以在椎体间撑开后维持椎间盘撑开和滑脱复位。此外，椎间隙高度撑开便于处理，椎体间融合器 / 植骨块置入也更容易。将空心丝攻插入先前放置的克氏针中，然后置入适当大小的椎弓根螺钉和连接用的延伸器。延伸器便于经皮对齐椎弓根螺钉头，置入适当大小的经皮杆和固定螺钉以连接椎弓根螺钉。如果需要，复位延伸器可用于腰椎滑脱的经皮复位（图 39.5，图 39.6）。

根据所需复位的程度，预调整头端螺钉延长器的内套筒。然后经皮插入连接棒，将螺钉延伸器在矢状面上对齐，在复位螺钉延伸器施加力可以导致滑脱椎体平移（图 39.7~9）。

然后，回到手术通道，移除椎间撑开器。通过对侧连接棒和椎弓根螺钉系统维持椎间隙撑开。移除椎间撑开器后，进一步对椎间隙进行处理，包括去除软骨终板。本文资深作者更喜欢使用反向角刮匙来完成这项任务。使用试样确定合适大小的椎体间内置物。内置物中填充由外科医

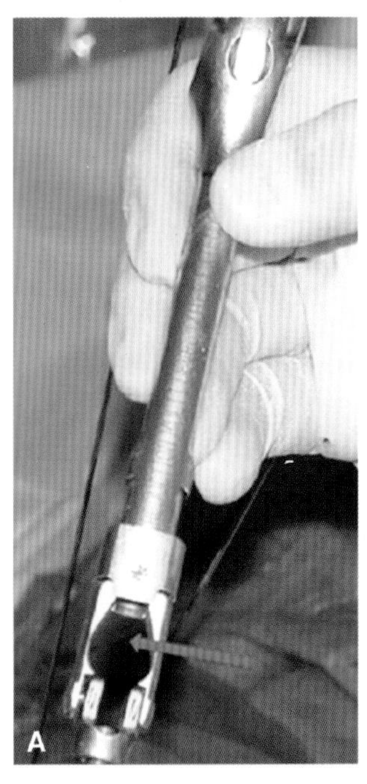

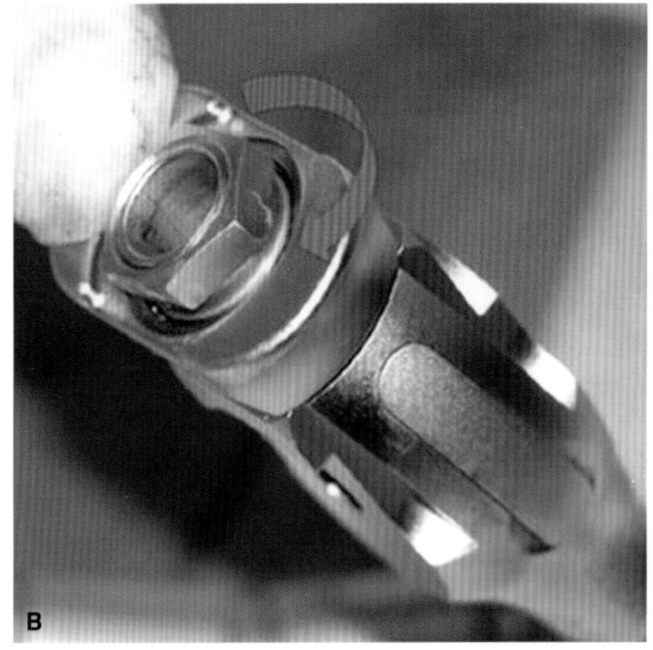

图 39.5　复位螺钉延伸器

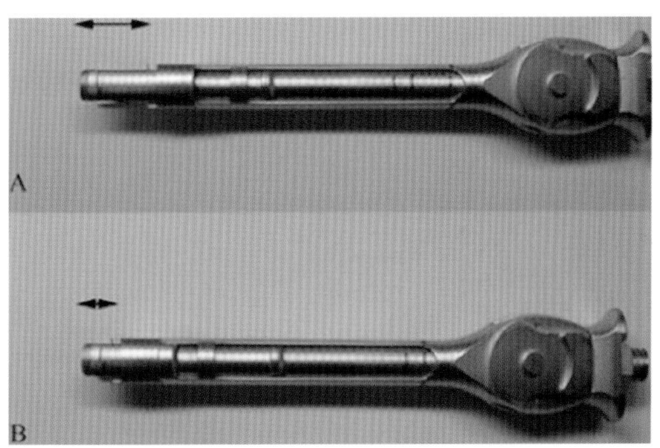

图 39.6　带有内可调套筒（A）的复位螺钉延伸器。使内套筒移动到复位位置（B），将螺钉头拉向连接棒［引自 Park P，Foley KT。Foley KT. Minimally invasive transforaminal lumbar interbody fusion with reduction of spondylolisthesis: technique and outcomes after a minimum of 2 years' follow-up. Neurosurg Focus. 2008;25(2):E16.］

生选择的骨移植材料（作者更喜欢使用减压时获得的局部自体骨）。用抗生素溶液冲洗椎间隙，然后填充局部自体骨（如有必要，作者用浸泡在自体骨髓抽吸物中的同种异体松质骨补充自体骨）。把填充自体骨的椎体间内置物置入椎间隙。随后，取出通道，将经皮椎弓根螺钉放置在同侧的克氏针上，并与经皮插入的棒连接。

在 1 英寸切口处，用 0# 薇乔线缝合椎旁筋膜层，3-0 薇乔线缝合皮下层，用消毒带和纱布敷料覆盖。图 39.10 是患者的 MIS-TLIF 皮肤切口愈合的照片。

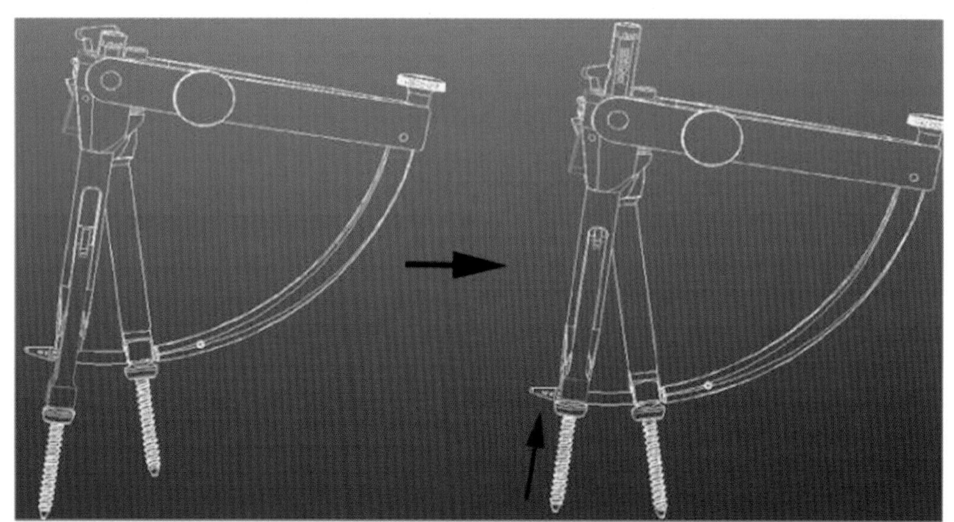

图 39.7　通过缩短复位螺钉延长器的长度来完成复位。拧紧延伸器尾端的固定螺钉，锁定杆和尾椎弓根螺钉之间的角度。转动固定在头端螺钉上的复位延长器的驱动机构，然后将内套筒和螺钉拉回到杆上，以复位腰椎滑脱［引自 Park P，Foley KT. Minimally invasive transforaminal lumbar interbody fusion with reduction of spondylolisthesis: technique and outcomes after a minimum of 2 years' follow-up. Neurosurg Focus. 2008;25(2):E16.］

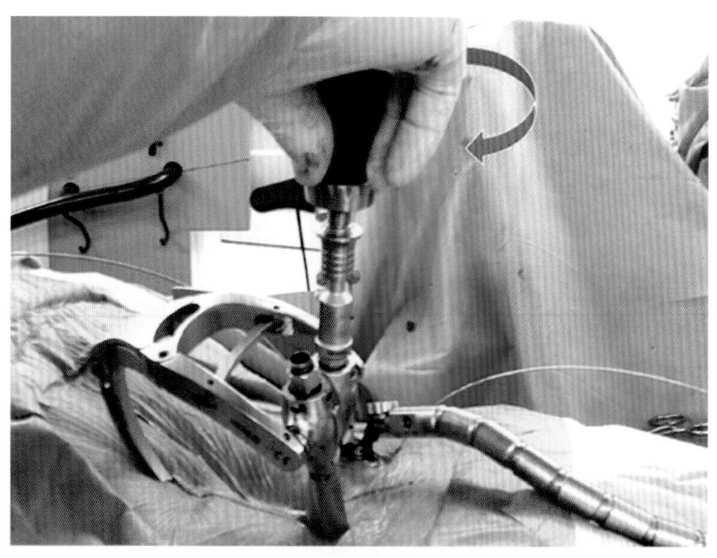

图 39.8　头端螺钉复位至连接棒

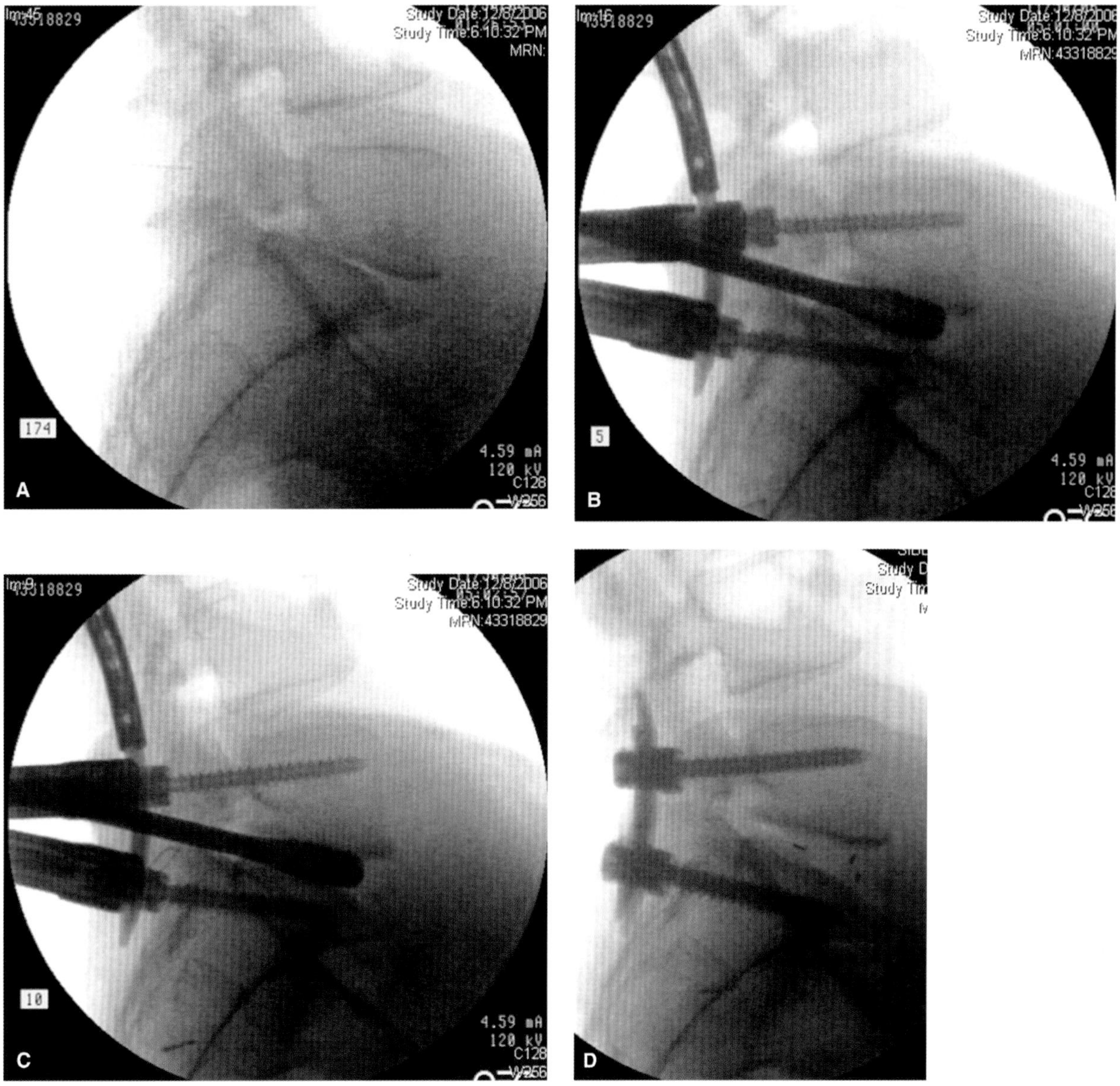

图 39.9 复位前（A）、复位中（B）和复位后（C）透视图，最终结构如图 D 所示

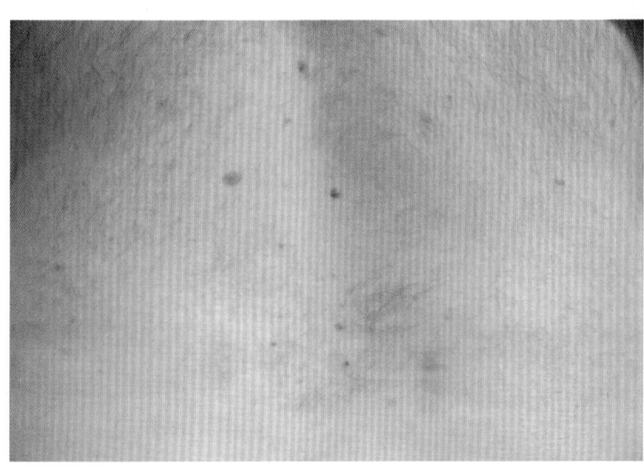

图 39.10 MIS-TLIF 后皮肤切口愈合

并发症

开放和微创手术的并发症包括硬膜撕裂、伤口感染、失血过多和螺钉位置错误等。与 PLIF 手相比，TLIF 手术发生硬膜撕裂的概率较低[10]。此外，微创 TLIF 与切开手术相比，失血较少，总体并发症发生率较低[11,12]。

康复方案

MIS-TLIF 手术的住院时间明显比开放 TLIF 手术短[11]，术后平均住院时间为 2~3 天。多数患者在手术后 1 个月内恢复轻量工作。门诊物理治疗和诊所随访相结合，可使患者在 3~4 个月内恢复正常活动。

结果

术后进行放射学检查（X 线检查、薄层 CT 重建等）评估融合情况，应用患者报告的结果测量［视觉模拟量表（VAS）、Oswestry 残疾指数（ODI）、EuroQol 五维度问卷（EQ-5D）］来评估疼痛缓解和功能结果。

循证医学

我们的腰椎滑脱患者系列（$n = 40$）的结果（至少随访 2 年）表明，MI-TLIF 能显著改善 ODI 和 VAS 评分，效果优于开放手术[9]。

2015 年对 O-TLIF 和 MI-TLIF 进行的荟萃分析综合了该主题的现有文献[11]。作者发现，MI-TLIF 的失血量明显减少，并发症发生率显著降低，住院时间也明显缩短，融合率和手术时间无统计学差异。MI-TLIF 手术的透视辐射暴露显著增加（+38.2 s）。研究确实发现 MI-TLIF 晚期 VAS 评分改善更佳（1.89），但这并没有完全达到最小临床重要差异（MCID 2.1）。

作者观点

开放性 PLIF、开放性 TLIF 和 MI-TLIF 都可以用于 DS 的手术治疗。由于并发症发生率较低和失血量较少，我们更喜欢 MI-TLIF。外科医生应该运用其判断力和经验来决定采用哪种手术。在受过开放和微创技术训练的医生中，微创手术似乎更有优势。

小结与要点

开放和微创手术都可以用于治疗 DS，微创手术并发症、失血量更少，住院时间更短。无论是微创技术还是开放技术，长期结果都是相似的。主治医师应谨慎使用本章所述的程序，以使 DS 患者获得最佳结果。

参考文献

1. Weinstein JN, Lurie JD, Tosteson TD, et al. Surgical compared with nonoperative treatment for lumbar degenerative spondylolisthesis. four-year results in the Spine Patient Outcomes Research Trial (SPORT) randomized and observational cohorts. J Bone Joint Surg Am Vol. 2009;91(6):1295–1304.
2. Kepler CK, Vaccaro AR, Hilibrand AS, et al. National trends in the use of fusion techniques to treat degenerative spondylolisthesis. Spine. 2014;39(19):1584–1589.
3. Schroeder GD, Kepler CK, Kurd MF, et al. Rationale for the surgical treatment of lumbar degenerative spondylolisthesis. Spine. 2015;40(21):E1161–E1166.
4. Herkowitz HN, Kurz LT. Degenerative lumbar spondylolisthesis with spinal stenosis. A prospective study comparing decompression with decompression and intertransverse process arthrodesis. J Bone Joint Surg Am Vol. 1991;73(6):802–808.
5. Kornblum MB, Fischgrund JS, Herkowitz HN, et al. Degenerative lumbar spondylolisthesis with spinal stenosis: a prospective long-term study comparing fusion and pseudarthrosis. Spine. 2004;29(7):726–733; discussion 733–724.
6. Schwender JD, Holly LT, Rouben DP, et al. Minimally invasive transforaminal lumbar interbody fusion (TLIF): technical feasibility and initial results. J Spinal Disord Tech. 2005;18 suppl:S1–S6.
7. Foley KT, Lefkowitz MA. Advances in minimally invasive

spine surgery. Clin Neurosurg. 2002;49:499–517.

8. Foley KT, Holly LT, Schwender JD. Minimally invasive lumbar fusion. Spine. 2003;28(15, suppl):S26–S35.
9. Park P, Foley KT. Minimally invasive transforaminal lumbar interbody fusion with reduction of spondylolisthesis: technique and outcomes after a minimum of 2 years' follow-up. Neurosurg Focus. 2008;25(2):E16.
10. Liu J, Deng H, Long X, et al. A comparative study of perioperative complications between transforaminal versus posterior lumbar interbody fusion in degenerative lumbar spondylolisthesis. Eur Spine J. 2016;25(5):1575–1580.
11. Khan NR, Clark AJ, Lee SL, et al. Surgical outcomes for minimally invasive versus open transforaminal lumbar interbody fusion: An updated systematic review and meta-analysis. Neurosurgery. 2015;77(6):847–874; discussion 874.
12. Patel AA, Zfass-Mendez M, Lebwohl NH, et al. Minimally invasive versus open lumbar fusion: A comparison of blood loss, surgical complications, and hospital course. Iowa Orthop J. 2015;35:130–134.

第 6 部分 骶髂关节

第 40 章 骶髂关节功能障碍

作者 Roberto Feliz
译者 银和平

尽管存在争议，但自 1905 年由 Goldwaith 和 Osgood 首次报道后[1]，骶髂关节 (SIJ) 功能障碍（Dysfunction）已被确认为腰背痛的潜在原因之一。Bernard 和 Kirkaldy-Willis 最近得出结论，22.5% 的下腰痛患者的主要疼痛来源可能是骶髂关节[2]。亦有其他研究报告称，骶髂关节所致疼痛的真实发病率在 15% 至 23% 之间[3]。

但是，许多专家认为，骶髂关节功能障碍会形成疼痛的原因主要来自于其周围的软组织和稳定韧带[4]。

解剖学与生理学

骶椎是由 5 块骶骨融合而成的楔形结构。骶骨向上连接第五腰椎，向下连接三角形的尾骨，向外侧连接髂骨。骶骨支撑腰椎，从而将力量从下肢传递到骨盆和脊柱[5]。

骶髂关节是由骶骨和髂骨形成的 C 形滑膜关节。该关节有纤维囊包裹，内部有滑膜，可有 2~3 mm 的滑动和 2° ~3° 的旋转。尽管能够进行有限的运动，但骶髂关节的主要功能还是支撑轴性骨架和稳定骨盆环[6]。

据推测，骶髂关节在躯干与下肢之间的力的传递与运动中起着重要的缓释作用。这些关节确保骨盆环不是一个完全僵硬的骨环，从而使它在可能承受创伤或是双足站立造成的巨大压力下，不容易发生骨折[7]。

成人骶髂关节头端体较短，尾端体较长。头端体下部和尾端体是滑膜关节，头端体上部有更多纤维组织。骶髂关节与矢状面形成一定的倾斜角度。在站立位，头端也就是关节的 S1 部分，主要是垂直方向的，其表面从顶外侧向尾内侧倾斜并呈矢状。骶髂关节的表面分为三部分：头端（S1）、中间（S2）和尾端或称为骶部（S3）。其中，S1 最大，S3 较小。C 形骶髂关节的平均角度：S1 为 40°，S2 为 25°，S3 为 −10°。

骶髂关节面具有交叉对称的沟槽和嵴，有助于关节获得较高的摩擦系数；而骶骨及其平滑基石样骨性解剖进一步提高了骨盆环的稳定性。骶骨上宽下窄、前宽后窄，使骶骨在骨盆环内成为向头端和后方的“楔形”。骶骨的这种解剖结构适合抵抗来自脊柱的垂直压力和向前剪切力[7]。

骶髂关节面的稳定性部分是由周围的肌肉以及脊柱、骶骨和髂骨间的粗壮韧带提供的，这些韧带包括髂腰韧带、骶棘韧带、骨间韧带、前后骶髂韧带和骶结节韧带。

在前方，骶髂关节骶骨侧表面被一薄层透明软骨覆盖，髂骨侧覆盖纤维软骨。在后方，该关节缺乏关节囊覆盖，只有骨间韧带形成了关节间隙的背侧边界。

神经支配

骶髂关节后方由 L4–S3 后主支的外侧分支支配，前方由 L2–S2 后主支的外侧分支支配[8]。这种复杂的感觉神经支配结合解剖变异，可以解释诊断骶髂关节疼痛时为何经常遇到困难[4]。

临床表现

骶髂关节功能障碍的临床表现是腰部、臀部及关节周围疼痛。应仔细排除邻近结构(如腰椎间盘、小关节、髋关节、肌肉、肌腱/韧带)的因素，因其也可引起类似的症状。此外，由于神经支配的不同，患者可能会出现上腰部、大腿、髋关节和髋关节疼痛，以及足部的远端疼痛[9]。

骶髂关节功能紊乱可能发生于急性创伤或骶髂关节受到反复的剪切和扭转力作用后。在腰椎到骶骨融合术后患者中，骶髂关节退变可能是一种邻椎病。

全面详细地询问病史和全面的体格检查，有助于 SIJ 病变的鉴别诊断。

骶髂关节疼痛在早晨可能更严重，Valsalva 动作、躯干屈曲弯曲、久坐或受累肢体负重可能会使其加剧。这种疼痛可随着受累的下肢的屈曲和将负重转移到非疼痛侧下肢而改善[6]。

诊断

目前还没有明确的、有足够的敏感性和特异性的诊断方法。然而，有许多体格检查和介入操作有助于诊断[4,10]，包括：

*Patrick 试验：*也称为 Faber 征，是髋关节被动体位时屈曲（Flexion）、外展（Abduction）、外旋（External Rotation）和伸直（Extension）的缩写。

患者仰卧，受累下肢的踝关节置于对侧下肢的膝上，呈“4”字形。检查者将手放置在膝部内侧，对患膝施加向下的垂直压力，同时在对侧髂前上棘提供反向压力。如果患者诉同侧骶髂关节疼痛，则认为存在骶髂关节功能障碍，试验呈阳性。同时，由于该检查在髋关节上施加应力，如果出现同侧腹股沟疼痛也提示髋关节功能异常。

*Fortin 指试验：*患者用一根指尖指向疼痛部位，如果疼痛点在髂后上棘 1 cm 以内，则认为呈阳性。

Gaenslen 试验：患者仰卧，健侧的髋和膝关节最大限度地弯曲，检查者被动伸展患侧髋关节，使患侧下肢慢慢地从病床边缘垂下。此试验通过在关节最大运动范围内最大限度地增加患侧 SIJ 的压力，如果患者诉同侧疼痛，认为呈阳性。

*牵张试验：*患者仰卧，检查者在后外侧方向交替按压双侧髂前上棘，如果产生疼痛或向患侧放射，则认为呈阳性。

*骶髂关节压迫试验：*患者卧位，检验者将手掌一侧放置在患者骶骨或骶髂关节处，施加垂直向下的推力。如果引发患者同侧骶髂关节疼痛，则认为呈阳性。

*侧向挤压试验：*患者侧卧，检查者在髂嵴处施加向下的压力。如果患者骶髂关节或耻骨联合疼痛，则认为呈阳性。

*骨盆前后挤压试验：*与侧向挤压试验类似，用于评估骨盆环任何主要关节的病变。患者仰卧，

检查者向耻骨联合施加向下压力，如果患者出现骶髂关节或耻骨联合疼痛，则认为呈阳性。

*大腿推进试验：*也称 Fade 试验。患者仰卧，患肢屈髋并内收至中线。检查者沿股骨长轴施加压力，以推动髂骨后移。如果同侧下肢出现疼痛，则认为呈阳性。

*被动直腿抬高试验：*患者仰卧，检查者握住患者患肢的足跟使其屈髋，同时保持膝关节伸直，然后慢慢抬高。如果患者在同侧腿部有疼痛，则认为呈阳性。对于腰椎间盘突出引起的坐骨神经痛，该试验也呈阳性。

*单腿鹤立试验：*也称 Gillet 试验。患者站立，检验者站在患者后面，将拇指放在略低于患肢髂后上棘的位置，另一手拇指放在对侧 S2 处水平的骶骨上以进行对比。患者患肢主动屈髋 90°。SIJ 正常时拇指会向下外侧运动。如果髂后上棘的拇指移动很小或向上而不是向下外侧移动，则表明 SIJ 的活动能力下降。运动下降表明可能存在 SIJ 功能障碍和疼痛。

*站立屈曲试验：*患者站立，检查者站在患者后面。检查者的双手拇指置于略低于双侧髂后上棘处，指示患者向前弯曲躯干同时膝关节伸直。如果拇指的移动不对称，则认为呈阳性，提示 SIJ 的活动能力下降。

*坐位屈伸试验：*也称为 Piedallu 试验。患者坐位。检查者在患者后面，双手拇指置于略低于双侧髂后上棘处。指示患者向前弯曲躯干。如果拇指移动不对称，则认为呈阳性，提示 SIJ 的活动能力下降。

由于评分者内和评分者间的可靠性差，这些测试的有效性常受到质疑。有研究显示，高达 20% 的无症状个体产生了假阳性结果[6,11]。另一方面，多项试验结合应用可以提高检查的可靠性。有 2 项研究表明，如果联合使用 3 种以上测试，试验的阳性预测值可达 60%，敏感度可达 77%~87%[12,13]。

有很多疾病都可能导致骶髂关节周围疼痛，应注意鉴别，包括髋关节病变、肌肉功能障碍、骨盆骨折、感染、脊椎关节疾病、肿瘤、代谢性疾病（即痛风 / 假痛风）、梨状肌综合征、前列腺 / 妇科疾病、脊椎病变（即椎间盘疾病、椎管狭窄、小关节疾病）等[6]。

实验室检查和影像学诊断有助于排除其他可能导致患者症状的疾病（如感染、脊椎关疾病、腰椎疾病等）[4]。

X 线检查和 CT 扫描发现，高达 24.5% 的 50 岁以上无症状人群出现异常退行性改变（即假阳性）。骨扫描诊断骶髂关节炎的特异性低，敏感性在 13%~65% 之间[6]。

另一方面，单光子发射计算机断层扫描（SPECT）对诊断骶髂关节炎早期病变的敏感度较高[14]。

然而，亦有其他研究有报道称与对骶髂关节炎的高敏感度相比，SPECT 对于骶髂关节功能障碍诊断敏感度仅 9.1%。MRI 的敏感度为 54%~100%[15]。

最近，骶髂关节功能障碍的诊断路径正在逐步发展，综合考虑体格检查（激发试验）的临床表现，以及患者对诊断性关节内注射（局部麻醉剂和 / 或皮质类固醇）的反应从而得出诊断。关节注射后继发性疼痛与关节囊扩张有关，而后出现由局麻药引起的（即使是暂时性的）镇痛。附加皮质类固醇可以使镇痛效果更持久。

然而，部分临床医生认为，除非能确保药物完全未渗透和扩散到关节周围组织，否则诊断性注射后的疼痛缓解只能表明骶髂关节附近功能障碍而非骶髂关节功能障碍。

治疗

许多不同的手术治疗和非手术治疗已经被用于治疗这种疾病。然而，基于循证医学的高质量治疗仍难以实现。

保守治疗通常从非甾体类抗炎药物开始，结

合良好的物理治疗方案（脊柱骨盆稳定、韧带与肌肉的强化和伸展），同时纠正任何可能导致或加重骶髂关节疼痛的姿势和步态异常[4]。

部分临床医生建议暂时使用腰胸支具或骶髂关节带，以帮助维持适当的姿势。其他临床医生建议不要进行脊柱和骶髂关节制动，以免进一步加重疼痛。

其他保守治疗方案

包括：

1. *多模式镇痛* 这通常包括联合口服加巴喷丁、普雷巴林、西姆巴塔、阿米替林和氯硝丁胺等。补充使用包括利多芬贴剂、利多卡因 / 普罗卡因（EMLA）霜和复方霜的皮肤和局部制剂也是可行的选择。阿片类镇痛剂的使用仍有争议，在其他方案无效或有禁忌的情况下，只应作为短期方案用于治疗顽固性和致残性疼痛的患者。

2. *超声波深部热疗* 这可能会改善周围软组织的血运，并有助于缓解肌肉痉挛。

3. *活动疗法* 涉及物理治疗、水疗、脊椎按摩或骨疗法。

4. *增生疗法* 在关节面上注射刺激性物质（最常见的是葡萄糖或富含血小板的血浆）。这种刺激物被认为会引起炎症反应，导致韧带或肌肉附件增厚，从而可以稳定高度活动的疼痛的关节。

5. *电刺激* 许多学者报告了使用经皮电刺激治疗深部组织的成功个案。

6. *扰频器治疗* 即应用 C 类传导纤维介导的扰频器（胼胝体）治疗受影响肢体。一种“非疼痛”信息通过患者疼痛区域皮肤上的一次性表面电极传递给神经，当非疼痛信息代替疼痛信息时，疼痛感知消失。一般需要 10~15 次，每次治疗 45 分钟，以获得最佳的疗效。

虽然目前还没有严格的临床研究，但越来越多的临床医生和 FDA 批准的疼痛治疗医疗设备的支持者报告了一些病例，在这些案例中，患者进行较长时间的治疗（平均 3~4 个月），然后获得了显著的（50%~80% 的缓解）疼痛控制。治疗的时间取决于疼痛的原因和严重程度。

保守治疗效果不佳时，可选择注射疗法。

由于骶髂关节的复杂解剖关系，非影像引导下的关节注射往往会发生关节外软组织渗漏，因此不推荐[4]。虽然 CT 引导已用于确定导针进入骶髂关节，但多数临床医生使用透视引导来安全、廉价地进行治疗。

最常用于骶髂关节注射方法如下[4,16]：

在向患者说明和风险与利益的关系并获得知情同意后，使患者俯卧于可透射 X 线手术床上，消毒铺巾。透视获得垂直手术床的正位像，在骶髂关节的远端 1 cm 处做皮肤标记。然后，调整透视 X 线球管的角度，使其向头端倾斜 25° ~30°，以更好地显示尾端后下部分的影像。然后使用无菌技术，围绕先前标记点做局部皮肤浸润麻醉。用 22 号 3.5 英寸或 6 英寸直的或弯的针头，在透视下向骶髂关节后方穿刺。轻柔用力并向下 5~10 mm，针会通过固定的软组织（韧带和囊）进入关节，针刺入关节时经常感觉到一种“落空”感。注入 0.2~0.5 mL 造影剂，并确认其在关节内（图 40.1）。在进行关节造影确认后，注射局部麻醉药（1~1.5 ml 0.25% 布比卡因）和皮质类固醇（曲安奈德 5~10 mg）混合物。局部麻醉剂和皮质类固醇的混合物在提供暂时缓解症状方面往往是非常有效的。

成功的诊断性注射包括注射溶液总量不超过 2 ml，确保未渗漏到周围组织，如 L5 神经根、S1 神经根和腰骶丛，以避免假阳性。比较手术前后的 VAS 评分，在 15~30 分钟内，疼痛减轻应不少于 75%。

骶髂关节注射成功（注射 5~10 mg 曲安奈德）可在 2 周内减轻 40%~50% 的疼痛。临床研究表明，第一次骶髂关节内注射可的松的疗效可维持

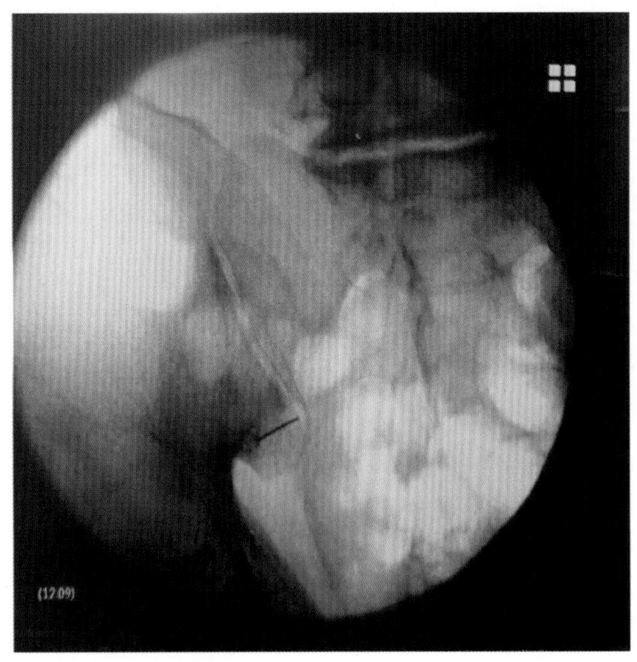

图 40.1 透视影像：将一根 22 G 3.5 穿刺针置于骶髂关节的下方 / 后方

2~3 个月[17]。在疼痛缓解期间，建议患者参加 6~8 周的骨盆强化、脊柱稳定和功能恢复的治疗训练。

为了提高诊断敏感性和降低假阳性率，可以重复注射 2~3 次。但是，由于担心重复注射皮质类固醇的副作用，不推荐过多重复注射（超过 3 次）。

为了获得更持久的疼痛缓解效果，临床医生已经引入了其他治疗方式和技术。

对进行第三骶神经的神经刺激在特定患者中获得成功[18]。在皮下置入可编程刺激装置（Metronics InterStim）后，常通过 S3 椎间孔对骶神经进行低振幅的电刺激来实现骶神经刺激或神经调节作用。FDA 批准了 InterStim 用于骶神经刺激来治疗尿失禁、尿频和尿潴留。介入性疼痛科医生超适应证使用了 InterStim 疗法，目的是为骶髂关节止痛。有限的研究表明，在 2 年的随访中，疼痛缓解率为 50%~60%[18]。

据报道，关节腔内注射透明质酸（Hyalgan，Synvisc）增加关节液黏度，可获得比局麻药和皮质类固醇更持久的疼痛缓解效果[19]。在 4 例严重疼痛的骶髂关节综合征患者中，提高 SIJ 关节液的黏度可显著减轻疼痛（40%~67%）。这与多种机制的联合作用有关[4]：恢复或增强滑液的流变性质，取代病理性滑液，补增加关节液的弹性和黏性，通过抑制软骨细胞酶扩散到软骨来减慢骨关节炎的进展。

据最新报道，热—冷射频消融术能可以缓解超过 80% 的骶髂关节疼痛，持续时间长达 9 个月[20]。这项技术是在诊断性阻断骶髂关节的感觉神经支配（L4、L5 的背支，和 S1、S2、S3 的外侧支）后进行的。

最后，如果所有保守方法均无效，可以考虑手术治疗。骶髂关节螺钉固定治疗效果非常有限。Polly 等[3]最近报告了应用微创手术将三角内置物置入骶髂关节以促进稳定性和融合的结果。如果以疼痛缓解和没有出现并发症为治疗成功的标准，术后 6 个月随访时，81% 的接受骶髂关节内置物治疗的患者获得成功，而非手术治疗的成功率为 26%。1 年后，接受骶髂关节融合的患者的疼痛明显减轻，生活质量明显改善。然而，还需要额外的随机对照试验来进一步评估手术治疗与非手术治疗相比的有效性。

小结

骶髂关节功能障碍可能是引起腰痛的主要原因之一[2,3]。诊断失败的症状性骶髂关节功能障碍常导致患者疼痛和痛苦的加剧。

由于其复杂的解剖、神经支配和生理，骶髂关节功能障碍通常表现为多种模式的疼痛，使其诊断和治疗都很复杂和困难。因此，患者的诊断和治疗取决于精确的诊断和治疗路径的建立[4]。

参考文献

1. Jao G, Osgood RB. A consideration of the pelvic articulations from an anatomical, pathological, and clinical standpoint. Boston Med Surg J. 1905;152:593–601.
2. Bernard TN Jr, Kirkaldy-Willis WH. Recognizing specific characteristics of nonspecific low back pain. Clin Orthop. 1987:266–280.
3. Polly DW, Cher DJ, Wine KD, et al. Randomized controlled trial of minimally invasive sacroiliac joint fusion using triangular titanium implants vs nonsurgical management for sacroiliac joint dysfunction: 12-month outcomes. Neurosurgery. 2015;77(5):674–691.
4. Wallace M, Staats S, Pang N, et al. Pain Medicine and Management, Just the facts. New York, NY: McGraw-Hill Medical Publishing division; 2005:336–340.
5. Bogduk N, Twomey LT. Clinical Anatomy of the Lumbar Spine and Sacrum. New York, NY: Churchill Livingstone; 1997:261.
6. Slipman CW, Whyte WS, II, Chow DW, et al. Sacroiliac joint syndrome. Pain Physician. 2001;4(2):143–152.
7. Vleeming A, Schuenke MD, Masi AT, et al. The sacroiliac joint: an overview of its anathony, function and potential clinical implications. J Anat. 2012;221(6):537–567.
8. Calvillo O, Skaribas I, Turnipseed J. Anatomy and pathophysiology of the sacroiliac. J Curr Rev Pain. 2000;4:356–361.
9. Slipman CW, Jackson HB, Lipetz JS, et al. Sacroiliac Joint pain referral zones. Arch Phys Med Rehabil. 2000;81:334–338.
10. Reider B. The Orthopaedic Physical Examination. Philadelphia, PA: WB Saunders; 2001:195–197.
11. Dreyfuss P, Dryer S, Griffin J, et al. Positive sacroiliac screening tests in asymptomatic adults. Spine. 1994;19:1138–1143.
12. Slipman CW, Sterenfeld EB, Cho LH, et al. The predictive value of provocative sacroiliac joint stress maneuvers in the diagnosis of sacroiliac joint syndrome. Arch Phys Med Rehabil. 1998;79:288–292.
13. Broadhurst NA, Bond MJ. Pain provocation tests for the assessment of Sacroiliac joint dysfunction. J Spinal Disord. 1998;11:341–345.
14. Slipman CW, Sterenfield EB, Pausa K, et al. Sacroiliac joint syndrome: The diagnostic value of single photon emission computed tomography. Int Spinal Inject Soc. 1994;2:2–20.
15. Battafarano DF, West SG, Rak KM, et al. Comparison of bone scan, computed tomography, and magnetic resonance imaging in the diagnosis of active sacroiliitis. Semin Arthritis Rheum. 1993;23:161–176.
16. Dussault R, Kaplan P, Anderson M. Fluoroscopic-guided sacroiliac joint injections. Radiology. 2000;214:273–277.
17. Zelle BA, Gruen GS, Brown S, et al. Sacroiliac joint dysfunction: evaluation and management. Clin J Pain. 2005;21(5):446–455.
18. Calvillo O, Esses SI, Ponder C, et al. Neuroaugmentation in the management of sacroiliac joint pain: report of two cases. Spine. 1998;23(9):1069–1072.
19. Srejic U, Calvillo O, Ponthieux B, et al. Sacroiliac joint: a new concept in the treatment of sacroiliac joint syndrome: a preliminary report of four cases. Reg Anesth Pain Med. 1999;24:1483–1489.
20. Cohen S, Abdi S. Lateral branch blocks as a treatment for sacroiliac joint pain: A pilot study. Reg Anesth Pain Med. 2003;28:113–119.

第 41 章　骶髂关节融合与固定

作者　Gregory Lopez and Frank M. Phillips
译者　叶晓健

骶髂关节（SI）是一个复杂的关节，有助于躯干和下肢之间的能量传递。骶髂关节也是一个滑膜关节，具有活动性[1,2]。楔形骶骨和髂骨的非交错结合，导致骶髂关节主要依靠应力达到闭合而非形态的闭合[3~5]，骶髂关节内摩擦率的增加支持了这种闭合机制。骶髂关节背部和腹侧的神经支配丰富[6~8]，有害刺激可诱发疼痛[9,10]，在麻醉剂注射后可得到缓解[11~13]。据报道，作为腰痛的一部分，骶髂关节疼痛发生率为 15%~30%；而作为腰椎融合术后疼痛症状，其发生率为 32%~43%[14~17]。约 75% 的患者在腰椎融合术后有骶髂关节退变的影像学证据[18]，32%的患者融合后有明确的骶髂关节疼痛[14]。骶髂关节疼痛的诊断具有一定的挑战性，因为脊柱、骶髂关节和髋部疼痛均可牵涉骶髂关节。诊断包括阳性病史[19]、骶髂关节局部阳性体征[20]、阳性检查结果（骨盆挤压和分离试验，大腿挤压，Faber 征，Gaenslen 征）等[12]。一旦发现骶髂关节疼痛的临床证据后，诊断性注射是确诊的关键[17,21,22]。如果非手术治疗无法改善症状，则采用手术治疗，包括骶髂关节融合，通常在骶髂关节前方或后方对关节进行固定。本章描述的微创骶髂关节融合术是一种安全有效的术式，与传统的开放融合手术相比并发症较少。

手术技术

内置物

微创骶髂关节融合内置物近年来不断发展，多数文献主要报道采用三角形多孔钛金属内置物进行骶髂关节融合。

体位

使用 Jackson Flat 手术床，患者取俯卧位，所有骨突起处均采用软垫保护。在胸部、腰部、膝盖、双腿下放置软垫，并使膝关节轻微屈曲。脊柱处于中立位置。病变侧臀区进行消毒铺单。

手术入路

拍摄一张标准侧位片，确保 S1 终板和相互重叠的骶骨翼均可显示（图 41.1）。在皮肤处放置定位针，并画出后方骶骨体和骶骨翼的连线。在骶骨翼线远端 1 cm 处采用克氏针进行定位，并在克氏针处标记 3~4 cm 的切口。局部麻醉后，用手术刀做 3~4 cm 长的皮肤切口，再用电刀进一步切开筋膜，可见肌纤维垂直于切口走行。不要切开肌肉，否则会造成不必要的出血。

固定

首先，放置第一根导针。在侧位影像上该导针置于骶骨中部三分之一处，骶骨翼线的远侧。

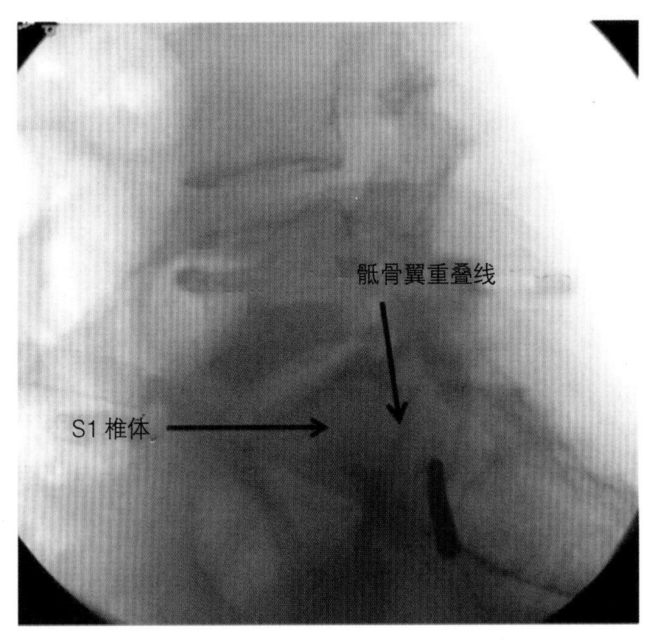

图 41.1 术中侧位片显示 S1 椎体和骶骨翼重叠线

用锤子敲入导针并维持其位置。调整透视角度至入口位视野，导针应正对骶骨中前部三分之一处，注意不要穿透骶骨前部骨皮质。接下来，透视角度调整至出口位视野，确认 S1 上终板和 S1 骶孔，继续推进导针至骶骨体内。重新检查入口位视野以确认导针位置准确。此时，在导针外置入钝性扩张器，将导针固定于髂骨。随后，放置软组织保护器并测量其深度。在出口位视野中，进一步钻入导针至骶骨外侧骨皮质，注意不要陷入骶骨，因为这部分骨质阻力较弱。接下来，在透视下扩孔，放置软组织保护器使导针平坦侧与骶骨翼平行，扩孔程度以刚穿过骶骨外侧骨皮质为宜。最后通过软组织保护器放置内置物并保持其位置。触摸内置物以确认其内陷几毫米。以相同方法置入第二根导针，根据患者的解剖结构，第二、三根导针的位置可能会有所不同。一般来说，在侧位影像中它们应位于骶骨中部三分之一处（图 41.2）。

重复上述步骤以置入另外 1~2 个内置物，注意不要损伤 S1 和 S2 骶孔，这是在放置第二个或第三个内置物时可能发生的风险。最后需进行透视以确认内置物的位置正确。然后逐层缝合皮下组织和皮肤（图 41.3）。

并发症

报道的并发症发生率约为 15%，包括神经根损伤、髂骨骨折、持续性的骶髂关节疼痛和感染等[23]。

康复方案

建议患肢以最小幅度“平足”负重约 4 周。4 周后，根据身体耐受情况逐步增加负重量。 首次术后随访后开始步态和骨盆肌肉锻炼。

结果

根据文献报道，手术是治疗骶髂关节痛和改善生活功能和生活质量的一种有效方式[23~25]。

循证医学

与常规开放手术相比，微创手术手术时间短、失血量少且住院时间短[23~25]。近年来，有回顾性队列研究对比了开放骶髂关节融合术和微创骶髂关节融合术，术后随访 1 年，发现两组患者术

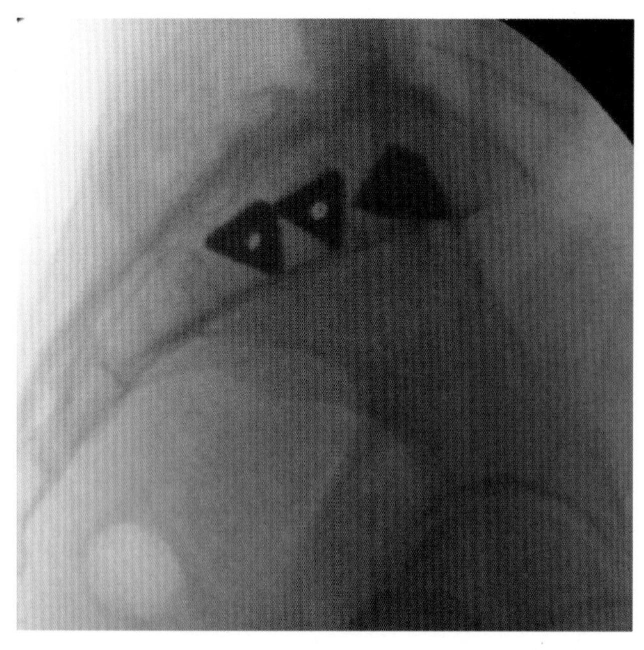

图 41.2　置入骶髂融合器后的透视影像

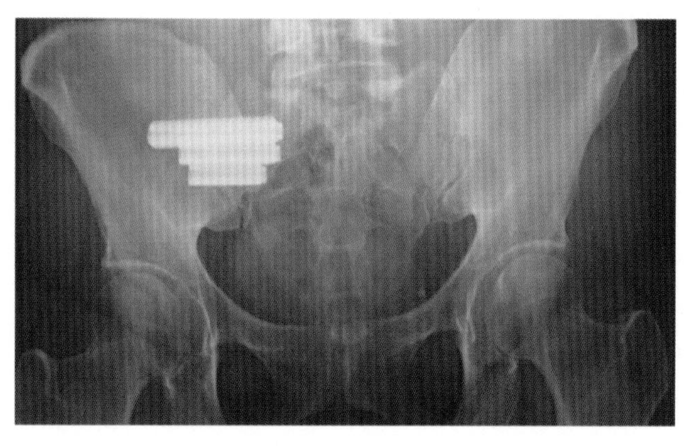

图 41.3　术后骨盆正位片

后疼痛评分均显著改善，微创组疼痛缓解更为显著[23~25]。一项前瞻性随机对照多中心研究纳入148 例骶髂关节疼痛患者，分别采用 iFuse 装置行手术治疗和非手术治疗。术后 6 个月和 1 年随访时，与非手术治疗组相比，手术治疗组伤残指数（ODI）评分、SF-36 和 VAS 评分均显著改善[26,27]。

作者观点

微创骶髂关节融合使得外科医生可以一种临床有效的方式融合复杂关节。目前，禁忌证包括：解剖变异或畸形导致内置物不能安全放置，骶骨或髂骨肿瘤，治疗部位活动性感染，涉及骶髂关节的骶骨或髂骨发生不稳定骨折，以及对内置物的金属成分过敏。

骶髂关节疼痛可通过患者病史、阳性体征和检查结果，以及诊断性注射来诊断。在透视影像中进行参数测量有助于提高诊断的准确性。未来需要开展有价值的前瞻性研究，以探讨微创骶髂关节融合的远期疗效，以及因骶髂关节持续疼痛或假关节形成而需翻修的发生率。

小结与要点

诊断骶髂关节疼痛需要重点关注患者的病史，全面的体格检查包括重要的阳性体征，以及诊断性注射治疗获得阳性反应。腰椎融合术后出现骶髂关节退变是导致术后疼痛的常见原因。如果病例选择合适，微创骶髂关节融合术可替代传统开放手术方式，因为目前已证实微创骶髂关节融合术可获得生物力学和临床症状的改善。仔细观察术中透视影像，以确保骶髂关节融合相关内置物可被安全、有效地置入。

参考文献

1. Sturesson B, Selvik G, Udén A. Movements of the sacroiliac joints: a roentgen stereophotogrammetric analysis. Spine. 1989;14(2):162–165.
2. Sturesson B, Udén A, Vleeming A. A radiostereometric analysis of the movements of the sacroiliac joints in the reciprocal straddle position. Spine. 2000;25(2):214–217.
3. Vleeming A, Scheunke MD, Masi AT, et al. The sacroiliac joint: an overview of its anatomy, function and potential clinical implications. J Anat. 2012;221(6):537–567.
4. Vleeming A, Stoeckart P, Volkers ACW, et al. Relation between form and function in the sacroiliac joint, Part 1: clinical anatomical aspects. Spine. 1990;15(2):130–132.
5. Vleeming A, Stoeckart P, Volkers ACW, et al. Relation between form and function in the sacroiliac joint, Part 2: biomechanical aspects. Spine. 1990;15(2):133–136.
6. Ikeda P. Innervation of the sacroiliac joint: macroscopical and histological studies. J Nihon Ika Daigaku Zasshi. 1991;58:587–596.
7. Grob KP, Neuhuber WL, Kissling RO. Innervation of the sacroiliac joint of the human. Z Fur Rheumatol. 1995;54:117–122.
8. Fortin JD, Kissling RO, O'Connor BL, et al. Sacroiliac joint innervation and pain. Am J Orthop. 1999;28:687–690.
9. Fortin JD, Aprill CN, Ponthieux B, et al. Sacroiliac joint: pain referral maps upon applying a new injection/arthrography technique, Part II: clinical evaluation. Spine. 1994;19:1483–1489.
10. Fortin JD, Washington WJ, Falco FJ. Three pathways between the sacroiliac joint and neural structures. AJNP Am J Neuroradiol. 1999;20:1429–1434.
11. Fortin JD. Precision diagnostic disk injections. Pain Physician. 2000;3(3):271–288.
12. Szadek KM, van der Wurff P, van Tulder MW, et al. Diagnostic validity of criteria for sacroiliac joint pain: a systematic review. J Pain. 2009;10:354–368.
13. Laslett M, Aprill CN, McDonald B, et al. Diagnosis of sacroiliac joint pain: validity of individual provocation tests and composites of tests. Man Ther. 2005;10:207–218.
14. Katz V, Schofferman J, Reynolds J. The sacroiliac joint: a potential cause of pain after lumbar fusion to the sacrum. J Spinal Disord Tech. 2003;16:96–99.
15. Maigne JY, Planchon CA. Sacroiliac joint pain after lumbar fusion: a study with anesthetic blocks. Eur Spine J. 2005;14:654–658.
16. DePalma MJ, Ketchum JM, Saullo TR. Etiology of chronic low back pain in patients having undergone lumbar fusion. Pain Med. 2011;12:732–739.
17. Liliang P-C, Lu K, Liang C-L, et al. Sacroiliac joint pain after lumbar and lumbosacral fusion: findings using dual sacroiliac joint blocks. Pain Med. 2011;12:565–570.
18. Ha K, Lee JS, Kim KW. Degeneration of the sacroiliac joint after instrumented lumbar or lumbosacral fusion: a prospective cohort study over five-year follow up. Spine. 2008;33:1192– 1198.
19. Janda V. On the concept of postural muscles and posture in man. Aust J Physiother. 1983;29:83–90.
20. Fortin JD, Falco FJ. The Fortin finger test: an indicator of sacroiliac pain. Am J Orthop. 1997;26:477–480.
21. Maigne JY, Aivaliklis A, Pfefer F. Results of sacroiliac joint double block and value of sacroiliac pain provocation tests in 54 patients with low back pain. Spine. 1996;21:1889–1892.
22. Rupert MP. Evaluations of sacroiliac interventions: a systematic appraisal of the literature. Pain Physician. 2009;12(2):399–418.
23. Graham Smith A, Capobianco R, Cher D, et al. Open versus minimally invasive sacroiliac joint fusion: a multi-center comparison of perioperative measures and clinical outcomes. Ann Surg Innov Res. 2013;7:14.
24. Ledonio CGT, Polly DW Jr, Swiontkowski MF. Minimally invasive versus open sacroiliac joint fusion: are they similarly safe and effective? Clin Orthop Relat Res. 2014;472:1831–1838.
25. Ledonio CGT, Polly DW Jr, Swiontkowski MF, et al. Comparative effectiveness of open versus minimally invasive sacroiliac joint fusion. Med Devices (Auckl). 2014;2014:187–193.
26. Whang PG, Cher D, Polly D, et al. Sacroiliac joint fusion using triangular titanium implants vs. non-surgical management: six-month outcomes from a prospective randomized controlled trial. Int J Spine Surg. 2015;9:6.
27. Polly DW, Cher DJ, Wing KD, et al. Randomized controlled trial of minimally invasive sacroiliac joint fusion using triangular titanium implants vs. nonsurgical management for sacroiliac joint dysfunction: 12-month outcomes. Neurosurgery. 2015;77(5):674–690; discussion 690–691.

第 7 部分 并发症

第 42 章 微创脊柱外科手术并发症

作者 Jessica L. Block, Victor Popov, Tony Tannoury, Chadi Tannoury, D. Greg Anderson

译者 杨晋才

简介

微创脊柱外科（minimally invasive spine surgical, MISs）手术在腰椎疾病的治疗中越来越受欢迎。理论上，如果手术操作得当，这些技术通常可以最大限度地保留肌肉完整性并缩短手术切口，从而改善疗效。通常认为与传统开放手术相比，腰椎 MIS 手术因术中出血量少、对软组织的损伤小、术后疼痛轻而术后恢复更快，住院时间更短。但是，MIS 手术与其他治疗方法一样，均有发生并发症的潜在可能。医生在进行微创脊柱外科手术时应充分了解 MIS 手术术中的风险及并发症，从而减少或避免相关并发症的发生。早期识别并发症通常有助于尽可能迅速地解决问题。本章将重点讨论如何避免部分腰椎 MIS 手术相关并发症的发生。

MIS 手术的一般问题

腰椎 MIS 手术有一些与手术并发症风险相关的独特需求，包括：①在整个手术过程中需要准确和充分的透视成像；②手术所需特殊器械的正确使用；③手术操作区域与手术视野的局限导致了解剖结构辨别度较差，从而令手术难度相应增加；④对于初学者来说，MIS 技术的学习曲线较陡峭。

适时、准确地通过术中透视进行手术区域成像，对于大多数腰椎 MIS 手术是必要的。这需要在手术时有足够的放射透视设备，以及能够正确操作设备的训练有素的工作人员。成像质量可能会受患者身体特点、中定位、成像设备老化或维护不良，或者放射线照相技术人员缺乏经验等诸多因素的限制。使用术中透视的一个常见问题是手术人员暴露于较高水平的电离辐射下，辐射量在多次透视时具有累积效应。为了避免众所周知的放射暴露，无关人员应离开工作区域，而暴露在射线范围内的工作人员应适当使用铅裙、甲状腺护具、防护眼镜等进行保护。

MIS 手术的另一个常见问题是所谓的“学习曲线”。外科医生需要熟练掌握进行这些手术操作所需的特殊器械和技术技能。在学习曲线的早期，外科医生预计需要更长的操作时间，并且某些并发症的发生率可能会较高。例如，Shih 等[1]报道，与传统开放腰椎减压术相比，MIS 减压术的手术时间增加了约 30 分钟。操作时间几乎普遍随着经验的增加而缩短。有作者[2~9]已经证明，一旦达到熟练的程度，MIS 手术的耗时可以与开放手术相同甚至更快。

手术相关并发症

通道辅助腰椎减压术

椎板切除减压术、椎板开窗切除术和椎间盘切除术通常通过小切口进行，使用序贯扩张器，通过显微镜或内镜观察进入正确的脊柱节段。当最大的扩张器就位后，插入通道并移除内部扩张器。应用专用内镜或显微镜提供手术视野，使用类似开放手术所使用的器械来进行必要的神经减压。与传统开放腰椎减压手术相比，通道微创减压手术的主要优点在于软组织损伤相对较少，有助于开展日间手术并加快患者正常功能的恢复。

在 MIS 减压手术学习曲线早期，存在神经减压不充分的风险。这主要是由于脊柱骨性标志显露有限，以及手术医生缺乏识别器械与病变部位相对位置的经验。在 MIS 减压过程中，外科医生必须依靠椎管内的解剖标志来了解手术区域内手术器械的精确位置。就作者所知，尚未有直接评估 MIS 手术中减压不充分发生率的相关研究发表。2010 年，Fourney 等[3]发表的综述表明，接受 MIS 减压手术的患者的再手术率要高于传统微创椎间盘切除术。尽管作者表示纳入研究的病例质量很低，并且报告的大部分再手术原因是椎间盘突出复发而不是原有病变。Shriver 等[4]最近的一项荟萃分析发现，小切口腰椎椎间盘切除术、显微内镜微创椎间盘切除术和经皮微创椎间盘切除术之间的椎间盘突出复发风险无显著差异。

为确保 MIS 手术能够获得充分的减压效果，可采取如下步骤：首先，仔细研究术前影像学资料，以准确定位手术过程中狭窄或椎间盘突出的目标部位，制订充分的术前计划，需要包括具体病例中能够到达病变区域的正确切口位置；其次，通过透视成像来精确定位术中所需切口、扩张套管和其他器械的位置，以确保能够处理所有需要减压的椎管区域；第三，借助术中可视或可触及的解剖标志来指导术中减压。手术医生应显露椎弓根内侧缘，这里被称为“椎管的路标”。术前在制订手术计划时，医生应该充分了解与掌握各病变与相应椎弓根的关系。在椎管狭窄病例中，通过可视化探查来确认侧隐窝和椎间孔区域内是否存在残余压迫是重中之重。通过单侧切口进行双侧减压时，手术医生应通过棘突底部穿过椎管，当钻至对侧时，黄韧带可提供有价值的导向。在微磨减压过程中，为保护下方硬膜，此时应暂不切除黄韧带，手术医生可跟随韧带到达对侧关节突。

硬膜损伤和硬膜撕裂是所有减压手术的潜在并发症。Polikandriotis 等[10]报道了对 320 例腰椎管狭窄患者行 MIS 椎板切除术和椎间孔切开术，硬膜撕裂的发生率为 2.2%。Wong 等[11]对 863 例进行腰椎减压手术的患者进行了为期 5 年的回顾性研究，将患者分为 MIS 减压组（n=544）和开放减压组（n=319）。他们发现，与开放组（49/544，9.0%）相比，MIS 组中脑脊液漏的发生率明显降低（15/319，4.7%）。此外，MIS 手术期间发生硬膜撕裂的患者较开放组患者需要再次手术修复的概率更小。最近，Shriver 等[4]的一项荟萃分析发现，开放腰椎间盘切除术和 MIS 腰椎间盘切除术的硬膜撕裂的发生率无显著差异。

为降低 MIS 手术硬膜撕裂的发生率，可以采取很多策略：首先，在使用可视化技术时，对椎管解剖结构具有良好的三维认识很重要。开展临床手术之前，在尸体模型上进行实践有助于提高术者对相关解剖结构认知的熟练程度。其次，作者认为在用扩张通道连续扩张之前应避免使用导丝来定位椎板，这样可以降低导丝意外穿透黄韧带损伤硬膜的风险，可以代之以小的扩张套管直接触及并锚定在椎板边缘。第三，手术医生应该使用诸如球头剥离器的钝性工具来剥离硬膜，确认没有导致硬膜损伤的粘连。第四，手术医生在最初的磨除骨质的操作中应该完整保留黄韧带，可保护硬膜并减少无意中硬膜撕裂的可能。最后，手术医生应该尽量保持咬骨钳的边缘紧贴骨质，以防将硬膜在咬骨前嵌入咬骨钳的钳口中。使用各种专业仪器如 40° /90° 角弯头咬骨钳，有助于以最佳方式到达椎管各个区域。

发生硬膜撕裂时，作者倾向于尽量对撕裂处进行严密缝合。通常可以使用双针 6-0 缝合线缝合，该缝合线使用显微手术器械作为持针器，针头通常从内向外通过，并尽量接近撕裂边缘。作者还经常使用小型组织贴片来加固修复。修补完成后，进行 Valsalva 动作以验证是否仍存在脑脊液渗漏，随后紧密缝合筋膜和皮肤。在解剖学修复后，患者依然可以进行常规的术后活动[1,11]。

减压手术的另一风险是潜在的医源性脊柱不稳。在 Guha 等的综述[12]中，作者发现与开放减压手术相比，MIS 减压术后不稳定的发生率更低。脊柱原有稳定结构（如棘突、棘上韧带、棘间韧带和关节囊）的保留有助于减少医源性不稳定的发生[13]。然而，另一方面，在上腰椎（L1–L2、L2–L3 和部分 L3–L4）进行 MIS 减压手术，由于椎板间隙相对狭窄而棘突相对较高，导致工作套筒向外滑移至小关节。这种位置可能会导致比预期更大的关节突破坏，从而导致腰椎不稳定。

微创经椎间孔腰椎椎间融合术

微创经椎间孔腰椎椎间融合术（MI TLIF）已被大量高质量研究验证，并且应用不断增多。在 Wong 等[14]的一项连续纳入 500 余例 MI TLIF 手术病例的研究中，包括硬膜撕裂、手术部位感染、内置物失败和医源性神经功能障碍等在内的总的并发症发生率与开放 TLIF 所报告的相当甚至更低。Parker 等[15]报道 MI–TLIF 手术部位感染的发生率比开放 TLIF 低 3.4%。Wu 等[16]报道与开放 TLIF 相比，MI–TLIF 的总发症发生率降低了 5%。应注意到在该项研究统计学方法尚存在缺陷，需要进一步研究证实 MI–TLIF 的可靠性。根据 Joseph 和 Smith[17]的研究，MI–TLIF 最常见的并发症是硬膜撕裂和内置物位置不佳。

Wong 等[14]在一项包含 513 例患者的研究中发现，有 26 例（5.1%）患者在 MI–TLIF 手术中出现硬膜撕裂，其中 19 例（4.4%）硬膜撕裂的患者进行了单节段融合，7 例（8.6%）行多节段融合。对这 26 例硬膜撕裂患者进行了硬膜修补，并平卧休息一晚，没有患者需要进行额外干预来解决脑脊液漏[14]。

内置物位置不佳已经成为另一个关注焦点。有推测指出，与开放手术相比，由于术野缺乏直视性，MI–TLIF 手术的上关节突损伤率可能更高。然而，Lau 等[18]发现，除了 BMI>30[30]的患者，两种手术方式之间在上关节突损伤率方面并没有明显的差异。Dhall1[9]等回顾分析了 42 例行单节段 TLIF 手术的案例，其中包括 21 例小切口 TLIF 和 21 例传统开放入路 TLIF。作者通过比较后指出，造成患者内置物位置不佳的情况多发生在术者学习曲线的早期。Villavicencio[20]等报告了一项包含 139 例连续性 TLIF 手术病例的研究结果，包括传统开放手术入路 63 例、MIS 手术入路 76 例。作者发现 2 例传统开放手术入路（3.2%）和 3 例 MIS 手术入路（3.9%）的椎间内置物出现了移位，2 例传统开放手术入路（3.2%）和 4 例（5.3%）MIS 手术入路的椎弓根螺钉出现了位置不良。Chrastil 和 Patel[21]发现术中在椎间隙应用 rhBMP–2，术后椎间融合器移位率明显增高。Wong 等[14]最近报道了一项对 513 例患者行 MIS-TLIF 手术后的回顾性分析，发现其中 11 例（2.1%）出现了内固定失败。

融合成功率也成为了热门的研究领域。Wu[16] 等进行了一项定量荟萃分析，包含 23 篇已发表的研究，总共 1 028 例患者。他们发现传统开放术式与 MIS 术式的融合率相似，尽管行 MI-TLIF 手术组（50%）的 rhBMP-2 使用率较传统手术（12%）高。16 项包含传统开放手术的研究（716 例患者）报道的平均融合率是 90.9%，而行 MI-TLIF 手术的 8 项研究（312 例患者）的平均融合率为 94.8%。传统开放术式与 MI TLIF 的整体并发症发生率分别是 12.6% 与 7.5%。Joseph 和 Rampersaud 等[22] 利用 CT 分析了 33 例术中使用或未用 rhBMP-2 的连续 MIS PLIF（10 例）与 MIS TLIF（23 例）手术病例，来研究微创腰椎融合术后的融合率，术后 6 个月时 91.3% 的术中使用 rhBMP-2 的患者（21 例）的固定节段已经融合，而未使用 rhBMP-2 的患者只有 50% 术中固定节段达到融合（$P = 0.016$）。术后 12 个月时，术中使用 rhBMP-2 组固定节段的融合率为 100%，术中未使用 rhBMP-2 组的融合率为 90%。

由于在 MI TLIF 术中局部切除的骨量较少，通常在行微创入路手术时就需要其他移植物替代。目前有很多选择，包括自体髂骨移植、同种异体骨、骨诱导再生材料、骨髓吸取物、细胞制品以及生长因子等。这些方法可以单独应用也可以组合应用。然而，对于 MI TLIF 中使用何种植骨材料最好至今还尚未达成共识。当选择骨移植物时，外科医生必须十分熟悉所有可选择材料的生物学、经济学的利弊和并发症的风险。除了植骨材料的选择以外，另一个对融合能否成功至关重要的影响因素是椎间隙处理时是否彻底刮除软骨终板。

脊柱融合的远期并发症包括邻近节段退变（adjacent segment degeneration，ASD）。Yee 等[23] 研究了 68 例进行单节段 TLIF 手术的患者，其中 16 例采用开放入路。52 例采用微创入路的患者中，有 7 例（10%）出现了 ASD。然而，并未发现两种术式的 ASD 发生率（MIS 4/52，8%；开放 3/16，19%）存在统计学差异。整体 ASD 的发生率为 0.04/（人·年），其中微创组为 0.03/（人·年），开放组为 0.07/（人·年），整体的发生率比值为 0.39。Perez-Cruet 等[5] 的一项研究连续纳入了 318 例 MI-TLIF 病例，平均随访时间为 47 个月，研究期间发现 6 例（2%）患者出现 ASD。作者推测 MI-TLIF 较传统开放入路术式 ASD 的发生率更低，是因为该术式对肌肉损伤较小。与开放 TLIF 相比，MRI 检查显示 MI-TLIF 术后患者硬膜囊和神经根瘢痕组织形成更少，解剖学外观也更正常。Radcliff 等[24] 于 2013 年进行了一项研究，发现并没有明显的证据表明与开放手术的腰椎融合和椎管减压操作相比，微创手术会改变 ASD 的发生率。

多项研究[15,25~28] 显示，接受 MI-TLIF 手术患者的手术部位感染率比传统开放手术明显降低。感染风险的降低是由于微创入路的组织破坏更少，切口更小。手术部位感染率的降低对医疗体系来说有着直接、明显的经济效益，并促进了 MI-TLIF 手术量的增加。Parker 等[15] 的一项研究表明，MI-TLIF 手术与传统开放手术相比，其手术部位感染的发生率有 3.4% 的差异（0.6% 与 4%）。研究团队还发现根据外科清创术与其他相关费用计算，每行 100 台 MIS-TLIF 手术可直接节省 98 974 美元。

侧路椎间融合术

作为实现前柱结构支撑与 L5-S1 节段以上的腰椎椎间融合技术，侧入路椎间融合（如 XLIF 和 DLIF）的应用已经十分普遍。手术入路需要劈开肌肉，穿过腰大肌，并通过侧方的小切口使用特殊拉钩系统和合适尺寸的手术器械进行操作。此手术涉及一些特殊的神经结构，包括皮肤感觉神经和腰丛神经，可能在侧入路椎间融合过程中有发生损伤的风险。其他常见并发症包括短暂的大腿疼痛或肌力下降，腹部、腹股沟或大腿部位的一过性感觉缺失。

Berjano 和 Lamartina[29]在其回顾性研究中指出，术后大腿疼痛在侧入路椎间融合术后非常常见。这种并发症多是暂时性的，会在 2~6 周内逐渐消失。Wang 等[28]研究了 23 例 XLIF 联合后路经皮椎弓根固定患者，其中 7 例患者（30.4%）出现手术入路侧的麻木、疼痛、无力和感觉异常。幸运的是，除 1 例患者外，所有患者症状均在术后早期消失。然而，2 例患者因短暂的严重症状需要住院康复，另外 1 例患者因症状持续存在进行了门诊治疗。

尽管腰丛神经损伤在文献中已有报道，但幸运的是，这种并发症在侧入路椎间融合术后很少见。Cahill 等[30]回顾分析了 118 例接受侧入路椎间融合的患者，其中 2 例患者发生腰骶丛损伤，特别是股神经损伤，这两种损伤均发生在 L4–5 节段的手术操作过程中。尽管所有患者的股神经损伤风险为 1.7%，但在 L4–5 节段的损伤风险为 4.8%。Knight 等[32]研究了 58 例采用侧方入路患者的并发症发生情况，报道了 2 例股神经损伤。这 2 例患者在术后 1 年随访时均存在部分运动功能障碍。Houten 等[32]报道了 2 例运动神经损伤，均发生在 L4–5 节段椎间盘的侧路手术中。不幸的是，术中 10 mA 阈值的神经监测没有提示手术医生即将发生神经损伤。作者认为过长时间的牵拉神经以及撑开器后移可能是导致神经损伤的原因。

经皮置入椎弓根螺钉

虽然经皮椎弓根螺钉内固定已成为微创脊柱外科医师的标准操作，但我们仍然应该讨论这种手术的特殊风险，包括损伤邻近小关节与导丝的意外偏移。

操作导丝时必须小心，以防止导丝卡在器械中空的导管内，引起导丝前移到椎体前方。如果导丝穿破椎体前方皮质并向前移动，可能会损伤大血管、腹腔脏器或膀胱。为避免这些问题的发生，应使用一只手握住导丝，另一只手操作器械，如果感觉到导丝随着操作而转动，说明导丝被卡住，在进行进一步操作之前需要拔出导丝。拔出导丝时应将 Kocher 钳或类似的器械在导丝上夹紧固定，并且可用木槌敲击器械并向后拔出导丝。其他问题包括导丝的弯曲或扭结，最常见的原因是通过导丝导入器械时，其轨迹与导丝的轨迹有很大的不同。弯曲或扭结的导丝容易在器械内部卡住，并且在移除器械时存在无意中前移或拔出的风险。最好的处理方法是确保放置在导丝上的任何器械的轨迹都与导丝的轨迹保持一致。

在经皮置入椎弓根螺钉过程中，关节突损伤的发生率随外科医生的技术而变化。在 2010 年的一项研究中，Park 等[33]发现在经皮置入椎弓根螺钉后，50%（46/92）的患者被证实发生了近端关节突损伤，这个比例大大高于其他经皮和开放椎弓根螺钉置入的报告，并且可能与作者所使用的技术有关。在之前的一项研究[34]中，在 O 臂引导下置入 370 枚椎弓根螺钉（245 枚开放螺钉和 125 枚经皮螺钉），关节突损伤率超过 4%。Wang 等[35]在 2015 年发表的的荟萃分析中纳入了包括 881 例患者和 1 755 颗椎弓根螺钉组成的 4 项对比研究的数据，发现开放手术和经皮手术之间的小关节损伤率无显著差异（18.72% 比 18.18%）。

小结

尽管微创手术有很多优点，但是像所有医疗技术一样，这些术式也存在发生并发症的风险。基于手术过程、外科医生经验以及所采用特殊技术的不同，并发症的发生情况差别很大。最可靠的减少并发症的方法是熟练掌握手术技术和设备的使用。在学习曲线的早期，应适当地在模型或尸体上练习和制订手术指导计划，这些经验将有助于更好地了解显微外科解剖学，了解 MIS 设备和手术策略的独特之处，以便在有限的空间内完成手术。早期应选择简单病例，以便外科医生在处理复杂病例前获得足够的经验。了解潜在并发症有助于外科医生减少并发症发生的风险，同时有助于尽可能早发现、早治疗。

反驳：为何开放手术减少了微创手术的并发症？

作者　Eliza Anderson, Karim Shafi, Gregory D. Achroeder, Worawat Limthonkul Kris E. Radcliff, Alexander R. Vaccaro

译者　杨晋才

本章节作者对微创手术的相关并发症进行了全面的回顾。但是，应该认识到微创手术的部分并发症在开放手术中是更容易解决或避免的。

硬膜撕裂

意外的硬膜撕裂是由微创手术的局限性引起的，其发生率几乎是开放手术的 3 倍[36]。在开放手术中如果出现硬膜撕裂可以进行彻底修补，而在微创手术中，因为是在狭小的通道下进行操作的，所以无法进行修补[37]。替代的措施可以是应用水凝胶或纤维蛋白胶封堵破损硬膜[37,38]，或转为开放手术进行修补[39]。然而，有文献报道多例患者应用水凝胶后，可能因其扩张特性导致脊髓压迫而引起马尾综合征[40~42]。也有在微创手术中直接进行硬膜修复的报导[43,44]，但是目前广泛应用的镜下修补技术仍然十分有限。此外，在微创手术中判断硬膜是否破裂也是很困难的。Ahn 等[39]报道，仅 33% 的硬膜破裂能在术中被发现。术中如果没有发现硬膜破裂可能导致术后严重的并发症，而这些并发症如果在硬膜撕裂时被及时发现并积极处理的话往往是可以避免的。

减压

脊柱手术不成功的常见原因之一是神经减压不充分。虽然有报道开放手术和微创手术的疗效相似，但是因为微创手术的学习曲线陡峭，所以如果术者手术技术尚不熟练，患者将面临更大的手术风险[45~47]。微创手术的显露可能不足以提供足够的手术操作范围，如通过单侧椎板切除进行双侧椎管减压，将导致神经减压不充分。Oppenheimer 等[48]报道进行微创椎间盘部分切除，患者在术后 6 个月内出现有症状的复发概率更高。虽然微创手术和标准开放手术的临床疗效相当[47,49]，但是，需要更多的数据证实神经减压不充分的风险有多大，以及微创手术是否为最佳的治疗策略。

螺钉内固定

有文献报道微创手术置钉的准确性不低于甚至高于开放手术[50,51]。虽然微创手术不能清晰地辨识解剖结构，但术中透视和 CT 导航提高了微创手术的置钉准确性[51,54]。与此同时，这两种技术都有其严重的缺陷：术中透视增加了术者、患者和手术室工作人员的放射暴露[55]；而 CT 导航虽然减少了术者的放射暴露，但却增加了患者的总体放射量[56]。此外，如果标记点有位移，CT 导航的准确度也会随之下降，最终导致所有的螺钉置入位置不佳。

参考文献

1. Shih P, Wong AP, Smith TR, et al. Complications of open compared to minimally invasive lumbar spine decompression. J Clin Neurosci. 2011;18:1360–1364.
2. Tsahtsarlis A, Efendy JL, Mannion RJ, et al. Complications from minimally invasive lumbar interbody fusion: Experience from 100 patients. J Clin Neurosci. 2013;20:813–817.
3. Fourney DR, Dettori JR, Norvell DC, et al. Does minimal access tubular assisted spine surgery increase or decrease complications in spinal decompression or fusion? Spine. 2010;35:557–565.
4. Shriver MF, Xie JJ, Tye EY, et al. Lumbar microdiscectomy complication rates: a systematic review and meta-analysis. Neurosurg Focus. 2015;39(4):E6.
5. Perez-Cruet MJ, Hussain NS, White GZ. Quality-of-life outcomes with minimally invasive transforaminal lumbar interbody fusion based of long-term analysis of 304 consecutive patients. Spine. 2014;39:E191–E198.
6. Lee JC, Jang HD, Shin BJ. Learning curve and clinical outcomes of minimally invasive transforaminal lumbar interbody fusion: our experience in 86 consecutive cases. Spine. 2012;37(18):1548–1557.
7. Patel AA, Zfass-Mendez M, Lebwohl NH, et al. Minimally invasive versus open lumbar fusion: a comparison of blood loss, surgical complications, and hospital course. Iowa Orthop J. 2015;35:130–134.
8. Goldstein CL, Macwan K, Sundararajan K, et al. Perioperative outcomes and adverse events of minimally invasive versus open posterior lumbar fusion: meta-analysis and systematic review. J Neurosurg Spine. 2016;24(3):416–427.
9. Uribe JS, Deukmedjian AR, Mummaneni PV, et al. Complications in adult spinal deformity surgery: an analysis of minimally invasive, hybrid, and open surgical techniques. Neurosurg Focus. 2014;36(5):E15.
10. Polikandriotis JA, Hudak EM, Perry MW. Minimally invasive surgery through endoscopic laminotomy and foraminotomy for the treatment of lumbar spinal stenosis. J Orthop. 2013;10:13–16.
11. Wong AP, Shih P, Smith TR, et al. Comparison of symptomatic cerebral spinal fluid leak between patients undergoing minimally invasive versus open lumbar foraminotomy, discectomy or laminectomy. World Neurosurgery. 2014;81(3–4):634–640.
12. Guha D, Heary RF, Shamji MF. Iatrogenic spondylolisthesis following laminectomy for degenerative lumbar stenosis: systematic review and current concepts. Neurosurg Focus. 2015;39(4):E9.
13. Lee SH, Bae JS. Comparison of clinical and radiological outcomes after automated open lumbar discectomy and conventional microdiscectomy: a prospective randomized trial. Int J Clin Exp Med. 2015;8(8):12135–12148.
14. Wong AP, Smith ZA, Nixon AT, et al. Intraoperative and perioperative complications in minimally invasive transforaminal lumbar interbody fusion: a review of 513 patients. J Neurosurg Spine. 2015;22:487–495.
15. Parker SL, Adogwa O, Witham TF, et al. Postoperative infection after minimally invasive versus open transforaminal lumbar interbody fusion: literature review and cost analysis. Minimally Invasive Neurosurg. 2011;54:33–37.
16. Wu RH, Fraser JF, Hartl R. Minimal access versus open transforaminal lumbar interbody fusion, Meta-analysis of fusion rates. Spine. 2010;35(26):2273–2281.
17. Joseph JR, Smith BW, La Marca F, et al. Comparison of complication rates of minimally invasive transforaminal lumbar interbody fusion and lateral lumbar interbody fusion: a systematic review of the literature. Neurosurg Focus. 2015;39(4):E4.
18. Lau D, Terman SW, Patel R, et al. Incidence of and risk factors for superior facet violation in minimally invasive versus open pedicle screw placement during transforaminal lumbar interbody fusion: a comparative analysis. J Neurosurg Spine. 2013;18:356–361.
19. Dhall SS, Wang MY, Mummaneni PV. Clinical and radiographic comparison of mini-open transforaminal lumbar interbody fusion with open transforaminal lumbar interbody fusion in 42 patients with long-term follow-up. J Neurosurg Spine. 2008;9:560–565.
20. Villavicencio AT, Burneikiene S, Roeca CM, et al. Minimally invasive versus open transforaminal lumbar interbody fusion. Surg Neurol Int. 2010;1:12.
21. Chrastil J, Patel A. Complications associated with posterior and transforaminal lumbar interbody fusion. J Am Acad Orthop Surg. 2012;20:283–291.
22. Joseph V, Rampersaud YR. Heterotopic bone formation with the use of rhBMP2 in posterior minimal access interbody fusion: a CT analysis. Spine. 2007;32:2885–2890.
23. Yee T, Terman SW, Marca F, et al. Comparison of adjacent segment disease after minimally invasive or open transforaminal lumbar interbody fusion. J Clin Neurosci. 2014;21:1796–1801.
24. Radcliff KE, Kepler CK, Jakoi A. Adjacent segment disease in the lumbar spine following different treatment interventions. Spine J. 2013;13:1339–1349.
25. O'Toole JE, Eichholz KM, Fessler RG. Surgical site infection rates after minimally invasive spinal surgery. J Neurosurg Spine. 2009;11:471–476.
26. Smith JS, Shaffrey CI, Sansur CA, et al. Rates of infection after spine surgery based on 108,419 procedures. Spine. 2011;36:556–563.
27. Pappou IP, Papadopoulos EC, Sama AA, et al. Postoperative infections in interbody fusion for degenerative spinal

disease. Clin Orthop Relat Res. 2006;444:120–128.
28. Wang MY, Mummaneni PV. Minimally invasive surgery for thoracolumbar spinal deformity: initial clinical experience with clinical and radiographic outcomes. Neurosurg Focus. 2010;28(3):E9.
29. Berjano P, Lamartina C. Far lateral approaches (XLIF) in adult scoliosis. Eur Spine J. 2013;22(suppl 2):S242–S253.
30. Cahill KS, Martinez JL, Wang MY, et al. Motor nerve injuries following the minimally invasive lateral transpsoas approach. Clinical article. J Neurosurg Spine. 2012;17:227–231.
31. Knight RQ, Schwaegler P, Hanscom D, et al. Direct lateral lumbar interbody fusion for degenerative conditions: early complication profile. J Spinal Disord Tech. 2009;22:34–37.
32. Houten JK, Alexandre LC, Nasser R, et al. Nerve injury during the transpsoas approach for lumbar fusion. Report of 2 cases. J Neurosurg Spine. 2011;15:280–284.
33. Park Y, Ha JW, Lee YT, et al. Cranial facet joint violations by percutaneously placed pedicle screws adjacent to a minimally invasive lumbar spinal fusion. Spine J. 2011;11:295–302.
34. Yson SC, Sembrano JN, Sanders PC, et al. Comparison of cranial facet joint violation rates between open and percutaneous pedicle screw placement using intraoperative 3-D CT (O-arm) computer navigation. Spine. 2013;38(4):E251–E258.
35. Wang L, Wang Y, Yu B, et al. Comparison of cranial facet joint violation rate between percutaneous and open pedicle screw placement: a systematic review and meta-analysis. Medicine (Baltimore). 2015;94(5):e504–e508.
36. Teli M, Lovi A, Brayda-Bruno M, et al. Higher risk of dural tears and recurrent herniation with lumbar micro-endoscopic discectomy. Eur Spine J. 2010;19(3):443–450.
37. Wolff S, Kheirredine W, Riouallon G. Surgical dural tears: prevalence and updated management protocol based on 1359 lumbar vertebra interventions. Orthop Traumatol Surg Res. 2012;98(8):879–886.
38. Ruban D, O'Toole JE. Management of incidental durotomy in minimally invasive spine surgery. Neurosurg Focus. 2011;31(4):E15.
39. Ahn Y, Lee HY, Lee SH, et al. Dural tears in percutaneous endoscopic lumbar discectomy. Eur Spine J. 2011;20(1):58–64.
40. Epstein NE. Dural repair with four spinal sealants: focused review of the manufacturers' inserts and the current literature. Spine J. 2010;10(12):1065–1068.
41. Lee SH, Park CW, Lee SG, et al. Postoperative cervical cord compression induced by hydrogel dural sealant (DuraSeal(R)). Korean J Spine. 2013;10(1):44–46.
42. Thavarajah D, De Lacy P, Hussain R, et al. Postoperative cervical cord compression induced by hydrogel (DuraSeal): a possible complication. Spine (Phila Pa 1976). 2010;35(1):E25–E26.
43. Haque RM, Hashmi SZ, Ahmed Y, et al. Primary dural repair in minimally invasive spine surgery. Case Rep Med. 2013;2013:876351.
44. Park P, Leveque JC, La Marca F, et al. Dural closure using the U-clip in minimally invasive spinal tumor resection. J Spinal Disord Tech. 2010;23(7):486–489.
45. Yeung A, Gore S. Endoscopic foraminal decompression for failed back surgery syndrome under local anesthesia. Int J Spine Surg. 2014;8.
46. Devin CJ, Espiritu MT, Kang JD. Prevention, identification, and treatment of inadequate decompression of the cervical spine. Instr Course Lect. 2009;58:699–715.
47. Mobbs RJ, Li J, Sivabalan P, et al. Outcomes after decompressive laminectomy for lumbar spinal stenosis: comparison between minimally invasive unilateral laminectomy for bilateral decompression and open laminectomy: clinical article. J Neurosurg Spine. 2014;21(2):179–186.
48. Oppenheimer JH, DeCastro I, McDonnell DE. Minimally invasive spine technology and minimally invasive spine surgery: a historical review. Neurosurg Focus. 2009;27(3):E9.
49. Chen H, Kelling J. Mild procedure for lumbar decompression: a review. Pain Pract. 2013;13(2):146–153.
50. Smith ZA, Sugimoto K, Lawton CD, et al. Incidence of lumbar spine pedicle breach after percutaneous screw fixation: a radiographic evaluation of 601 screws in 151 patients. J Spinal Disord Tech. 2014;27(7):358–363.
51. Nottmeier EW, Seemer W, Young PM. Placement of thoracolumbar pedicle screws using three-dimensional image guidance: experience in a large patient cohort. J Neurosurg Spine. 2009;10(1):33–39.
52. Bourgeois AC, Faulkner AR, Pasciak AS, et al. The evolution of image-guided lumbosacral spine surgery. Ann Transl Med. 2015;3(5):69.
53. Bronsard N, Boli T, Challali M, et al. Comparison between percutaneous and traditional fixation of lumbar spine fracture: intraoperative radiation exposure levels and outcomes. Orthop Traumatol Surg Res. 2013;99(2):162–168.
54. Santos ER, Sembrano JN, Yson SC, Polly DW Jr. Comparison of open and percutaneous lumbar pedicle screw revision rate using 3-D image guidance and intraoperative CT. Orthopedics. 2015;38(2):e129–e134.
55. Yu E, Khan SN. Does less invasive spine surgery result in increased radiation exposure? A systematic review. Clin Orthop Relat Res. 2014;472(6):1738–1748.
56. Bandela JR, Jacob RP, Arreola M, et al. Use of CT-based intraoperative spinal navigation: Management of radiation exposure to operator, staff, and patients. World Neurosurg. 2013;79(2):390–394.